新版 4-Dコンセプト インプラントセラピー

審美性と機能性獲得に必要な組織保存と再建のテクニックとそのタイミング

石川 知弘／船登 彰芳 著

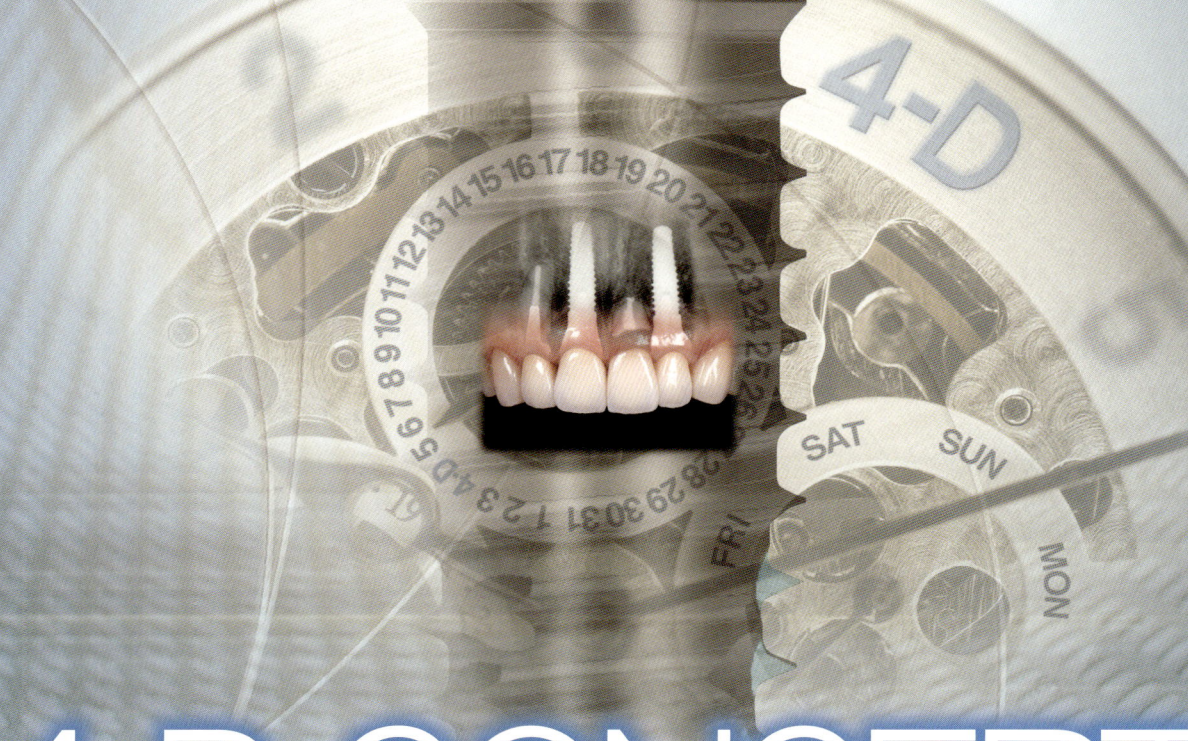

4-D CONCEPT

クインテッセンス出版株式会社　2018
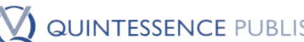

Berlin, Barcelona, Chicago, Istanbul, London, Milan, Moscow, New Delhi, Paris, Prague, São Paulo, Seoul, Singapore, Tokyo, Warsaw

クインテッセンス出版の書籍・雑誌は，歯学書専用通販サイト『歯学書.COM』にてご購入いただけます．

PCからのアクセスは…

| 歯学書 | 検索 |

携帯電話からのアクセスは…

QRコードからモバイルサイトへ

序　文

　われわれは，2008年に『4-D コンセプトインプラントセラピー』を発刊した．当時，インプラント治療は欠損補綴の選択肢として，歯科医療サイドにおいても，患者サイドにおいても完全にその地位を確立し，審美，機能に対するさらなる追求が積極的になされていた．治療結果の質をより高めるために，インプラントポジションとその周囲の硬軟組織を三次元的に精密にマネジメントすること，そしてそれを効率的に行うために処置のタイミングについて着目した．具体的には，現存する組織を患者の顔貌から三次元的に評価し，最適な治療ゴールを設定し，その目標のために矯正的挺出，抜歯即時埋入，RST(root submergence technique)，GBR(guided bone regeneration)，軟組織移植等の処置，およびプラットフォームスイッチ，アバットメント着脱回数の減少などの補綴手法を応用して，1 歯欠損から無歯顎症例まで，クラウンブリッジタイプの補綴装置の完成度を高める治療について検討を行った．

　その後の10年間，インプラント治療を取り巻く環境は大きく変化し，そしてそれは良いことばかりではなかった．歯科医業を優先しすぎた結果，医療とは呼べない行為によって，インプラント治療に対する社会からの信頼が揺らぎ，また審美性と快適性を優先するあまり，清掃性が犠牲になり，残留セメントの影響も加わってインプラント周囲炎が重大な問題として取り上げられるようになった．また近年では，生涯を通して続く顎骨の成長による口腔内の変化の影響も浮き彫りにされつつあり，今後はその対応が求められるようになるであろう．

　しかし，欠損補綴においてインプラント治療の効果は高く，いまだに代替するものがない．多くの歯を失うことによって，審美性と機能を奪われることは，患者の人生に重大な影響を及ぼす．治療前の状態が重度であるほど，患者の希望が叶えられた時の喜びは大きいものとなる．本書では，50代半ばを迎えた現在，歯周治療とインプラント治療に焦点を当ててきた歯科医師として，前著でわれわれが掲載した症例の中長期的な結果を踏まえ，またこの10年でわれわれが新たに習得した技術，蓄積した経験を加えて，審美性，機能性，治療の快適性，長期安定性に関してバランスのとれた治療を目指すべく新たな 4-D コンセプトインプラントセラピーとして記した．インプラント治療を手掛けるすべての先生，スタッフの方々の臨床における参考となれば幸いである．

2018年9月　石川知弘

Recommendation

Unfortunately I do not understand the Japanese language, but I had a chance to look at the new book by Tom Ishikawa and Aki Funato and I think I got a good impression of a great book. It's very impressive to see the many detailed documentations, which show many important steps as well as the final results. Looking at the different chapters it is obvious that the authors cover the entire topic of modern implant dentistry. In many books the authors publish only easy cases but in this book a big number of the documented cases are really complex ones. I would like to congratulate the authors for this extraordinary work.

Ueli Grunder

5-D Japan is a well-known, sophisticated group of Japanese dental professionals that has been working together following a comprehensive approach for many years, and striving for excellence and perfection in dentistry.
With their brand-new second edition entitled: "4D Implant Therapy: Esthetic considerations for implant therapy", they have set the standard for anterior implant treatment considerably high. Throughout the eight chapters of the book they cover all the relevant topics from immediate implant placement to hard- and soft-tissue augmentation, with current concepts and excellent quality. The scientific background of the treatment concepts is illustrated with beautifully documented cases, and the reader will be taught timing and protocols in contemporary implant treatment. The practitioner will gain an understanding of the fundamentally different biological parameters around natural teeth and dental implants. Moreover, they will learn to identify risk factors that could possibly jeopardize the treatment goal. In addition, advanced colleagues who place implants on a regular basis will be inspired by the outstanding quality of the surgical and restorative treatments, and the beauty of the results, even in very complex cases. I strongly believe that this book should be available in many different languages in order to inspire colleagues all over the world, and to enhance the quality of esthetic implant treatment for many patients.

Arndt Happe

The book "4D Implant Therapy: Esthetic considerations for implant therapy" represent the state of the art in contemporary implant dentistry.
With this book the reader enters in the new era of implant rehabilitation.
Innovative concepts and revolutionary techniques are described in details explaining step by step in a very clear and explanatory way each procedure for every single clinical condition from simple straight forward case to the most extreme conditions.
Optimal Esthetics is always the main goal in the 5-D Japan philosophy.
Diagnosis and treatment plan that are the key for success are always analyzed thoroughly and the surgical and prosthetic parts are described visually with excellent clinical images.
This allows the readers of the book to learn and apply the techniques immediately.
This book gives practical guidelines to face real clinical conditions following clear evidence supported information.
The 5-D Japan represents the excellence worldwide.
Their strength is based on the attention to details and the constant focus on esthetics, but what enriches the most the information contained in the book is the interdisciplinary approach that allows the readers to overcome even the most challenging clinical scenarios; in fact in the group highly trained and qualified specialists converge and bring their skill and knowledge adding a plus to each treated cases.

Francesco Amato

推薦の言葉

残念ながら私は日本語がわからないが，トム石川とアキ船登によって書かれた本書を目にする機会があり，これはすばらしい本であるという好印象を受けた．最終の治療結果とともに，そこに至るまでの多数の重要なステップを示す詳細なドキュメンテーションに深い感銘を受けた．それぞれの章をみると，2人が現代インプラントの全トピックを網羅していることは明白である．多くの書籍において著者らは簡単な症例のみを使用するが，本書では本当に難しい症例が非常に多く掲載されている．そんな卓越した仕事をしている2人を祝福したい．

Ueli Grunder　スイス・チューリッヒ近郊で医院を開設．インプラント外科・補綴に関する多数の文献を発表し，また多くの講演を行っている審美インプラント治療のパイオニアの1人で，スイス口腔インプラント学会，ヨーロッパ審美歯科学会の元会長．

5-D Japan は，長期にわたり，歯科学における卓越性と理想を包括的に追求しつづける著明で洗練されたグループである．彼らは新版4-D コンセプトにおいて，前歯部インプラントにおける治療標準を極めて高いレベルに設定した．本書は8つの章において，最新のコンセプトと最高のクオリティとともに，抜歯即時インプラントから硬軟組織増大まで関連するすべてのトピックを網羅している．その治療コンセプトを支持する科学的なバックグラウンドが，美しい症例とともに示され，それによって読者は現代インプラント治療におけるタイミングとプロトコルを学ぶであろう．臨床家は，天然歯とインプラントでは生物学的な要素が基本的に異なることを理解し，治療の成功を脅かすリスクファクターを特定できるようになる．さらに日常的にインプラント埋入を行う熟練した歯科医師たちでさえ，非常に複雑で難しい症例においても達成された美しい治療結果と，それを可能にする外科，補綴治療における傑出したクオリティに感銘を受けるであろう．本書は多くの言語によって翻訳されるべきで，それにより世界中の歯科医師が刺激され，そして多くの患者に対する審美インプラント治療のクオリティが高まると私は強く信じている．

Arndt Happe　イタリア・カターニャで口腔外科・歯周病・インプラント治療専門で開業．Dr.Dennis Tarnow に師事し，ニューヨーク大学でも教鞭をとっている．

本書は，現代インプラント歯科学の最新の知見を表している．この本によって，読者はインプラント修復の新時代を見ることになる．
単純なケースからより複雑なケースに関して，革新的な概念や画期的な技術がステップバイステップで明確にわかりやすい方法で詳しく記載されている．
最良の審美性がつねに5-D Japan の哲学における主なゴールである．
成功の鍵となる診断と治療計画が全編を通してつねに分析され，外科や補綴のパートにおいてはすばらしい臨床写真で描出されている．
これは読者が直ちに技術を学び，応用することを可能にするものだ．この本は明確なエビデンスに裏打ちされた情報に従った，現在の臨床状態に向き合うための実際のガイドラインを示している．
5-D Japan は世界的に優秀である．彼らの強みは細かな部分への注意と審美への飽くなき追求に基づいているが，この本の中で取り上げられたもっとも多くは，読者が非常にチャレンジングな臨床シナリオでも乗り越えられるようなインターディシプリナリーアプローチである．事実，グループにおいて，非常に卓越し，認められたスペシャリストが集まっており，各々の症例に対してプラスになるように，彼らの技術と知識を持ち寄っている．

Francesco Amato　ドイツ・ミュンスターで開業．審美領域におけるインプラントに関連するマイクロプラスティックサージェリー，骨造成，セラミック修復にフォーカスした臨床を続けながら，ケルン大学でも教鞭をとっている．

序文／3

Recommendation・推薦の言葉／4, 5

本書をより理解するためにこれだけは知っておきたいキーワード／12

CHAPTER 1　4-D コンセプト＆戦略
4-D Concept & Strategy

1．真の補綴主導型インプラント治療とは ……………………………………………………………… 16
2．The 4-D Concept for Esthetics Implant Therapy とは ……………………………………… 20
3．4-D コンセプトに基づいたインプラント治療における戦略と原則 ………………………………… 22
4．4-D コンセプトを具現化したケース ………………………………………………………………… 22
5．4-D コンセプトに基づいた少数歯欠損に対する治療手順とその手技 …………………………… 23
　1　症例の概要／23
　2　Step 1：欠損部の評価，残存歯の評価，目標となる骨レベルの決定／23
　3　Step 2：インプラント体埋入部位の決定／24
　4　Step 3：矯正治療中にアンキローシスによる置換性吸収と軟組織の退縮が進行したため，抜歯即時埋入の適応症ではない／25
6．4-D コンセプトに基づいた多数歯欠損に対する治療手順とその手技 …………………………… 30
　1　骨レベルをどこに設定するか，増大できるか，保存できるか／30
　2　咬合の確保／30
　3　治療／30

CHAPTER 2　三次元的埋入位置とスペースマネジメント
3-Dimensional Implant Placement & Space Management

1．骨形態の三次元的診断に基づいた三次的埋入位置とそのマネジメント …………………………… 38
　1　既存骨を最大限利用した埋入／38
　2　近遠心的スペースマネジメントとインプラント埋入位置／38
　　1）近遠心的埋入位置／38
　　2）近遠心的なスペースマネジメント：歯間乳頭の再現のために／40
　3　唇舌的位置および唇側部の考察／43
　　1）唇舌的埋入位置／43
　　2）唇舌的考察：唇側の歯肉退縮を防ぐために／43

4 深度および長軸方向へのマネジメント／46
　1）埋入深度と方向／46
　2）深度の考察／46

5 インプラント‐アバットメントの考察／46
　1）埋入方向のマネジメント／50

CHAPTER 3　審美領域における Total Extraction Therapy：その検証と進化
── 抜歯即時埋入・歯槽堤保存 ──
Total Extraction Therapy in Esthetic Area：Its Verification and Evolution
── Immediate Implant Placement, Ridge Preservation ──

1．抜歯とインプラント埋入時期の分類，抜歯即時埋入の対象歯 ……………………………………… 58
2．抜歯即時埋入の予知性について ……………………………………………………………………… 58
3．文献からみる抜歯後の治癒変化と抜歯窩保存の検証 ………………………………………………… 61
4．抜歯即時埋入・抜歯窩保存の検証 …………………………………………………………………… 61
　1 文献からみた抜歯後の治癒変化：動物実験からみた抜歯後の変化／61
　　1）動物実験からみた抜歯即時埋入／62
　　2）ヒトにおける報告／63
5．歯槽堤保存（ridge preservation）の検証とわれわれの考え方 ……………………………………… 66
　1 抜歯即時埋入ポジションの考察／69
　2 抜歯即時埋入前提としての矯正的挺出について／70
　　1）歯冠側方向のみの矯正的挺出についての検証／70
　　2）骨造成を目的とした矯正的挺出の新たな可能性：
　　　Orthodontic Implant Site Development（OISD）／71
　3 抜歯即時埋入の分類の検証／73
6．4-D コンセプトに基づいた戦略的抜歯即時埋入 ……………………………………………………… 78
　1 多数歯欠損における抜歯即時埋入／78
7．GBR の前処置としての抜歯窩保存の意義 …………………………………………………………… 82
8．抜歯窩保存の問題点 …………………………………………………………………………………… 83
9．抜歯即時埋入の新たな可能性：Prosthetic socket sealing
　（フラップレス抜歯即時埋入＋即時プロビジョナルレストレーションによる歯槽堤形態維持） ……… 86

CHAPTER 4 審美インプラント治療における Partial Extraction Therapy の検証とその進化
Partial Extraction Therapy in Esthetic Implant Therapy: Its Verification and Evolution

1. PET(Partial Extraction Therapy) ……………………………………………………………… 96
- 1 RST(root submergence technique)Update／96
- 2 Pontic Shield Technique／101
- 3 ソケットシールドテクニック(socket shield technique)／102
    - 1) 歯牙切片とインプラントを接触させていない場合／102
    - 2) 歯牙切片とインプラントを接触させた場合／102
    - 3) ソケットシールドテクニック(SST)の適応症／108
    - 4) ソケットシールドテクニック(SST)の術式／108
- 4 PET による天然歯に近似した審美性の獲得／119
    - 1) PET のジレンマ／119
    - 2) 術前の診査／120
    - 3) ポジションの改善：挺出との併用／123

2. HIT(Hybrid Implant and Tooth)placement：新たな可能性の模索 ……………… 128
3. まとめ ……………………………………………………………………………………………… 136

CHAPTER 5 GBR の進化とその臨床的意義
Evolution of GBR and its Clinical Significance

1. GBR の必要性 ……………………………………………………………………………………… 138
2. 歯槽堤増大のオプション ………………………………………………………………………… 138
3. 歯槽堤増大のタイミング ………………………………………………………………………… 140
- 1 包括治療におけるタイミング／140
- 2 抜歯とのタイミング／140
- 3 インプラント埋入と GBR／142
    - 1) simultaneous approach／142
    - 2) staged approach／142
- 4 GBR とアバットメントの連結／142

4. 内側性の GBR と外側性の GBR ………………………………………………………………… 142
5. 審美領域における内側性 GBR の新たな術式：Minimal invasive Resorbable membrane Pouch Technique ……………………………………………………………………………… 143
- 1 本術式の適応症／143

2 術式の説明および材料と方法／143
　　　　1）切開（ライニング）／144
　　　　2）切開（ディープニング）／144
　　　　3）パウチ形成と吸収性膜の設置／144
　　　　4）インプラント埋入時と移植材の充填／145
　　　　5）結合組織移植と縫合／146
　　3 本術式の特徴と留意点／146
6．外側性GBRの目的 ··151
　　1 適応症の拡大／153
　　2 審美性の獲得／154
　　3 補綴装置を残存歯と調和／154
　　4 外側性GBRのチャレンジ／158
　　5 スペースメイキング／158
　　　　1）Sausage technique／158
　　　　2）チタン強化型非吸収性膜／160
　　　　3）チタンメッシュ／163
7．コラーゲン膜とチタンメッシュによるGBR ··165
　　1 3-D adjustment of titanium mesh：チタンメッシュの三次元的な調整／167
　　2 コラーゲン膜とチタンメッシュを応用したGBRによる適応症拡大／168
　　3 コラーゲン膜とチタンメッシュを応用したGBRによる前歯部における審美性の獲得／173
　　4 水平的増大の基準：Horizontal standard／175
　　5 垂直的増大の基準：Vertical height standard／179
8．まとめ ···190

CHAPTER 6 インプラント周囲軟組織のマネジメント
Management of Implant Soft Tissue

1．軟組織マネジメントの必要性 …… 194
2．下顎臼歯部における軟組織マネジメント …… 229
3．上顎臼歯部における軟組織マネジメント …… 231
4．上顎前歯部における軟組織マネジメント …… 234
　1 処置選択の要素／235
　　a）MGJラインの評価／235
　　b）メッシュ，膜の残存／237
　　c）欠損の大きさ／237
5．結合組織採取法の選択 …… 238
　1 口蓋前方部からの採取／238
　2 口蓋後方部からの採取／239
　3 De-epithelialized connective tissue／239
　4 上顎結節からの採取／242
6．まとめ …… 246

CHAPTER 7 インプラント治療と矯正治療の連携
Combination between Implant Therapy and Orthodontic Treatment

1．はじめに …… 250
2．インプラント治療と矯正治療の連携 …… 252
　1 相互的なメリット／252
　2 処置のタイミング／253
　3 矯正とインプラント治療のタイミング／254
　　1）矯正治療後にインプラント治療：Ortho Implant（OI）／254
　　2）インプラント治療（プロビジョナルレストレーション）後に矯正治療：Implant Ortho（IO）／255
　　3）矯正とインプラントが並行：Combination／257
　4 インプラントポジションの決定／259
　5 矯正によるインプラントサイトディベロップメント／265
　　1）矯正によるインプラントサイトディベロップメントが効果的であった症例／265
3．まとめ …… 270

CHAPTER 8 4-D Concept による無歯顎に対するインプラント治療
― Computer Guided Surgery の応用 ―
4-D Concept Implant Therapy for Edentulous jaw ― Clinical Application of Computer Guided Surgery ―

1．はじめに ……………………………………………………………………………………………… 272
2．無歯顎における補綴デザインの分類 ………………………………………………………………… 273
3．補綴デザイン選択の因子 ……………………………………………………………………………… 274
　1 残存組織高径／275
　2 リップサポート／275
　3 機能的要素／277
　4 治療プロセス／277
4．Computer Guided Surgery でのサージカルテンプレートの種類 ………………………………… 281
　1 Computer Guided Surgery の利点と注意点／282
5．Computer Guided Surgery を応用した臨床例 …………………………………………………… 285
　1 粘膜支持ガイドを応用したフラップレス埋入／285
　2 粘膜支持ガイドを応用したフラップ形成をともなう埋入／285
　3 骨支持ガイドを応用した待時埋入／286
　4 骨支持ガイドを応用した即時負荷／286
6．上顎無歯顎症例への補綴主導型インプラント治療のための治療計画立案と外科手技の一法 ……… 291
7．暫間補綴装置を用いた軟組織の調整と最終補綴装置装着 ………………………………………… 296
8．まとめ ………………………………………………………………………………………………… 297

索引／298

おわりに／303

本書をより理解するためにこれだけは知っておきたいキーワード

結合組織移植 （connective tissue graft：CTG）	口蓋から結合組織のみを採取し移植する方法．主に根面被覆に用いられる術式である．供給側では上皮部分を採取しないので閉鎖創とすることが可能で，受給側では移植片は受容床の骨膜と歯肉弁により，内・外の両側から血液供給を得ることができる．歯肉，インプラント周囲軟組織の形態，バイオタイプを審美的に改善するために行われる．角化組織の獲得も必要な場合，上皮付きの結合組織も応用される．
減張切開 （releasing incision）	歯槽堤増大術に際し，歯肉弁を一次閉鎖するために，歯肉弁根尖付近の骨膜に切開を入れ，歯肉弁に可動性をもたせ，歯冠側に移動するときに行われる切開を意味する．
外側性 GBR	Healed site のように，隣在する骨壁によってイメージされる外形の外側に及ぶ骨再生を行う GBR．
骨再生誘導法 （guided bone regeneration：GBR）	歯槽堤の骨欠損を治療する際，欠損部への軟組織の進入を膜によって遮断し，組織が再生するスペースと環境を確保することにより，骨組織のみを誘導し再生させる方法．比較的小さい侵襲で歯槽堤を三次元的に再生できる．
歯槽堤増大術 （ridge augmentation）	歯槽堤の欠損により生じる審美・発音障害，清掃性の低下などを解決するために歯槽堤の形態を改善する処置．その手法に，GBR・自家骨ブロック移植・仮骨延長などが挙げられる．
歯肉 - 歯槽粘膜境 （muco-gingival junction：MGJ）	歯肉 - 歯槽粘膜移行部角化歯肉および歯槽粘膜の結合の境界線．
歯肉弁根尖側移動術 （apically positioned flap：APF）	歯肉弁を根尖側に移動する術式．角化組織を保存もしくは増大させながら，歯周ポケットを除去あるいは減少させる．部分層の歯肉弁を形成することにより骨膜縫合が可能となり，歯肉弁を任意の位置に固定することが可能となる．インプラント治療では，軟組織の厚みが十分あり，一定量の角化組織が存在する場合，インプラント周囲に審美性を損なうことなく角化組織を獲得する目的で応用される．
遮断膜 （barrier membrane）	GBR 時に，軟組織の進入を防ぎ，骨の増大を行うことを目的として用いられる．種類としては非吸収性と吸収性に大別され，吸収性膜はコラーゲン製のものが主体でノンクロスリンクとクロスリンクされたものに区別される．吸収性膜を GBR に使用する際は，作用期間の長いクロスリンクされたものを使用することが多い．
ストレートインプラント （straight implant）	インプラント軸面がパラレルなインプラント．基本的な形態が円柱状であり，側面からみて胴部が縦方向にテーパー形状になっていないインプラント．パラレルタイプインプラントとも呼ばれる．
テーパードインプラント （tapered implant）	通常，プラットフォームから先端にかけて細くなる形状をもったインプラント．一部円錐の形態をもつ．ストレート型に比べてより歯根と近似した形状であるため，解剖学的制限を受けにくく，インプラント間の近接を避けられ，良好な初期固定を得やすい．一方でその形状がゆえに，形成量に対し埋入深度が浅くなると，初期のインプラントと骨の接触面積が著しく低下する可能性がある．そのため，埋入深度のコントロールが難しいとされる．部位や骨質に応じて双方のインプラントを使い分けることが推奨される．
ティッシュスカルプティング （tissue sculpting）	円形のインプラントから，歯肉貫通部分で歯根形に変換することを意味する．通常の手法は，インプラントテンポラリーシリンダーを用い，レジンを築造し数回に分けて歯根形に変換する．
トランジショナルブリッジ	インプラントが機能を開始するまで機能と審美性を維持するために，残存歯を支台歯として使用されるテンポラリーブリッジ．

内側性GBR	抜歯即時，抜歯後早期のsiteのように，隣在する骨壁によってイメージされる外形の内側に骨再生を行うGBR．
バイオタイプ (biotype)	歯頸線などに影響を及ぼす，骨・歯肉の厚みの性状のタイプ．thin-scallop type, thick-flat typeの分類が代表的．thin-scallop typeは，歯肉・歯槽骨の形状が薄く，歯頸線が強いscallop状を呈し，唇側において歯肉退縮が起きやすい．アタッチメントロスは歯肉退縮として現れる傾向が高い．thick-flat typeは，歯肉・歯槽骨の形状が厚く，歯頸線が比較的平坦で，アタッチメントロスは深いポケット形成として現れる傾向が高い．インプラント周囲では，組織安定のため，硬軟組織の増大を行いthick typeに移行することが望ましい．
抜歯窩保存 (socket preservation)	抜歯窩に骨補填材や自家骨を填入することで，抜歯後の歯槽堤吸収の防止を図る治療法．血液で満たされた抜歯窩に骨補填材を填入し，コラーゲンメンブレン，結合組織等を用いて創を閉鎖する．ただちにオベイトポンティックを装着することにより，隣接面の軟組織の平坦化を予防する場合がある．術後，十分な治癒期間を待ち，インプラント埋入などを行う．
抜歯即時埋入 (immediate implant placement)	抜歯と同時にインプラントを埋入する術式のことをいう．抜歯とインプラント埋入時期の分類は他に，抜歯後1.5〜4か月にインプラント埋入を行うRecent(早期埋入)，抜歯4か月以上経過した後にインプラント埋入を行うDelayed(待時埋入)がある．
バットジョイントとコニカルシールジョイント (butt joint／conical seal joint)	インプラントとアバットメントの接合様式の用語．バットジョイントは，その接合面が平面どうしであり，エクスターナル(外側性)とインターナル(内側性)にさらに分類される．一方，コニカルシールジョイントとは，円錐形(コニカル)様式でインプラントに対し内側性にかみ込む様式である．別用語でテーパードジョイントと呼ばれる．
パラタルスライディングフラップ	口蓋のフラップにスリットを入れ，展開し歯冠側へ移動させる方法．
プラットフォームスイッチング (platform switching)	インプラントプラットフォームの直径よりも小径のアバットメントを使用し，インプラントとアバットメントの接合部を骨縁から離し，2回法インプラント特有のインプラント周囲骨の吸収を減少させるテクニック．本用語はImplant Innovation Inc.(3i)の登録商標である(Platform Switching™)．なお，この概念は"horizontal set-off"と呼ばれることもある．この手法は，インプラント周囲の骨のリモデリングを可及的に抑えるために用いられる．
遊離歯肉移植 (free gingival graft：FGG)	天然歯やインプラント周囲軟組織の角化組織量の増大，口腔前庭の幅の獲得を目的として行われ，結合組織移植術と比較して確実に角化組織を獲得できる．移植片は口蓋から上皮も含めて採取されるため供給側は開放創となる．移植片に対する血液供給は受容側の下層の骨膜のみから得られる．移植部位の色調，表面性状が周囲の組織と調和しにくく，グラフトアイランドになる傾向があるため審美的に問題があり，主に臼歯部に応用される．
遊離歯肉辺縁 (free gingival margin：FGM)	歯肉辺縁を意味する．天然歯では唇側においてFGMより3mmの位置に歯槽骨縁が存在する．審美インプラント治療では，この最終的な上部構造のFGMから3mm下方にインプラントのプラットフォームが位置することが推奨される．
Computer Guided Surgery	CTを撮影し，コンピューターシュミレーションソフトで術前に埋入計画を行い，それを基に製作されたサージカルテンプレートを用い埋入する外科手術．歯牙支持・粘膜支持・骨支持の3種類がある．
DBBM (deproteinized bovine bone mineral)	ウシの骨髄から300℃もしくは950〜1,000℃の高温で処理されタンパク質が除去された骨移植材．骨伝導性が示されている．より高温で処理されたものはHAの結晶化が進み，生体吸収性が低下している．
De-epithelialized connective tissue	口腔外で遊離移植片から上皮組織のみをトリミングし，質の高い結合組織片とする採取法．

Flap technique without vertical incision (envelop, pouch) or with vertical incision	フラップを形成し，採取した結合組織を移植する増大法．縦切開を入れることにより，移植片をより精密に固定できるようになる．
HIT (Hybrid Implant Tooth) placement	船登がつくった造語．唇側骨が吸収している抜歯窩に口蓋歯根片とインプラントを同時に埋入する手法．
Implants Supported Fixed Denture	固定式のインプラント補綴装置．無歯顎では，材質として床用レジン人工歯を用いるもの，従来のメタルとポーセレン，ジルコニアなどを用いるものがある．
Implants Supported Over Denture	インプラントと粘膜支持の可撤性義歯．IOD (Implant over denture) ともいう．
Interpositional graft	上皮を含んだ結合組織を移植する増大法．MGJ の変移を修正できる．
Limited punch out	ヒーリングアバットメントよりも若干小さめの孔をインプラントのやや舌側にあけ，可動性をもたせた軟組織を頬側へわずかに移動させつつ，ヒーリングアバットメントを連結する方法．
Minimal invasive Resorbable membrane Pouch Technique	船登が提唱した，審美領域における単独歯欠損症例での Minor Horizontal GBR の術式．部分層で歯肉弁を形成し，骨膜をパウチ状に形成し，吸収性膜の設置を行う内側性水平 GBR．また同時に結合組織移植を行う場合もある．
Native collagen membrane	原材料となる生体組織のコラーゲン線維を架橋することなくバリアとして使用する膜．
OISD (Orthodontic Implant Site Development)	矯正治療によって，口蓋に残存した骨造成能力のある歯根（歯根膜）を頬側歯根方向にトルクをかけながら歯根を Tip し，骨造成を図る手法．
Pedicle connective tissue graft	有茎の結合組織を移植する増大法．増大量の減少が小さくなる可能性がある．
Partial Extraction Therapy (PET)	インプラント間の Pontic 部位であれば，歯根を完全に残す手法として RST (Root submergence technique) があり，また根尖病変があるような症例では，唇側歯牙切片のみを残す手法 (Pontic-Shield) がある．また，インプラント予定部位では，同じように唇側歯牙切片のみを残す手法 (Socket-shield technique) がある．Gluckman H, Salama M らは，これらの3つの手法を PET (Partial Extraction Therapy) と総称した．
Prosthetic socket sealing	抜歯窩の開放部，もしくは歯肉貫通部を，歯根径に同調したカスタム暫間アバットメントもしくは歯冠部マディソン天然歯を模倣した即時プロビジョナルレストレーションによって封鎖することを意味する．
PRP (Platelet Rich Plasma)	自己血を遠心分離することによって得られる血小板をより多く含む血漿で，手術時に血小板を活性化することによって PDGF, IGF, VEGF, TGF-β などのグロースファクターを放出させ，その効果を組織再生に応用する．
Roll technique	同一部位の口蓋から小規模の有茎弁をロールして唇側に移植する増大法．
Supracrestal tissue attachment	米国歯周病学会 (AAP) と欧州歯周病学会 (EPP) が中心となり，2017年に歯周疾患の分類についてワークショップが行われた際に，これまでの用語「Biologic width」から変更となった．
Total Extraction Therapy (TET)	Partial Extraction Therapy (PET) と明確に区別するため，通法の抜歯即時埋入と歯槽堤保存を合わせて総称したもの．
VISTA テクニック	Zadeh HH が2011年に発表した，口腔前庭に縦切開を入れトンネル形成を行う手法．Vestibular incision subperiosteal tunnel access の略．もしくは Tunnel テクニックともいう．

1

4-D コンセプト&戦略
4-D Concept & Strategy

　本章では，総論として，4-D コンセプトの概要を理解してもらうために，審美インプラント治療における「抜歯」「インプラント埋入」「ティッシュマネジメント」の3つに対し，本書のキーワードである"タイミング"がどのようにかかわっていくのか，その相関関係を図で示し解説していく．

　さらに，4-D コンセプトの実践によって，実際どのような治療が可能になるのかを示したケースを提示する．

1. 真の補綴主導型インプラント治療とは

現代のインプラント治療において求められることは，
- できるだけ低侵襲および短期間で審美，機能が回復すること
- できるだけ自然で審美的な外観を得て心理的，社会的に自信を回復すること
- 患者のライフステージに合わせ，生涯にわたりインプラントが有効であること

これらの命題は，インプラント治療が欠損補綴として定着し10〜20年以上経過した現在，その恩恵を受けた人びと，あるいは治療サイドの人間が経験を重ねたことにより明らかになってきたと思われる．

これまでの経験でわれわれが認識していることは，時間をかけて多くのことを行えば必ずしもより良い結果が得られるとは限らないし，低侵襲や時間短縮を過剰に求めれば，かえって遠回りで，付加的な侵襲を与えてしまう点である．たとえば，適切な三次元的形態を考慮せず過剰にGBRを行っても，良好な軟組織のサポートを得られないばかりか，MGJの変移という新たな課題も生じる．また適応症を超えてソケットプリザベーションを行っても，吸収が進行し，限られた面積の骨壁から十分な骨伝導が得られなければ，抜歯窩に填入された骨移植材は軟組織に被包されてしまい，結局新たな骨造成処置と治癒期間が必要とされるようになる．また患者が高齢の場合，低侵襲と短い治療期間，将来の可撤性補綴装置への移行，インプラントのサブマージへの対応が求められる．

補綴主導型インプラント治療とは，かつて組織のマネジメントが発達していなかった時代の，残存する骨量，形態がインプラント埋入を制限していた外科主導型インプラント治療に対し，事前に設計された補綴デザインを実現させることを目標としたインプラント治療である．

ここで，インプラント治療の成功基準の1つに挙げられる「インプラントが術者・患者ともに満足する審美的な補綴装置を支持していること」の意義について再考してみたい．それは，術者がもち合わせているすべてのオプションを患者に提示し，それぞれの長所・短所（治療期間・治療内容およびその結果予測）を開示し，患者がそのことを理解したうえでさまざまなオプションのなかから両者が合意のうえで決定したインプラント治療を行うことで達成されると筆者らは考えている．これは術者が一方的に誘導すべきでもないし，患者が妄想的に審美治療を要求することもあってはならないと思う．いずれにしても術者は術者・患者の双方が満足する補綴装置を支持する結果となるインプラント治療を行うために，さまざまなオプションをもつことが要求される．

したがって，真の補綴主導型インプラント治療とは，「審美的で機能的な補綴装置装着のための診査・診断を行い，患者とともに治療内容を決定し，患者の同意のもとにさまざまなオプションを駆使しながらインプラント治療を行う」ことであるといえる．それは，また真の患者主導型インプラント治療となるであろう（**表1**）．

表1 真の補綴主導型インプラント治療とは．

真の補綴主導型インプラント治療
術者がより多くのオプションを患者に提示し，そのなかから患者とともに治療方針を決定し同意を得る．そして，それに対して術者・患者ともに責任をもった治療を行う．
真の患者主導型インプラント治療

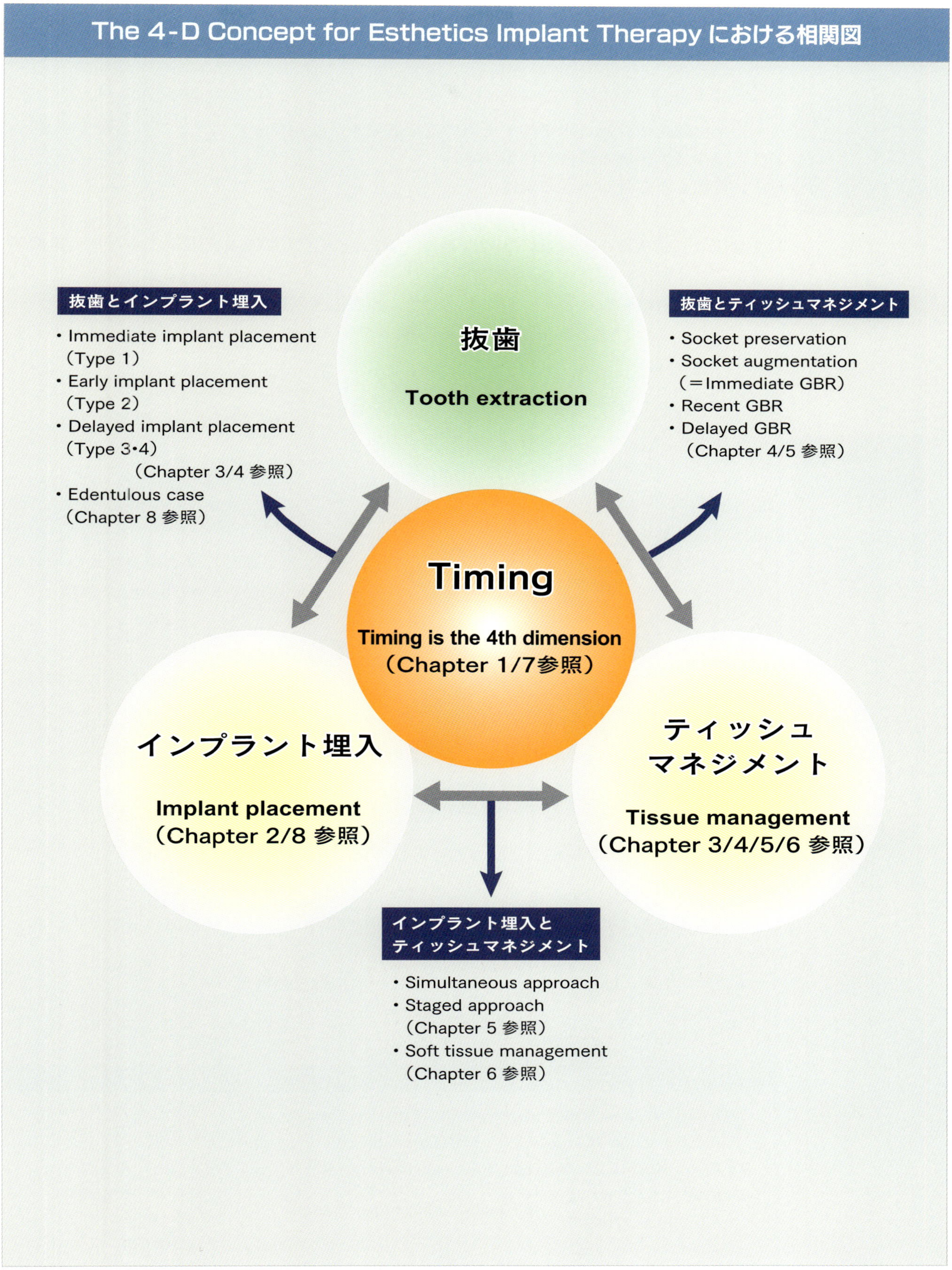

The 4-D Concept for Esthetics Implant Therapyにおける相関図

抜歯
Tooth extraction

Timing
Timing is the 4th dimension
（Chapter 1/7参照）

インプラント埋入
Implant placement
（Chapter 2/8 参照）

ティッシュマネジメント
Tissue management
（Chapter 3/4/5/6 参照）

抜歯とインプラント埋入
- Immediate implant placement（Type 1）
- Early implant placement（Type 2）
- Delayed implant placement（Type 3・4）
  （Chapter 3/4 参照）
- Edentulous case
  （Chapter 8 参照）

抜歯とティッシュマネジメント
- Socket preservation
- Socket augmentation（＝Immediate GBR）
- Recent GBR
- Delayed GBR
  （Chapter 4/5 参照）

インプラント埋入とティッシュマネジメント
- Simultaneous approach
- Staged approach
  （Chapter 5 参照）
- Soft tissue management
  （Chapter 6 参照）

図1 　補綴主導型インプラント治療の核となる三次元的インプラント埋入およびティッシュマネジメントに加えて，新たに4つ目の次元とは適切なタイミングのことである．「抜歯（Tooth extraction）」「歯槽堤保存・増大（Tissue management）」「インプラント埋入（Implant placement）」の相関関係を理解し，審美インプラント治療を行うことが重要である．

4-D コンセプトにおけるインプラント埋入までの流れとガイドライン

Step 1
(1) 欠損部位の評価（水平的・垂直的な吸収量を診断用ワックスアップにて評価する）
(2) 残存歯の評価と抜歯部位の決定
(3) 目標となる骨レベルの決定

①抜歯部位：歯槽骨の吸収量，う蝕の程度，歯内療法，残存歯の位置などにより，抜歯部位が決定される．
②保存部位：目標となる骨レベルを考慮して，歯周治療（再生療法，切除療法 etc），う蝕・歯内療法，矯正治療（矯正治療とタイミングは Chapter7 参照）などの必要な処置が検討される．

Step 2
インプラント体の埋入部位の決定

①最終補綴装置の設計（力学的・審美的考察）
　とくに多数歯欠損ではポンティックを配慮し，埋入本数を減じたほうが審美的には有利であるが，力学的考察を行い，インプラント埋入部位を決定する→ Chapter8 参照

②治療期間中のプロビジョナルレストレーションの設計
　治療期間中も許容できる審美・機能を達成するためには，要抜歯の歯であっても感染のコントロールが可能であるなら支台歯として使用し，後にその後の処置のタイミング，処置内容を決定する．

Step 3
プロビジョナルレストレーションの支台として使用する抜歯予定歯の評価

もっとも重要となるのは，感染のコントロールが可能な抜歯予定残存歯の抜歯時期と術式の決定である．
- インプラント埋入部位か，ポンティック部位かの把握と再評価
  抜歯予定歯の処置

インプラント	ポンティック
・即時埋入（Immediate implant placement：Total Extraction Therapy） →Partial Extraction Therapy（PET）の検討（Socket Shield） ・2か月後にGBRとともに埋入（Early implant placement） ・即時GBR後，6か月後に埋入 ⎱ ・2か月後GBR，6か月後に埋入 ⎰（Delayed implant placement）	・ソケットプリザベーション ・即時 GBR ・PET 　⎰ Root Submergence 　⎱ Pontic Shield ・2か月後 GBR

①抜歯即時埋入の適応症（Class1 or Class2）
　→ 抜歯即時埋入もしくは SST(socket shield technique)の検討
　Class3 → 抜歯即時埋入の検討 ＋ 歯槽堤保存の検討
　ポンティック部位であるならば
　→ Root submergence technique もしくは Pontic Shield technique と PET の検討
②抜歯即時埋入の非適応症 → 歯槽堤保存の検討
　　ラーニングステージ途中の先生方は歯槽堤保存を行ってインプラント埋入を行ったほうが安全であるかもしれない．しかし実際のわれわれの臨床においてこの術式はインプラント埋入予定部位にはあまり使用しておらず，ポンティック部位でこの術式を採用することが多い．
③GBR("simultaneous" or "staged approach")
　　多くの症例では，通常，軟組織の治癒を約2か月待ち，GBRを行う．GBR同時埋入か staged approach かは，その欠損の状態で決定する．

よって，抜歯即時埋入は適応症（Class 1 or Class 2）であるならば行うが（もしくは SST の検討を行うが），われわれの臨床で多くの症例では GBR を行う症例が多いことを認識していただきたい．

Step 4 Step1 ～ Step3 を検討し，もっとも時間効率よく審美的結果が得られるように，総合的に治療計画を立案．

Decision に関与する因子

■局所因子
- 感染のコントロールの可否（感染のコントロールができないのであれば，ただちに抜歯を行う）．
- CBCT を用い残存骨形態の把握（4壁性であるかどうか）．
- 軟組織のコンディション（歯頸線の調和，角化歯肉のバイオタイプ，幅・厚みの把握）．
　→つねに即時埋入の可能性を考慮するが，以上の事柄を考慮すると実際の臨床においてはその頻度は低い．抜歯後，軟組織の治癒を待ち，組織を一次閉鎖させることが基本である．

■一口腔単位としての因子
- プロビジョナルレストレーションの役割 →この後の症例参照．
- 補綴設計：連結インプラントの場合など，隣接組織のプリザベーションのため意図的に即時埋入のタイミングをずらすことがある．
- フラップデザイン：増大処置は大きな単純なフラップで行うほうが予知性が高いため，多数歯欠損症例では，即時埋入が可能であってもフラップデザインを優先し，あらかじめ抜歯し軟組織を治癒させておくことがある．
- インプラント埋入：多数歯欠損の場合，とくに正確なポジショニングが要求される複数部位は，サージカルガイドを用い，もしくは Computer Guided Surgery を使用し，同時に埋入したほうがより精密なコントロールが可能となる（Chapter 8 参照）．

2. The 4-D Concept for Esthetics Implant Therapy とは

　多くの患者は，前歯部にインプラント治療を受ける際には，天然歯と遜色のない審美的な補綴装置が装着されることを想像するであろう．しかし実際にその期待に応えるためには克服すべき障害が存在する．Ueli Grunder はその著書『Implants in the Esthetic Zone：A step-by-step treatment strategy』（Quintessence Publishing, Germany）のなかで，審美インプラント治療の「失敗の可能性」として**表2**の5つを挙げている．

　それらを乗り越えるべく，筆者らもさまざまな治療法を選択し，多くの経験をしてきた．その結果，より低侵襲でむだがなく，完成度の高いインプラント治療を実現するためには，補綴主導型インプラント治療において重要視される従来の3-D（三次元的埋入位置と周囲組織の三次元的考察：Chapter 2参照）のコンセプトに加え，さらに4つ目のDimensionとして「処置のタイミング」を考慮することが重要であるという考えに辿り着いた．このコンセプトを総称して"The 4-D Concept for Esthetics Implant Therapy"と呼ぶ（**図1**）．

　つまり，審美インプラント治療を達成するには，時間軸として**表3**に挙げる適切なタイミングを考慮した治療計画を立てる必要がある．

　もう少し具体的に考えてみよう．吸収した欠損部歯槽堤に単純にインプラントを埋入するのみでは審美性の達成は難しい．また，抜歯予定歯が存在した

表2 前歯部インプラント治療の成功基準を考えるうえでの指標：審美的インプラントの「失敗の可能性」．

1	長すぎる臨床歯冠　Excessively long clinical crown （不規則な軟組織のカントゥア　Irregular soft tissue contour）
2	瘢痕組織　Scar tissue
3	歯間乳頭の消失　Missing papilla
4	頬側のボリューム不足　Missing buccal volume
5	軟組織のディスカラレーション　Discoloration soft tissue

表3 4-Dコンセプトで考慮すべき時間軸（時期・時間）．

1	抜歯の時期（とくに多数歯欠損となる場合の個々の抜歯の時期）　Tooth extraction
2	歯槽堤保存か増大か（Hard and soft tissue management），どのような手技でいつ行うのか　Preservation or enhancement of hard and soft tissue
3	インプラント埋入の時期（抜歯即時埋入，PET，早期埋入または待時埋入）　Implant placement（immediate, early or delayed placement）
4	アバットメント接合・二次手術の時期　Abutment connection & 2nd surgery
5	ティッシュスカルプティングの時期・期間　Tissue sculpting
6	最終補綴装置の装着時期　Final restoration

表4 The 4-D Concept for Esthetics Implant Therapyが意味するものとは.

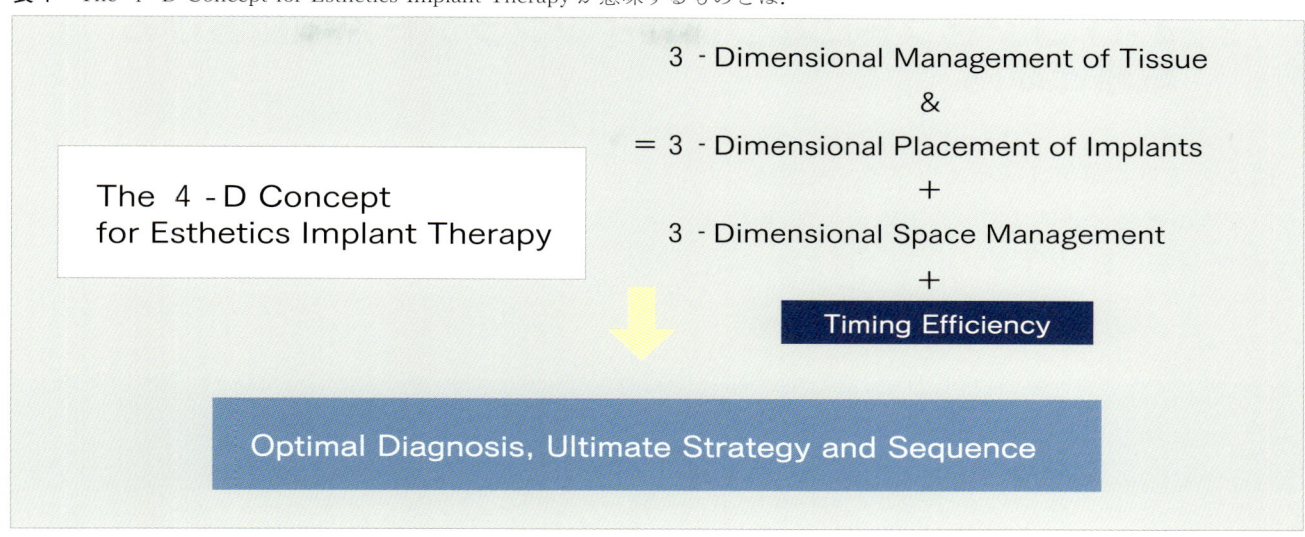

としても，治療計画のなかでその歯の抜歯の時期，そしてインプラント埋入とその時期を適切に決定していかなければならない．抜歯即時埋入でよい結果が得られるケースもあれば，高い確率で審美性を損なってしまうケースも存在する．

そのような場合，①抜歯後ただちに抜歯窩保存術を行うのか，軟組織の治癒を待って歯槽堤増大処置に移行するのかの判断が必要になる．また，抜歯前処置として②矯正的挺出を行う場合や，③すべての歯質を抜歯するのではなく，感染していない歯根部すべて，もしくはその一部分を保存することも考えられる（Chapter 3，4参照）．既存の欠損部位において歯槽堤増大処置を行うにしても，④インプラント埋入と同時に行うのか，段階的に行うのかの適切な判断がいる（Chapter 5参照）．また，⑤軟組織のマネジメントの時期（Chapter 6参照），⑥ティッシュスカルプティングの時期，また欠損症例で天然歯に矯正治療が必要な場合のインプラント埋入の適切なタイミング（Chapter 7参照）や無歯顎症例でのインプラント埋入の考え方（Chapter 8参照），ステップごとに時間軸をつねに考慮しながら，効率よいインプラント治療計画を総合的に立案し遂行していかなければ，審美インプラント治療は成功裏に達成できないと考える．「抜歯」「インプラント埋入」「ティッシュマネジメント」の相関関係を図1（P.17）に示す．

審美性獲得を目的として，補綴主導型のインプラント治療計画を立案するために重要となるのが診査・診断である．多数歯欠損症例の場合はさらに顕著となる．顔貌・口唇から上顎前歯切端位を三次元的に決定し，許容できる歯の高径・幅径を決定後，義歯の排列・試適の手順と同じプロセスで歯列弓を設定し，その歯列を支えるだけの組織が再生可能かどうかを診断することが重要となる．この段階で，患者におおよその結果予測を提示し了承を得る．つぎに，床用レジンに相当する部分がこれまで述べた三次元的考察に則って再生可能と判断され，それに必要な処置，期間，費用，リスクが説明されたうえで患者がそれを望んだとき，われわれが提唱している4-Dコンセプトに基づいた審美インプラント治療が重要となる．

すなわち，われわれはインプラント特有のリモデリング（Chapter 2参照）に配慮したうえでインプラントサイトを決定し，現存する組織を最大限に利用する．そしていたずらにむだな時間を要しないように適切なタイミングで必要な処置（表3）を高い予知性をもって遂行する．さらには，審美的な結果が得られるように，たとえ多数歯欠損症例においても長期にわたる治療のなかで，患者が日常生活において許容できる機能と審美性の確保を行いながら，審美的結果を達成できると考えている（表4）．

われわれの唱える「4-Dコンセプト」とは，決して治療終了を急ぐのではなく，しかしむだなく着実に最善の結果へ到達することを意味する．

3. 4-D コンセプトに基づいたインプラント治療における戦略と原則

図Aに掲げる項目は審美インプラント治療のための治療の戦略・原則であり，われわれの4-Dコンセプトの根幹をなすものである．以降の章では，それぞれの項目についてエビデンスと症例を紹介しながら説明していく．

4-Dコンセプトに基づいたインプラント治療における戦略・原則（石川・船登による）
(Strategies and Principles of 4-D Concept for Esthetics Implant Therapy)

1. Plan implant placement in original bone using CT images
（CT画像を用いて既存骨への埋入を計画する）
2. Use platform switching or conical seal implants as much as possible
（プラットフォームスイッチングもしくはコニカルシールジョイントのインプラントを積極的に使用する）
3. Immediately place implant as much as possible
（抜歯即時埋入を適応症に対して積極的に行う）
4. Effectively use PET (partial extraction therapy) as much as possible
（効果的にPETを応用する）
5. 3-Dimensionally preserve and augment around peri-implant tissue
（インプラント周囲組織を三次元的に保存・増大する）
6. Keep safe distance between adjacent implants
（インプラント間の距離を離す）
7. Use pontics in the esthetic zone（審美領域ではポンティックを併用する）
8. Reduce the number of abutment disconnections/reconnections（アバットメントの着脱回数を抑える）

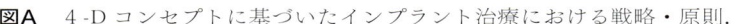

図A　4-Dコンセプトに基づいたインプラント治療における戦略・原則．

4. 4-Dコンセプトを具現化したケース

The 4-D Concept for Esthetics Implant Therapyの2例を報告する．これらの症例は，場合においてはすべて同時に抜歯を行い，後にインプラントを埋入するのも妥当性のある症例であるかもしれない．しかしこのような手法をとってしまうと審美的な結果を達成できる可能性は著しく低下する．咬合・審美性を確保しながら必要なところに適切なタイミング・手法で組織の保存・増大を行い，将来抜歯を行う歯であっても暫間的に支台歯として使用し，インプラントを置換できるからこそ，審美的な補綴装置を装着できるものと筆者らは考えている．

なお，本書で供覧する症例で使用した各種生体移植材料，国内未認可商品は，すべてインフォームドコンセントのもと，患者の了解を得て使用していることを付記しておく．

5. 4-Dコンセプトに基づいた少数歯欠損に対する治療手順とその手技

外傷による重度の組織欠損，もともと存在する骨格の問題をともなった歯列不正があり，スペースマネジメント，インプラント周囲組織のマネジメントが治療の成否を分ける．問題を解決するには，インターディシプリナリーなアプローチが必須となる．

1 症例の概要

患者は20歳，女性．審美障害を主訴に来院．全身的既往歴および喫煙習慣はなし．5か月前に交通外傷によって 3 2| を喪失し，近医を受診し暫間処置を受けたとのこと．前医によって，完全脱臼した 1|1 は歯槽骨に整復したとのことであったが，左右逆に整復されており，両歯とも初診時にはアンキローシスを起こしていた．ハイスマイルであり，歯肉部分まで補綴する場合，隣接部歯肉とのブレンドが困難となるであろう．したがって治療ゴールとして，不正咬合を可及的に改善し，臼歯部での安定した咬合と，前歯部欠損に対してクラウンブリッジタイプの補綴装置を適用し，アンテリアガイダンスを確立し，20代の女性が自信をもって生活を送れる審美性と機能を再建することを目標とした．

2 Step1：欠損部の評価，残存歯の評価，目標となる骨レベルの決定

患者本人の顔貌に対する不満（オトガイの突出，下顎前突の顔貌）の改善，強い叢生，狭窄した歯列，前歯から小臼歯部にかけてのオープンバイトを認め，アンキローシスした 1|1 を一時的な固定源とし，外科も含めた矯正治療を優先して行いスペースをマネージする．インプラントサイトにおける骨レベルは矯正治療によって配置された 3|（4 代行）の近心と |2 の近心の骨レベルが目標となる．

本症例における戦略・原則

❶ Plan implant placement in original bone using CT images
（CT画像を用いて既存骨への埋入を計画する）

❷ Use platform switching or conical seal implants as much as possible
（プラットフォームスイッチングもしくはコニカルシールジョイントのインプラントを積極的に使用する）

❸ Immediately place implant as much as possible
（抜歯即時埋入を適応症に対して積極的に行う）

❹ Effectively use PET (partial extraction therapy) as much as possible
（効果的にPETを応用する）

❺ 3-Dimensionally preserve and augment around peri-implant tissue
（インプラント周囲組織を三次元的に保存・増大する）

❻ Keep safe distance between adjacent implants（インプラント間の距離を離す）

❼ Use pontics in the esthetic zone（審美領域ではポンティックを併用する）

❽ Reduce the number of abutment disconnections/reconnections（アバットメントの着脱回数を抑える）

症例1 少数歯欠損症例

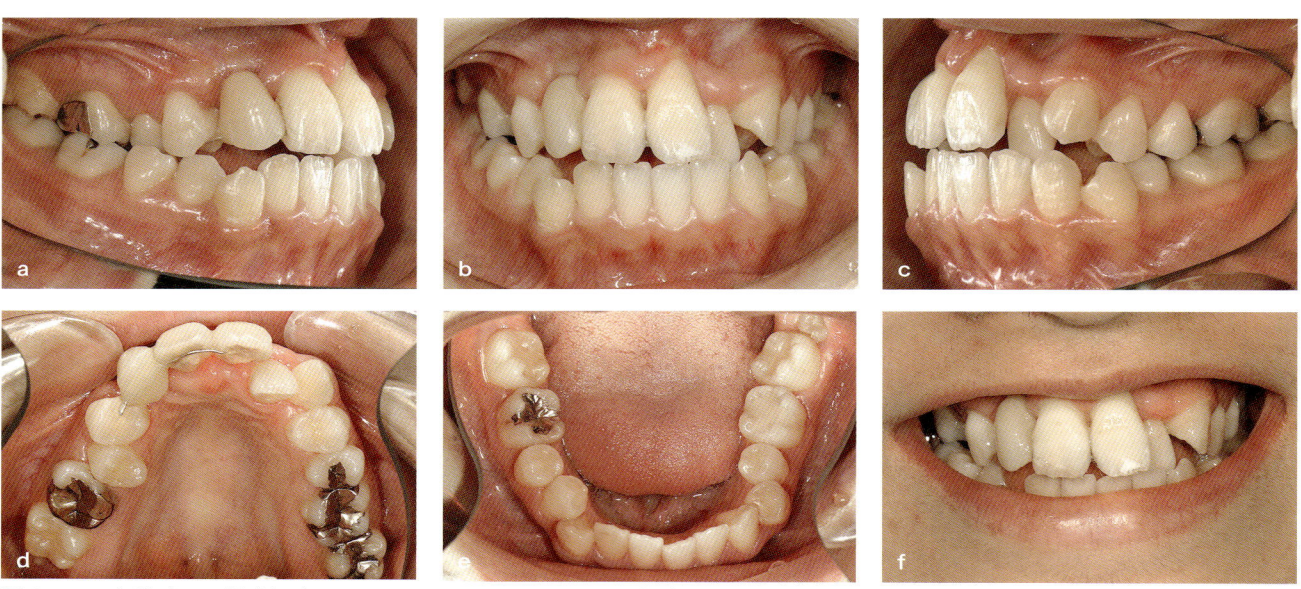

図2 a〜f 初診時の口腔内写真およびスマイル．Angle class III傾向を示し，前歯部では叢生も認める．オープンバイトとなり，アンテリアガイダンスが欠如している．

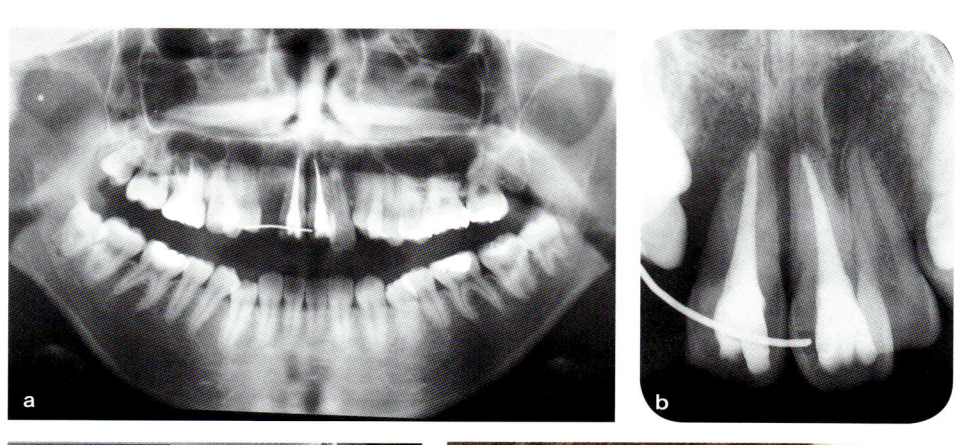

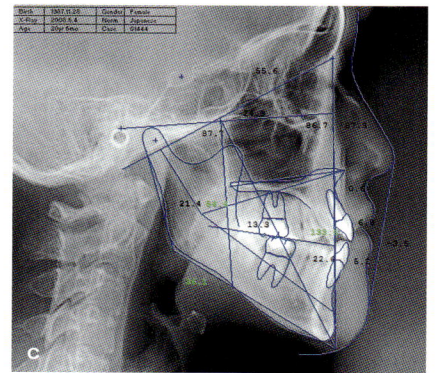

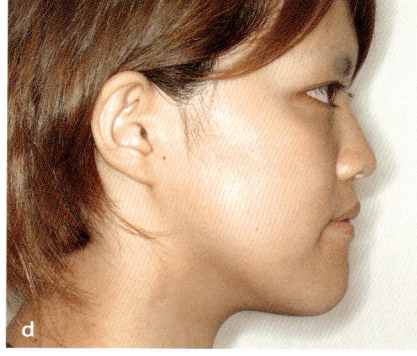

図3 a〜d 初診時のパノラマエックス線写真（a），上顎前歯部デンタルエックス線写真（b）．セファロ分析（c）では，SNA84°，SNB82.5，ANB1.5°で頭蓋に対する前後的な位置は問題ないが，Wits －7mmと負に大きかった．側貌写真（d）から下顎がやや長いように思われるが，これはオトガイが大きいことに起因すると診断した（矯正治療担当・喜田矯正歯科医院・喜田賢司先生）．

3 Step 2：インプラント体埋入部位の決定

連続する3歯欠損であり，インプラントブリッジで対応することが審美的に有利である．実際は矯正治療終了後にスペースを評価し，埋入ポジションが決定される．

図4a　矯正治療時の口腔内写真．アンキローシスを起こしていた1|1は，矯正治療中の固定源として機能した．骨格的な不正を改善するため，下顎枝矢状分割術により下顎骨の後方および前方部の上方移動を計画した（顎外科担当・浜松医療センター歯科口腔外科・内藤克美先生）．
図4b　矯正治療終了時，4|は喪失した3|のポジションに位置づけられている．

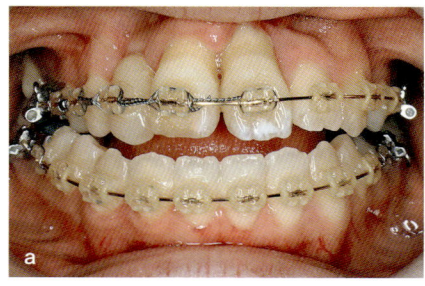
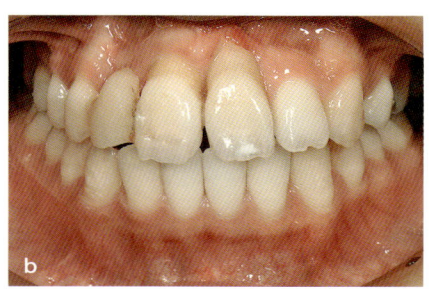

図4c, d　抜歯後，治癒期間は6か月待つ．歯肉色の補綴でマージンの調和に問題を生じることがわかる．

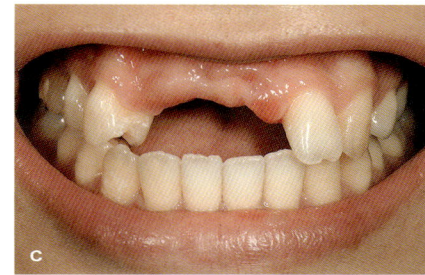
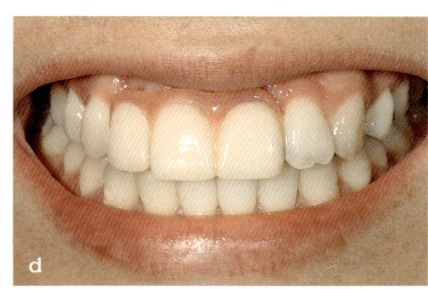

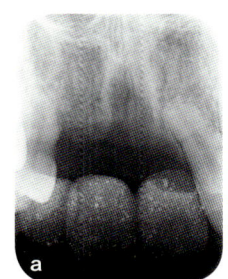
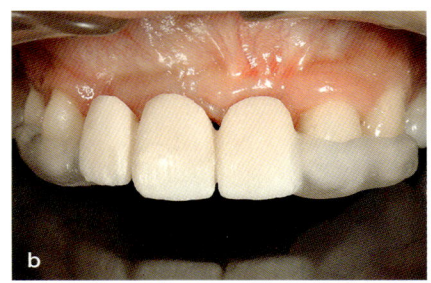
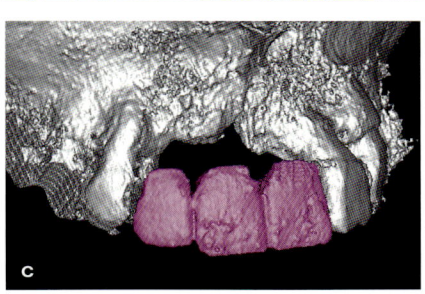

図5 a〜g　診断用ステントによる診査によって，残存する組織のみでは適切な歯冠形態を与えることは不可能であり，歯槽骨の吸収が軟組織形態から得られるイメージよりも大きいことがわかる．インプラント埋入位置を検討すると，埋入を妨げる大きな切歯管の存在が確認できる．また，4|,|2とも歯冠が遠心傾斜しており，|2部，|1部ともに，適切な位置にインプラントを埋入することが困難であることが診断された．そのため，|2の傾斜を是正し，1|1部にインプラントを埋入することを計画した．

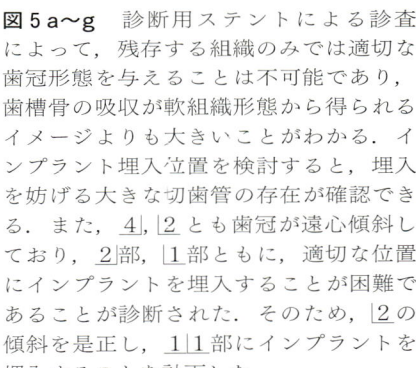
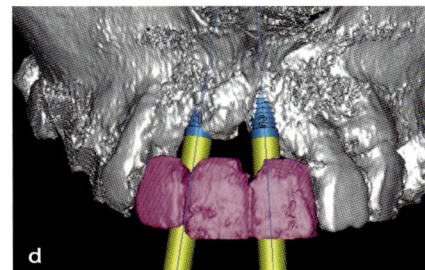
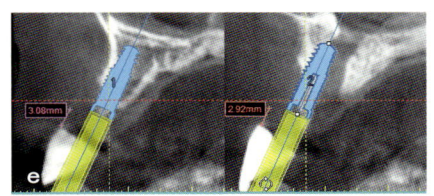
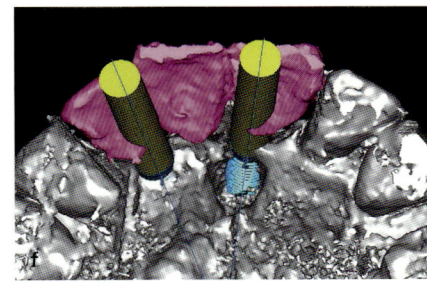
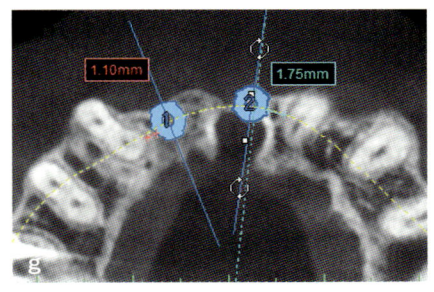

| 4 | Step 3：矯正治療中にアンキローシスによる置換性吸収と軟組織の退縮が進行したため，抜歯即時埋入の適応症ではない |

抜歯後，軟組織，骨の治癒を待って評価を行う．インプラント治療において審美性を獲得し，長期的に維持するためには，必要とされる硬組織・軟組織の三次元的な再建が必要となる．水平的にはインプラントプラットフォームレベルで唇側に最低2 mmの骨幅，垂直的には健全な隣在歯の骨頂を結ぶ仮想ライン，将来の歯間乳頭部より4 mmが目標となる．本症例では，まずインプラントを埋入可能とするため歯槽堤を垂直的・水平的に増大することを目的としてGBRを行った．GBRには，主として前鼻棘か

25

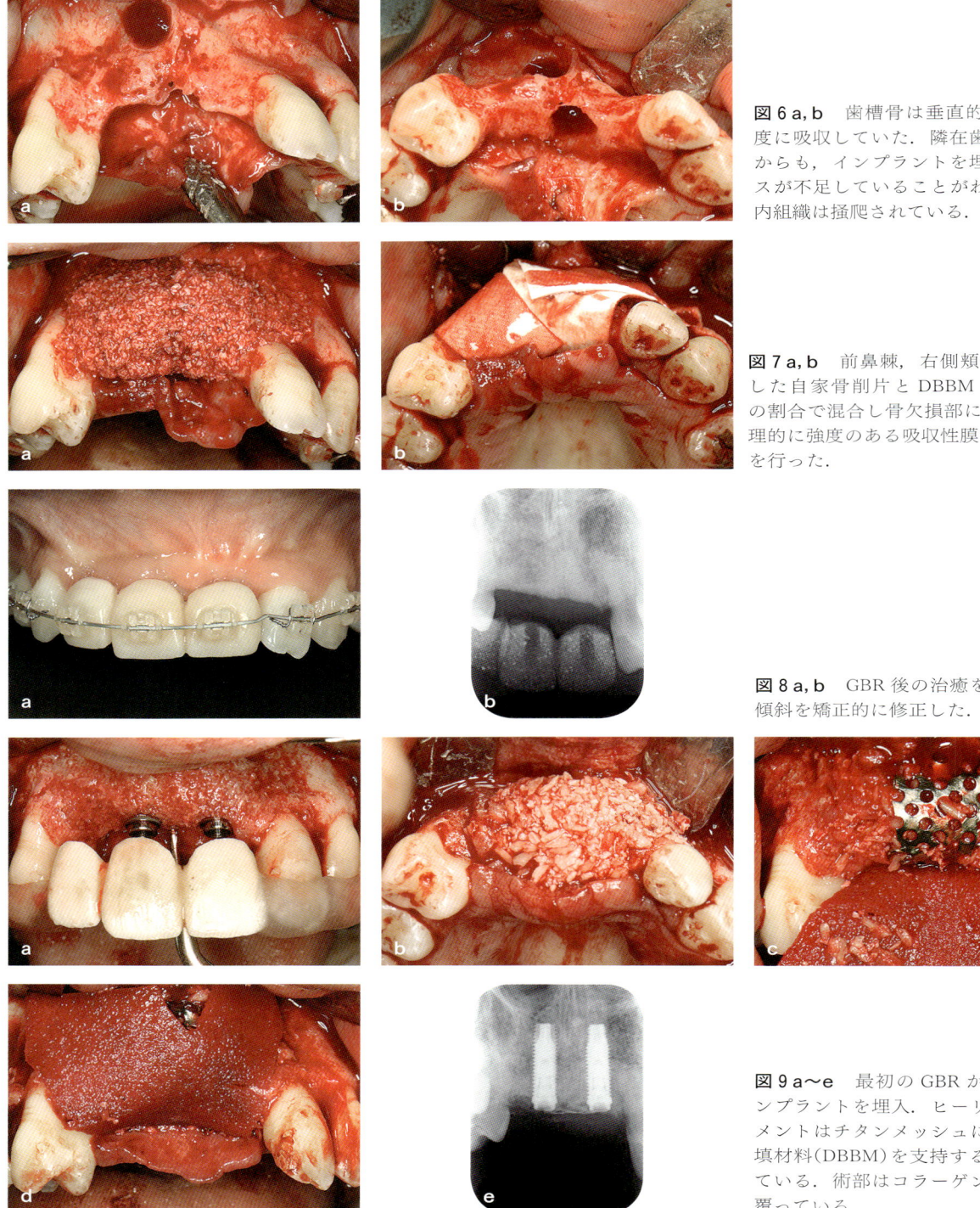

図6 a, b 歯槽骨は垂直的・水平的に重度に吸収していた．隣在歯の歯根の方向からも，インプラントを埋入するスペースが不足していることがわかる．切歯管内組織は掻爬されている．

図7 a, b 前鼻棘，右側頬骨弓より採取した自家骨削片とDBBMをほぼ1：1の割合で混合し骨欠損部に移植した．物理的に強度のある吸収性膜を使用しGBRを行った．

図8 a, b GBR後の治癒を待つ間に|2の傾斜を矯正的に修正した．

図9 a〜e 最初のGBRから1年後，インプラントを埋入．ヒーリングアバットメントはチタンメッシュに覆われた骨補填材料(DBBM)を支持する役割を果している．術部はコラーゲンメンブレンで覆っている．

ら採取した自家骨削片とDBBMを1：1の割合で混合したものとコラーゲン膜を使用した．治癒期間中に|2の歯軸を改善した．

GBRから1年後にインプラントが埋入された．プラットフォームは再建された歯槽堤のほぼ骨頂に位置している．さらに審美性を獲得するために，隣在歯隣接面の骨頂を目標として2〜3 mmの高さを増大するため，チタンメッシュとコラーゲンメンブレンを応用し追加的なGBRを行った．

7か月後の治癒を待ち，さらに若干のGBRと軟組織の増大のために結合組織移植を行った．2か月後，ティッシュリモデリングを開始し，最小限の外科的侵襲でアバットメントを装着した．アバットメントはマージンレスとし着脱することなく，プロビ

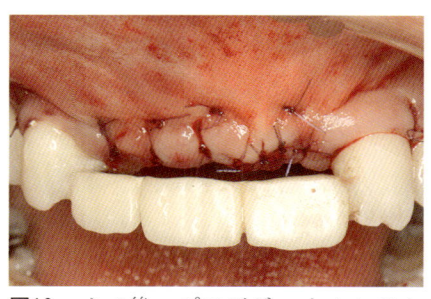
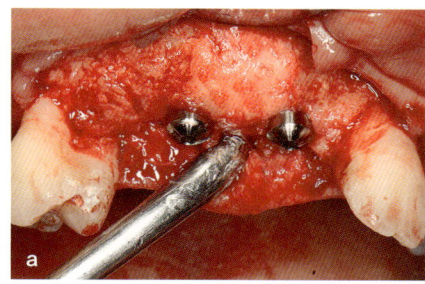

図10 オペ後，プロビジョナルレストレーション（TEK）は，術後の腫脹に備えて修正しておく．

図11a, b インプラント埋入と2回目のGBRから7か月後．審美的な再建のために必要な骨のボリュームが三次元的に確保されている．

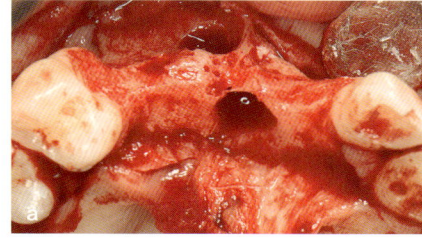
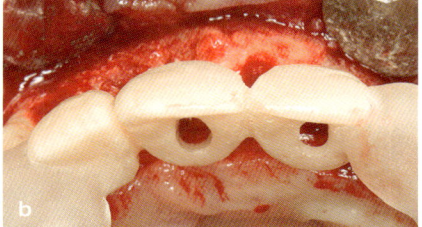

図12a, b 審美性獲得のための増大の水平的基準が満たされている（**Chapter 5** 参照）．

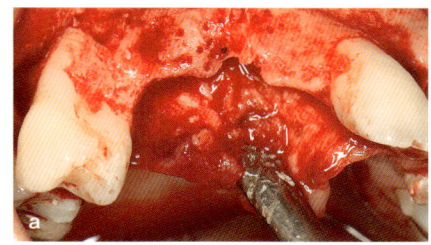
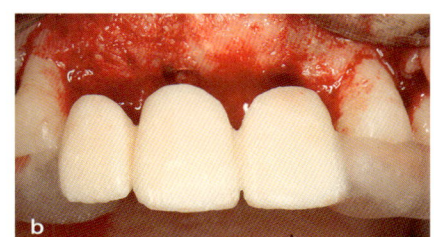

図13a, b 同じく垂直的増大の基準が満たされている（**Chapter 5** 参照）．

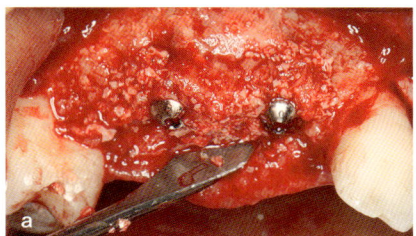
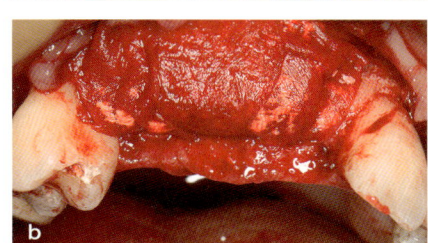

図14a, b 術後の骨吸収の補償として追加のGBRを行っている．

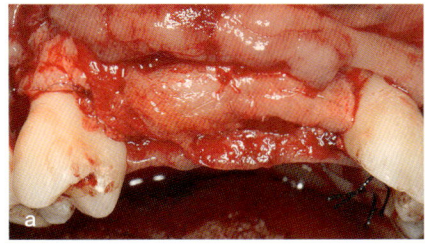
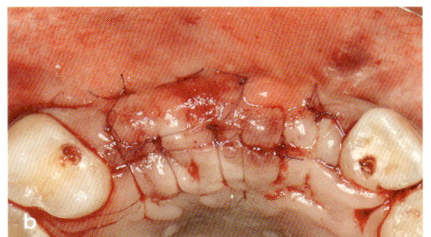

図15a, b 吸収性膜上に結合組織を移植しフラップを完全閉鎖した．骨造成の後に軟組織の増大をフラップテクニックによって行った．

ジョナルレストレーションによるサブジンジバルカントゥアを調整した．

4|, |2, |3 に対しては，ダイレクトボンディングによって形態修正を行った（ダイレクトボンディング修復担当：鷲野崇）．

プロビジョナルレストレーションにより8か月間経過観察を行い，最終補綴装置装着に移行した．CAD/CAMによって製作されたジルコニアフレームの3ユニットブリッジが仮着セメントによって装着された．術前の状態を考慮すれば，劇的に審美および機能が改善され，高い患者満足度が得られた．スペースの問題，外傷による重度の組織欠損をあわせもった複雑な症例であったが，インターディシプリナリーな治療により解決に至った．補綴装置周囲には十分な量の硬組織・軟組織が確保されているが，今後注意深いメインテナンスが必要と考えている．

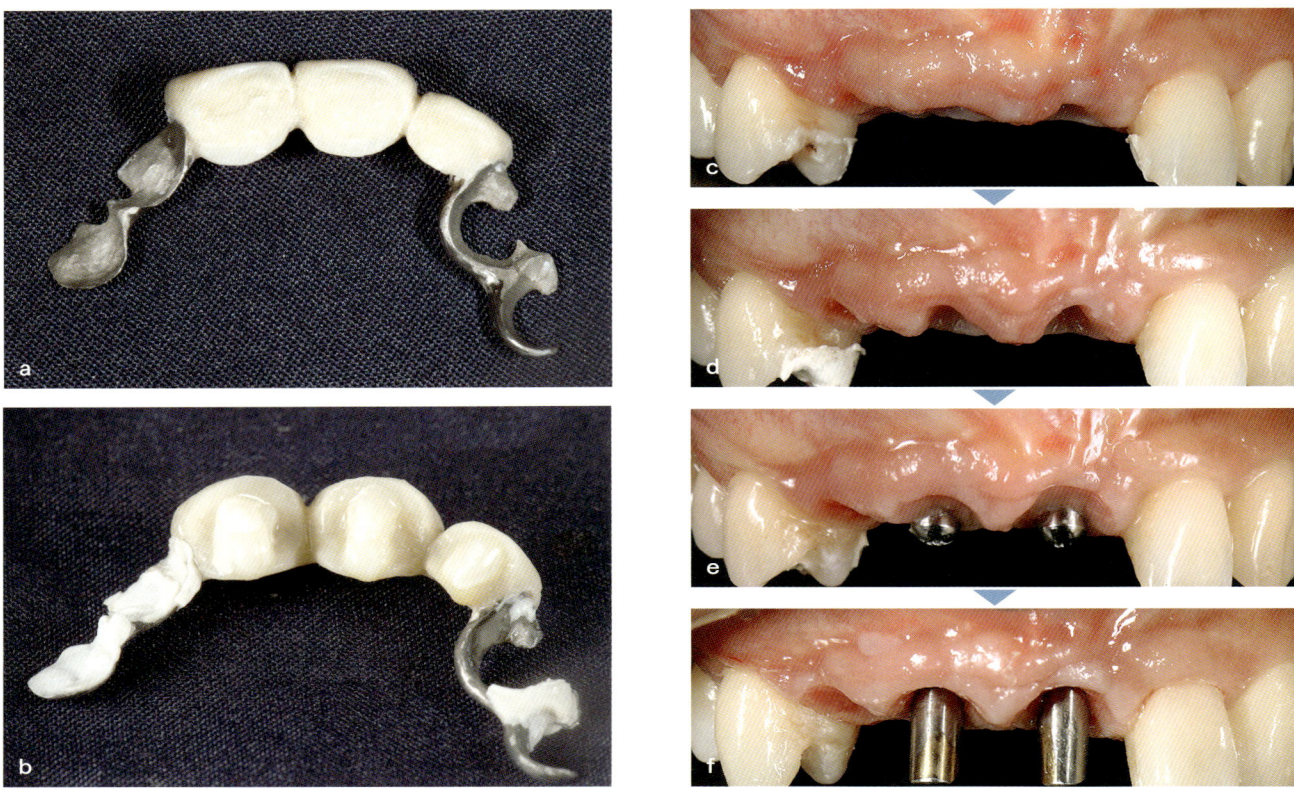

図16a〜f 結合組織移植から2か月後，プロビジョナルレストレーションによりティッシュリモデリングを開始．調整は1〜2週間ごとに，アバットメントを連結するまでに3回，アバットメントを連結後4回の調整を行った（**Chapter 6 参照**）．

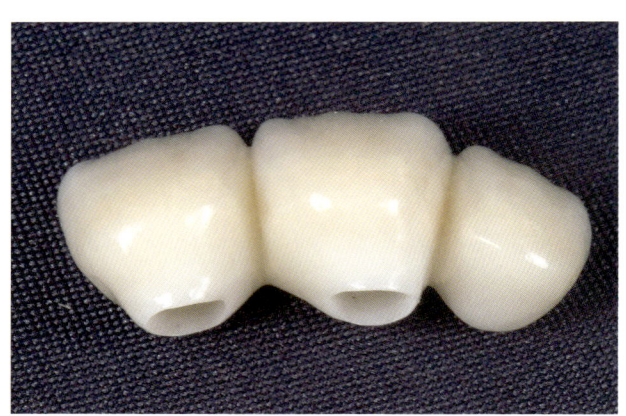

図17 完成した最終補綴装置．ティッシュスカルプティングによって形成したプロビジョナルレストレーションのサブジンジバルカントゥアの情報を，CAD（computer-aided design）を用いてジルコニアフレームにトランスファーし，製作した．

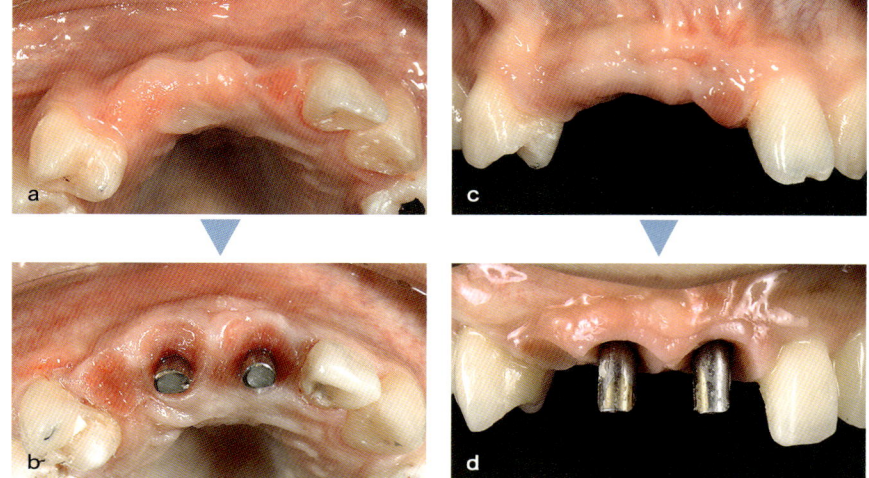

図18a〜d 術前（**a, b**）と軟組織調整後（**c, d**）を比較すると，骨造成と軟組織造成が必要かつ有効であったことが理解できる．

Chapter 1　4-D コンセプト＆戦略

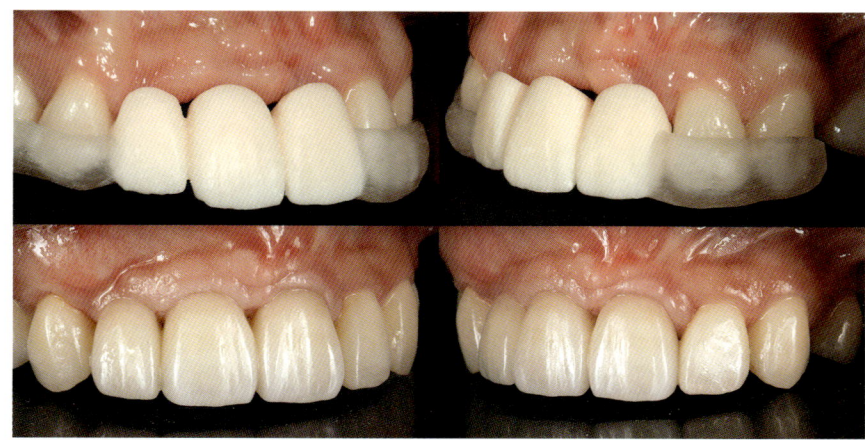

図19a〜d　最終補綴装置装着後の口腔内写真．十分なインプラント間距離が得られているため良好な自然感のある軟組織形態が獲得されている．

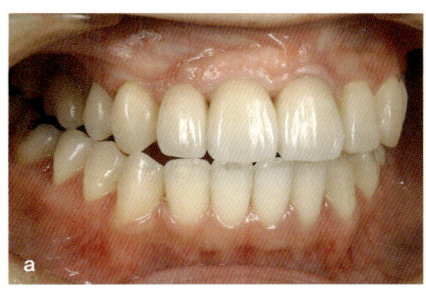 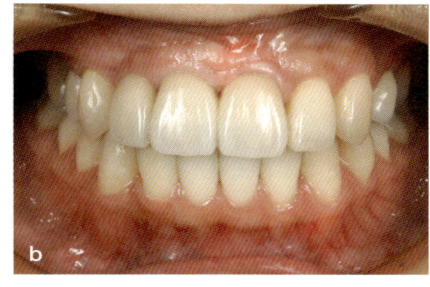 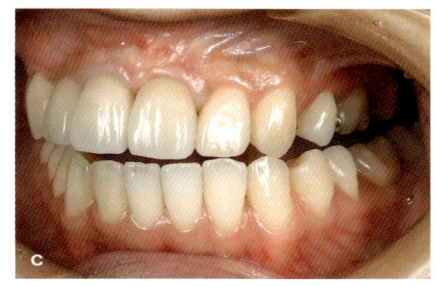

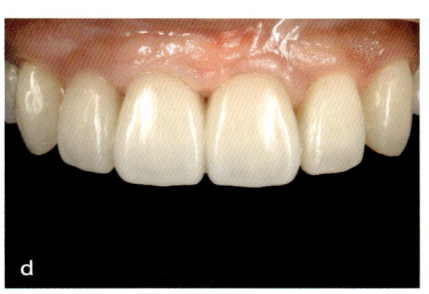 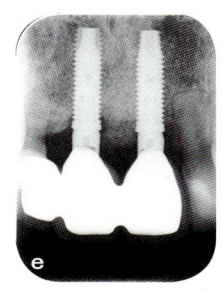

図20a〜e　最終補綴装置装着後の口腔内，デンタルエックス線写真．4|は3|の役割を果たすようにダイレクトボンディング修復にて形態を整えている．同じく，|2 3 の形態・機能もダイレクトボンディング修復で歯冠形態を調整している．また，矯正治療，修復治療によってスペースマネジメントが達成され，審美的・機能的な歯列が回復された．十分なインプラント間距離が得られているため良好で自然感のある軟組織形態が獲得されている．さらにデンタルエックス線写真からは，インプラント間の骨も維持されていることがわかる（技工担当：KNデンタルラボラトリー・日下雅暁氏，木村法彦氏）．

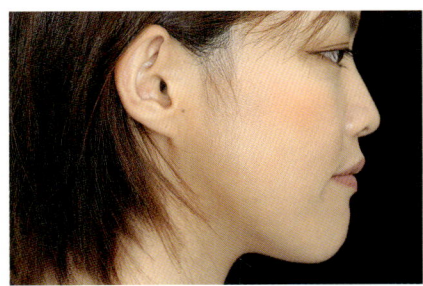 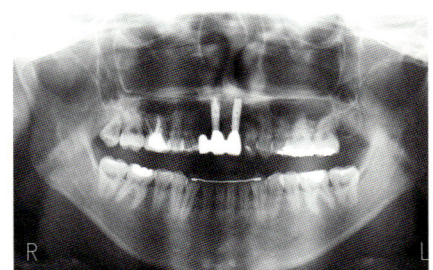 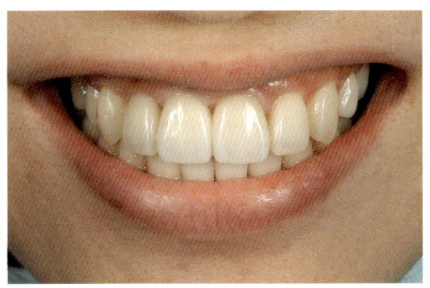

図21　術後の側貌写真．　　　　図22　術後のパノラマエックス線写真．　　　　図23　術後のスマイル写真．自然で健康的なスマイルが実現した．

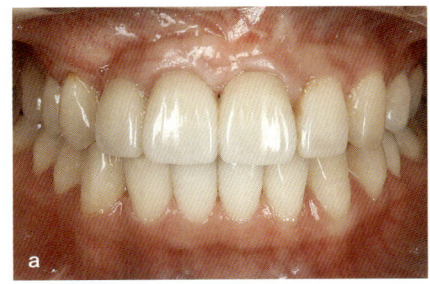 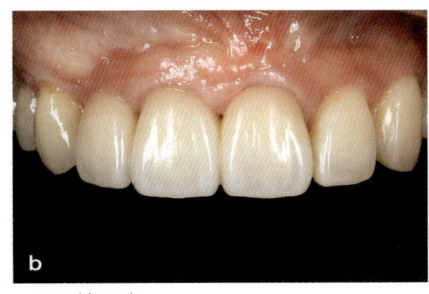 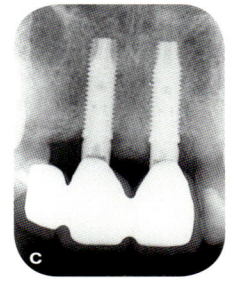

図24a〜c　術後3年の口腔内，デンタルエックス線写真．

6. 4-Dコンセプトに基づいた多数歯欠損に対する治療手順とその手技

パノラマエックス線写真（図25a）からもわかるようにほとんどの歯は保存不可能であり，インプラントの予知性を高めるためにすべての歯を抜歯と診断した．その際，審美インプラント治療のためには治療計画と手順が重要となる．下記の基準に従い，本症例の治療計画を考える．

1 骨レベルをどこに設定するか．増大できるか，保存できるか

本症例では 3 2 部の水平的垂直的骨吸収に対して確実に増大できるかが鍵となる．また，下顎の臼歯部欠損部位は歯の挺出，自然脱落を繰り返したとの経緯，術前のおおまかな診断用ワックスアップから臼歯部歯槽頂は歯とともに挺出した結果の余剰な骨と診断した．また，その正しい臼歯部の骨レベルに合わせた下顎前歯部の歯槽堤保存を行うこととした．

2 咬合の確保

インプラント埋入位置の決定と審美インプラント治療を行ううえでとくに重要となるのが，前歯部での硬軟組織の増大を行うときにその部位をいかにフリーにして咬合の確保ができるかである．そして最終的にインプラントの埋入位置を前歯部領域ではポンティックを配置し，連続したインプラント埋入を極力避けるように治療計画を立てることである．

上記のことを考慮し，治療を進めていった．

3 治療

①3＋3をフリーにするため 6 5 4｜4 5 6 にインプラント埋入を行った．その間，下顎前歯部と上顎残存歯で咬合を確保する．

②インプラント埋入より4か月後，二次手術を行い，前方残存歯を抜歯し，スクリューリテイニングによるプロビジョナルレストレーションを装着した．本症例では 6 5 4｜4 5 6 にインプラント埋入を行っている．そのため，前歯部埋入部位は③①③も考えられるが，女性であり咬合力が小さい患者と判断して，ポンティック部位がもっともコントロールしやすい 2｜2 に埋入することとした．

本症例における戦略・原則

❶ Plan implant placement in original bone using CT images
（CT画像を用いて既存骨への埋入を計画する）

❷ Use platform switching or conical seal implants as much as possible
（プラットフォームスイッチングもしくはコニカルシールジョイントのインプラントを積極的に使用する）

❸ Immediately place implant as much as possible
（抜歯即時埋入を適応症に対して積極的に行う）

❹ Effectively use PET (partial extraction therapy) as much as possible
（効果的にPETを応用する）

❺ 3-Dimensionally preserve and augment around peri-implant tissue
（インプラント周囲組織を三次元的に保存・増大する）

❻ Keep safe distance between adjacent implants（インプラント間の距離を離す）

❼ Use pontics in the esthetic zone（審美領域ではポンティックを併用する）

❽ Reduce the number of abutment disconnections/reconnections（アバットメントの着脱回数を抑える）

症例2　多数歯欠損症例

| 初診時 | ・適切な手順に基づいた治療計画の立案 |

〔本症例におけるキーポイント〕
① 臼歯部に早期のインプラント埋入
② 上顎臼歯部のインプラントのみによる咬合の確保
③ それにともなう上顎前歯部GBRの予知性の確保
④ 下顎臼歯部のインプラント埋入と残存歯の抜歯にともなう歯槽堤保存

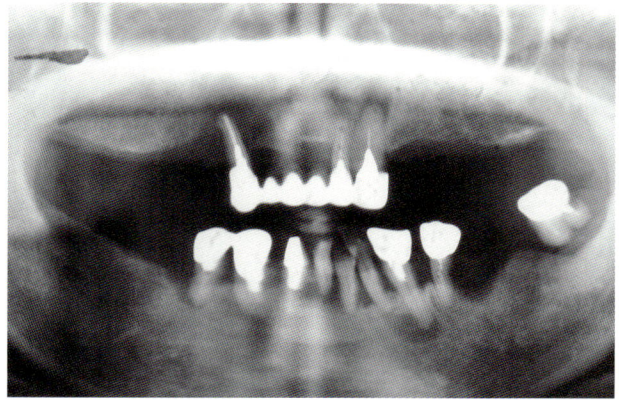

図25a　初診時のパノラマエックス線写真.

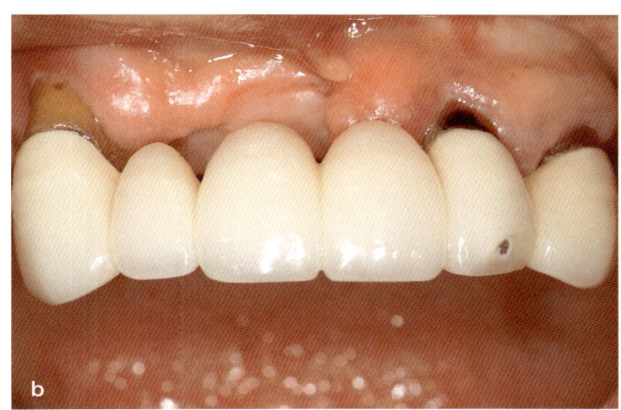
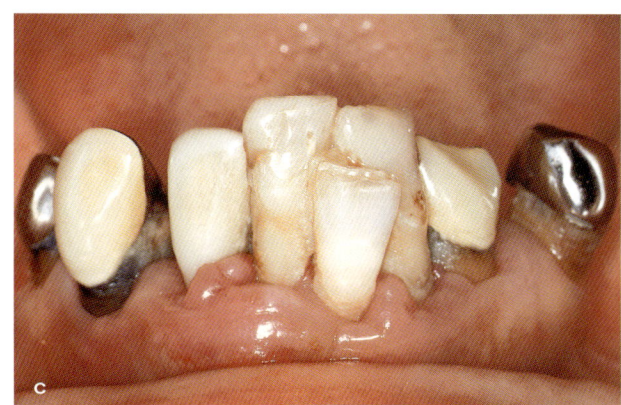

図25b, c　初診時の上下顎正面観．全歯の動揺を訴え来院．患者は審美インプラント治療を希望した．

| 2か月後 | ・6 5 4|4 5 6部にインプラント埋入，前方残存歯で咬合確保，下顎前歯部の抜歯後，歯槽堤保存 |

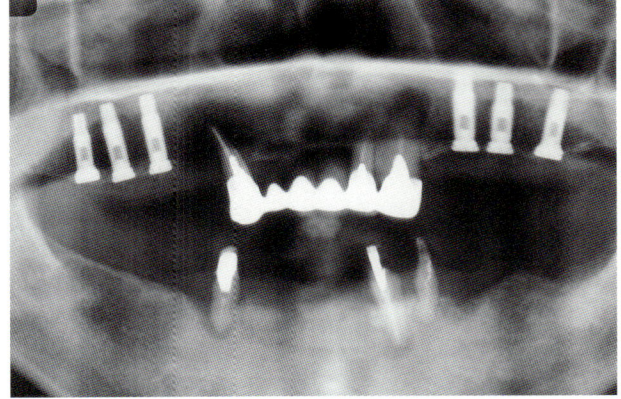

図26a　上顎左右臼歯部へインプラント埋入時のパノラマエックス線写真．

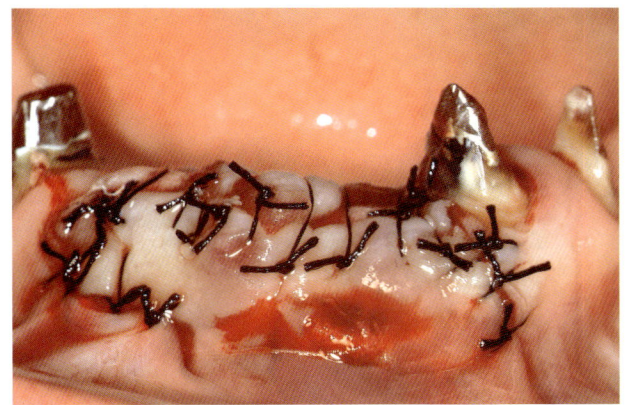

図26b　下顎前歯部の抜歯を行い，歯槽堤保存を行った．

| 6か月後 | ・二次手術．前歯部抜歯後のスクリューリテイン様式のプロビジョナルレストレーション |

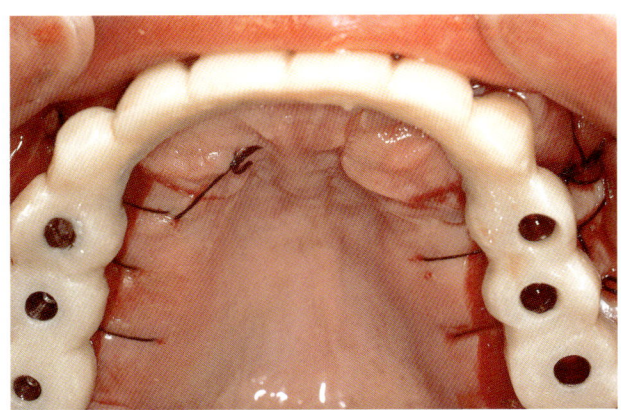

図27a 二次手術．前歯部抜歯後のスクリューリテイン様式のプロビジョナルレストレーション．

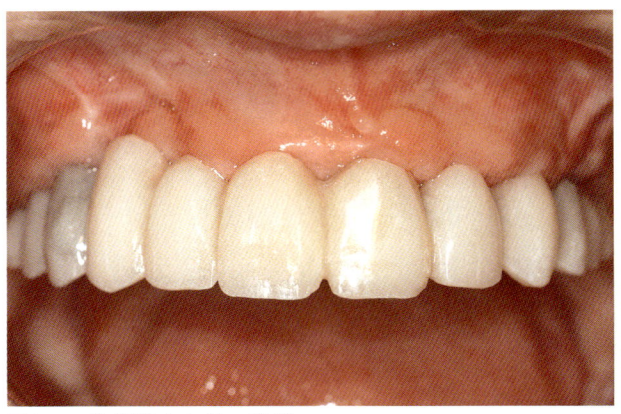

図27b 抜歯後2か月の状態．

| 8か月後 | ・6 5│5 6にインプラント埋入，│1にインプラント埋入 |

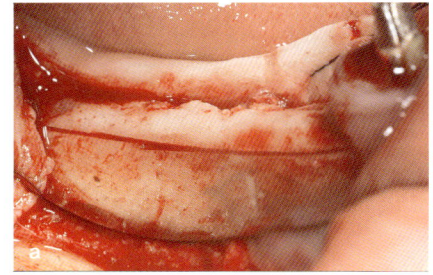

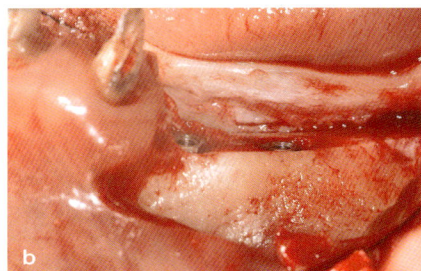

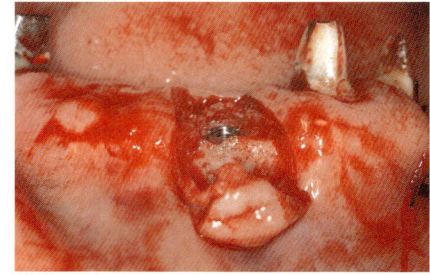

図28a, b 下顎左右の歯槽頂骨をカットし6 5│5 6部位にインプラントを埋入．カットされた自家骨を上顎に移植する．

図28c │1に歯槽堤保存を図った部位にインプラント埋入を行った．

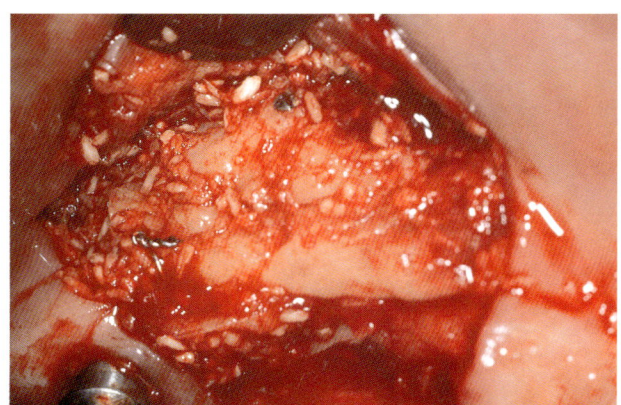

図28d 3 2│にワイヤー・スクリューピンを用い自家骨ブロックを移植し，間隙には移植材を充填した．当時は膜を使用しなかった．

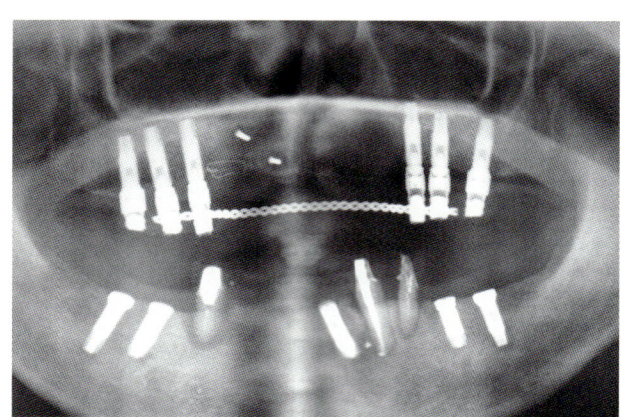

図28e 術後のパノラマエックス線写真．

32

11か月後	・2|2 にインプラント埋入，吸収性膜による GBR，下顎残存歯の抜歯後，抜歯窩の保存 ・下顎においてもインプラントのみによるスクリューリテイニング様式のプロビジョナルレストレーション

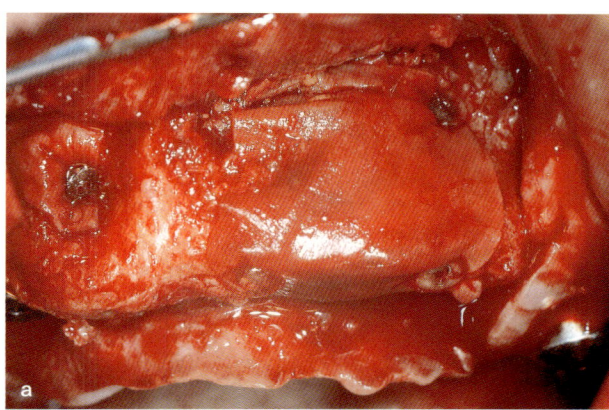 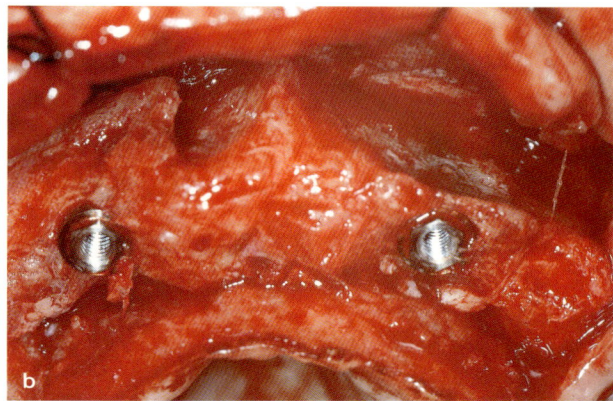

図29a, b　自家骨ブロック（移植）より3か月後，2\|2 にインプラント埋入を行い，さらに吸収性膜によるGBRを行った．

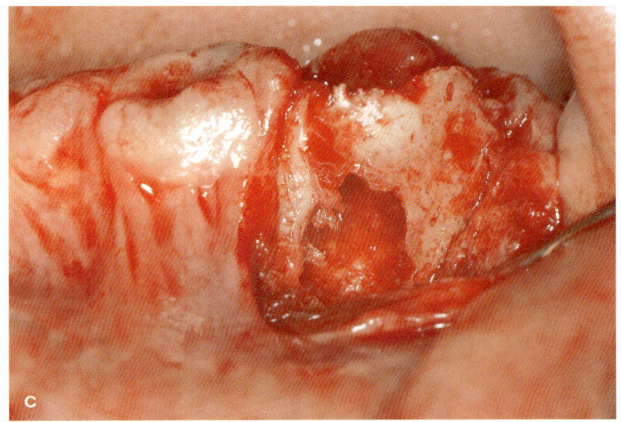 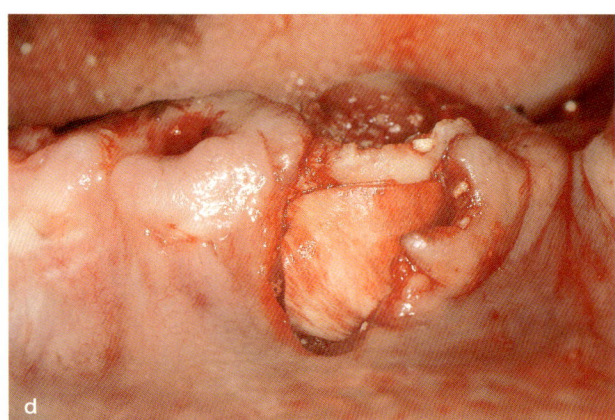

図29c, d　下顎においても二次手術を行い，残存歯を抜歯し抜歯窩保存を行った．

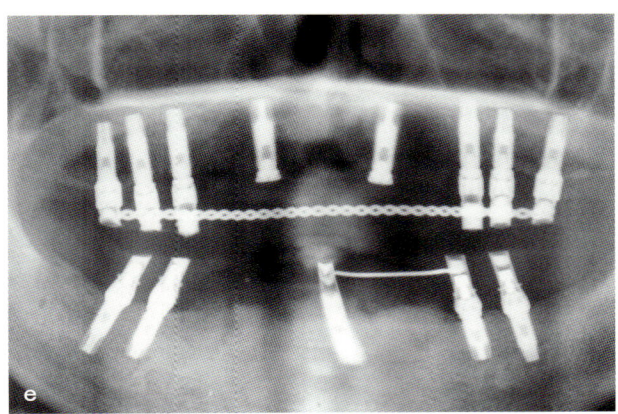 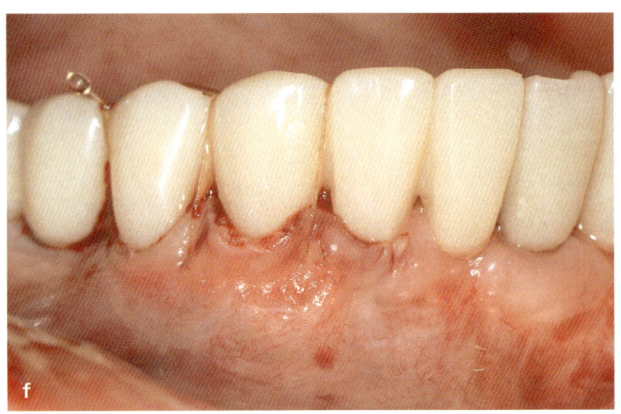

図29e, f　術後のパノラマエックス線写真．下顎においてもインプラントのみによるスクリューリテイニング様式のプロビジョナルレストレーションを装着した．

| 1年3か月後 | ・2|2 に CTG を併用した二次手術，3| に CTG |

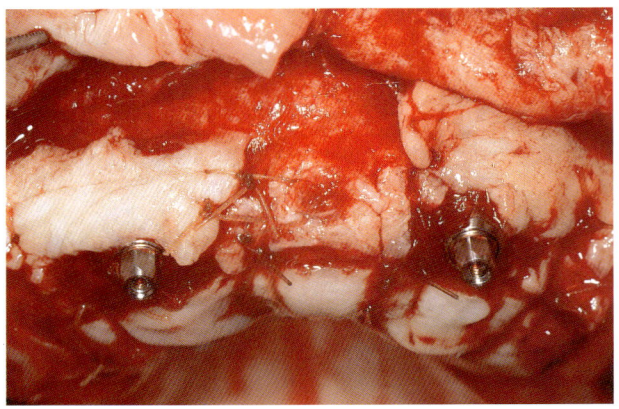

図30a その後 2|2 に CTG を併用した二次手術を行った．

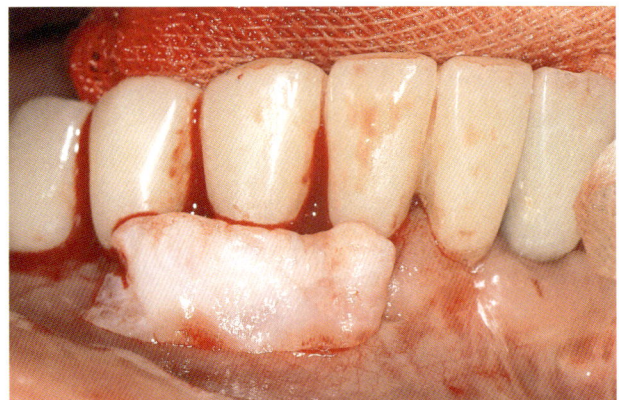

図30b 同時に，将来インプラントが埋入される 3| においてあらかじめ CTG を行った．

| 1年8か月後 | ・3|3 にフラップレス埋入，プロビジョナルレストレーション装着 |

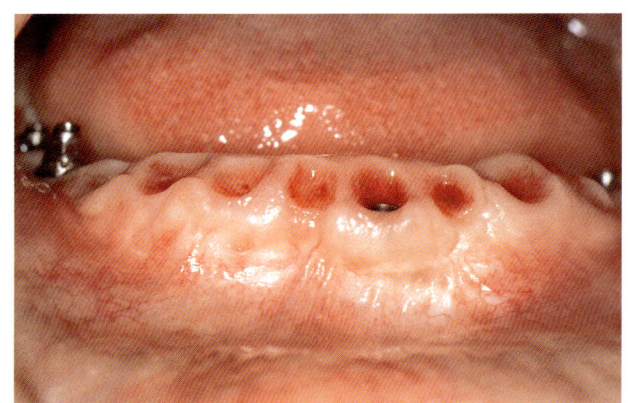

図31a スクリューリテイン様式のプロビジョナルレストレーションを用い，ティッシュスカルプティングはすでに終了している．

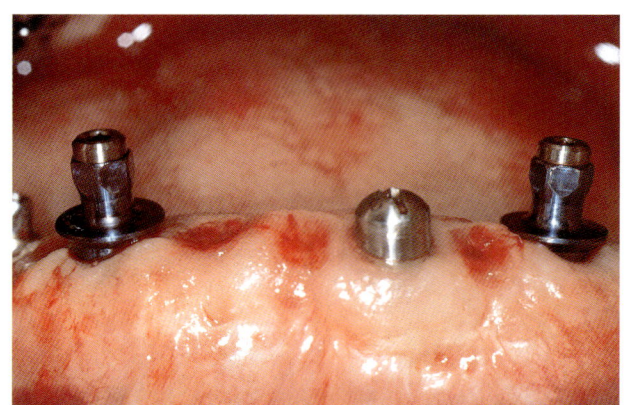

図31b 3|3 にフラップレス埋入を行った．

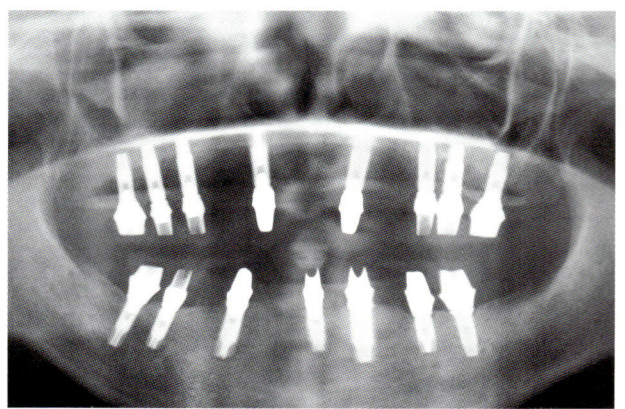

図31c パノラマエックス線写真．

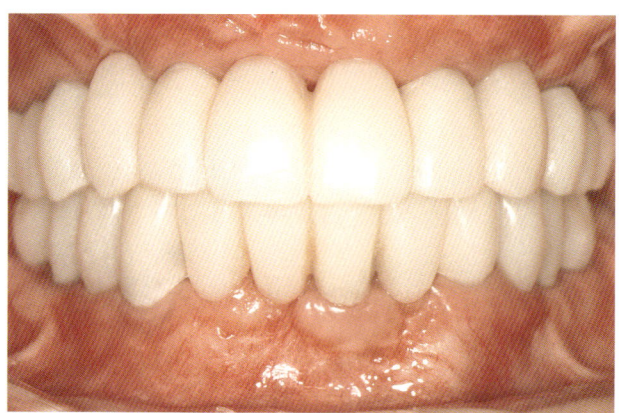

図31d ファイナルアバットメント上に装着されたプロビジョナルレストレーション．

| 2年6か月後 | ・最終補綴装置装着 |

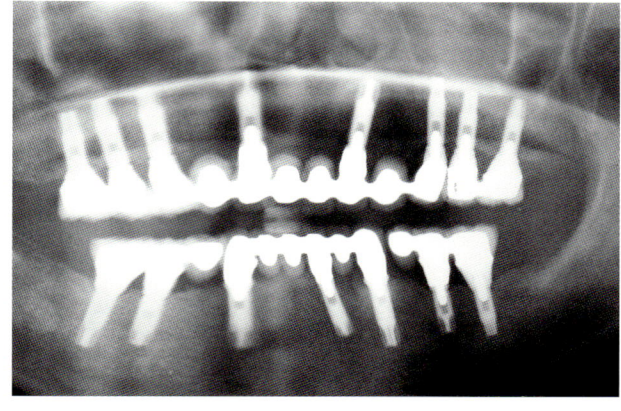

図32 最終補綴装置装着直後のパノラマエックス線写真.
補綴装置は，⑥⑤｜，④3②1｜1②3④，｜⑤⑥，⑥⑤4｜，
③21①23｜，｜4⑤⑥とした．

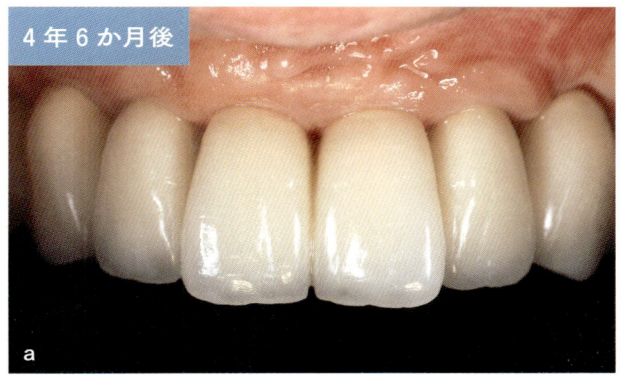
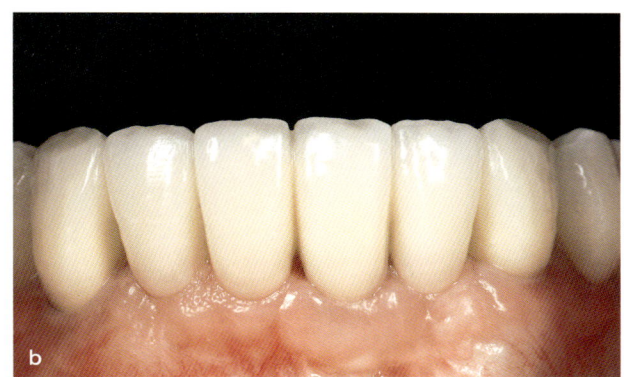

図33a, b 最終補綴装置装着後2年の上下顎正面観．4-Dコンセプトに基づいた治療により審美的な結果を得ることができた．

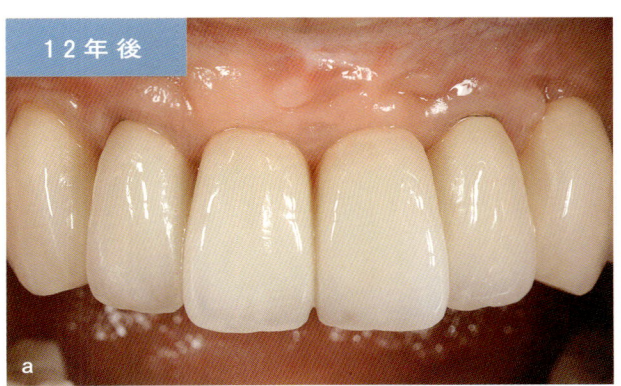
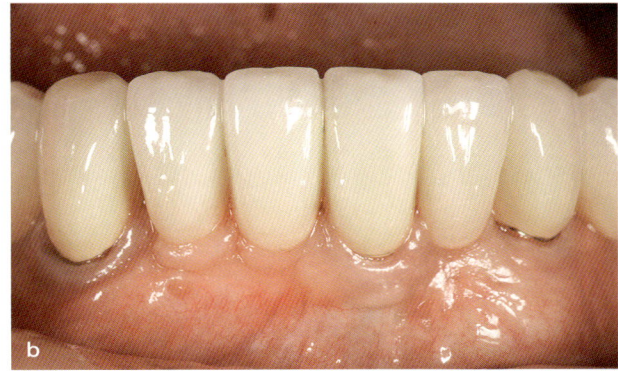

図34a, b 補綴装置装着後12年の上下顎正面観．わずかな歯肉退縮は認めるものの，予後良好である．

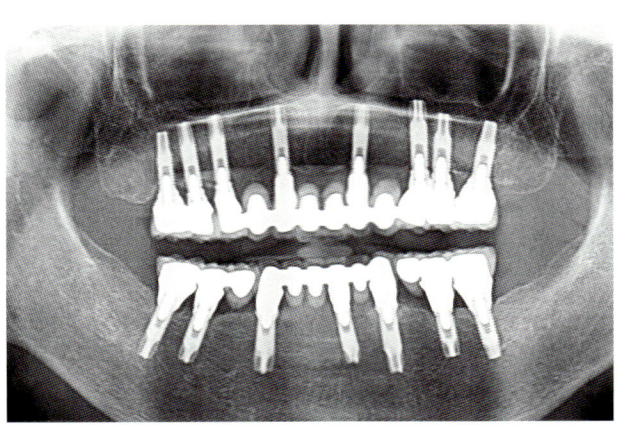

図34c 補綴装置装着後12年のパノラマエックス線写真．

2

三次元的埋入位置と
スペースマネジメント

3-Dimensional Implant Placement & Space Management

　現代のインプラント治療において，術前のCBCTでの診断なくして，前歯部にインプラントを埋入することは，ないほどまでになっている．すなわちCBCTで埋入部位の歯槽骨の形態を把握し，埋入方向を最適に決定できるようになってきている．また審美的結果を達成するためには，インプラント埋入部位の骨幅の問題のみならず，隣在歯が天然歯なのか，ポンティックなのか，はたまたインプラントなのか，そして各々の近心・遠心レベルの歯槽骨の高さは，現状どのようなものなのかで，術後の結果は大きく違うものとなる．本章では，今一度，三次元的な埋入位置とそのスペースマネジメントをレビューする．

1. 骨形態の三次元的診断に基づいた三次的埋入位置とそのマネジメント

　本章では，4-Dコンセプトに基づいた処置のタイミングを考えるうえで重要な，長期間にわたり審美的・機能的に成功するための三次元的な骨形態の診断とそれに応じた埋入ポジションについて整理しておきたい[1〜3]．

1　既存骨を最大限利用した埋入

　周知のように，インプラントの埋入位置は，その後の最終補綴装置に多大なる影響を及ぼす[4〜7]．

　前述したが，われわれは歯科用CBCTの普及により術前に診断用ワックスアップから製作されたサージカルテンプレートを取り込んだCBCT画像により，骨形態を把握できるようになった．そのなかでわれわれの考える理想のポジションとは，サージカルテンプレート（もしくは最終補綴装置）の範囲内で，最大限既存骨に埋入を図るため，可及的に舌側に位置し，そして最終補綴装置の接合様式は，スクリューリテイニングで対応したいため，インプラント長軸方向は最終補綴装置の切端を越えない位置である（**症例1**，図1c）．しかし，CBCT画像により，初期固定を優先した結果，理想的な埋入ポジションを達成できないと診断されれば，頬側のインプラントショルダーを起始点として長軸歯冠方向は唇側に向かい，既存骨埋入を優先させることになる（**症例2**，図2f）．一般的には抜歯即時埋入では，このような埋入方向（長軸歯冠方向が唇側に向かう）が多くなる傾向にある．さらにComputer Guided Surgeryを使用すれば，より望ましい位置に埋入できる可能性が高くなる．その後，頬側にはどれだけ硬軟組織は温存もしくは増大するのかを考慮する必要がある（**症例3**，図3g, h）．

　では，CBCTの診断に基づいて，各項目についてまとめる．

2　近遠心的スペースマネジメントとインプラント埋入位置

1）近遠心的埋入位置

　インプラントの近遠心的埋入ポジションは，補綴される歯の近遠心的な中央が目標となる（図3e, f）．サージカルステントを使用して位置を決定する

症例1 埋入長軸方向が最終補綴装置の舌側に位置するように計画した症例

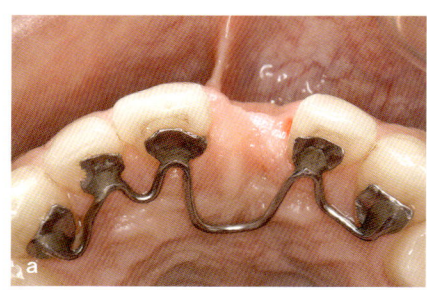 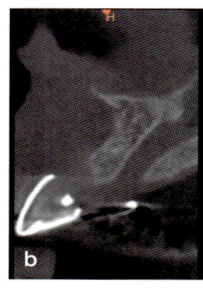

図1a, b　矯正治療終了後，インプラント埋入を計画．術前のCBCT撮影により，埋入長軸方向は，最終補綴装置の切端を越えないように立案した．

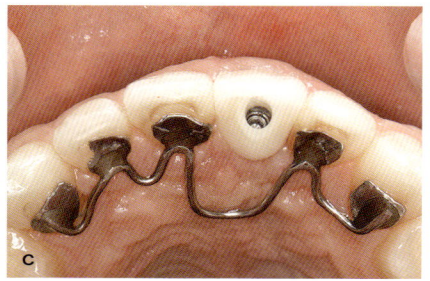 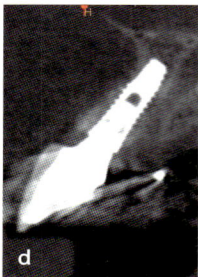 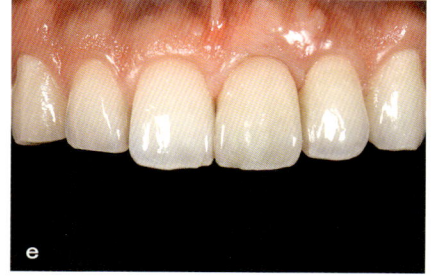 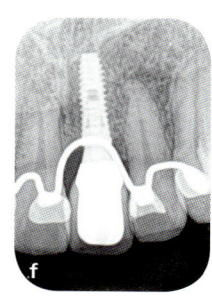

図1c〜f　最終補綴装置は，計画どおりスクリューリテイニング様式で装着できた．

Chapter 2 三次元的埋入位置とスペースマネジメント

症例2　埋入長軸方向が最終補綴装置の唇側に位置するように計画した症例

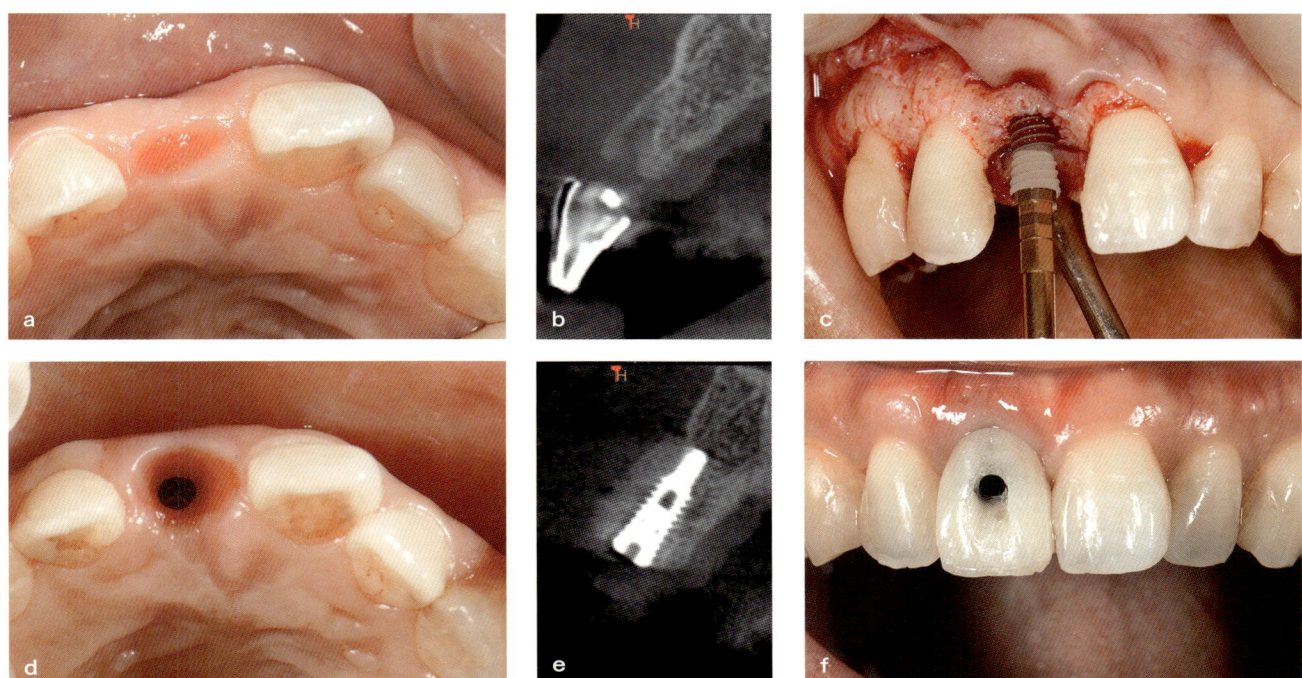

図2 a〜f　既存骨内に可及的に埋入するように計画した．当然のことながらアクセスホールは唇側に位置する．

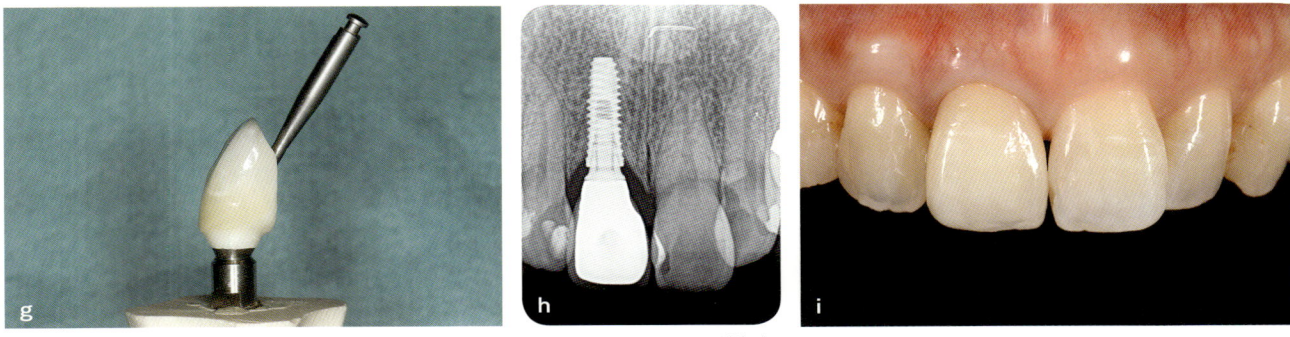

図2 g〜i　角度変更による補綴装置を製作し，スクリューリテイニング様式とした．

症例3　狭窄した顎堤に口蓋側の骨を温存して埋入した症例

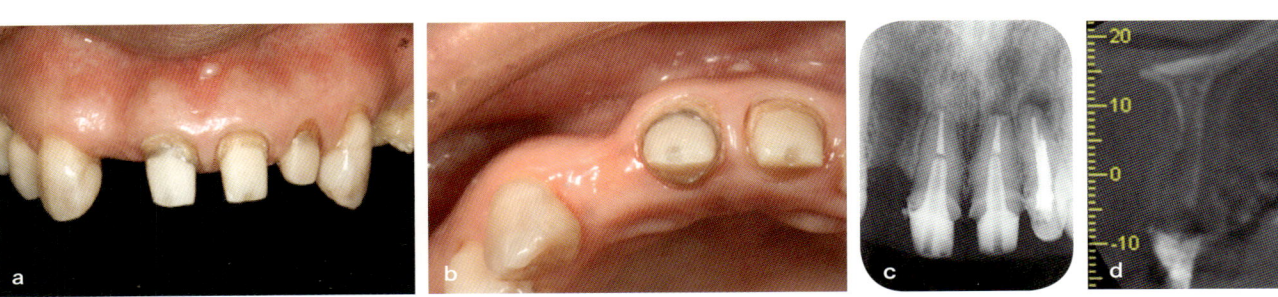

図3 a〜d　歯槽堤は狭小で角度調整の余裕は限られている．

39

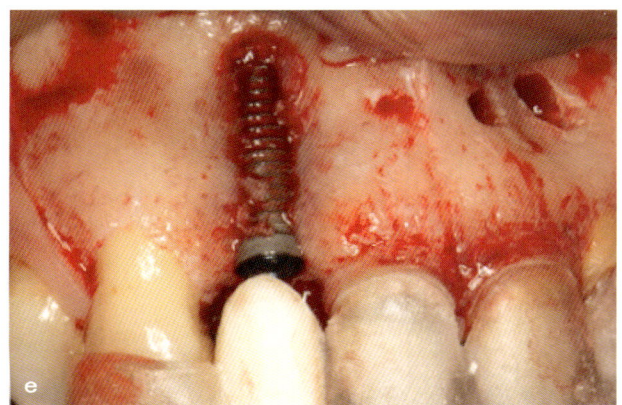
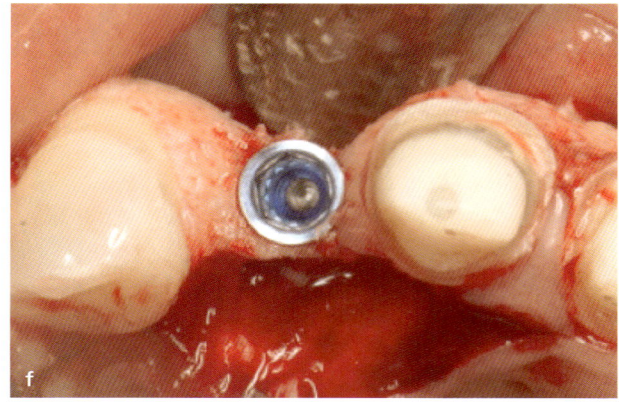

図3 e, f　骨量が非常に限られているため，アクセスホールは唇側に向けて口蓋側に骨を残しつつ埋入．

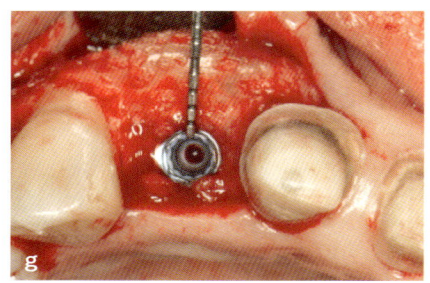
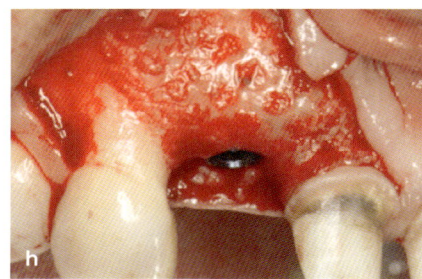

図3 g, h　GBR後10か月．チタンメッシュとコラーゲン膜によるGBRによってインプラント唇側に十分な硬組織が再生されている．隣在歯によって提供されるフレームより外側性に増大されていることに注目．

図3 i　アバットメントのスクリューホールは唇側に開口している．

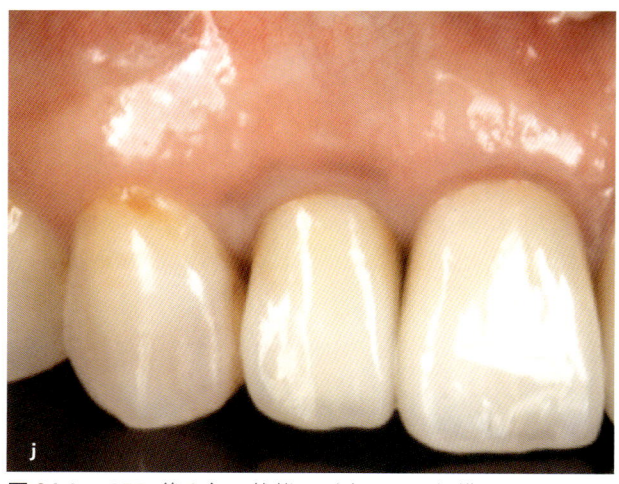
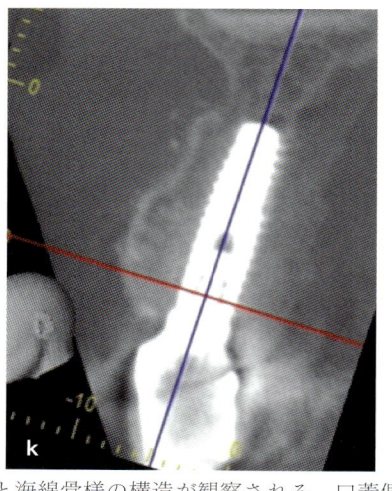

図3 j, k　GBR後6年の状態．再生された組織はリモデリングが進み，皮質骨と海綿骨様の構造が観察される．口蓋側の骨は最小限であるが，唇側には十分な骨組織が獲得されている．

が，上顎側切歯，下顎切歯のように近遠心的幅径が7mmを割る歯は，たとえナロープラットフォームのインプラントを使用したとしても，埋入ポジションのエラーは許されない（**症例3～5**）．

2）近遠心的なスペースマネジメント：
歯間乳頭の再現のために

インプラントは天然歯と比べ，大きく異なる点が2つある．1つ目は，周囲における骨のリモデリングであり，その水平的な広がりはTarnowらによれば1.3～1.4mmと報告されている[8]．つまりインプラントが天然歯に近づきすぎると，天然歯の支持骨が失われるリスクが生じ，その安全域は1.5mmとされている（**症例6**）[9, 10]．また，インプラントどうしが3mm以内に近接すると，その間の骨レベルを下げてしまうことが報告されている（**症例7**）[11, 12]．

表1 近接限界と期待される軟組織高について想定される6つの状況.

Class	Restorative Environment	Proximity Limitation	Vertical Soft Tissue Limitations
1	Tooth - Tooth	1 mm	5.0mm
2	Tooth - Pontic	N/A	6.5mm
3	Pontic - Pontic	N/A	6.0mm
4	Tooth - Implant	1.5mm	4.5mm
5	Implant - Pontic	N/A	5.5mm
6	Implant - Implant	3 mm	3.5mm

Timing, positioning, and sequential staging in esthetic implant therapy : a four-dimensional perspective より引用[14].

症例4 延長ポンティックを使用してスペースをマネージした症例

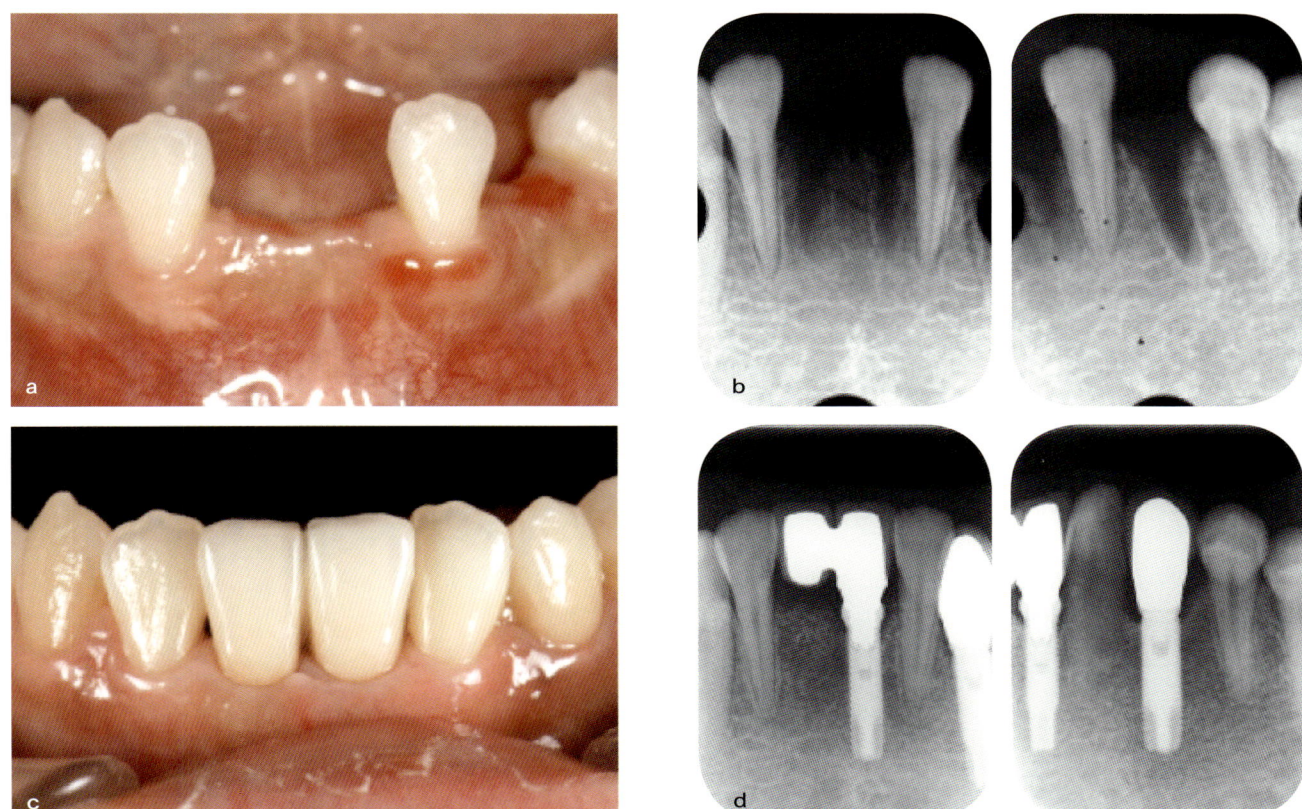

図4 a〜d 歯冠幅径が最小の下顎中切歯2歯連続欠損でさらに2歯分の適切なスペースがない．唇側への十分な組織の増大とカンチレバーポンティックによってわずかなオーバーラップを表現することによって解決した．治療終了後5年の状態.

　骨レベルを温存するためには，可能な限りインプラント間距離を離して埋入することが要求される（表1，症例4）．

　2つ目は，周囲組織に対する血液供給である．歯根膜が血液供給となりうる天然歯と比べ，インプラントは周囲組織の連続性を断つ異物に他ならない．近接したインプラントに挟まれた軟組織は血液供給が不足し，その高径を減ずることは容易に想像がつく．歯間乳頭を支えるものは隣接部における骨であり，その状態が審美的な軟組織形態を獲得するうえでもっとも重要である．Salamaらはこの隣接部の骨の高さであるIHB（interproximal height of bone）

症例5　下顎4前歯欠損をインプラントブリッジにて対応した症例

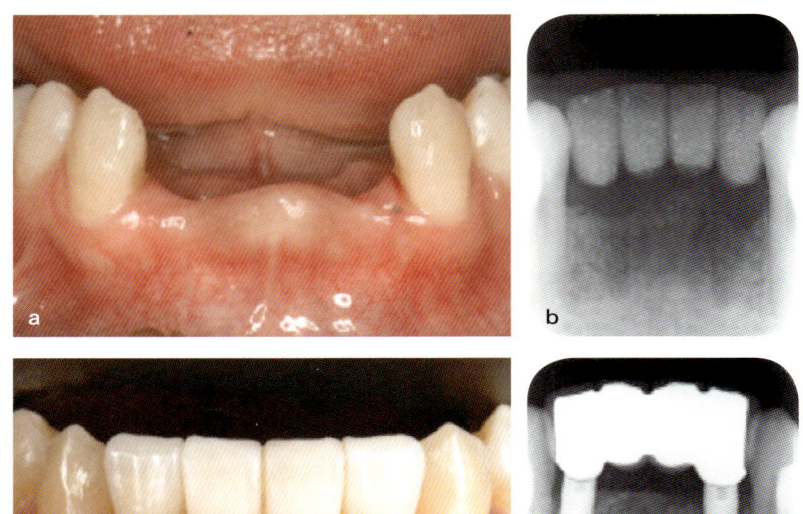

図5 a〜d　下顎4切歯欠損症例．スペースの不足を中切歯ポンティックによってマネージし，側切歯部にインプラントを埋入している．デンタルエックス線写真をみるとこれ以上天然歯と離すことは許されないことがわかる．良好な形態を得るためには，適切な位置に正確に埋入することが要求される．

症例6　隣接限界が守られていないケース

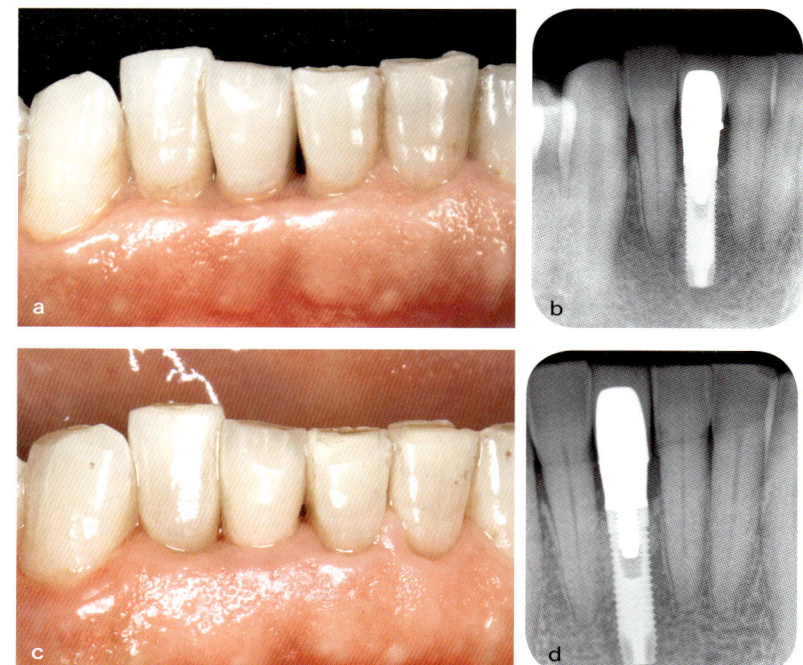

図6 a〜d　下顎前歯部における単独歯欠損症例の術直後（a, b）と術後13年（c, d）の比較．わずかな歯間乳頭の回復は認められるものの，近接限界1.5mmは守られていないため，天然歯の歯間乳頭には明らかに及ばない．

について評価し分類した[13]．そして想定される6つの補綴の状況において，近接限界と，指標となる軟組織の高さについて報告している（**表1**）[14]．つまり，インプラントの隣に，天然歯・ポンティック・インプラントのいずれが存在するかが重要で，インプラントが隣接すればまず骨がリモデリングによって失

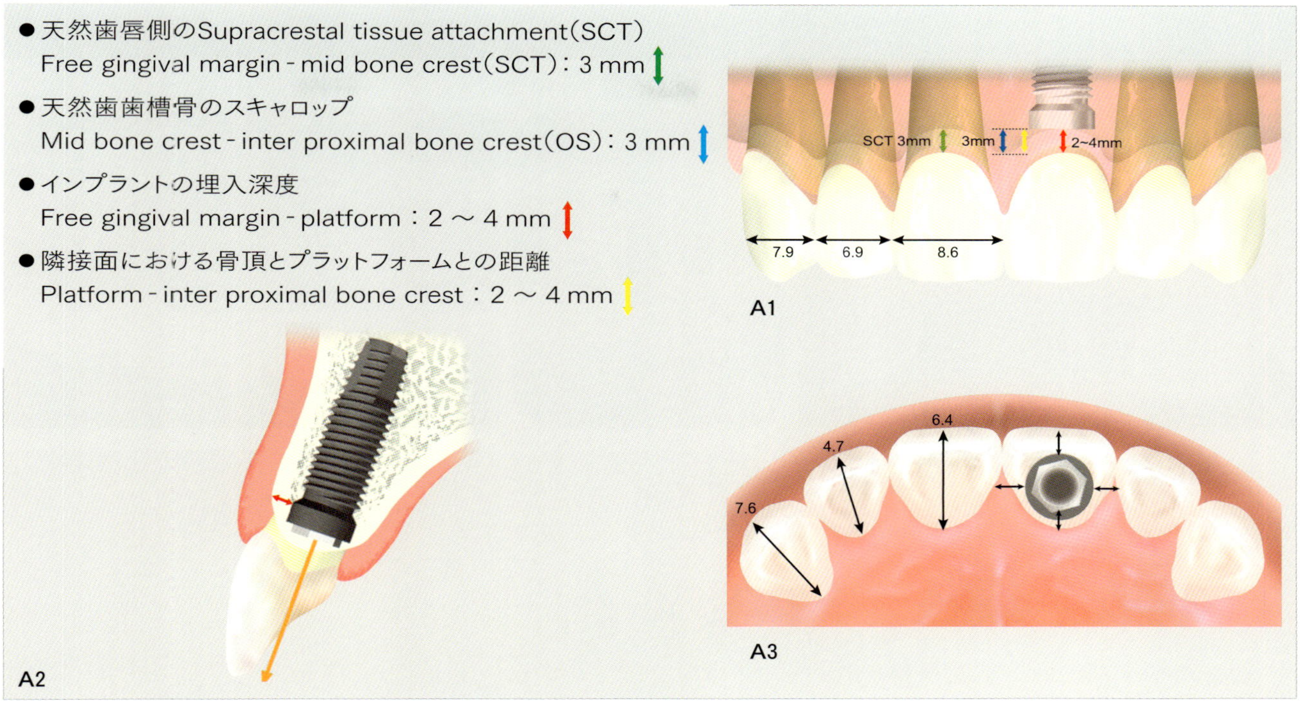

- 天然歯唇側のSupracrestal tissue attachment(SCT)
  Free gingival margin - mid bone crest(SCT)：3 mm
- 天然歯歯槽骨のスキャロップ
  Mid bone crest - inter proximal bone crest(OS)：3 mm
- インプラントの埋入深度
  Free gingival margin - platform：2〜4 mm
- 隣接面における骨頂とプラットフォームとの距離
  Platform - inter proximal bone crest：2〜4 mm

図A1 天然歯歯槽骨のスキャロップはおよそ3 mm（↕），天然歯唇側におけるSupracrestal tissue attachment(SCT)は約3 mm（↕），インプラントプラットフォームを将来の補綴装置の歯頸線つまりFGM(free gingival margin)から2〜4 mm（↕）とするならば，結果としてプラットフォームは隣接面の骨頂より2〜4 mm下方に位置することになる（↕）．

図A2 インプラントの唇舌的埋入位置は補綴装置の唇側歯頸部から2 mm内方にプラットフォーム唇側辺縁が位置することが望ましい．

図A3 唇側はできるだけ多くの組織を温存し，口蓋側の歯頸線を逸脱しない範囲に埋入．

われやすくなり，さらにその上を覆う軟組織の高さも他の状況と比べて低くなる．これは多数歯欠損の補綴設計において非常に重要な考慮事項となり，可及的にインプラントの隣接を避けることが重要となる（**症例4, 5**）．

また，隣接歯との間の歯間乳頭については，その形態に影響を与えるのは，欠損部の骨形態ではなく，隣在歯の歯周組織の状態つまり付着レベルがその決定要素であることが知られている[15,16]．実際の臨床では，術前に付着の喪失があっても，歯間乳頭が存在している場合があり，このようなときには，インプラント埋入後に乳頭の喪失を招くことになる．術前の診断と，それに対する処置が重要となる．

また炎症が強い場合，隣在歯にも見かけ上の骨吸収が波及する場合がある．フラップを形成しても隣在歯隣接面の骨吸収を認めるが，付着は残存している場合がある[17]．

この場合，術前のプロービングでアタッチメントレベルを把握し，その部位まで骨を再生することができる．そして歯間乳頭も維持することが可能である．隣在歯に関してはinterproximal height of boneよりもinterproximal height of periodontal attachmentつまりinterproximal attachment levelが歯間乳頭再生のファクターとなる（**症例8**）．

3 唇舌的位置および唇側部の考察（図A参照）

1）唇舌的埋入位置

補綴装置の唇側歯頸部から少なくとも2 mm内方にプラットフォーム唇側辺縁が位置することが望ましい．

2）唇舌的考察：唇側の歯肉退縮を防ぐために

前述したとおり，従来のストレートジョイントタイプのsubmergedインプラントはインプラントショルダーより水平的には1.3〜1.4 mmの範囲でクレーター状に骨吸収が起こる[1]．また，Sprayらによれば，フラップを形成しインプラントを埋入すると，唇側の骨は幅が1.8〜2.0 mm未満の場合，吸収し幅を減ずる[18]．そのためGrunderらは審美的な結果を得るためには，唇側ではインプラントから少な

症例7　近接限界が守られているケース

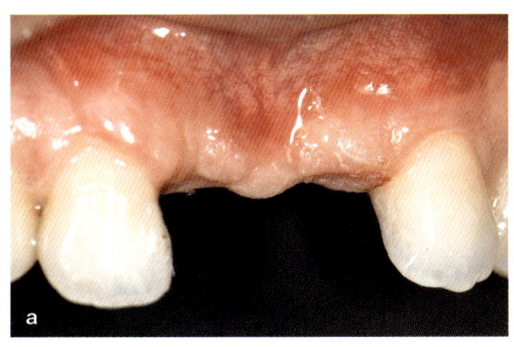
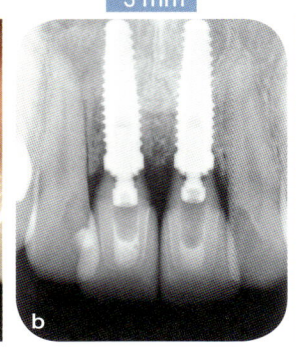
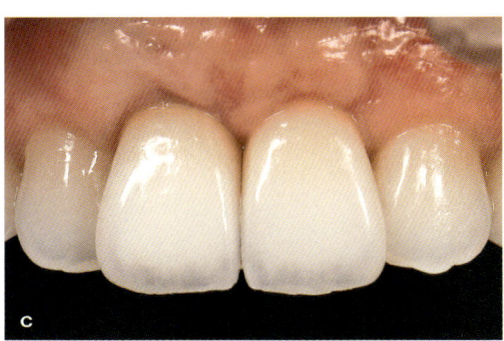
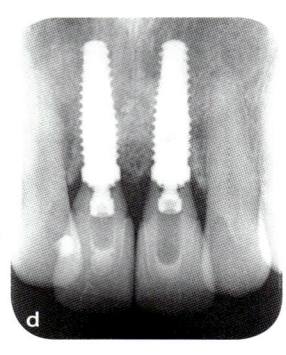
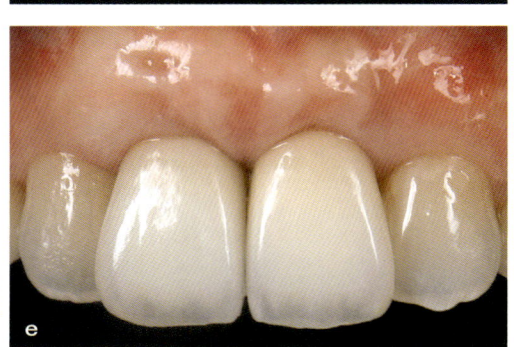

図7 a〜e　a〜c：37歳，女性．外傷により唇側骨とともに 1|1 を喪失し，1か月後に来院．硬・軟組織の増大をともなうインプラント治療を行った．近遠心スペースに制限があり，インプラント間は3 mm しかない．治療終了後1年，唇側は十分な組織が存在するが，インプラント間の骨はプラットフォームの高さにとどまり，インプラント間の歯間乳頭は天然歯間に比べ低くなっている．d，e：11年後．周囲組織は安定している．

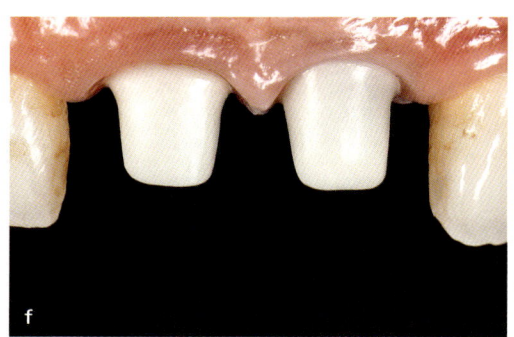
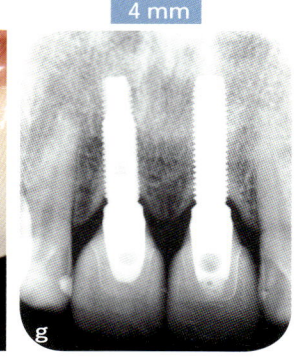
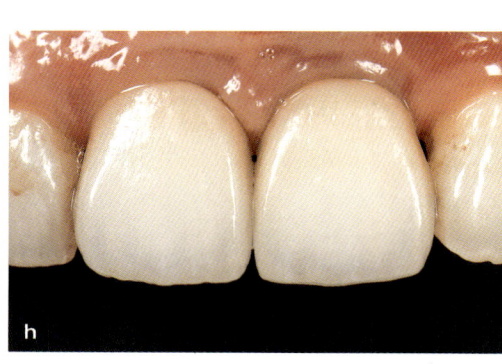
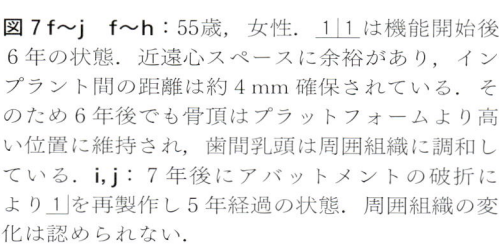
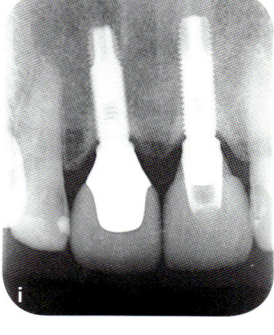
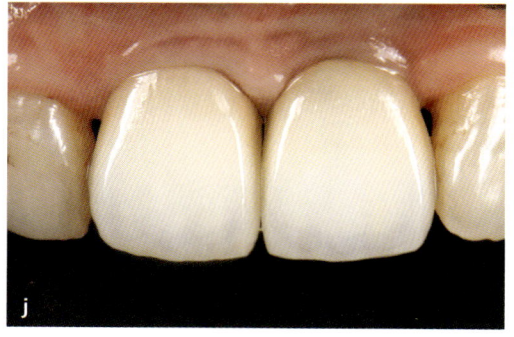

図7 f〜j　f〜h：55歳，女性． 1|1 は機能開始後6年の状態．近遠心スペースに余裕があり，インプラント間の距離は約4 mm 確保されている．そのため6年後でも骨頂はプラットフォームより高い位置に維持され，歯間乳頭は周囲組織に調和している．i，j：7年後にアバットメントの破折により 1| を再製作し5年経過の状態．周囲組織の変化は認められない．

くとも2 mm，できれば4 mm の水平的骨幅が必要であると報告している[19]．唇側の骨幅の確保という観点でみれば，より舌側へ埋入することが望まれるが，

・各歯の唇舌的な幅径

・補綴コンポーネントが要求する頬舌的なランニングルームを考慮すれば，インプラントのショルダーは将来の歯頸線（FGM）より2 mm 内側が1つの目標となるであろう．

Chapter 2 三次元的埋入位置とスペースマネジメント

> **症例 8** 隣在歯の inter-proximal attachment level に配慮した症例

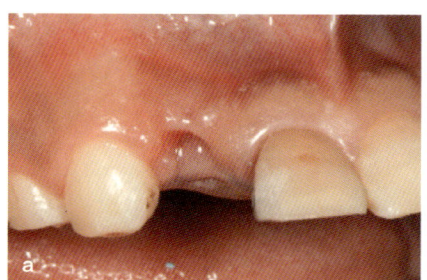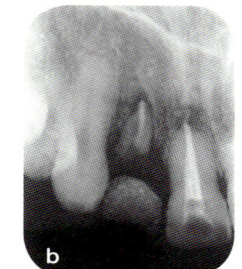

図 8 a, b　2|周囲の炎症が強く，|3近心の骨吸収も認められる．しかしプロービングデプスは正常である．

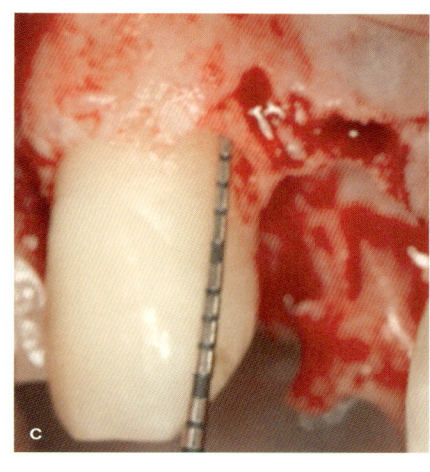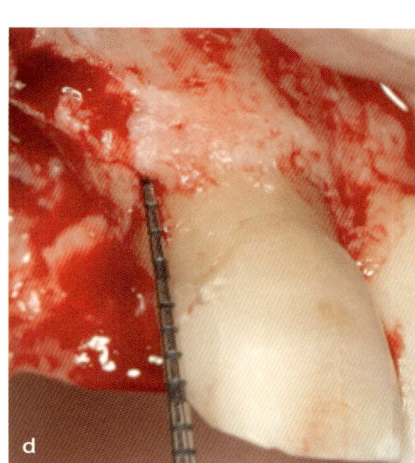

図 8 c, d　フラップを形成すると隣接面の骨吸収が認められる．しかしこの部位には付着機構は残存している．

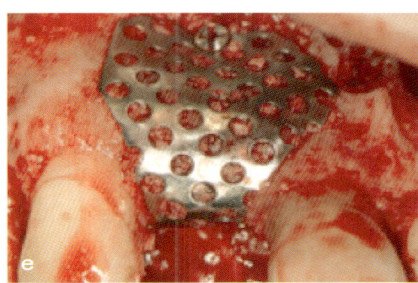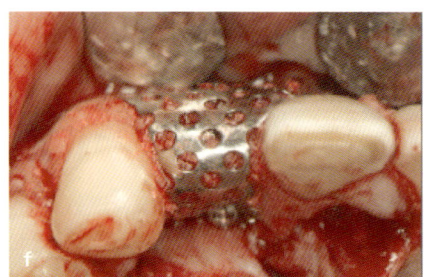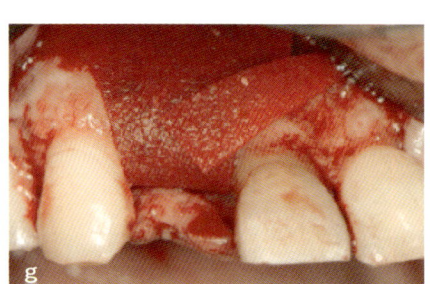

図 8 e〜g　チタンメッシュをアタッチメントレベルに合わせて設置し，コラーゲン膜と併用し GBR が行われた．

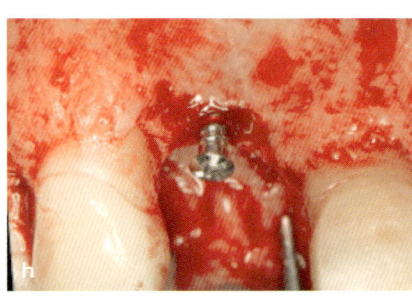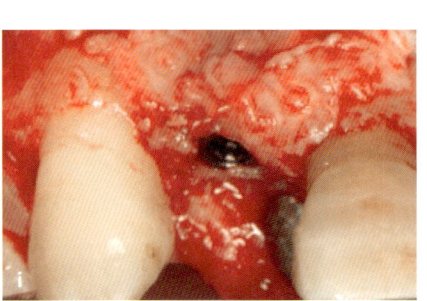

図 8 h, i　9 か月後残存しているアタッチメントレベルまで組織が再生している．

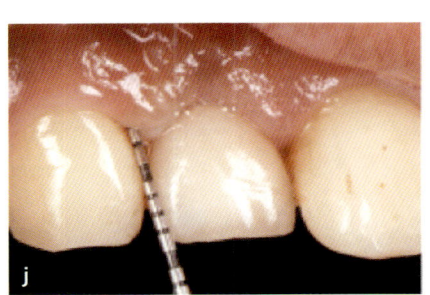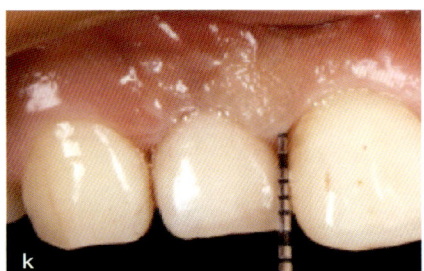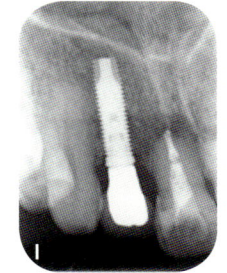

図 8 j〜l　治療終了後 3 年，GBR 後 5 年の状態．隣在歯のプロービングデプスは正常で歯間乳頭も健全である．デンタルエックス線写真でも隣在歯隣接面の骨再生が認められる．

45

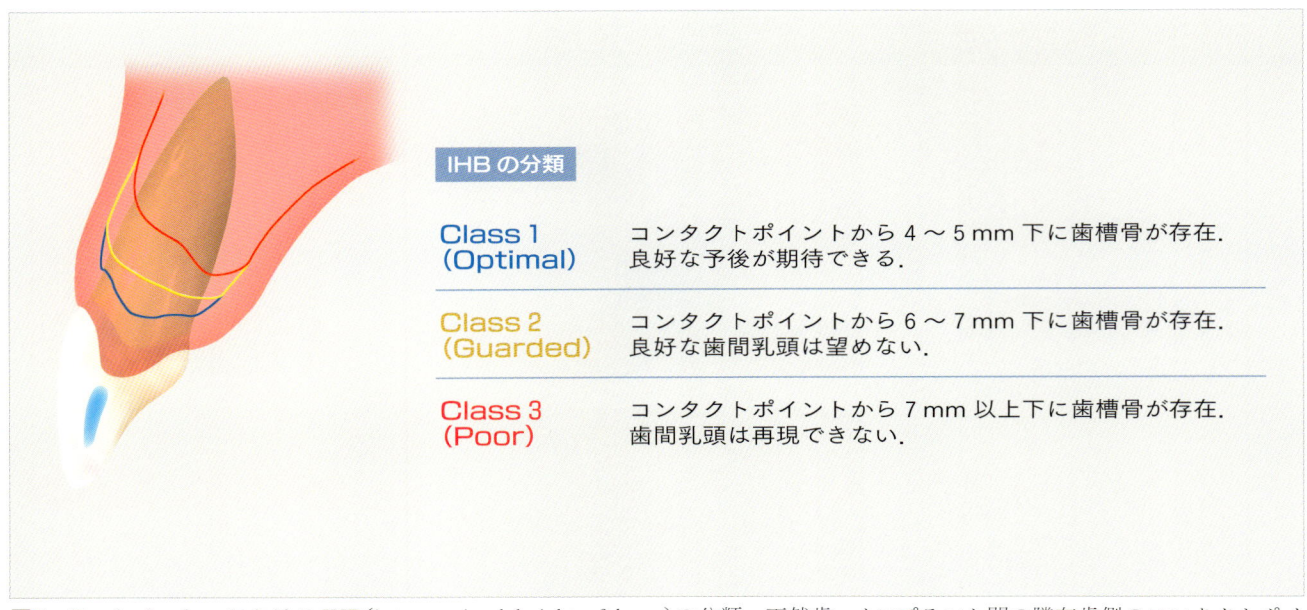

図B　Tooth‑ImplantにおけるIHB(interproximal height of bone)の分類．天然歯‑インプラント間の隣在歯側のコンタクトポイントから骨頂部までの距離．

4　深度および長軸方向へのマネジメント

1）埋入深度と方向

補綴装置の唇側中央最下点から2〜3mm下にインプラントプラットフォームが位置し，かつインプラント体の長軸方向が補綴装置の切端を越えないように埋入することが理想である．

2）深度の考察

径が3〜5mmの正円の断面をもつインプラントから，徐々に歯根形に変換し，歯頸線をスキャロップ状にして天然歯のそれと調和させるためには，2〜3mmの垂直的なスペース（ランニングルーム）が必要となる．

つぎに，天然歯列の歯槽骨形態と，インプラントポジションの関係について考えてみたい．天然歯の歯槽骨がおよそ3mmのスキャロップを示し，唇側のSupracrestal tissue attachmentが3mmであることを考慮すると，隣在歯とインプラントが理想的な状況にあれば，インプラントプラットフォームは唇側においておよそ骨頂に位置し，隣接面の骨頂からみれば2〜3mm根尖側へ位置づけられることになる．これはまた，GBR時にこの形態を再現することが目標となる．

5　インプラント‑アバットメントの考察

インプラントとアバットメントの接合面は平坦で，口腔内環境にさらされると，インプラント周囲骨のリモデリングの原因となることが知られている[20,21]．天然歯列におけるスキャロップ状の骨形態に対し，フラットなインプラント‑アバットメント接合面と，そこから生ずる骨吸収が現在のインプラント治療のジレンマとなり，審美的には歯間乳頭の喪失を引き起こし，歯周病学的な見地からみれば，隣接面での大きな骨の段差は健康を維持するには不利な条件となる．天然歯の付着機構が存在しないかぎり，隣接面の骨高径を完璧に維持することは困難であるため，実際の臨床では，隣接面においてインプラントのプラットフォームより少しでも高い位置に骨を維持することが目標となる．

現在，この現象に対し，以下①〜⑥の対策が応用されている．

①インプラント‑アバットメント接合部を水平的に骨から遠ざける方法（horizontal set off, platform switching, implant abutment missmatching system, etc.）[22〜25]

②接合面をコニカルシールジョイント（円錐形の形状の接合部）を用いて，精密にSealする方法（Conical Seal joint）

症例9　IHBの分類 Class 1 の症例

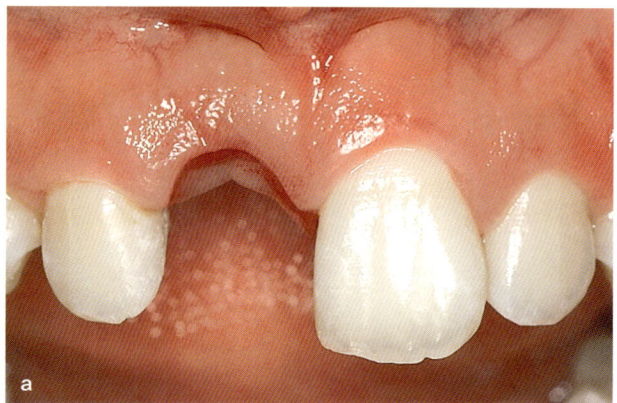

図9a　外傷により歯の喪失後2か月の状態．すでに唇側における歯槽堤の吸収を認めるが，軟組織の治癒が進み，抜歯窩は完全に閉鎖している．

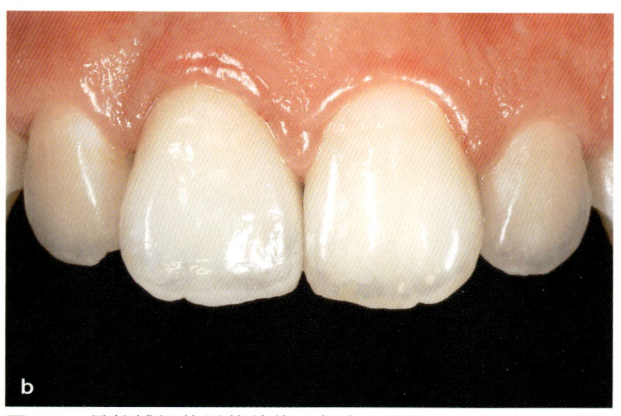

図9b　最終補綴装置装着後1年半の正面観．良好な歯間乳頭が存在し，両隣在歯の歯槽骨がそれを支えてくれているのがわかる．

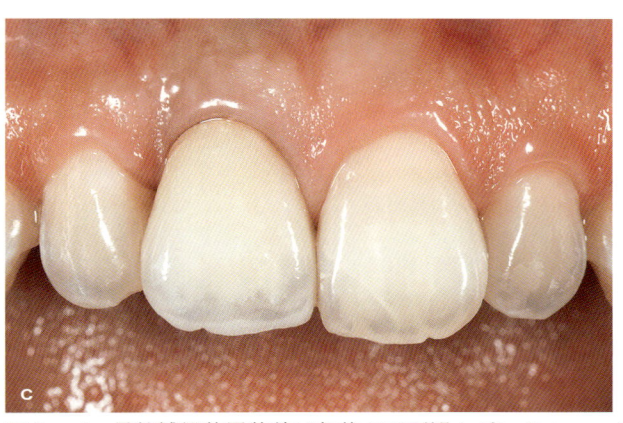
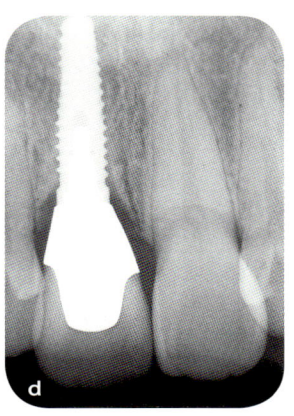

図9c, d　最終補綴装置装着10年後の正面観とデンタルエックス線写真．

③1ピースインプラントの使用

　ただし多くの症例では，インプラント埋入時に組織造成を行うことが前提となり，また埋入深度のコントロールも Submerged type のインプラントに比較して難しい．

④One time One abutment コンセプト

　Submerged type のインプラントを埋入し，着脱を必要最少限（1回）で接合し，プロビジョナルレストレーションで接合前・もしくは接合後にティッシュスカルプティングを行う手法．この手法で行うと，補綴装置はセメント合着が基本となる．

⑤また One time One abutment コンセプトに従い，歯肉貫通部に従来の既製アバットメントを装着し，アバットメント上から補綴装置を製作していく手法も考えられるが，審美領域では，すべてにその手法で審美的結果を達成することは難しい．臼歯部では，One time One abutment コンセプトに従い，中間アバットメントを二次手術時に装着すれば，インプラント周囲炎の予防という観点からは有用である．

⑥次に，CAD/CAM テクノロジーの進歩により，あらかじめ最終アバットメントを製作し，インプラント埋入と同時に装着する手法をとられているが，いずれにせよ，この手法はアバットメントマージンが深くなる傾向があり，セメントの取り残しが危惧される．

　いずれにしても審美領域では，まずはインプラント上に，軟組織の厚みは最低3mm必要であり[26,27]，唇側に十分な骨幅と高さを確保できれば，臨床的には問題とならないが，すべての症例で達成することは難しく，上記の2つのシステムを適宜応用したほ

症例10　IHB Class 3 → 矯正的挺出 → IHB Class 2

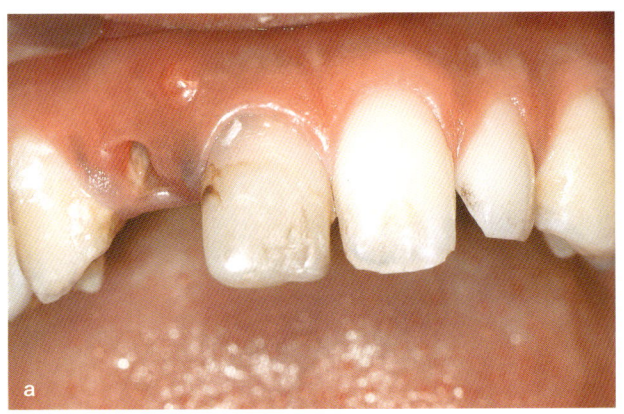

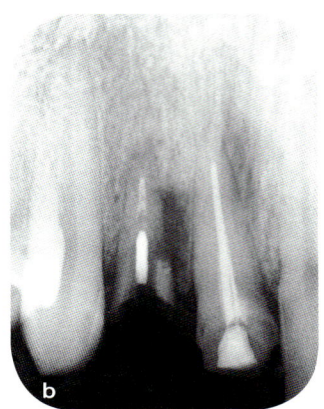

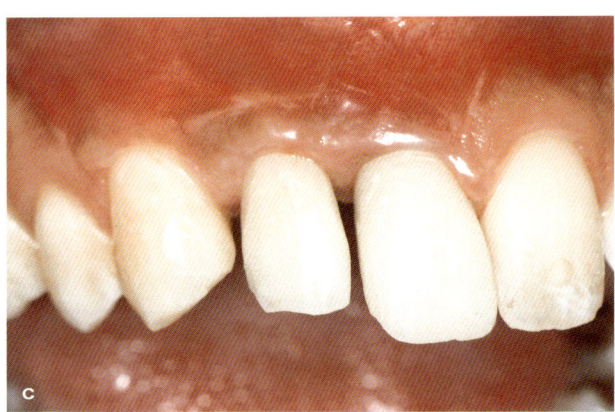

図10a〜c　2|の歯根破折を主訴に来院．初診時のデンタルエックス線写真からわかるように，1|の遠心側はIHB Class 3であった．GBR後，インプラント埋入を行ったものの，2 1|間の歯間乳頭は低位に位置している．

矯正的挺出により IHB Class 3 から Class 2 に変更

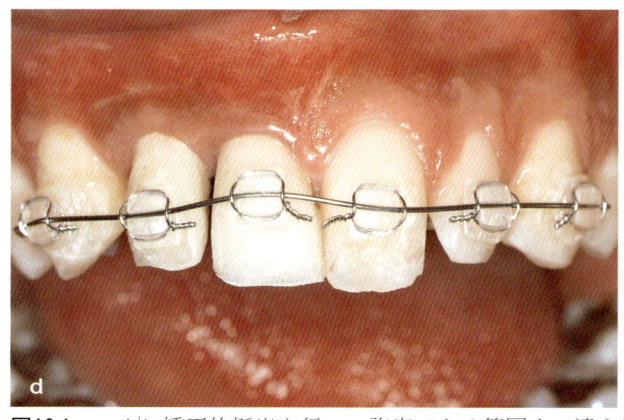

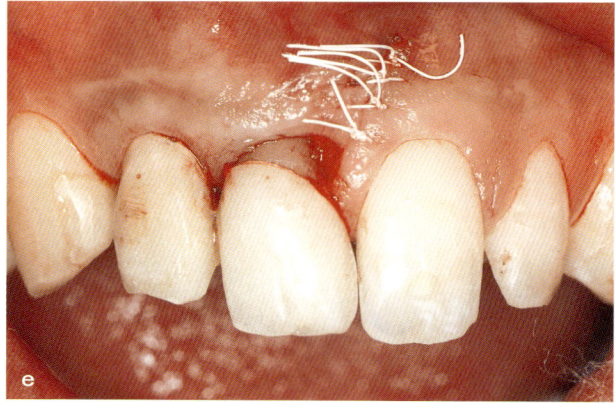

図10d, e　1|に矯正的挺出を行い，許容できる範囲まで遠心側の歯槽骨を歯冠側に上げる．近心側をClass 3からClass 2に変更を行った．

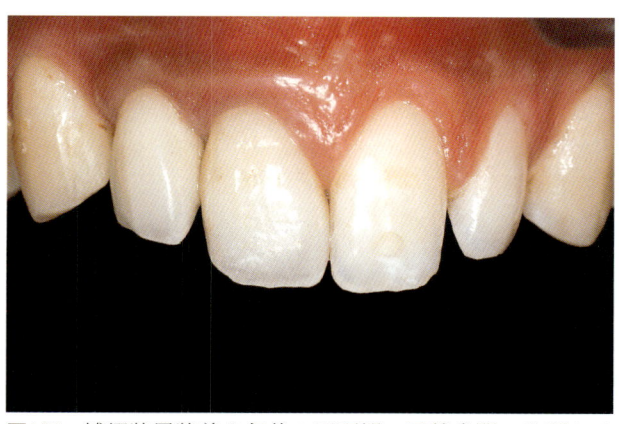

図10f　補綴装置装着2年後の正面観．天然歯間の乳頭とはおよそ比較にならないものの，最低限の許容できる歯間乳頭は2年後も維持できている．

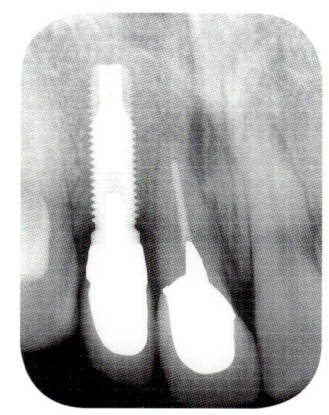

図10g　同デンタルエックス線写真．

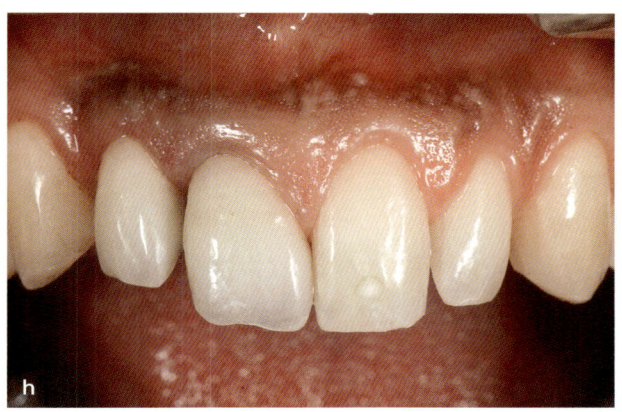

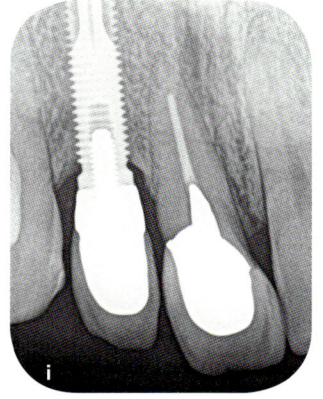

図10h, i　12年後の正面観とデンタルエックス線写真．1|切端にポーセレンのわずかな破折は認めるが，予後良好である．

うが望ましいようである．

　通常は補綴装置製作のために，プロビジョナルレストレーションを数回着脱することになる[28]．そのような手法をとるかぎり，文献レビューから，あるいは筆者らの経験から，コニカルシールジョイントのほうが，安定して骨頂部の骨吸収（ソーサライゼーション）を抑えてくれるように思う[29]．

　ただし，バットジョイントでは，最終補綴装置歯頸ラインから3mm下方が望ましいが，コニカルシールジョイントのインプラントシステムを審美領域で応用する場合，スカルプティングする距離をとるために，やや深めの埋入が望ましい．また直接スクリューリテイニングの最終補綴装置を装着するような場合，コニカルシールジョイントがゆえの補綴操作の煩雑さ（垂直的根尖方向への沈みこみ，時計方向水平的回転による補綴装置の作業工程の複雑さ）は避けられない[30]．

症例11　プラットフォームスイッチングタイプの連続インプラント症例

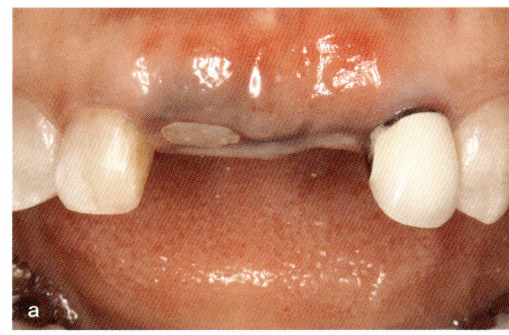
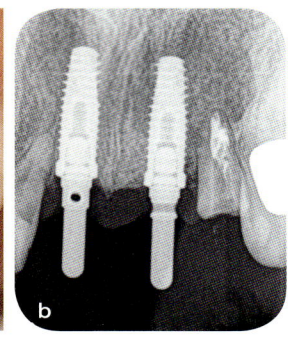

図11a, b　1を先にGBR同時埋入し，1は後に抜歯即時埋入を行った．デンタルエックス線写真は，1を抜歯即時埋入したときのものである．

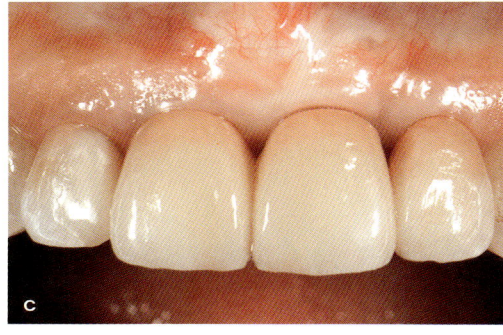
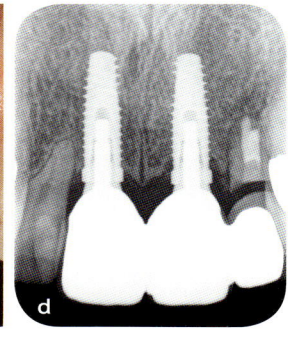

図11c, d　プロビジョナルレストレーションの着脱を多数繰り返し，また1のインプラントは抜歯即時埋入を行った結果，薄い唇側骨の影響もあり，プラットフォームスイッチングの効果は出ていないようである．

症例12　コニカルシールジョイントタイプの連続インプラント症例

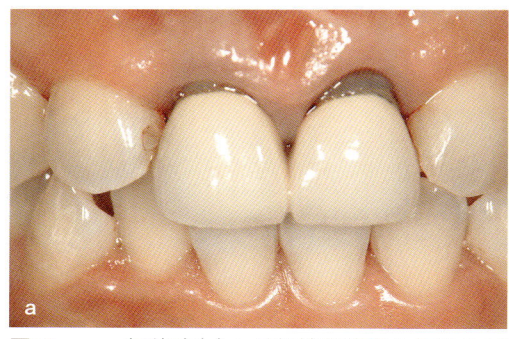
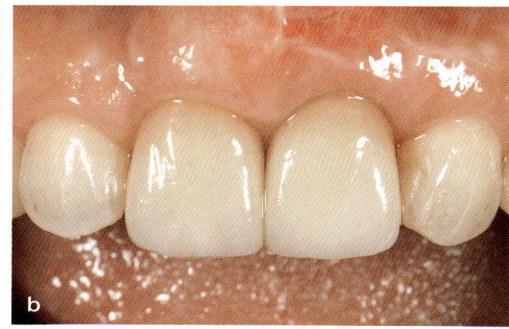
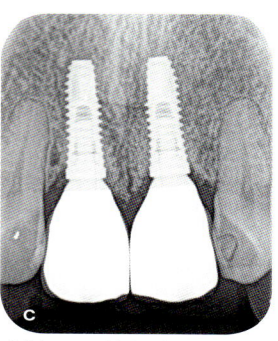

図12a〜c　初診時（a）と最終補綴装置1年後の正面観（b）およびデンタルエックス線写真（c）．抜歯即時埋入を両側に行った症例であるにもかかわらず，天然歯間の歯間乳頭まではいかないが，審美的に十分許容できるインプラント間の乳頭が得られている．

　図Cにインプラント埋入状態の分類を示す．すなわち，インプラント埋入状態が，Class 1 / 2（Division 1 / 2）に位置していれば，審美的に多くは問題とならないが，Class 3のような状態になってしまうと，審美的に多大なる問題を引き起こす．

1）埋入方向のマネジメント

　インプラントの長軸方向が過度に唇側に傾いた場合，将来的な歯肉退縮を引き起こす可能性があると考えている[25]．それは，唇側に傾くと適正な場合に比べ，アバットメントによって歯肉を根尖側へ押し下げる力が働くことによる．したがって，既製のアバットメントを連結するのではなく，早期にカスタムアバットメントを製作し，唇側歯肉への圧迫を可及的に小さくする必要が生じるであろう．

　理想的に埋入された場合は，アクセスホールは切端から基底結節の間へ向かう．

インプラント埋入状態の分類

Class 1

インプラントプラットフォームが唇舌的に適切な位置に埋入されて，唇側に 2 mm 以上の骨幅が確保されている（例として，すでに厚い骨幅が存在していたり，骨造成によって十分に厚みのある骨再生が得られた症例などが挙げられる）．

■ Division 1

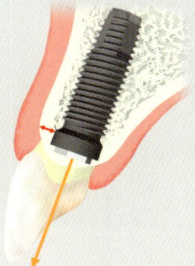

◀インプラントの長軸方向が切端～基底結節の範囲に入っている：理想的な状態．アバットメントのサブジンジバルカントゥアの自由度が高く，唇側に十分な厚みの軟組織を確保しやすい．

■ Division 2

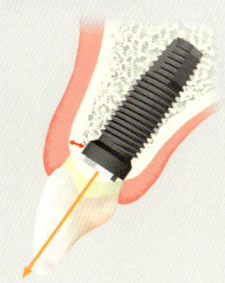

◀インプラントの長軸方向が切端より唇側に向いている：セカンドベストの状態．アバットメントのサブジンジバルカントゥアをよりアンダーな形態にする必要がある．カスタムアバットメントの使用が必須となる．一方で，この埋入方法の利点は口蓋側に存在する既存骨のなかにより多くインプラント体を埋入できるようになる．根尖側において唇側により多くの骨を確保しやすい．開窓型の欠損を予防しやすくなる．

Class 2

インプラントプラットフォームが唇舌的に適切な位置に埋入されているが，唇側に 2 mm 以上の骨が確保されていない（例として，抜歯即時埋入，不十分な唇側の骨造成などの症例が挙げられる）．

■ Division 1

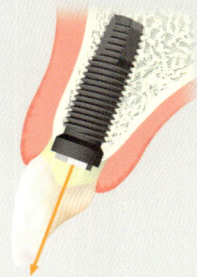

◀インプラントの長軸方向は Class 1・Division 1 と同じ：しかし Class 1 に比べ，歯肉退縮が起こりやすい．できるだけ厚く質のよい軟組織を獲得しておきたい．

■ Division 2

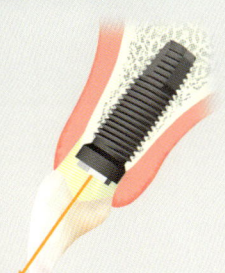

◀インプラントの長軸方向は Class 1・Division 2 と同じ：アバットメント唇側における組織は Division 1 に比べ，さらに薄くなる傾向があるので，より慎重な扱いが要求される．

Class 3

プラットフォームの位置が唇舌的に天然歯の形態から逸脱している（例として，サージカルステントから逸脱している症例が挙げられる）．

■ Division 1

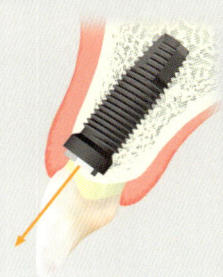

◀インプラントの長軸方向が唇側へ逸脱：歯冠長が長くなり，周囲の歯冠形態との調和は不可能．インプラントを埋没させるか，撤去が必要となる．

■ Division 2

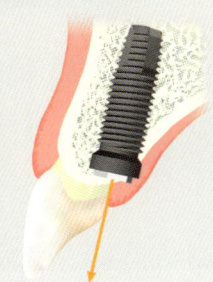

◀インプラントの長軸方向が口蓋側へ逸脱：歯冠長が短くなる傾向が大きい．周囲の形態との調和が困難．舌感，発音，アンテリアガイダンス等の機能的な問題が発生しやすくなる．

図 C　インプラント埋入状態の分類．審美的な成功を収めるにはインプラントプラットフォームの位置がもっとも重要で，つぎに唇側の骨幅が確保されていることが重要である．

> **症例13** 失敗ケース：不適切な埋入ポジションであったためスリーピングしたケース

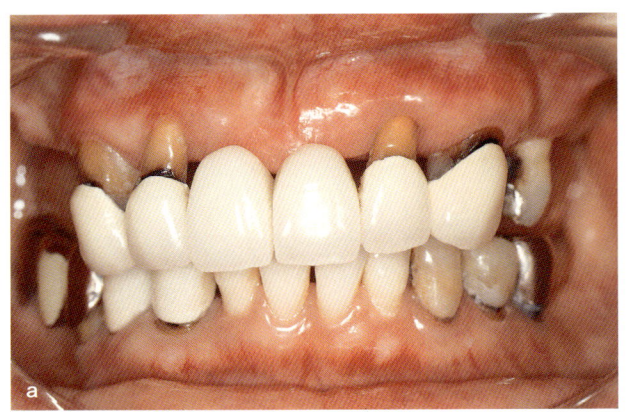
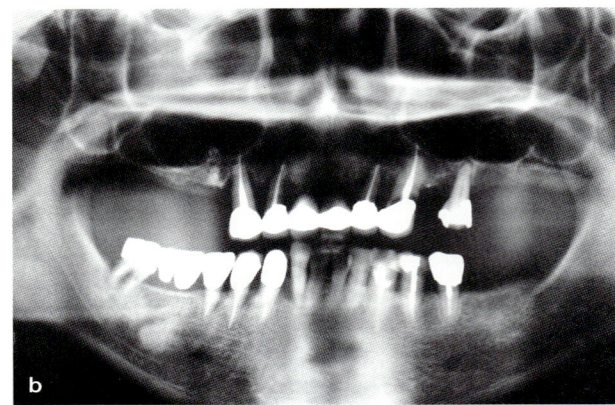

図13a, b　審美障害，機能障害を主訴に，インプラント治療を希望し来院．上顎残存歯は保存不可能と診断した．

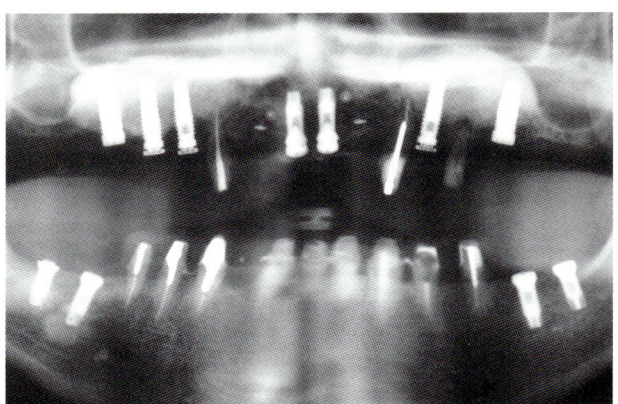

図13c　上顎に7本のインプラント埋入後のパノラマエックス線写真．

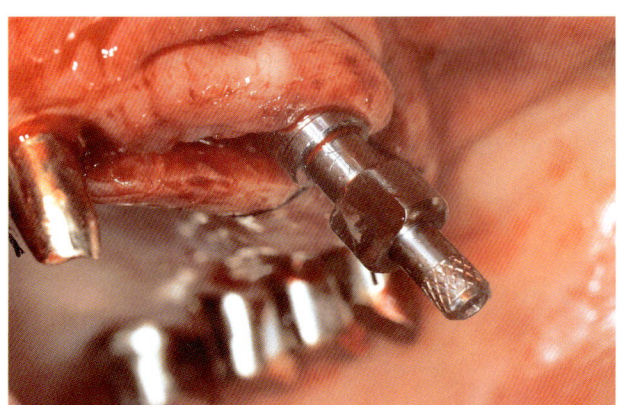

図13d　その後，3|3 5 に抜歯即時埋入を行い，プロビジョナルレストレーション製作のための印象を行った．1|1 のインプラント埋入が残念ながら近接していたため，この時点で|1 部のみのインプラントを支台として使用することとした．

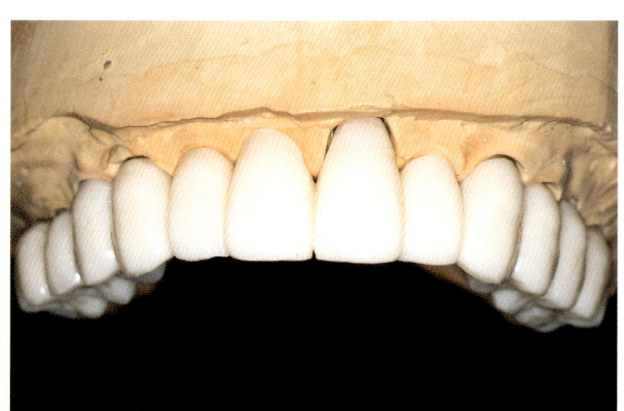

図13e　インプラント埋入後の状態の分類は Class 3・Division 1 であり，唇側方向に大きく傾斜しているため，この状態では歯冠長の長い補綴装置が装着されてしまうこととなる．

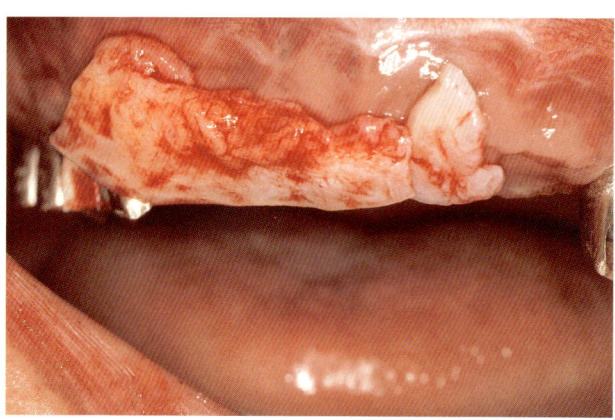

図13f　|1 部のインプラントを再度カバースクリューに戻し，CTG を用い，スリーピングすることとした．

Chapter 2　三次元的埋入位置とスペースマネジメント

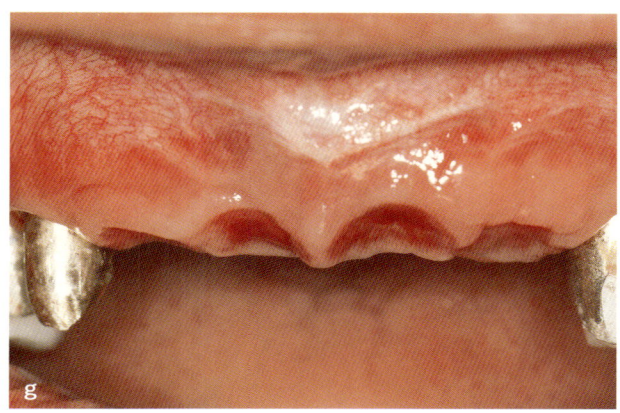
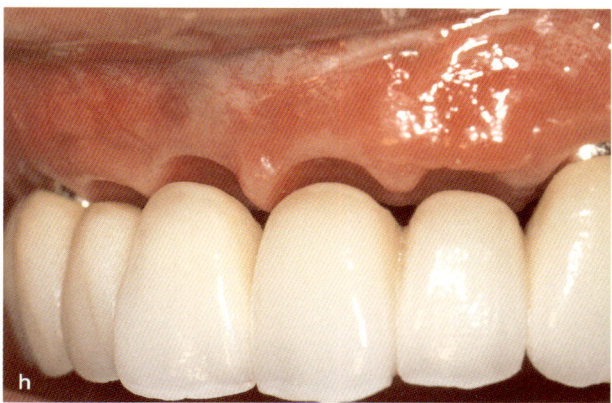
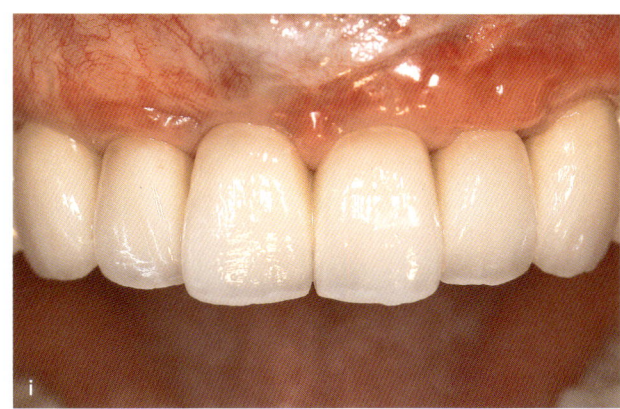

図13g〜i　術後2か月の状態．⎯1部のインプラントは完全に軟組織で被覆された．その後，オベイトポンティックを用い，軟組織の形態を再度整えた．

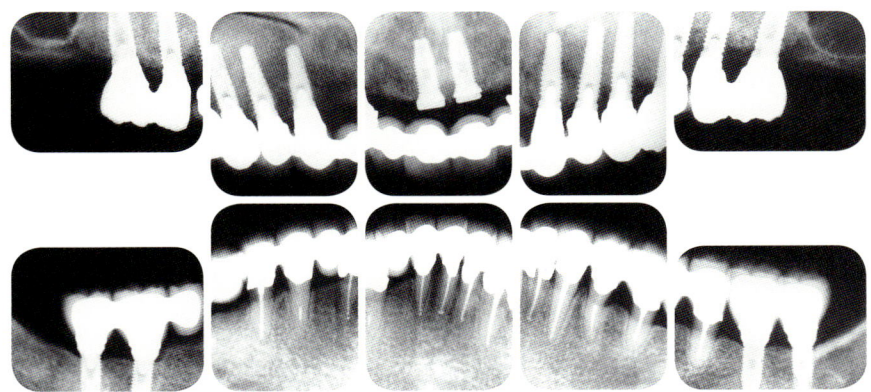

図13j　1⎯1の2本のインプラントは支台として使用できなかったものの，許容できる審美性は達成された．

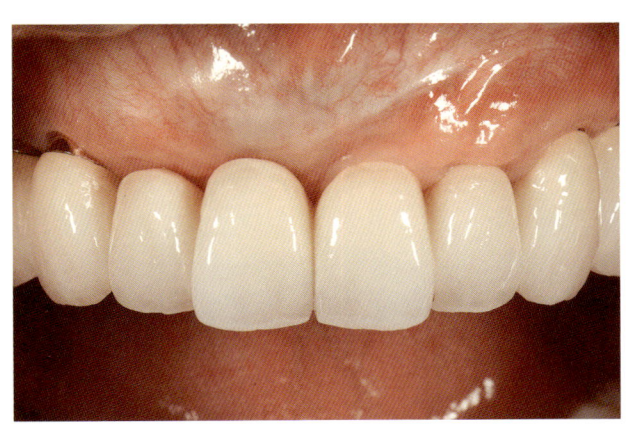

図13k　最終補綴装置装着10年後．4 3⎯部に歯肉退縮を認める．

53

症例14　GBRを行うことにより唇側に十分な厚みを担保した症例

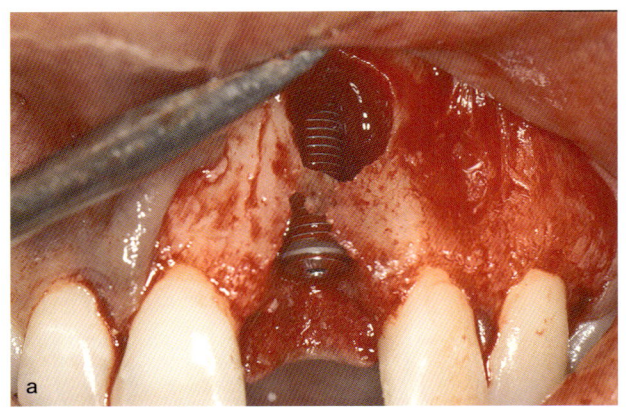
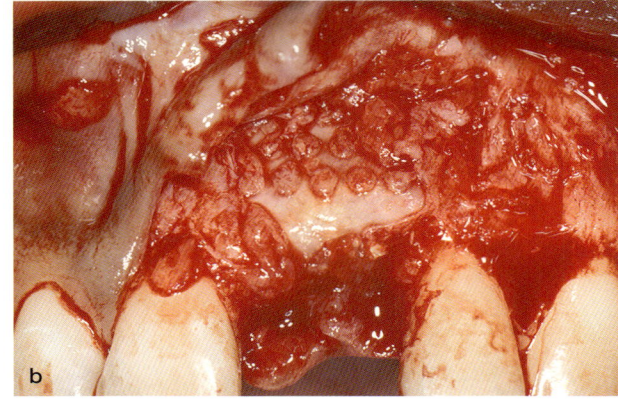

図14a, b　唇側にチタンメッシュを用い，骨造成を行った結果，十分な骨幅を確保できた．

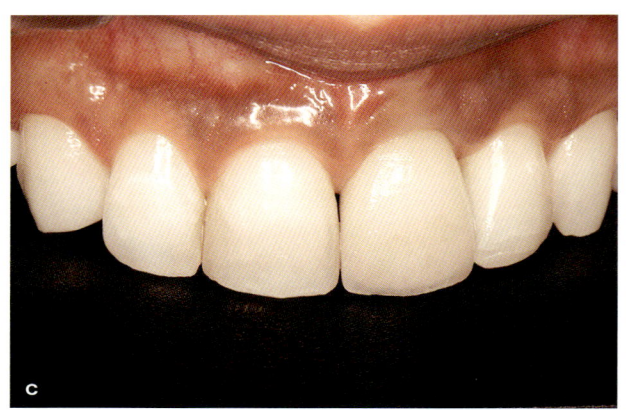

図14c　最終補綴装置装着時．

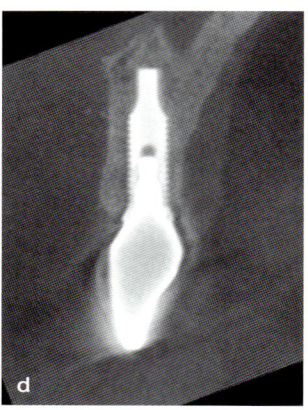

図14d　術後1年のCBCTでは，2mm以上の骨様組織を認め，プラットフォームスイッチングタイプのインプラントを使用しているため，インプラントショルダーまで骨様組織は存在している．

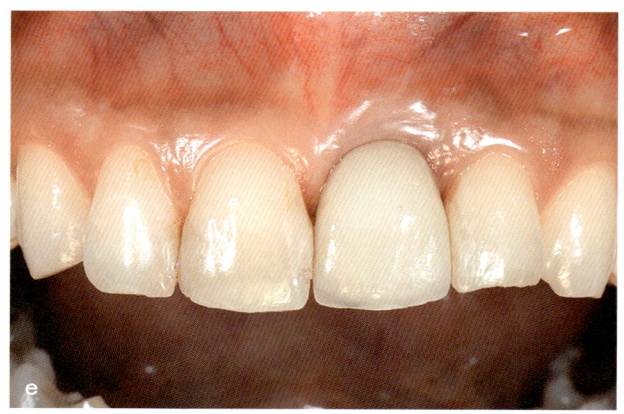
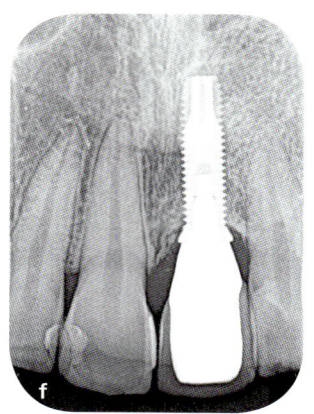

図14e, f　9年後の正面観とデンタルエックス線写真．長期的予後から考察すると，骨幅は造成できているが，わずかな歯肉退縮を認め，ディスカラレーションを認める．結合組織移植を併用したほうが望ましかったかもしれない．

参考文献

1. Garber DA. The esthetic dental implant: Letting restoration be the guide. J Am Dent Assoc 1995；126：319-325.
2. Garber DA, Belser UC. Restoration driven implant placement with restoration-generated site development. Compend Contin Educ Dent 1995；16：796, 798-802, 804.
3. Buser D, Martin W, Belser UC. Optimizing esthetics for implant restorations in the anterior maxilla: anatomic and surgical considerations. Int J Oral Maxillofac Implants 2004；19 Suppl：43-61.
4. Rosen D. Repositioning malposed implants: report of two cases. Implant Dent 2010 Jun；19(3)：184-188.
5. Saadoun AP, Le Gall M. Selection and ideal three-dimensional implant position in the anterior aesthetic zone. Int Mag Oral Implantol 2003；4(4)；8-18
6. Small PN, Tarnow DP. Gingival recession around implants: a 1-year longitudinal prospective study. Int J Oral Maxillofac Implants 2000；15(4)：527-532.
7. Flügge T, Derksen W, Te Poel J, Hassan B, Nelson K, Wismeijer D. Registration of cone beam computed tomography data and intraoral surface scans - A prerequisite for guided implant surgery with CAD/CAM drilling guides. Clin Oral Implants Res 2016 Jul 20.
8. Tarnow DP, Cho SC, Wallace SS. The effect of inter-implant distance on the height of inter-implant bone crest. J Periodontol 2000；71：546-549.
9. Esposito M, Ekestubbe A, Gröndahl K. Radiological evaluation of marginal bone loss at tooth surfaces facing single Brånemark implants. Clin Oral Implants Res 1993 Sep；4(3)：151-157.
10. Adell R, Lekholm U, Brånemark PI, Lindhe J, Rockler B, Eriksson B, Lindvall AM, Yoneyama T, Sbordone L. Marginal tissue reactions at osseointegrated titanium fixtures. Swed Dent J Suppl 1985；28：175-181.
11. Tarnow D, Elian N, Fletcher P, Froum S, Magner A, Cho SC, Salama M, Salama H, Garber DA. Vertical distance from the crest of bone to the height of the interproximal papilla between adjacent implants. J Periodontol 2003；74(12)：1785-1788.
12. Scarano A, Assenza B, Piattelli M, Thams U, San Roman F, Favero GA, Piattelli A. Interimplant distance and crestal bone resorption: a histologic study in the canine mandible. Clin Implant Dent Relat Res 2004；6(3)：150-156.
13. Salama H, Salama MA, Garber D, Adar P. The interproximal height of bone: a guidepost to predictable aesthetic strategies and soft tissue contours in anterior tooth replacement. Pract Periodontics Aesthet Dent 1998；10(9)：1131-1141.
14. Funato A, Salama MA, Ishikawa T, Garber DA, Salama H. Timing, positioning, and sequential staging in esthetic implant therapy: a four-dimensional perspective. Int J Periodontics Restorative Dent 2007；27(4)：313-323.
15. Grunder U. Stability of the mucosal topography around single-tooth implants and adjacent teeth: 1-year results. Int J Periodontics Restorative Dent 2000；20：11-17.
16. Kan JY, Rungcharassaeng K, Umezu K, Kois JC. Dimensions of peri-implant mucosa: an evaluation of maxillary anterior single implants in humans. J Periodontol 2003 Apr；74(4)：557-562.
17. Novak MJ, Albather HM, Close JM. Redefining the biologic width in severe, generalized, chronic periodontitis: implications for therapy. J Periodontol 2008；79(10)：1864-1869.
18. Spray JR, Black CG, Morris HF, Ochi S. The influence of bone thickness on facial marginal bone response: stage1 placement through stage 2 uncovering. Ann Periodontol 2000 Dec；5(1)：119-128.
19. Grunder U, Gracis S, Capelli M. Influence of 3-D bone-to-implant relationship on esthetics. Int J Periodontics Restorative Dent 2005；25：113-119.
20. Berglundh T, Lindhe J. Dimension of the periimplant mucosa. Biological width revisited. J Clin Periodontol 1996；23：971-973.
21. Cochran DL, Hermann JS, Schenk RK, Higginbottom FL, Buser D. Biologic width around titanium implants. A histometric analysis of the implanto-gingival junction around unloaded and loaded nonsubmerged implants in the canine mandible. J Periodontol 1997；68(2)：186-198.
22. Baumgarten H, Cacchetto R, Testori T, Meltzer A, Porter S. A new implant design for crestal bone preservation: initial observations and case report. Pract Proced Aesthet Dent 2005；17(10)：735-740.
23. Lazzara RJ, Porter SS. Platform switching: a new concept in implant dentistry for controlling postrestorative crestal bone levels. Int J Periodontics Restorative Dent 2006；26：9-17.
24. Cappiello M, Luongo R, Di Iorio D, Bugea C, Cocchetto R, Celletti R. Evaluation of peri-implant bone loss around platform-switched implants. Int J Periodontics Restorative Dent 2008；28：347-355.
25. Jung RE, Jones AA, Higginbottom FL, Wilson TG, Schoolfield J, Buser D, Hämmerle CH, Cochran DL. The influence of non-matching implant and abutment diameters on radiographic crestal bone levels in dogs. J Periodontol 2008 Feb；79(2)：260-270.
26. Linkevicius T, Apse P, Grybauskas S, Puisys A. The influence of Soft Tissue Thickness on Crestal Bone Changes Around Implants: A 1-Year Prospective Controlled Clinical Trial J Periodontol 2004；75：1242-1246.
27. Galindo-Moreno P, León-Cano A, Ortega-Oller I, Monje A, Suárez F, ÓValle F, Spinato S, Catena A. Prosthetic Abutment Height is a Key Factor in Peri-implant Marginal Bone Loss. J Dent Res 2014；93(7 Suppl)：80S-85S.
28. Cooper LF, Tarnow D, Froum S, Moriarty J, De Kok IJ. Comparison of Marginal Bone Changes with Internal Conus and External Hexagon Design Implant Systems: A Prospective, Randomized Study. Int J Periodontics Restorative Dent 2016；36：631-642.
29. Cooper LF, Reside G, Stanford C, Barwacz C, Feine J, Abi Nader S, Scheyer ET, McGuire M. A multicenter randomized comparative trial of implants with different abutment interfaces to replace anterior maxillary single teeth. Int J Oral Maxillofac Implants 2015；30：622-632.
30. Yilmaz B, Seidt JD, McGlumphy EA, Clelland NL. Displacement of screw-retained single crowns into implants with conical internal connections. Int J Oral Maxillofac Implants 2013；28：803-806.

3

審美領域における
Total Extraction Therapy：
その検証と進化
―抜歯即時埋入・歯槽堤保存―

Total Extraction Therapy in Esthetic Area : Its Verification and Evolution
―Immediate Implant Placement, Ridge Preservation―

　本章では，次章の Partial Extraction Therapy と明確に区別するため，通法の抜歯即時埋入と歯槽堤保存を合わせて Total Extraction Therapy と総称することにする．

　われわれは，かつて 4-D コンセプトインプラントセラピーを 2008 年に出版したなかで，抜歯即時埋入の適応症とその分類を提示した．しかし，かつての症例では，術前の CBCT の診断が欠落しており，またそれ以降 CBCT での唇側骨の存在の有無・厚みが，その予後に大きく左右されることが，明らかとなった．本章では，抜歯即時埋入・歯槽堤保存について文献学的にレビューを行い，また，かつて報告した抜歯即時埋入の分類に沿ってその予後を検証し，CBCT での診断を踏まえた新たな抜歯即時埋入の分類を提示し，その新たな可能性を報告する．

1. 抜歯とインプラント埋入時期の分類，抜歯即時埋入の対象歯

まず，抜歯後，インプラントを埋入する時期について**表1**のように定義する[1]．

筆者らが考える抜歯即時埋入の対象歯とは，根管治療の失敗，外部・内部吸収，縁下う蝕，歯根破折などの理由で保存不可能と診断した歯で，口蓋または舌側の骨レベルが適切で，かつ隣在歯の歯周組織が健全（IHBの分類Class 1，P.46参照）な歯である．抜歯即時埋入によって審美的に成功を収めるには，適応症の選択が重要であり，中等～重度の歯周病罹患歯のように隣接面あるいは口蓋側にまで骨吸収が及んだ場合は組織増大を考慮し，earlyまたはdelayed implant placementを行うべきである．

表1 抜歯とインプラントを埋入する時期およびその方法（Wilsonらの分類に基づく）[1]

Type 1	①フラップレスにて**抜歯即時埋入**を行う． ②歯肉弁を設け，CTGやGBRを併用し，**抜歯即時埋入**を行う．	Immediate implant placement（抜歯即時埋入）
Type 2	軟組織の治癒（**抜歯後1.5～2か月**）を待ち，GBRを併用しインプラント埋入を行う．	Early implant placement（早期埋入）
Type 3	**抜歯3～4か月後**，臨床所見またはエックス線所見で抜歯窩が骨様組織で治癒していることを確認した後にインプラント埋入を行う．例として，ソケットプリザベーション後にインプラント埋入を行う症例が挙げられる．	Delayed implant placement（待時埋入）
Type 4	**抜歯4か月以上経過した後**にインプラント埋入を行う．例として，抜歯後，即時または早期にGBRを行い歯槽堤の保存・増大を図るか，もしくはそのまま軟硬組織の治癒を待ちインプラント埋入を行う．	

2. 抜歯即時埋入の予知性について

かつて抜歯即時埋入のオプションが紹介されたときに，患者・術者ともに，簡便で，かつ侵襲が少なく，治療期間の短縮が図れるとして，我先にと臨床家が取り入れた経緯があった[2～6]．筆者らもその一員であった．しかし，インプラントの選択・埋入位置・方向のコントロール・組織の形態変化の予測を誤ると，歯肉退縮や唇側のボリューム不足を引き起こし，審美的な問題を抱えるようになることから，低侵襲，スピードのみを求める抜歯即時埋入に対して警鐘が鳴らされて久しい[7～9]．

現在，筆者らは，抜歯即時埋入は適応症の選択が正しくなされた場合のみ，有効な処置であると考えている（**症例1，2**）．

Chapter 3 審美領域における Total Extraction Therapy：その検証と進化

> **症例1** 抜歯即時埋入の長期予後：10年経過ケース

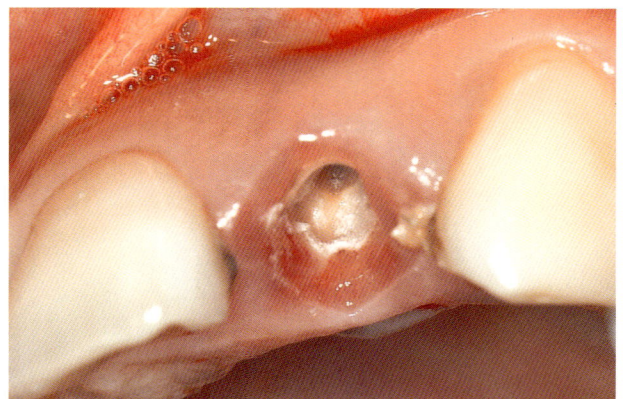

図1a ⌊2残根のため保存不可能である．

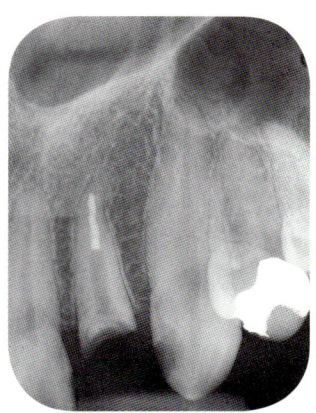

図1b 初診時のデンタルエックス線写真．

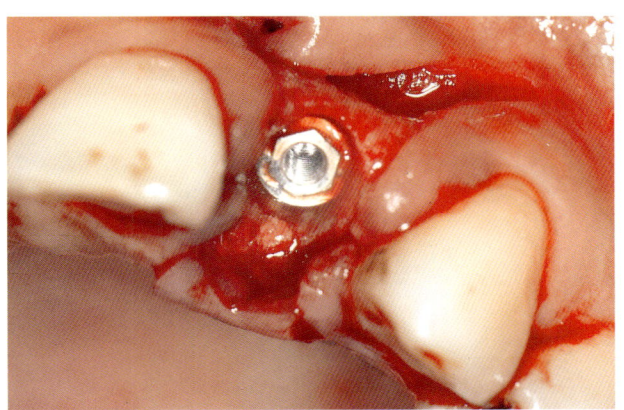

図1c 当時，非吸収性膜を用い，マシーンドサーフェスのインプラント体3.75×13mmを抜歯即時埋入した．

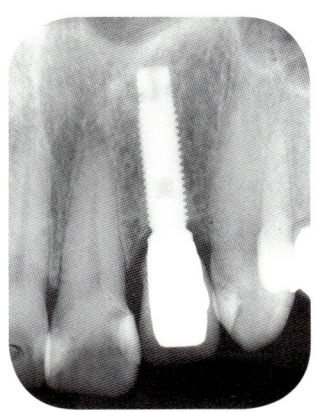

図1d 最終補綴装置装着7年後のデンタルエックス線写真．

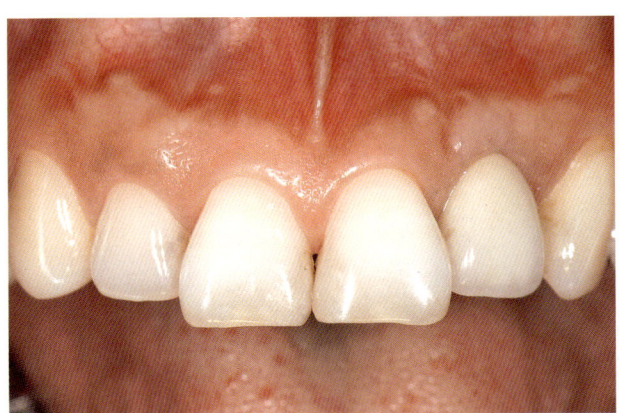

図1e 最終補綴装置装着7年後の正面観．

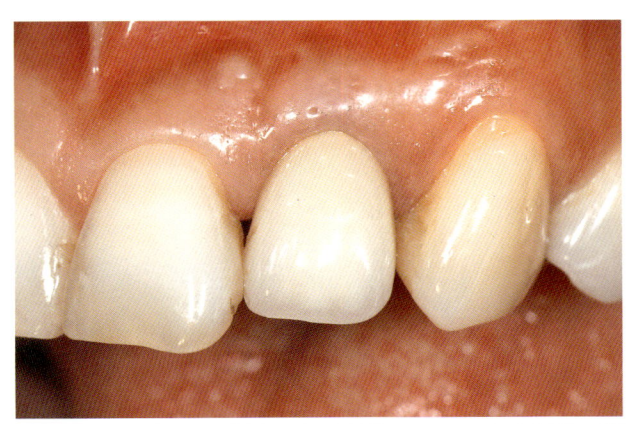

図1f インプラント埋入より10年後，CTGより3年後の側方面観．抜歯即時埋入も予知性のあるオプションといえる．

> **症例2** 唇側部歯槽骨吸収を認めたにもかかわらず抜歯即時埋入を行い，歯頸線が不揃いとなったケース

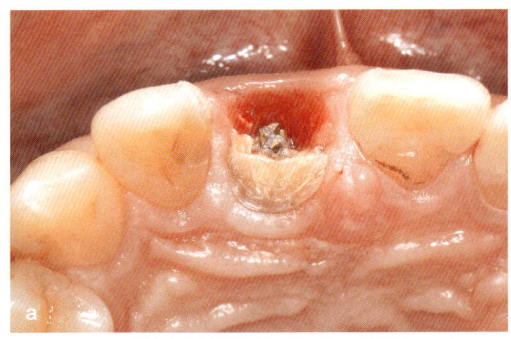
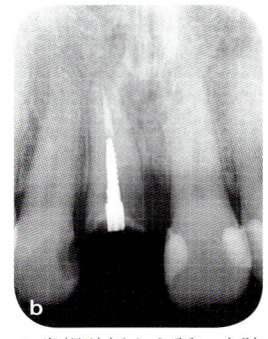
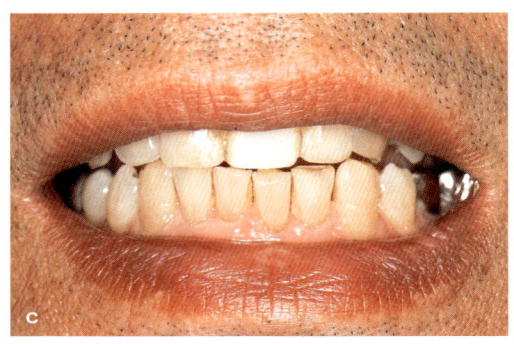

図2a,b　1┘補綴装置脱離，唇側の骨吸収をともなった歯根破折を主訴に来院．

図2c　術前の診査により，リップラインは高くない．

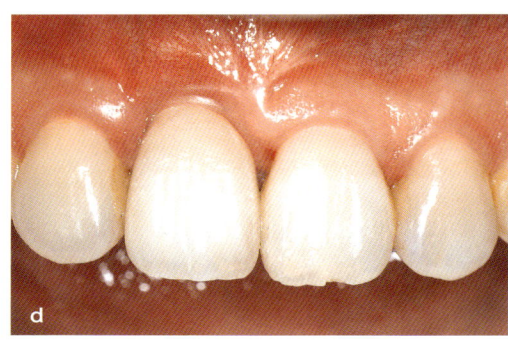
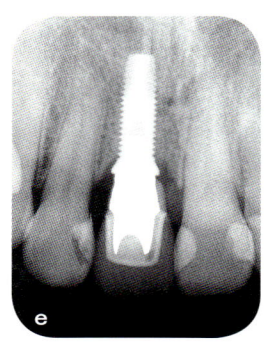

図2d,e　最終補綴装置装着後の正面観とデンタルエックス線写真．予測どおり歯冠長は長いものとなってしまった．患者には，術前に歯頸線の不揃いの予測を説明し同意は得ている．患者は治療期間の短縮を優先した．

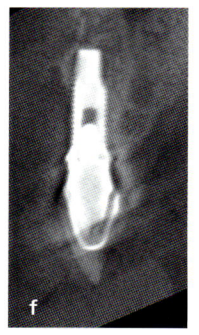
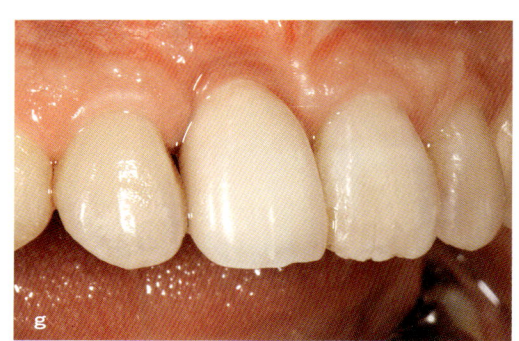

図2f,g　4年後のCT像（f）．唇側破折部位にフラップレスで埋入した結果，当然のことではあるが，唇側インプラント部位には骨は存在しない．また，8年後の口腔内所見（g）でも，治療終了時と同じであるが，組織のボリューム不足は残存している．

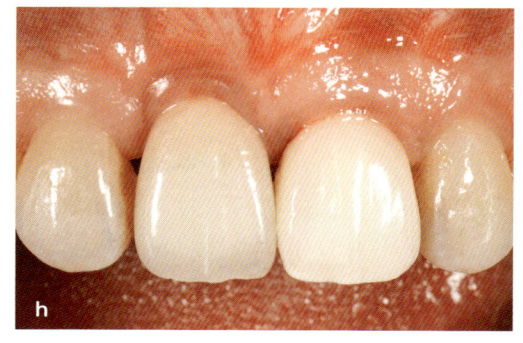
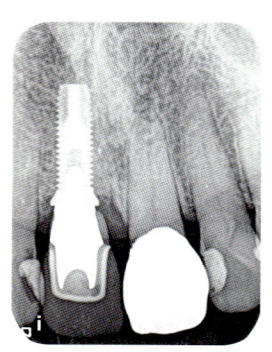

図2h,i　12年後の正面観およびデンタルエックス写真．幸いにして，12年後においても歯肉の退縮は認めていない．ただし，反対側中切歯は後に再び外傷により歯冠破折のため，補綴処置を行った．

3. 文献からみる抜歯後の治癒変化と抜歯窩保存の検証

はじめに，抜歯後の抜歯窩の形態変化について考えたい．Araújo らは犬の下顎小臼歯部の抜歯後の変化を以下のように報告している（**図3**）[10]．

① 一般的に，上顎前歯部の唇側の骨は非常に薄く，とくに骨頂部は束状骨のみで構成されている場合が多い．抜歯を行うと抜歯窩は血餅で満たされ，骨の吸収・添加がはじまる．

② 犬の小臼歯部での実験では，約2週間後に破骨細胞は骨頂部にも出現し，それにともない束状骨は消失しはじめる．その結果，骨幅の薄い頬側の骨頂部は幅・高さともに減少していく．

③ 4週間後には，束状骨の消失，線維性骨の構築が抜歯窩内に起きる．

④ 8週間後には，頬側の外側部の吸収にともない，抜歯窩内は骨の添加・リモデリングが起きる．そして頬側の骨は約2mm根尖側に移動する．

これは，唇側の薄い歯槽骨の内側の歯根膜からの血液供給が遮断されるため，速やかに吸収していくものと思われる．

4. 抜歯即時埋入・抜歯窩保存の検証

われわれは，抜歯を行い，抜歯即時埋入もしくは歯槽堤温存を行うときに，どのようなことに配慮しながら，薄い唇側骨を温存もしくは最小限にその吸収を抑えなければならないのだろうか．

1 文献からみた抜歯後の治癒変化：動物実験からみた抜歯後の変化

抜歯後の治癒変化を報告した論文は数多く存在するが，その代表的なものを紹介する．Fickl らは，抜歯のみ（Group 1），フラップを挙上して戻し外科

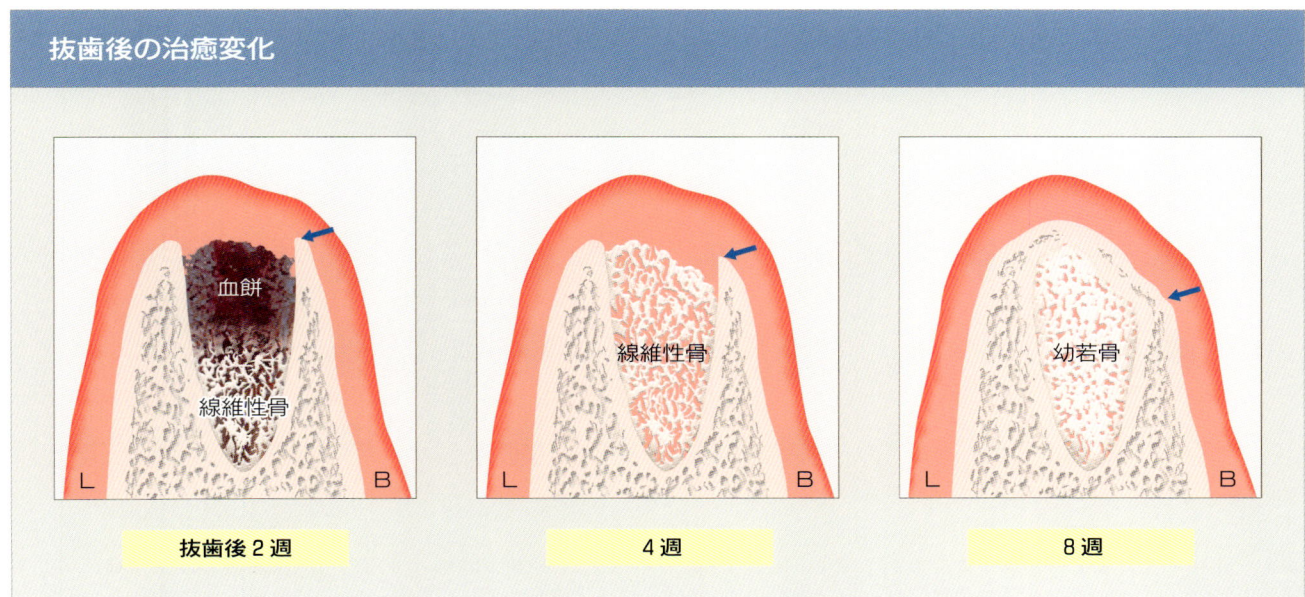

図3 犬の下顎小臼歯の抜歯後2週（**a**），4週（**b**），8週（**c**）の治癒変化．頬側骨頂部は束状骨のみのため，抜歯とともに吸収し，それにともない頬側の骨の高さは減少していく（←）．文献10より引用改変．

的外傷を与える（Group 2），Bio-Oss コラーゲンを抜歯窩に填塞し遊離歯肉移植で閉鎖（ソケットシール）（Group 3），フラップ挙上したうえで，Bio-Oss コラーゲンを抜歯窩に填塞し遊離歯肉移植で閉鎖（ソケットシール）（Group 4）．2か月後と4か月後に印象採得して模型をスキャンしデジタル画像上で重ね合わせて評価した．結果，当然のことながらフラップレスでソケットシールを行ったグループが頬側骨の吸収は認めるものの，有意に抜歯窩の軟組織も含めた形態を温存できたとしている[11]．

しかし，反対意見として Araújo らは，6か月以上長期の経過では変わらないとしているが，彼らの研究ではソケットシールは行っていない[12]．

次に Fickl らは，上記の結果を踏まえ，非常に興味深い報告をしている．

Group 1　抜歯窩を Bio-Oss コラーゲンで充填しソケットシール．

Group 2　Group 1 と同じ処理に加えて，頬側骨外側に GBR 法で造成した．

Group 3　Group 1 と同じ処理に加えて，頬側骨は手用スプレッダーで内側から外側に力を加え，若木骨折を行った．
（すなわち Group 2・3 は抜歯窩の唇側骨吸収を見据え，2種類のオーバーコレクションを行っている）

Group 4　Group 1 と同じ処理に加えて，唇側に結合組織移植のみを行った．

そして垂直・水平方向それぞれの変化を計測した．この結果，唇側骨の側方の吸収は有意差がなかったものの，**注目すべきことは，唇側骨の高さも吸収は認めるものの，結合組織移植したグループが有意に温存できたとしている**[13]（図4）．

1）動物実験からみた抜歯即時埋入

Caneva らは，抜歯即時埋入を行い，コラーゲン膜と DBBM の併用は欠損に対して骨の再生を向上させることを明らかにした（図5）．しかし，頬側骨の保存に関して，DBBM 粒子は限定された貢献であったと報告している[14]．いずれにしても，抜歯窩に比較し径の細いインプラントを抜歯窩舌側に埋入し，ギャップには移植材を充填すると，頬側の吸収は上記の報告と同じであるが，インプラント自体は骨に被覆されるとする論文は多い[15〜17]．

一方で，Pei らは，ラットモデルではあるが興味深い報告をしている．通法により抜歯即時埋入を行った場合（図14参照），口蓋部にインプラントホールが形成され，唇側にギャップが残るようにインプラント埋入される．すなわち抜歯窩から見ると，口蓋部の歯根膜は形成時に削除され，インプラントは骨と接した状態であり，唇側部は歯根膜が温存された状態となる．もちろんギャップの程度もあり唇側の吸収もあるが，特筆すべきは，口蓋部よりも歯根膜が残存している部位のほうが新生骨形成は有意に

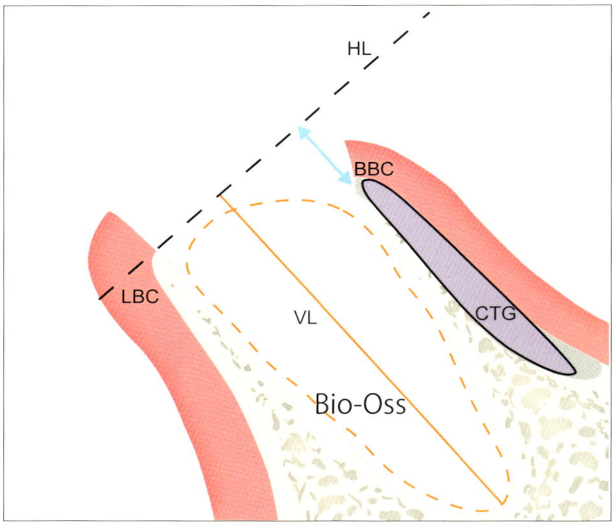

図4　Fickl らの4種類の手法での抜歯後の変化．結合組織移植を唇側に行ったグループが，唇側垂直的歯槽骨の吸収を有意に抑制できた（文献13より改変引用）．

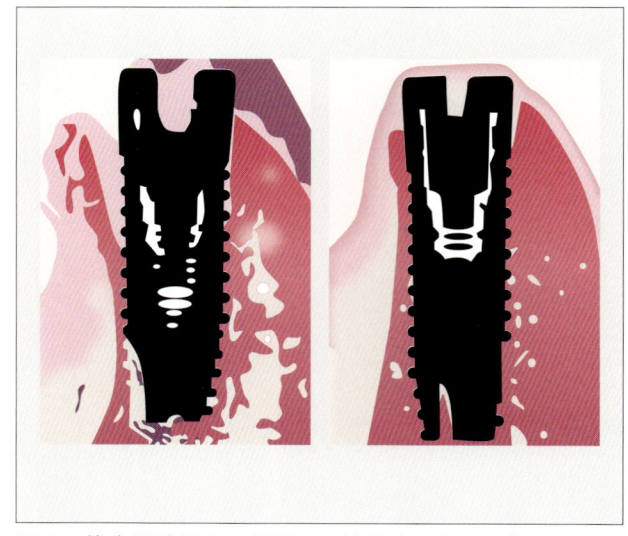

図5　抜歯即時埋入の原則は，抜歯窩の径より細いインプラントを舌側に位置するように，すなわち抜歯窩の頬側にギャップができるように埋入することである（文献14より改変引用）．

歯槽堤温存術の利点と適応症	抜歯即時埋入の利点・欠点
利点 ・現在の硬軟組織のエンベロープを維持すること ・機能的で審美的な治療結果を成す安定した歯槽堤のボリュームを維持すること ・歯槽堤温存の後の治療工程を簡潔にすること **適応症** ・抜歯後にインプラント治療が計画された場合 　①抜歯即時もしくは早期埋入が推奨できないとき 　②妊娠や患者の都合で即時もしくは早期埋入を受けられないとき 　③インプラントの初期固定が得られないと予測されるとき 　④思春期の若者 ・コンベンショナルな補綴治療を行うにあたって歯槽堤維持を試みる場合 ・費用対効果が前向きな場合	・即時埋入は高いインプラント生存率を示す ・即時埋入は歯肉退縮の高いリスクがある．文献で退縮の量は幅広い ・歯肉退縮のリスク 　ⅰ）喫煙 　ⅱ）薄い唇側骨板（1 mm以下） 　ⅲ）薄い軟組織のバイオタイプ 　ⅳ）インプラントのポジション ・硬軟組織の増大はしばしば必要である ・審美領域における抜歯即時埋入の使用は，限定的に行うべきであり，術者依存度の高い治療法である

図6，7 歯槽堤温存術の利点と適応症．安全・確実な治療結果を推奨しているようである．

起こっており，抜歯即時埋入時には，唇側の健全な歯根膜を温存することを推奨している[18].

2）ヒトにおける報告[19〜22]

まずは，2012年に「Clincal Oral Implants Research」誌に報告されたシステマティックレビューを中心に述べてみたい．

- ヒトの抜歯による硬組織と軟組織の継時的変化についてのシステマティックレビュー
- 抜歯窩の生物学と治療についてエビデンスに基づいた知識
- 抜歯即時埋入についてのシステマティックレビュー
- 抜歯後の顎堤保存の手術プロトコール，システマティックレビューからの要約

硬組織と軟組織の継時的変化についてであるが，硬組織の垂直的変化において，頬側の歯槽頂から抜歯窩の基底面までの吸収量を測定し，頬側の吸収率を計算すると，抜歯6か月後で11〜22％であり，舌側・近遠心側より大きかった．このことから，抜歯後はもともとの歯槽堤の高さの78〜89％の高さしか骨が戻らないと判断できるかもしれない（**症例3**）．

そのため，抜歯窩温存（システマティックレビューでは歯槽堤温存術と記載）を考慮する必要があるとし，歯槽堤温存術の利点として**図6**の項目を挙げている．

次に，抜歯即時埋入では審美的結果に限定して結論を述べている（**図7**）．審美的結果を考慮すると，筆者らとは違い，抜歯即時埋入には否定的な論調のようである．少なくともこのように，どのような治療法を採用したとしても，抜歯窩の治癒において唇側の吸収は少なからずあり，硬軟組織の増大を視野に入れねばならない．

次に，Huynh-Baらは，ヒトで93部位の唇側骨をデバイスで計測し，平均唇側骨は0.8 mmであったし，そのうち87％は1 mm以下であり，わずかに3％のみが唇側骨は2 mmを計測したと報告した[23]．そして，前述したシステマティックレビューと同様に抜歯即時埋入を行う場合，ほとんどの症例に硬軟組織の増大を考慮する必要があるとしている．

その後，他のシステマティックレビューもまた同様の報告をしている[24, 25]．

前述のシステマティックレビューで報告された唇

> 症例3　天然歯の歯冠部を応用し，歯槽堤保存を行いフラップレス埋入を行った症例の長期経過報告

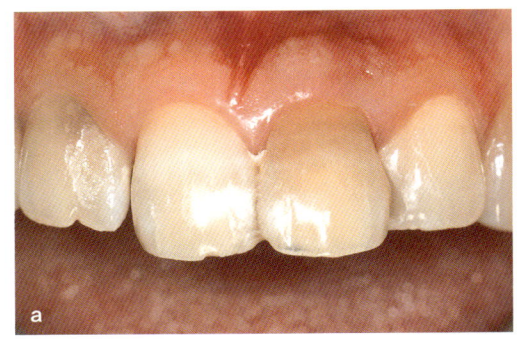
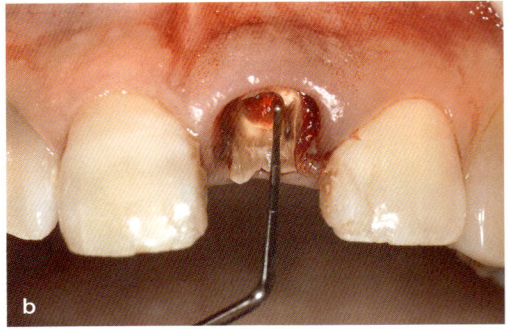
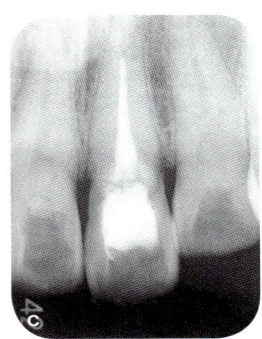

図8 a～c　|1 唇側部の歯根破折を主訴に来院．

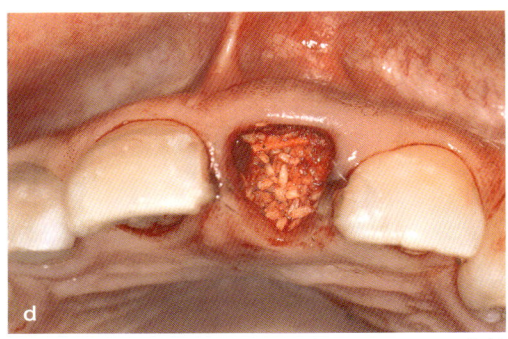
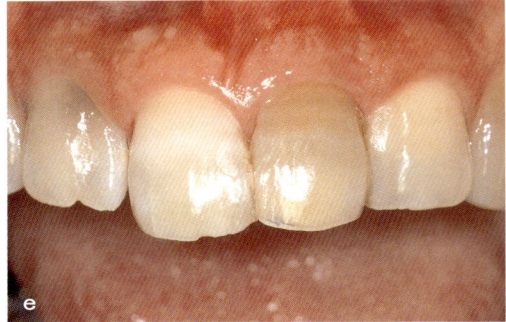
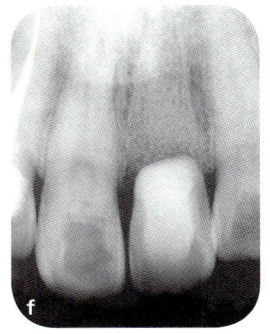

図8 d～f　抜歯を行い，抜歯窩を掻爬し，骨移植材とコラーゲン製材（テルプラグ）で抜歯窩を閉鎖．破折した歯冠部を光重合型コンポジットレジンでオベイト状に築盛し，治療期間中に使用する．

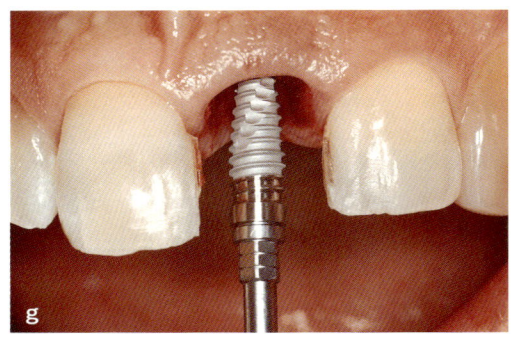
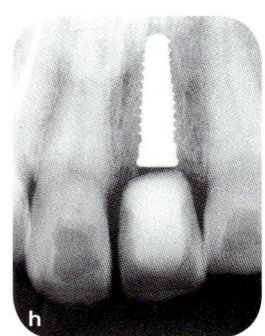

図8 g, h　4か月後，パンチアウトを行い，フラップレスでインプラント埋入を行う．

側骨の吸収について Buser らは，抜歯前と抜歯後8週後でCTでの評価を行い，唇側骨が1mm以下であれば，平均7.5mmの垂直吸収を認めたのに対し，1mm以上の唇側骨があれば，わずか1.1mmの吸収であったとした[26]．この所見は後述するが，われわれの抜歯即時埋入の基本的な考え方を支持するものである．

図8i さらに4か月後，レーザーでパンチアウトを行い，プロビジョナルレストレーションをスクリューリテインして，わずかなティッシュスカルプティングを行う．
図8j 最終補綴装置装着時のデンタルエックス線写真．

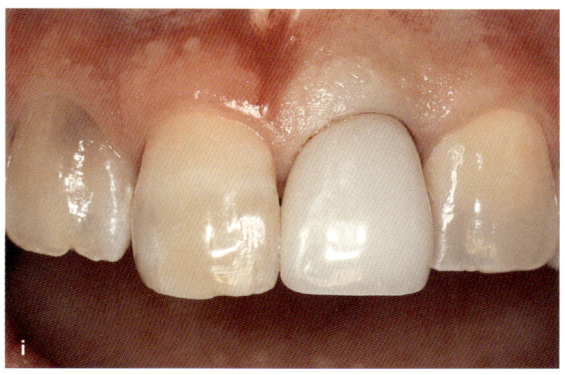
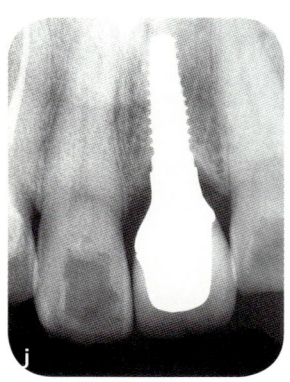

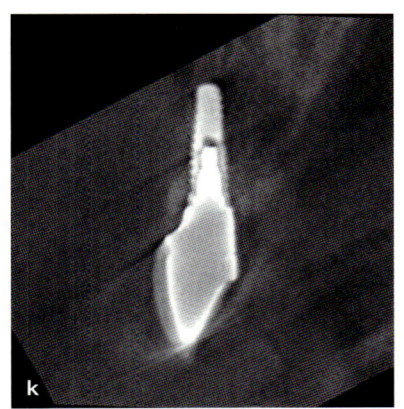
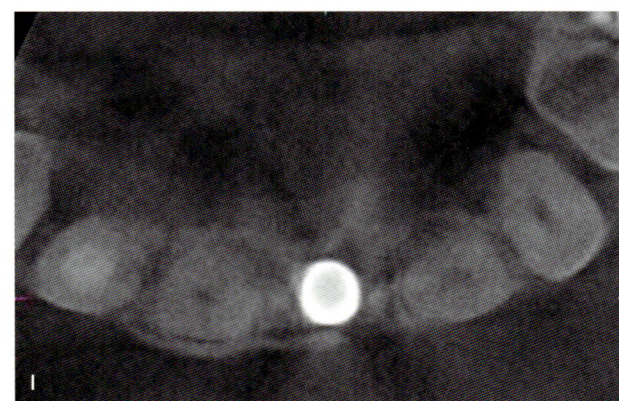

図8k, l 1年後のCBCT．唇側骨は維持されているが，反対側同名歯と比較すると唇側骨のボリュームがわずかに不足している．これは抜歯理由が唇側部のわずかに歯槽骨まで及んだ歯冠部水平的破折が理由と思われる．

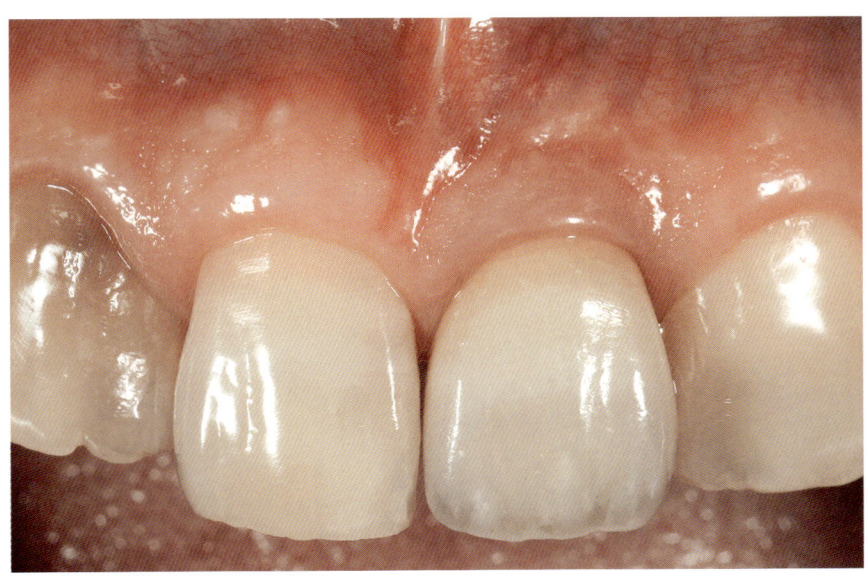

図8m 9年後，良好に経過している．

5. 歯槽堤保存（ridge preservation）の検証とわれわれの考え方

では，われわれの歯槽堤保存の考え方を述べると，抜歯窩に移植材を充填し歯槽堤保存を行ったときに，その後の治癒形態は，抜歯窩の治癒過程には逆らえないが，自然治癒と比較し軟組織も含めた形態は少なからず維持される．しかしながら，時として予期せぬ唇側骨の吸収や，仮に温存されたとしても抜歯窩内は不完全な治癒として結合組織で満たされることもしばしば経験したと述べた．骨に置換しない不完全な治癒はポンティックサイトでは問題とならないが，インプラント埋入予定部位では，結果として治癒期間の延長を余儀なくされる症例もある．その理由としては，抜歯窩の掻爬不足，出血不足による血餅不足，吸収性膜の不適切な設置などを挙げることができる．また，抜歯窩開放部（これ以降，socketと表記）の放置，もしくはsocketの不適切な閉鎖（シーリング）による感染も挙げることができよう（**症例4**）．

かねてより，intactな唇側骨が存在するような症例で，歯槽堤保存においてもっとも有効な手法は，**Chapter 2**で動物実験の文献を紹介したが，フラッ

症例4 歯槽堤保存に失敗した症例

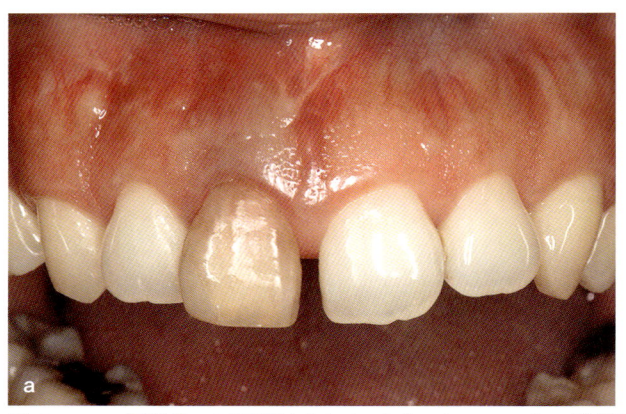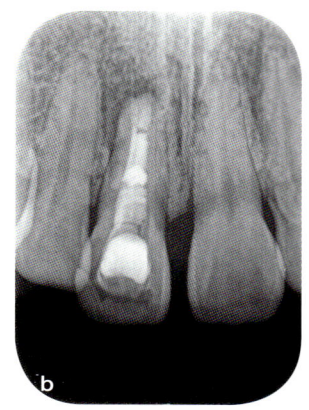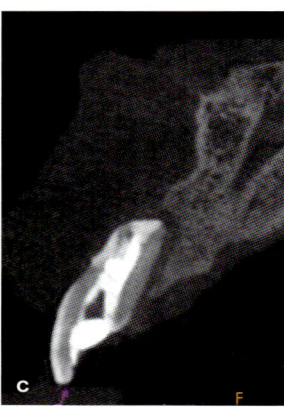

図9 a〜c　初診時の正面観（**a**）およびデンタルエックス線写真（**b**），CBCT像（**c**）．前医で，唇側歯根破折でCR封鎖後，意図的再植を行ったが，動揺と唇側歯肉の腫脹を主訴に来院．

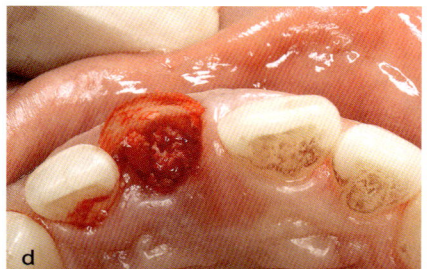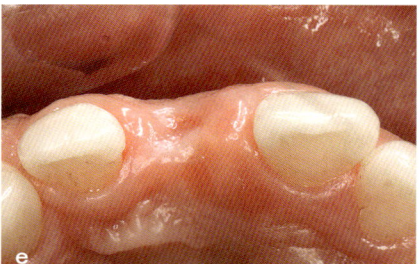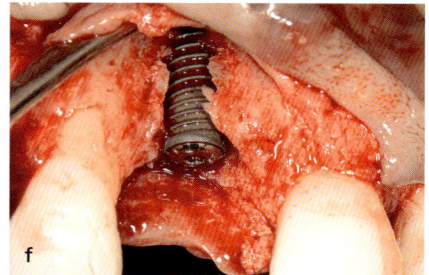

図9 d〜f　いわゆるice cream cone grafting techniqueを応用し，歯槽堤保存を行った．7か月後のインプラント埋入時では，唇側部の歯槽堤の吸収が認められ，さらに抜歯窩内は骨に置換されていなかった．理由として掻爬不足，socketの不適切な閉鎖（シーリング）による感染が考えられる．

症例5　ソケットシール後，追加でGBRを行った症例

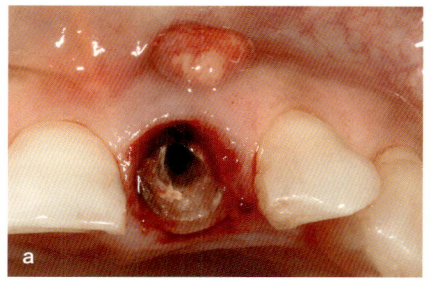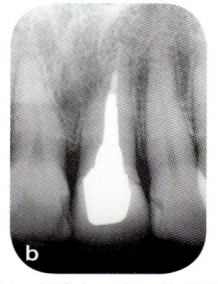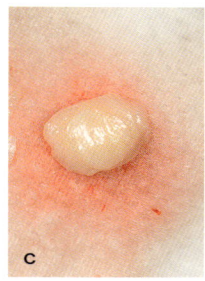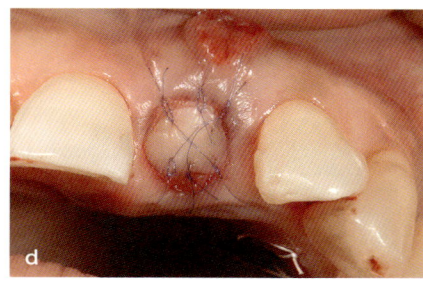

図10a〜d　唇側歯牙破折と歯肉腫脹を主訴に来院（a, b）．抜歯後，直ちに骨移植材を充填し，口蓋から抜歯窩相当の歯肉を採取しソケットシールを行った（c, d）．

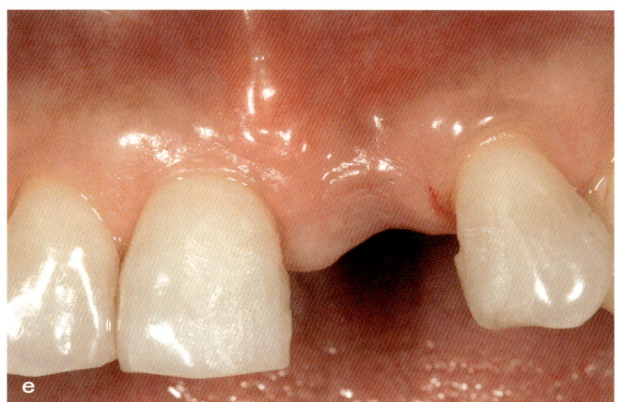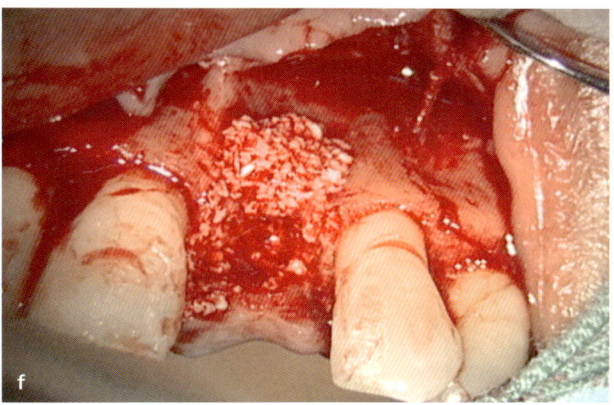

図10e, f　ソケットシール4か月後，インプラント埋入を行った．抜歯窩は良好に治癒し，インプラント埋入はできたが，もともと初診の段階で唇側骨は吸収していたため，その部分を補填するため追加的な骨造成を行った．

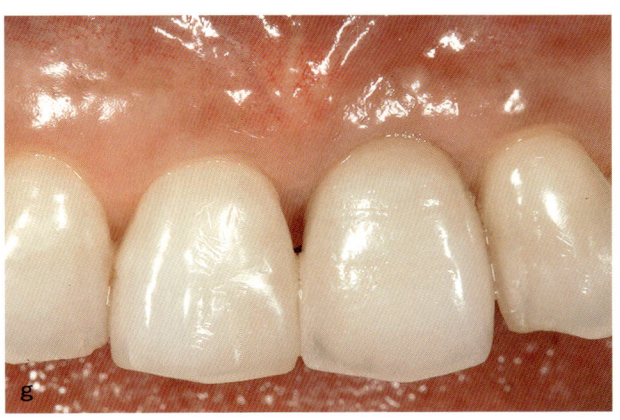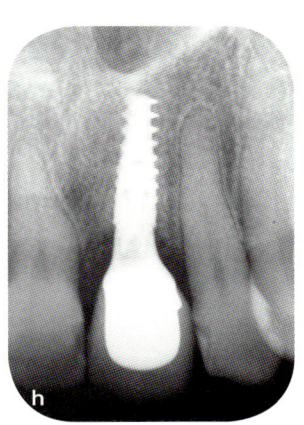

図10g, h　ソケットシールより5年後の正面観とデンタルエックス線写真（本症例は，南昌宏先生のご厚意による）．

プレスで愛護的に抜歯を行い，口蓋から上皮付きの結合組織を用い，socketを封鎖（socket sealing）することであった．また臨床的には，前述の方法に加え有茎弁または遊離した結合組織（もしくは代替としての吸収性マテリアル）を用いソケットシールを行うことであり，良好な結果を示した多数の臨床報告もある[27〜40]．しかしながら唇側骨の吸収は抑制されるものの，多少なりとも吸収は起こる可能性があり，インプラントが安全に骨内に埋入できたとしても，場合によっては追加的に硬軟組織の造成を行う症例もあるであろう（**症例5**）．

では，われわれの考えを述べると，あくまでも唇側骨の存在が鍵となるが，埋入できるのであれば抜歯即時埋入を行いたいと考えている．2009年に抜歯即時埋入を行い，有茎弁の結合組織を用い抜歯窩を被覆した症例を提示する（**症例6**）．

症例6 有茎弁の結合組織を用い抜歯即時埋入を行った症例

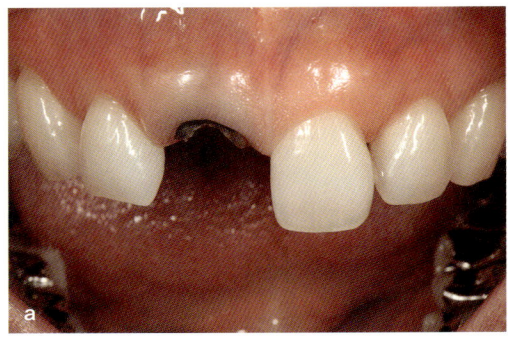
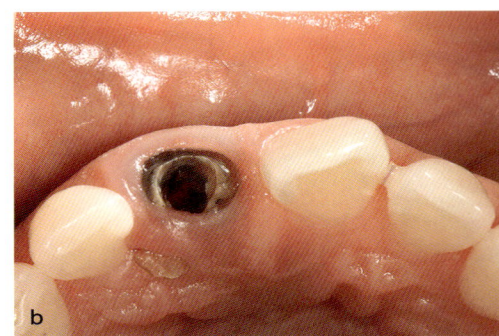

図11a, b 口蓋側の歯根破折を主訴に来院. 残存歯質も少なく抜歯と診断した.

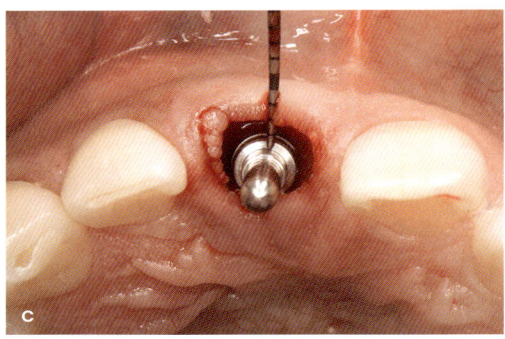
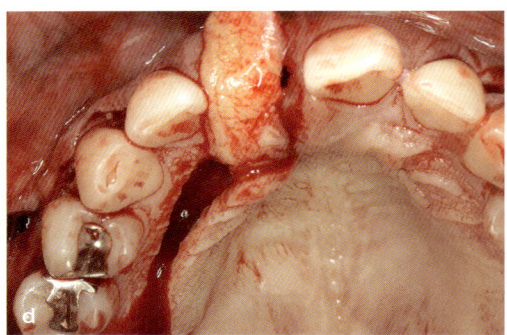

図11c, d 抜歯即時埋入を行い, 有茎弁の結合組織を用い被覆した.

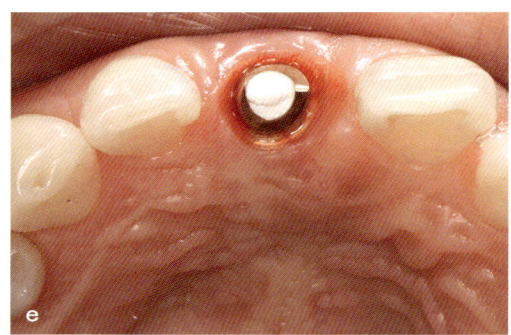
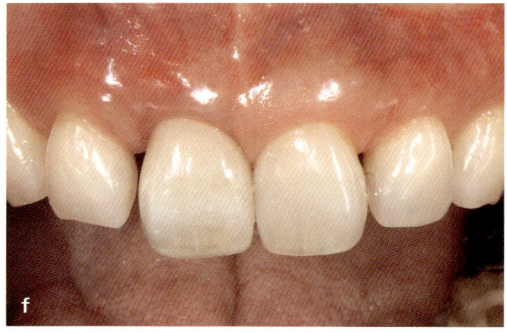

図11e, f 唇側の形態はほぼ温存されていることがわかる.

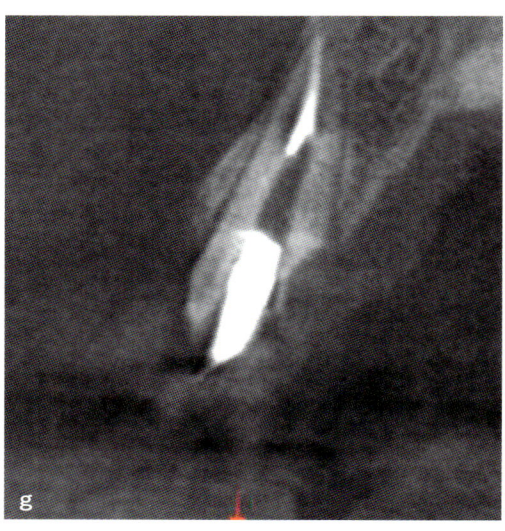
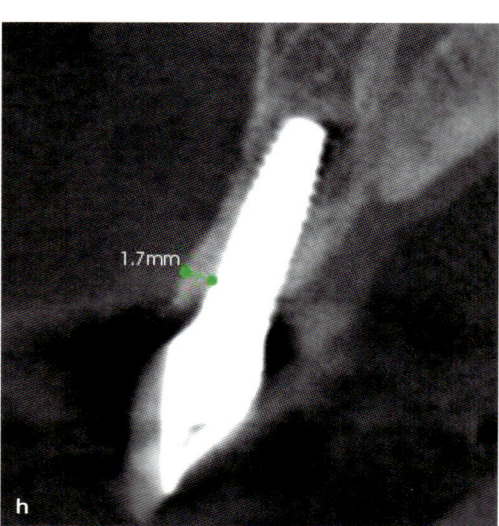

図11g, h 術前(g)・術後(h)の比較. わずかに唇側骨は吸収しているものの, およそ1.7mmの唇側骨は温存されている.

抜歯即時埋入のメリット・デメリット

メリット

- 治療期間を短縮できる．
- 手術の回数を減らすことができる．
- ポンティック設置，即時のプロビジョナルレストレーションにより歯間乳頭の形態を維持できる．
- 通常埋入に比較して早期に骨結合を獲得できる可能性がある．
- 多数歯欠損症例において，咬合維持のために使用してきた支台歯を，ただちにインプラント支台として置換できる場合がある．

デメリット

- 埋入方向，深度，頬舌的位置決めに，ある程度の熟練を要する．
- Socketの状態によってはインプラント埋入を中止せざるを得ない場合がある．
- Socketの内側に対する処置のみでは歯槽堤の形態を維持することが困難な場合が多い．
- 処置の回数を減らすというメリットがあるが，1回の処置では最終的な歯槽堤の形態をコントロールするのが困難なことが多く，審美領域では妥協的な結果になる場合がある．

図12 抜歯即時埋入のメリット・デメリット．

以上を踏まえ，図12に抜歯即時埋入のメリット・デメリットとその他の埋入方法との比較を掲げる．

1　抜歯即時埋入ポジションの考察

抜歯即時埋入の術式とインプラントのポジション（図14）にも示したが，インプラント体が口蓋の骨にかみ込むように，唇側にギャップが残るように埋入することが条件となる．

Evansらは，単独歯42本の抜歯即時埋入の予後（平均18.9か月）を，さまざまな観点から報告している．その文献のなかから重要な部分を報告すると，歯肉の厚みをthinとthickに分類し，また埋入ポジションを唇側に位置したものをPosition A，口蓋側に位置したものをPosition Bに分類した．結果は，Position Aに位置したほうがPosition Bに位置したものより，有意に3倍の唇側(1.8mm vs 0.6mm)の軟組織退縮を引き起こしたとした．そして，thin typeのほうが，thick typeより，有意差はないものの，軟組織の退縮を示す傾向があるとした[41]．

またChenらは，単独歯30本の抜歯即時埋入において，唇側のギャップに移植材を充填しないグループ，充填するグループ，充填しかつ吸収性膜を設置したグループの3つに分け，その予後を報告した．

結果として，移植材を充填したグループは，移植材を充填しないグループに比較し，統計学上有意に唇側の骨吸収を抑えることができたとした．また，統計学的に有意差はないとしたものの，ギャップの幅，深さも抑える結果となっていた[42]．

したがって，総合すると図13の埋入ポジションも許容できることになる．この場合，唇側の歯肉退縮を抑えるために，既製のアバットメントを用いず，唇側を削合したような，カスタムのアバットメントを装着する必要性がある．

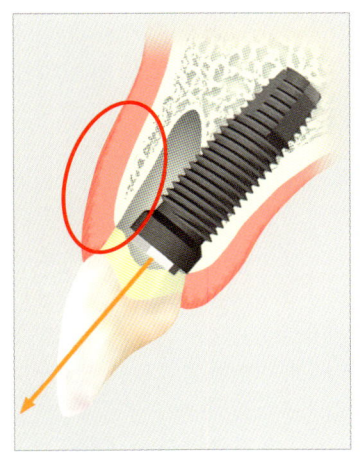

図13　口蓋側に埋入されたインプラント．

抜歯即時埋入の術式と インプラントのポジショニング　歯頸線の調和をはかるために埋入ポジション Class 2 Division 1 に埋入する

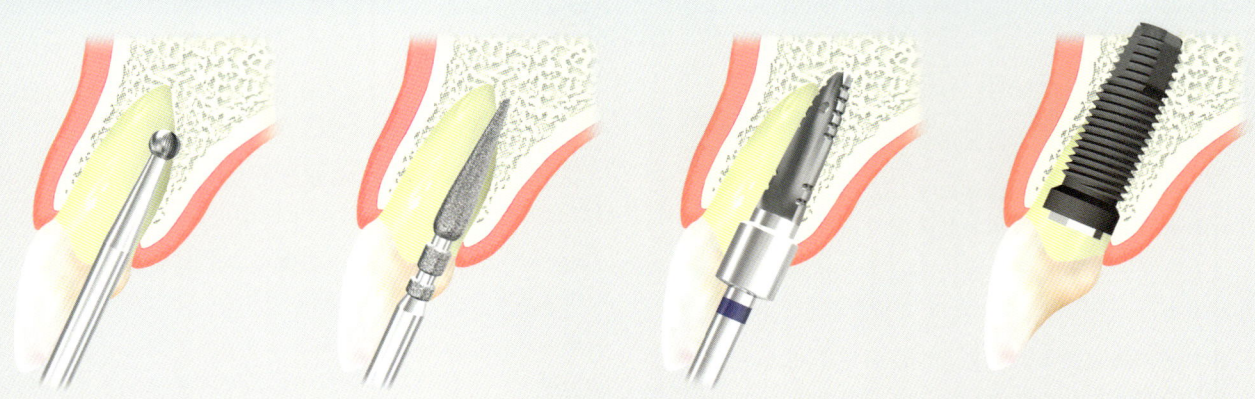

❶ペリオトームを用い，口蓋側の近心・遠心に根尖方向へ手圧で，あるいはマレッティングを行いながら歯根と歯槽骨の間を広げていく．
❷鉗子を用い，慎重にジグリングを行い，抜歯を行う．
❸もし根尖病変のあるような歯であれば，その肉芽質を徹底的に搔爬する．健全な歯根膜は可及的に温存する．
❹ロングシャンクダイヤモンドバー（2710－0バー）を用い，口蓋側寄りに起始点を設ける．
❺長軸方向に注意しながら，2710－1バー（必要ならば2710－2バー）で，イニシャルホールを形成していく．
❻通常のインプラントシステムのツイストドリル・シェイピングドリルで形成を行う．
❼口蓋皮質骨は硬いため，およそインプラントのスレッド分唇側に押しやられる傾向があるため，2710-2バーで口蓋骨をスレッド分削除することも考慮する．
❽唇側に傾斜しないように，唇側に，かつギャップが残るように適切な深度にインプラントを埋入する．
❾暫間アバットメントを装着し，ギャップに骨移植材を充塡する．また，初期固定が十分だと判断すれば，プロビジョナルレストレーションを装着する．

図14　抜歯即時埋入ポジションは，歯頸線の調和をはかるためのインプラント埋入状態の分類 Class 2・Division 1 となることが理想であると考えている．

2　抜歯即時埋入前提としての矯正的挺出について

1）歯冠側方向のみの矯正的挺出についての検証

かつて2007年当時，筆者らは抜歯即時埋入を行う場合，歯冠方向のみの矯正的挺出を前提とし，その根拠を下記のように示した．

①唇側の骨が残存していたとしてもその厚みは非常に薄く，抜歯後の骨頂部は吸収すると予測され，それにともなう歯肉退縮を補償する．
②スタンダードなインプラントシステムでは Supracrestal tissue attachment 確保のリモデリングの結果，唇側部において第一スレッド付近まで骨吸収を引き起こす可能性があり，それにともなう歯肉退縮を必要最小限に抑える．
③根尖方向に初期固定を得られる骨を獲得でき，また舌側寄りにインプラント埋入できるだけの骨を獲得できる場合がある．
④矯正治療が行われているため，抜歯が容易である．

とくに矯正治療の最大の目的は最終補綴装置の歯頸線より高い位置にあらかじめ設定できることが利点であり，その歯肉辺縁からスキャロッピングができる点にある．そのため歯肉辺縁で最低限2mm高い位置まで矯正治療を行うことが必要である．

しかし，現在では抜歯即時埋入前提の矯正的挺出は，今もなお有効であると考えているものの[43,44]，積極的には行っていない．理由としては，①の事項では，歯冠方向のみの矯正的挺出を行うことにより，

矯正的挺出のメリット

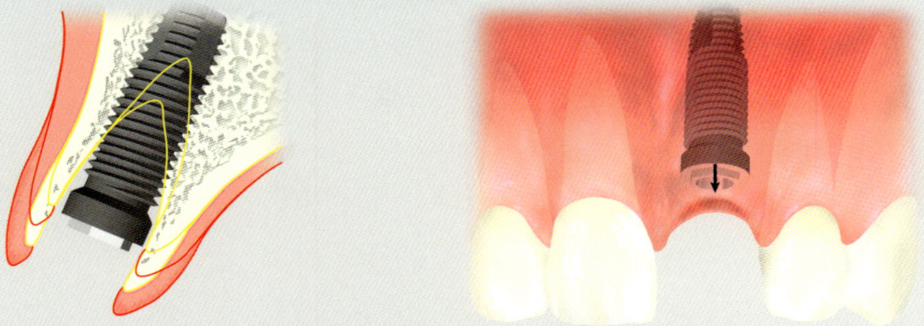

❶ 4壁性である場合，抜歯による唇側骨吸収を補える．
❷ 根尖側において，3壁性であっても，軟組織を唇側方向に増大させるため，GBRを同時に行う余裕ができる．
❸ インプラント径と抜歯窩のギャップを小さくできる．
❹ 根尖方向により確実な初期固定を得ることができる．
❺ 抜歯の操作が容易になる．

図15 挺出することにより，歯槽骨・歯肉を歯冠側方向に増大できる．その結果，❶〜❺のメリットを得ることができる．

唇側骨は硬軟組織を垂直的に増大できるものの，もともとの薄い唇側骨は厚くなることはなく，現在ではBuserらの報告が示すようにほとんどの症例では薄い歯槽骨であり，抜歯後の治癒形態を考えるとその効果が限定的であり，追加の硬軟組織増大を行わなければならないことが多い[45, 46]．

また②の事項では，三次元的埋入の考察で述べたように，可及的に口蓋側に埋入を行い，相対的に唇側にギャップをつくり，①の事項と重複するが，そこに硬軟組織の温存もしくは増大を考慮することによって解決できると考えている．

③に関しては，近年インプラント形状がテーパードタイプのインプラントが主流となり，抜歯窩であっても良好な初期固定を得ることができるからである．

では，どのようなときに歯冠方向のみの矯正的挺出を用いるかというと，軟組織（角化歯肉）を最終補綴装置の歯頸ラインより高い位置にあらかじめ設定し，抜歯即時埋入時に行う結合組織移植分のボリューム（スペース）をあらかじめ獲得したいときに用いる．そのため，唇側骨とは無関係であるため，2〜3か月程度の期間で軟組織を2mm程度歯冠方向に位置させ，その後保定期間は2〜3か月程度設定し，抜歯即時埋入を行っている．さらに，④に関してであるが，抜歯が容易であるため，最大限の歯根膜を温存でき，新生骨の形成に有意に働く可能性があろう．

また，後述するがソケットシールドテクニックを応用する際に，あらかじめ歯頸ラインを高い位置に設定したいとき，もしくは歯周疾患の歯で要抜歯と診断し，近遠心の骨レベルを将来設定する歯槽骨に整えるときなどに使用している．

2）骨造成を目的とした矯正的挺出の新たな可能性：Orthodontic Implant Site Development (OISD)

矯正的挺出の呼び名はさまざま（Orthodontic tooth extrusionもしくはForced orthodontic eruptionなど）あるものの，ここでは新たな歯冠側への単純な矯正的挺出とは区別するため，矯正のみで骨造成を行う手法としてOrthodontic Implant Site Development（以下，OISDと略）として，簡単ではあるが紹介することにする．

この呼び名はわれわれの友人であるAmatoら[47]がはじめに唱えたものとしてわれわれは捉えている．インプラント埋入部位の抜歯予定歯に対して矯正的

バッカルルートトルクを併用した OISD の術式のイメージ図

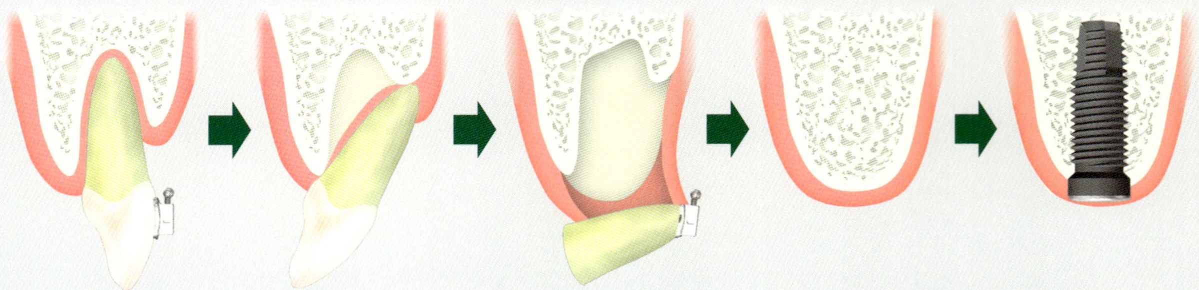

図16 バッカルルートトルクを併用した OISD の術式のイメージ図．口蓋に残存した骨造成能力のある歯根（歯根膜）を頬側歯根方向にトルクをかけながら歯根を Tip する（ひっくり返す）イメージで行う．

OISD の適応症と利点・欠点

適応症
- 抜歯予定歯の歯根膜がいずれかの部位（主に口蓋部位）に OISD を行い，骨幅を造成するだけの距離と同じだけの付着が残存していること．
- 同じ歯列，もしくは対向する歯列に矯正する必要があり，OISD を行う期間があること．
- 特殊なケースとして矯正を必要としないケースであったとしても，心理的もしくは内科的に外科治療の侵襲を最小限に抑えたい，もしくは移植材の併用を希望しない症例．

利点
- 非侵襲的にかつ安全に骨造成できる．
- 移植材を併用しなくても骨造成を行うことができる．
- フラップレス埋入を行うことができ，場合によっては即時プロビジョナルレストレーションを装着できる．

欠点
- 治療期間がかかる．
- 治療期間中の審美的配慮が煩雑である．
- 矯正専門医による OISD が必要である．

図17 OISD の適応症と利点・欠点．

挺出を図り，骨造成を行った報告は，それ以前に Nozawa らや，Zuccati らが報告しており[48,49]，矯正的挺出のベクトル方向が重要であるとされてきた[50]．

しかし，ベクトル方向を考慮するのみならず，歯根膜の骨造成能力を最大限活用し，すなわちトルク（おもにバッカルルートトルク）をかけることによって，垂直方向・水平方向に骨増大を図る手法が OISD である（図16）[47,51]．周知のように，日本人は前歯部にインプラント治療を行う際に，それ以前に残存する天然歯を矯正する必要のある症例は少なくない．矯正期間中に OISD を併用することによって，大きな時間のロスを引き起こすことなく，しかもフラップレスで埋入できる可能性がある．

ただし，矯正治療が必要ではない，もしくは患者が希望しない少数歯欠損症例では，従来のインプラント埋入術式のほうが，治療期間が短い場合が多いことに留意してもらいたい．図17に OISD の適応症と利点・欠点をまとめる．

筆者らの現在の抜歯即時埋入の分類	術前の CBCT での診断を踏まえて
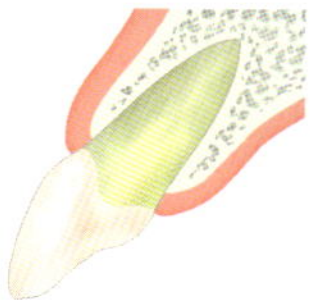 **Class 1 (Optimal Result)** 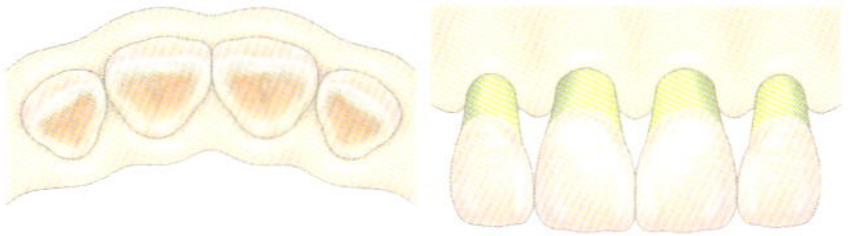 ◎	唇側骨が存在（Intact）し，かつその厚みが1 mm 以上ある（1.5mm 以上あることが望ましい）場合のみ，フラップレスで埋入を行うことができる．軟組織が薄い場合は CTG も考慮する． 備考：前歯部で唇側骨が1.5mm 以上あることは，稀である．1 mm 以上であっても，術後その形態に吸収を認めた場合は，後に CTG の検討も考える．即時プロビジョナルレストレーションもしくは歯根形のカスタム暫間アバットメントを装着することを検討する．PET（Partial Extraction Therapy）の検討も行う（**Chapter 4 参照**）．
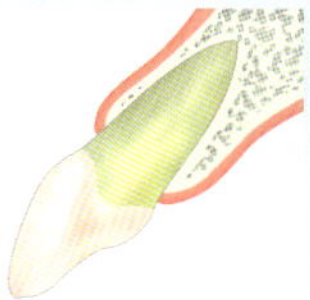 **Class 2 (Good Result)** 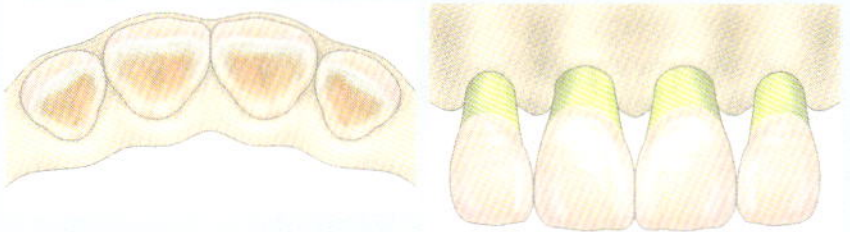 ○	唇側骨が存在（Intact）し，その厚みが1 mm 以下である場合は，CTG を併用した埋入を行う． 備考：日本人の場合，前歯部はほとんどが Class 2 である．即時プロビジョナルレストレーションもしくは歯根形のカスタム暫間アバットメントを装着することを検討する．PET（Partial Extraction Therapy）の検討も行う．
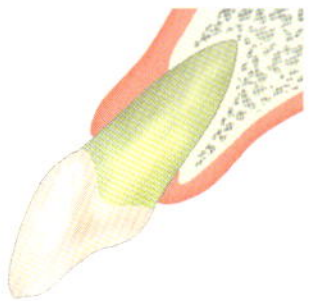 **Class 3 (Good result or Acceptable result)** 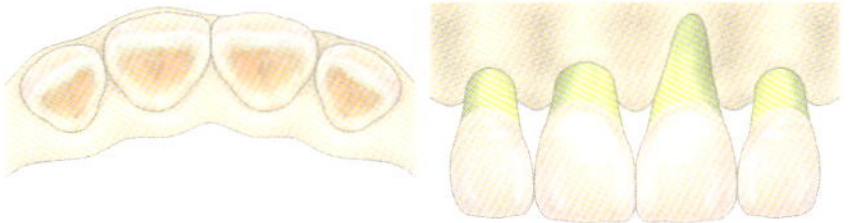 △	唇側骨は喪失しているものの，舌側骨の高さは維持されており，骨の枠組み（Bone housing）内にインプラントを埋入することができる．部分層弁・トンネルテクニックなどによる GBR と CTG の併用を行う（**Chapter 5・6 参照**）． 備考：少なくとも単独歯欠損症例であれば，初期固定が得られるのならば良好な結果に導ける．多数歯欠損症例では，個々の症例で判断する．OISD の検討を行う．
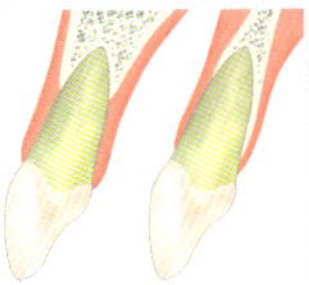 **Class 4 (Poor Result)** 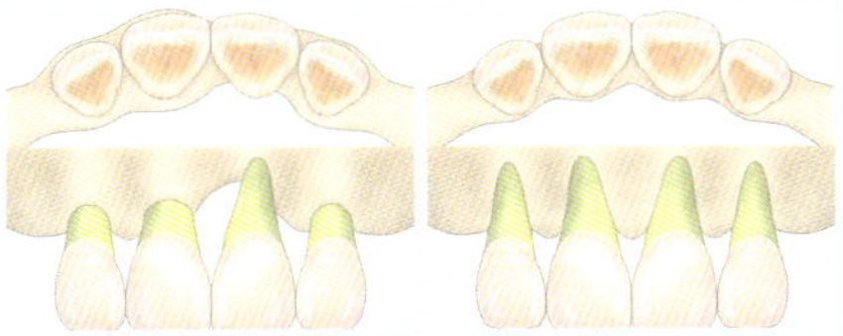 ×	唇側骨，舌側骨が喪失し垂直性の欠損が生じ，隣在歯の隣接面の付着が基準となる骨レベルよりも喪失している場合，また，抜歯窩より基底部での歯槽突起の幅が狭く骨の枠組み（Bone housing）内にインプラントを埋入することができない場合は即時埋入は禁忌である． 備考：重度の歯周疾患症例や，根尖の歯槽骨が極度に委縮しているような症例である（**図22参照**）．

図18 4-D Concept therapy による抜歯即時埋入の分類．

3 抜歯即時埋入の分類の検証

過去，われわれ（Funato, Maurice, Ishikawa）は抜歯即時埋入の分類を報告した[44]．その分類は，矯正的挺出を前提とし，Bone sounding と抜歯後の結果で判断するものであった．前述したが矯正的挺出を前提としていたが，いまもなお有効な前処置としては考えているものの，積極的には行っていない理由は述べた．また現在では術前に CT での診断が可能であるため，Bone sounding を行わずとも唇側骨の位置・厚みはあらかじめ把握することができる．しかし，われわれは抜歯即時埋入の分類は基本的に変わることなく，その分類をベースにし，新たな術式なども踏まえた分類を**図18**に示す．また過去にこの分類に沿って埋入した症例の予後も報告する．

症例7　Class 1 の予後

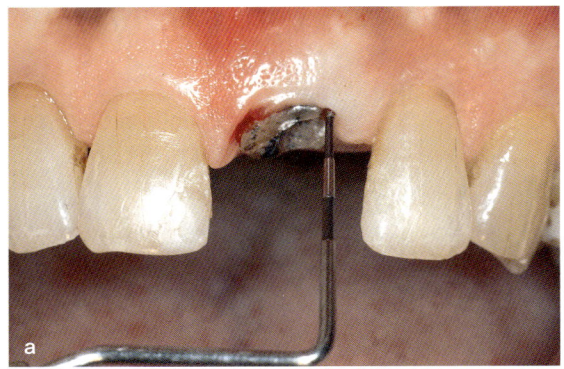
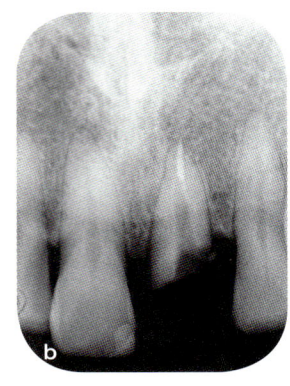

図19a, b　歯根破折を主訴に来院．

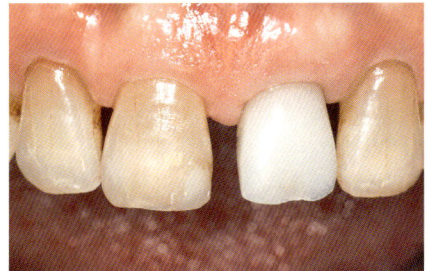
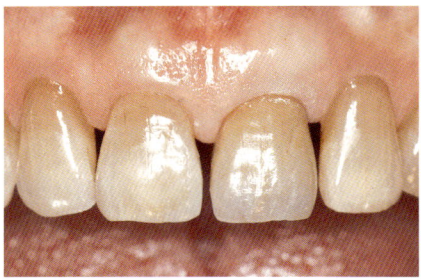
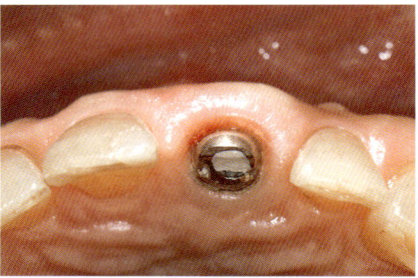

図19c　抜歯即時埋入の分類 Class 1（Optimal Result）と判断し，矯正的挺出後にフラップレスでインプラント埋入を行い，即時にプロビジョナルレストレーションを装着した．

図19d　最終補綴装置装着時の正面観．この症例は抜歯即時埋入の分類 Class 1（Optimal Result）に相当する．

図19e　術後2年も唇側には十分な組織が保存されている．歯肉・歯槽骨ともに thick type であったためと考えられる．

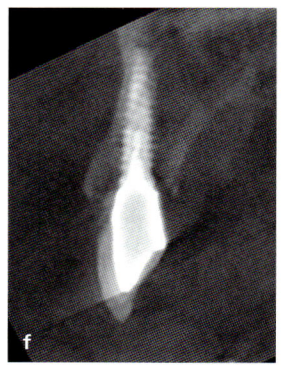
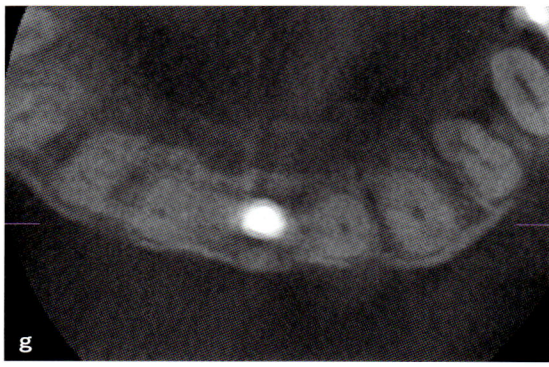

図19f, g　術後3年後のCBCT画像．唇側に左右隣在歯と同レベルまで，十分な骨幅が維持されていることがわかる．

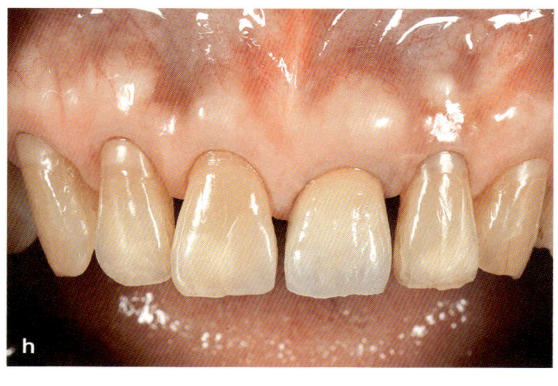
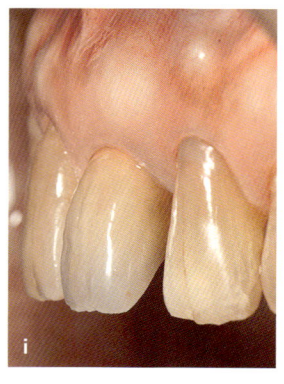

図19h, i　11年後の正面観と側方面観．残念ながら天然歯は歯肉退縮を認めるが，インプラント部周囲の軟組織は術直後の状態を維持している．

Chapter 3 審美領域における Total Extraction Therapy：その検証と進化

症例 8 Class 2 の予後

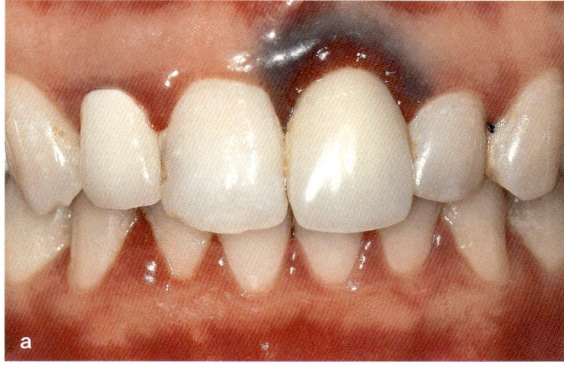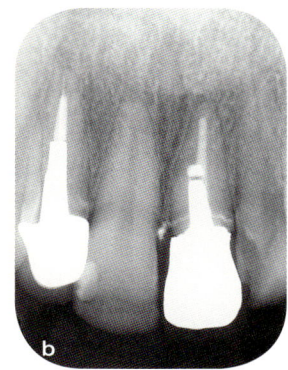

図20a, b 初診時の正面観とデンタルエックス線写真．メタルタトゥーの審美障害とデンタルエックス線写真より歯根1/3部にパーフォレーションを認める．

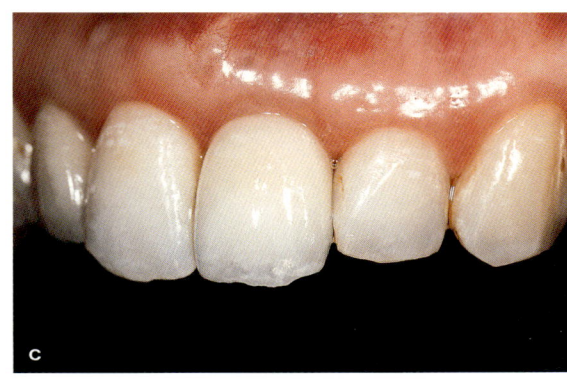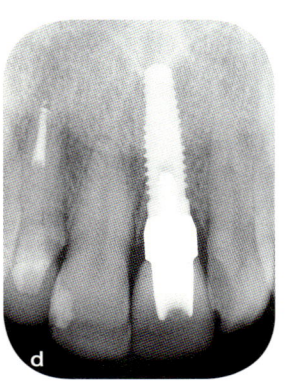

図20c, d 最終補綴装置装着後の側方面観とデンタルエックス線写真．抜歯即時埋入の分類 **Class 2**（Good Result）に相当する．

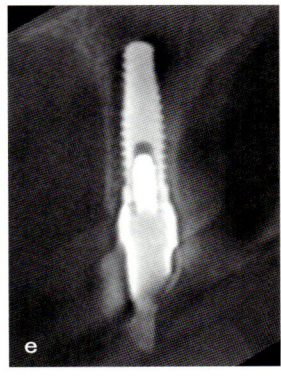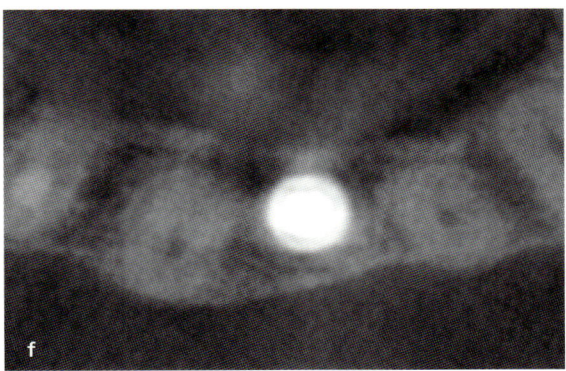

図20e, f 4年後の CBCT の評価．唇側骨は温存されているものの，右側同名歯に比べ，ボリュームが減じていることがわかる．その不足分を結合組織が補償していることがわかる．

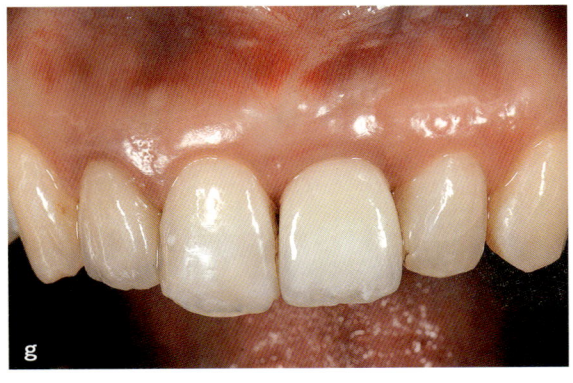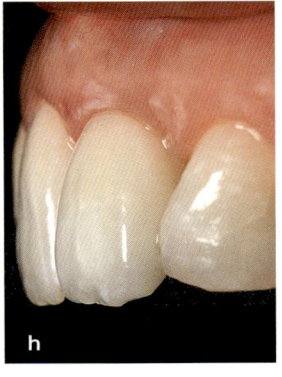

図20g, h 12年後の前方面観と側方面観．わずかなボリューム不足はあるものの，12年間その形態を維持している．

症例 9　Class 3 の予後

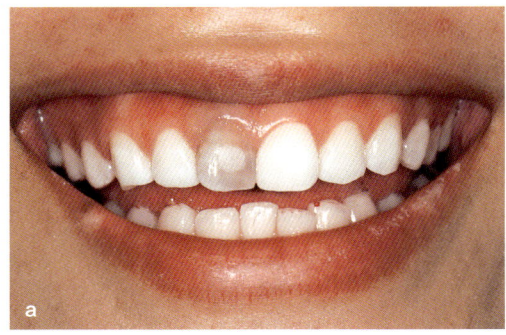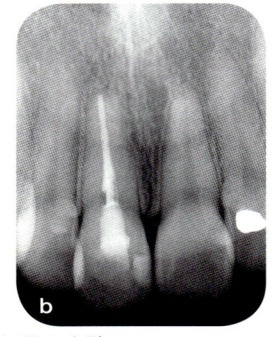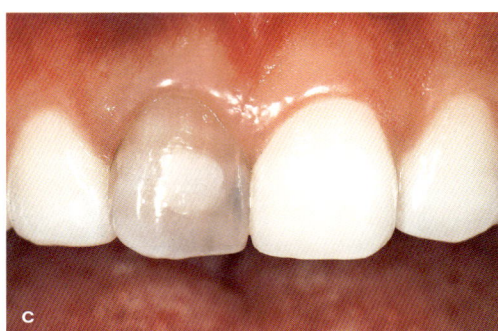

図21a～c　唇側中央部歯根のクラックによる疼痛を訴え来院.

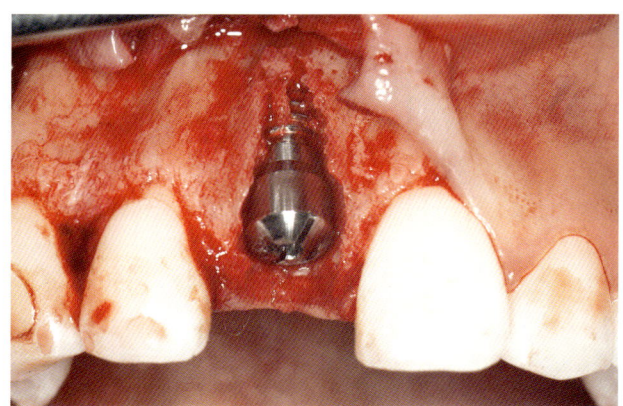

図21d　矯正的挺出後，抜歯即時埋入を行ったものの，唇側中央のクラックのため，唇側の骨は喪失しているが，インプラント体は骨のなかに収まっている.

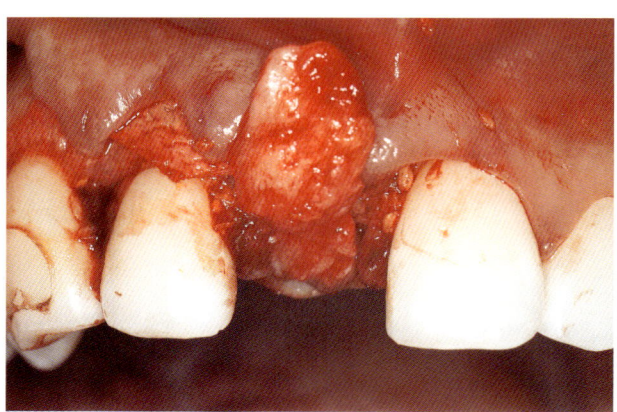

図21e　骨移植材，吸収性膜を用いて GBR を行い，同時に CTG を行った.

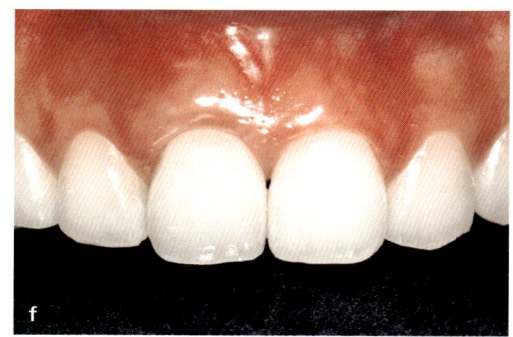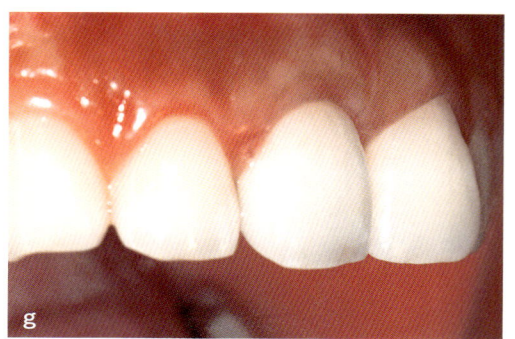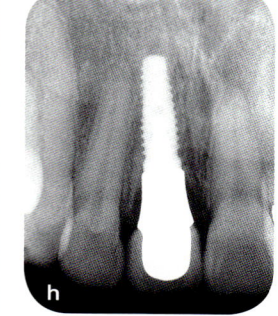

図21f　最終補綴装置装着時．審美的な結果であるものの，唇側歯頸部にわずかに陥凹を認める.

図21g, h　術後2年の上顎右側方面観とデンタルエックス線写真．組織は安定した状態が保たれている.

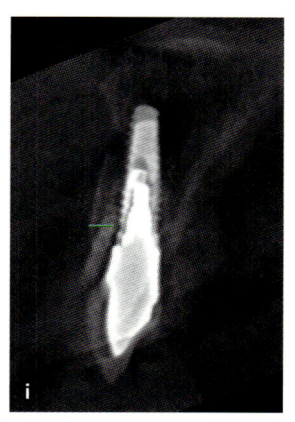 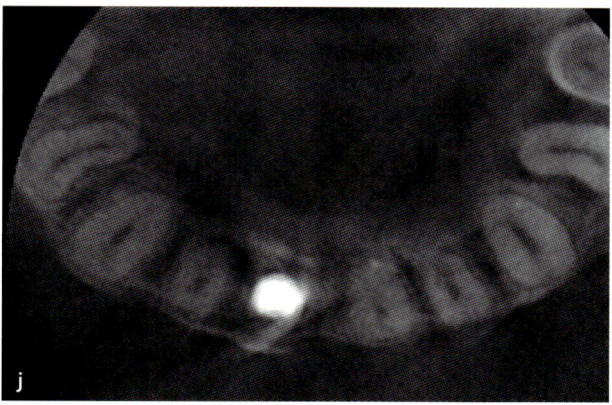

図21i, j 術後3年後のCBCT像.抜歯即時埋入と同時に唇側にGBRを行った結果,骨様組織を唇側に認める.

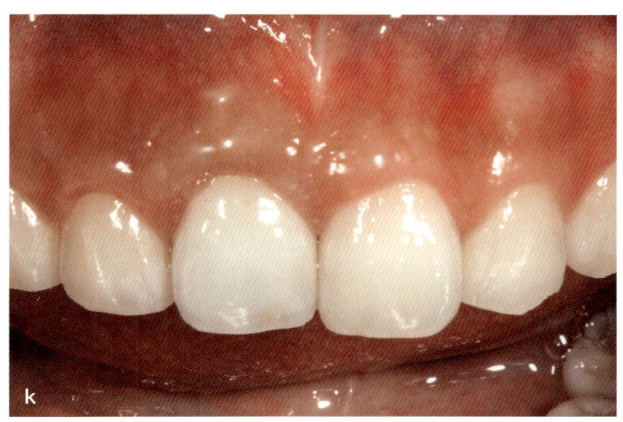 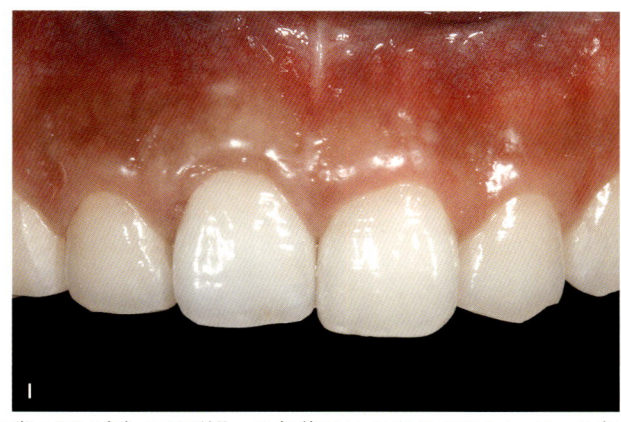

図21k, l 最終補綴装置装着3年後(28歳女性:2009年)と6年後(31歳:2012年)の正面観.3年後ではさほどではないが,6年後には顎骨の成長にともなう天然歯切端との顕著な段差を認める.幸いにして患者は,この段階で審美的障害を訴えていないものの,最終補綴装置の再製作を提案している.

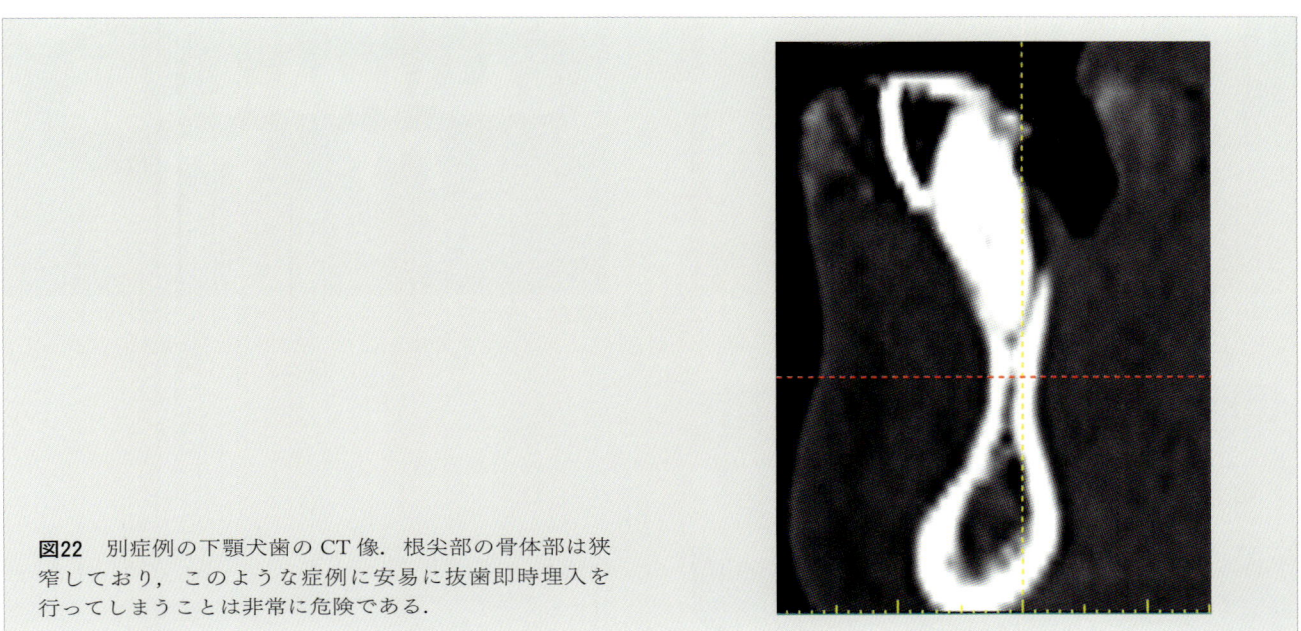

図22 別症例の下顎犬歯のCT像.根尖部の骨体部は狭窄しており,このような症例に安易に抜歯即時埋入を行ってしまうことは非常に危険である.

6. 4-D コンセプトに基づいた戦略的抜歯即時埋入

1 多数歯欠損における抜歯即時埋入

●オプション1：①|①②③に4本埋入

　この考え方は補綴装置を単冠で行え，一見，清掃性・審美的観点から有利であると考えられるかもしれない．たしかに，清掃性には有利であるが，歯間乳頭は決して高位に位置する保証はなく，また近遠心的埋入ポジション・深度もかなり熟練を要する．また，唇側に大掛かりなGBRを行う必要性もあるかもしれない．たとえ，埋入位置が正確であったとしても，結果としてはロングコンタクトの補綴装置を装着することが多くなり，補綴装置がスクエアな形態となれば，天然歯や顔貌との不調和をきたすことにもなりかねない．また，治療費も本数が増えることにより高くなる可能性がある．

●オプション2：①|①2③または①|1②③の3本埋入の補綴装置装着

　いずれの部位に埋入するかは別として，この手法が一般的に採用される選択肢かもしれない．しかし|2 3に埋入するとインプラント間の距離は3mmを確保できず，また1|1の間にインプラント埋入したとしても3mm確保が限界であり，やはり歯間乳頭の再現にとってもっとも重要な正中に再現できない可能性がある．

●オプション3：②|1①2③に3本の埋入後，補綴装置装着

　本症例では，|2は口蓋側に転移した失活歯であり，補綴装置を製作する必要があった．この部位に戦略的抜歯を行い，インプラント埋入を行えば，インプラント-ポンティックの連続した形態をとることが可能であり，歯間乳頭再現の条件としてはもっとも有利となる．もちろん|2が生活歯であれば，この選択肢はあり得ないであろう．

　当時この主旨を患者に説明し，オプション3の②|1①2③に3本の埋入後，補綴装置装着の同意を得た．そして段階を踏んだ抜歯即時埋入を行いなが

症例10 上顎前歯部多数歯欠損症例：4 - Dコンセプトに基づいた戦略的抜歯即時埋入

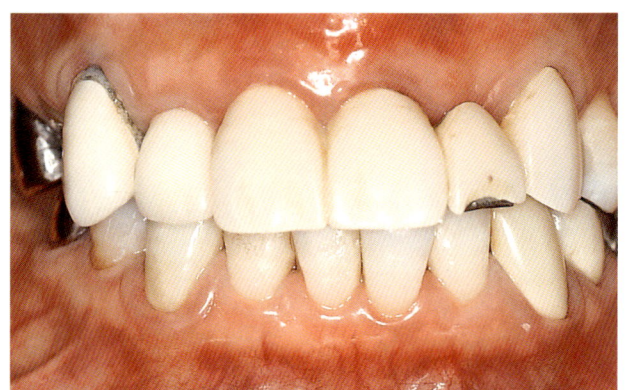

図23a　初診時正面観．歯肉のbiotypeはどちらかといえばthinと判断できる．

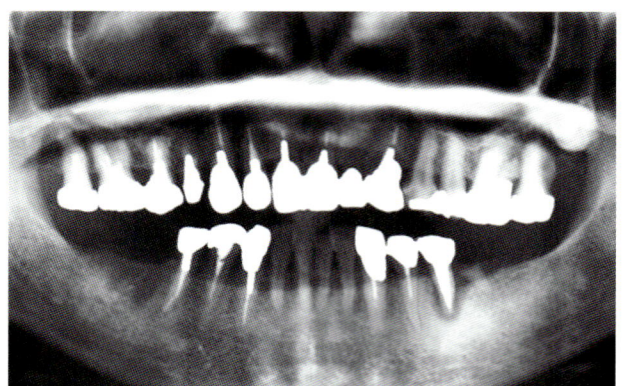

図23b　初診時パノラマエックス線写真．下顎臼歯部欠損にはインプラント治療を行い，咬合回復が最優先となる．

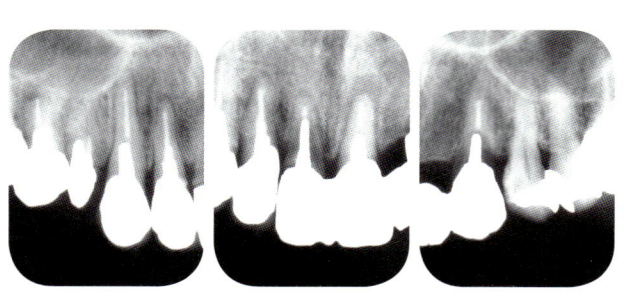

図23c　初診時デンタルエックス線写真．|3には縁下う蝕および前歯部のブリッジの動揺も認めた．また，1|も脱離にともなう根管内う蝕を認め，予後不良と判断した．

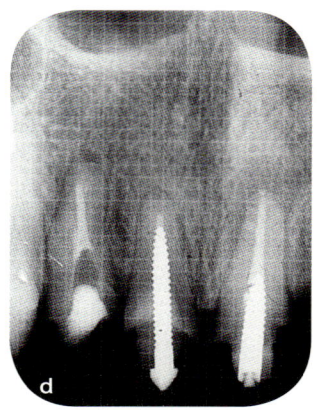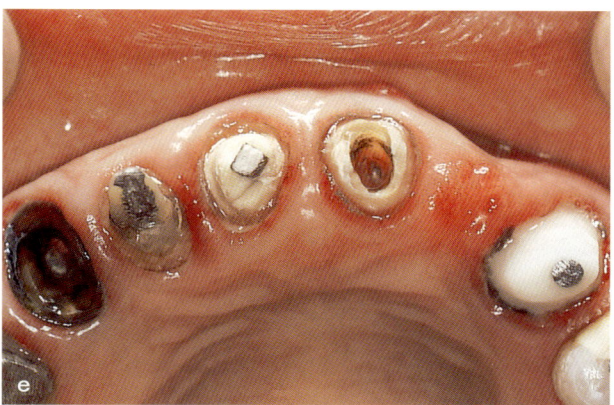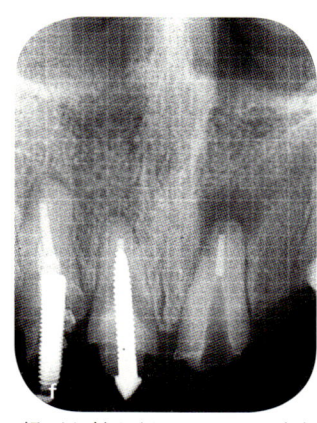

図23d〜f 上顎前歯部補綴装置除去後の咬合面観およびデンタルエックス線写真．予後不良の|3 は縁下う蝕を認めたものの咬合確保のため，一時的にレジン築造を行った．1|1 のメタルポストを除去したところ，|1 唇側にわずかなパーフォレーション，1|唇側中心部のクラックを認め，|1 もやむなく抜歯と診断した．結果として 1|1 2 3 の欠損にどのような設計でインプラント治療を行うかが，この症例の鍵となる．

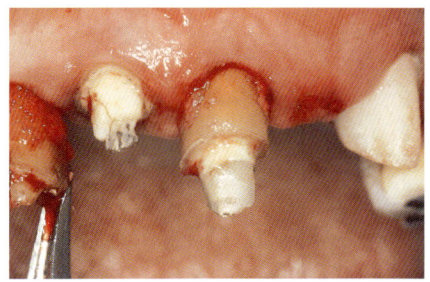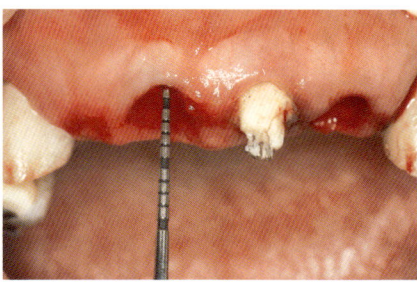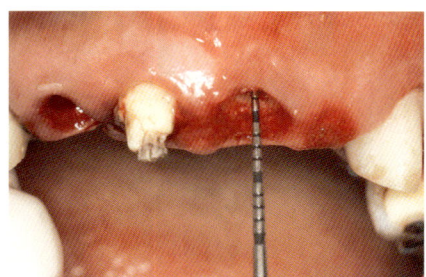

図23g まずは暫間的に|3 に CR コアを立て 3+3 のプロビジョナルレストレーションを装着し，次に 2|1 の抜歯を行った．

図23h 2|の唇側骨頂部の位置を確認する．

図23i |1 の唇側骨頂部の位置を確認する．

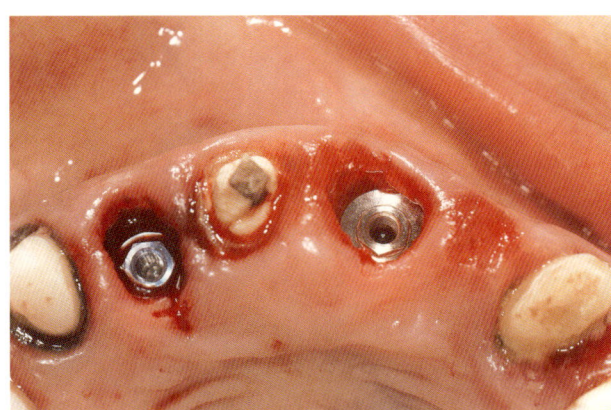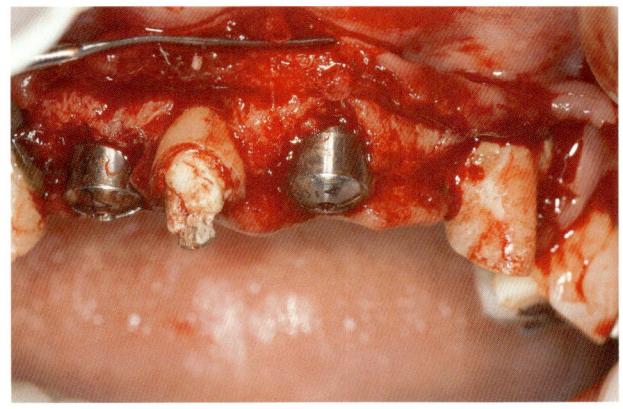

図23j 2|1 部の唇側部位にギャップが残るように抜歯即時埋入を行った．

図23k 2|の唇側骨は十分な骨の厚みがあることがわかり，|1 では薄い歯槽骨の存在がわかる．また 1|の唇側にはクラックの存在を認める．唇側骨の状態から，2|はもともと口蓋転移していたため，相対的に抜歯即時埋入の Class 1，|1 は Class 2 である．

ら，治療時も前歯部にプロビジョナルレストレーションを装着しながら順次，抜歯と診断した天然歯をインプラントに置換していくことにした．

本症例は挺出後に 2|1 にインプラントを埋入し

た．その後，頬側歯肉弁を翻転し，抜歯窩内の唇側ギャップに骨補填材を充填し，歯肉弁をより歯冠側に位置づけた．2|は抜歯即時埋入の分類 Class 1，|1 は Class 2 と診断し，約 4 か月後にファイナ

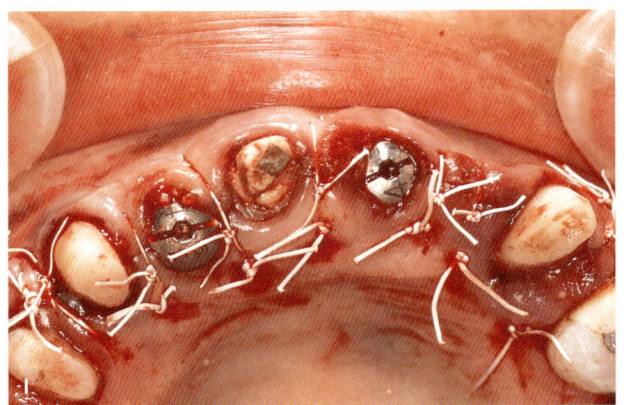
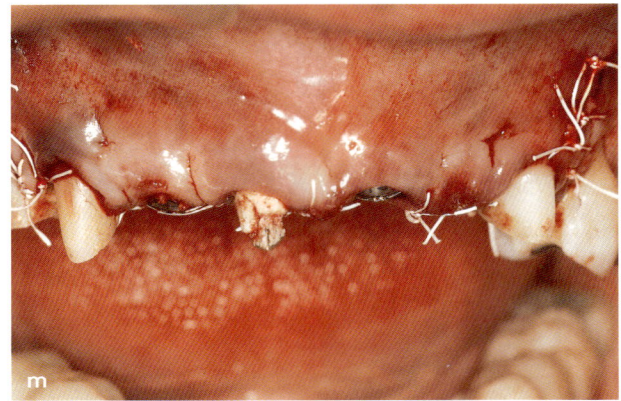

図23l, m　抜歯窩に骨補填材を充填し，歯肉弁に減張切開を入れ，歯冠側に弁を移動して縫合した．

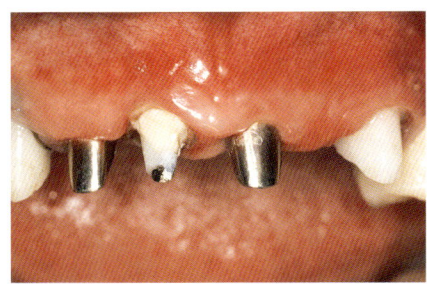
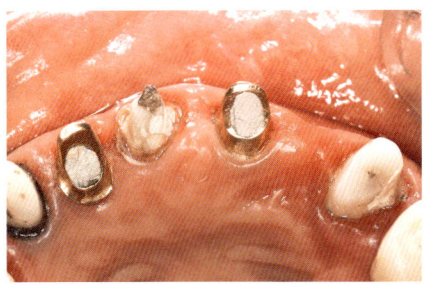
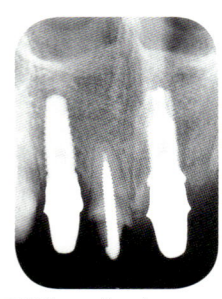

図24a　G-UCLAアバットメント装着後の正面観．2|1インプラント埋入，4か月後印象を行い，ファイナルアバットメント（G-UCLA）を装着．

図24b　G-UCLAアバットメント装着後の咬合面観．アクセスホールが口蓋に位置しており，埋入ポジションが適切であったことがわかる．

図24c　同部位のデンタルエックス線写真．

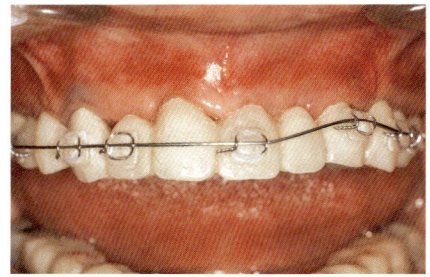
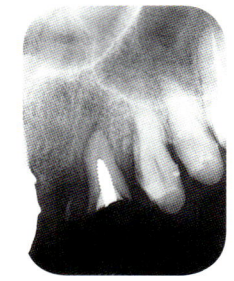
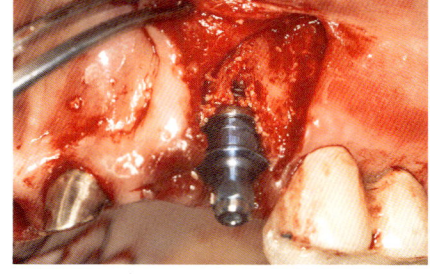

図25a　3|, |1の順に矯正的挺出を行う．

図25b　矯正的挺出後3か月の|3のデンタルエックス線写真．

図25c　唇側に裂開を認めることからClass 3であることがわかる．埋入後GBRおよびCTGを併用する．

ルアバットメントを装着して1|3を順次，矯正的挺出した．その後，1|は抜歯窩内に骨補填材を充填し，オベイトポンティックで歯間乳頭の形態を維持した．|3は抜歯後，Class 3であったため唇側にGBRと同時にCTGを行った．また，|1もClass 2であったためポンティック部の|2唇側部の厚みの確保も兼ねてCTGを行った．同時に，3|も同様の理由からCTGを行い，約4か月後にプロビジョナルレストレーションでティッシュスカルプティングを行った．それをコピーしたカスタムインプレッションコーピングにて印象を採得し，ファイナルアバットメントをG-UCLAアバットメントにて製作した．

次に，抜歯即時埋入においては，埋入ポジション，とりわけインプラント長軸方向が重要であると筆者らは考えている．数多くの報告同様に，長軸方向は最終補綴装置切端を唇側に越えず，かつ埋入位置そのものが過度に口蓋に位置しないようにすることが重要である．したがって，抜歯即時埋入の理想的なポジションは，アバットメントのアクセスホールの位置によって判断できると考えている．すなわち，アクセスホールが唇側面観からみることができないような状態が望ましい．本症例においても前歯部3本のインプラントは，適切に埋入されている．

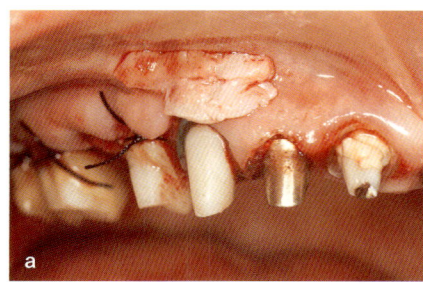
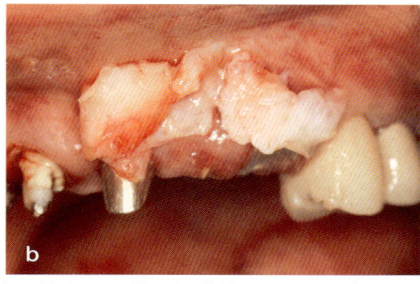
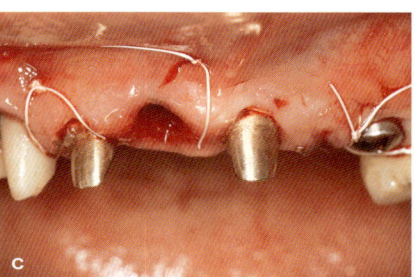

図26a, b 上顎右側臼歯部の歯周外科手術時に採取した結合組織片を用い，3̲|1 2 3 部にCTGを行う．|1̲はClass 2であるため，この時同時にCTGを行った．

図26c |1̲抜歯後，CTG終了時．

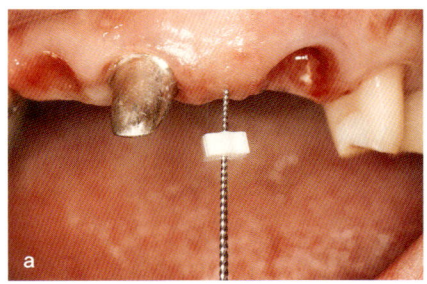
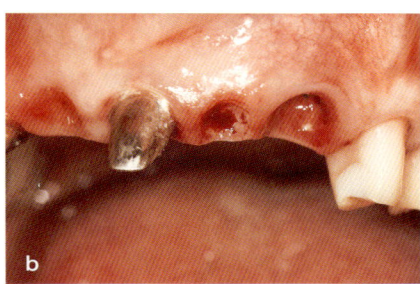
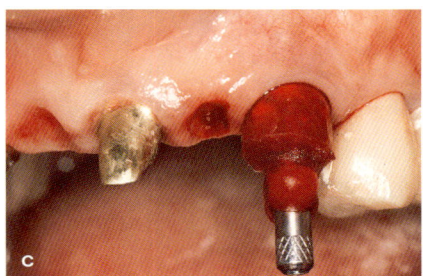

図27a〜c 3̲|にインプラント埋入．3か月後にプロビジョナルレストレーションにてティッシュスカルプティングを行った．その後，|2̲の歯肉の厚みを計測し，オベイトポンティックの製作のために歯肉の整形を行い，カスタムインプレッションコーピングで3̲|の印象を行った．

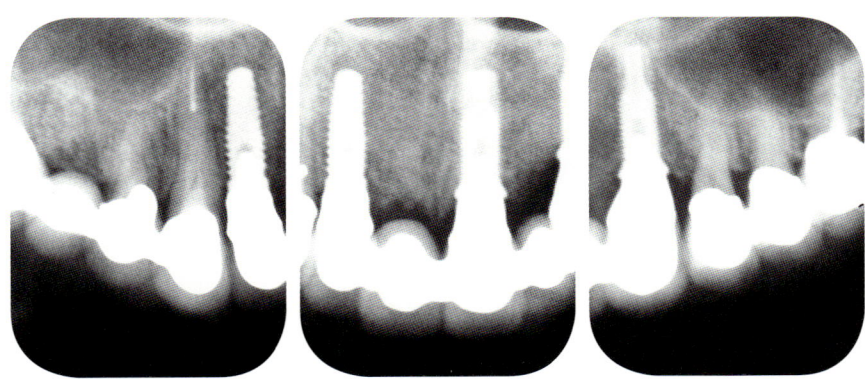

図28a 最終補綴装置装着時のデンタルエックス線写真．

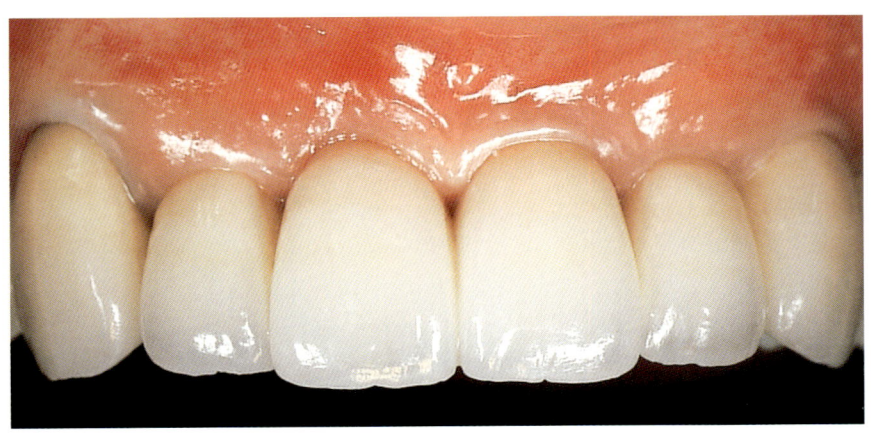

図28b 最終補綴装置装着時の正面観．

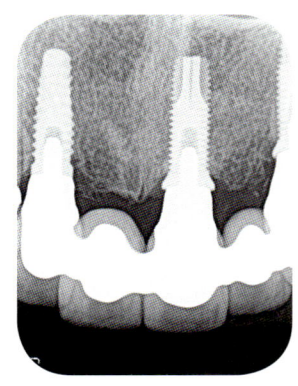
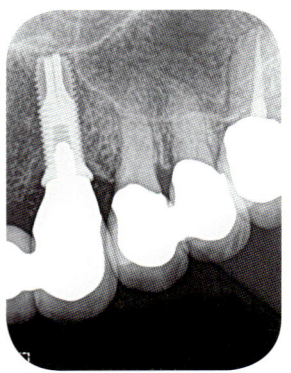

図29a　最終補綴装置装着8年後のデンタルエックス線写真.

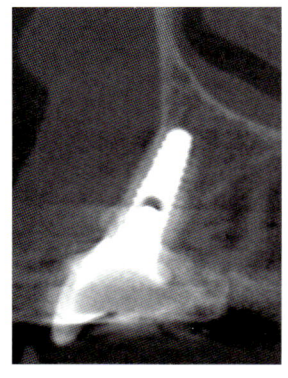
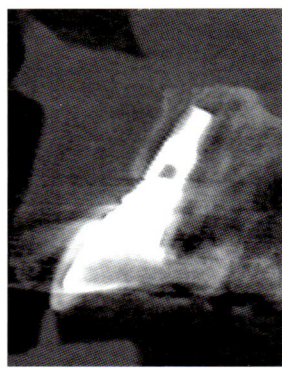
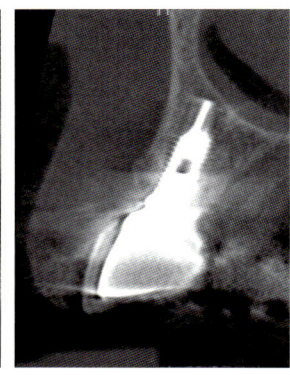

図29b　最終補綴装置装着8年後のCT画像．⎿1唇側部位では，第2スレッド（機械加工面と粗造面境界部）まで骨吸収している．一方注目すべきは，⎿3部ではリモデリングが進み良好に骨に置換されており，その骨幅も変化していないことがわかる．

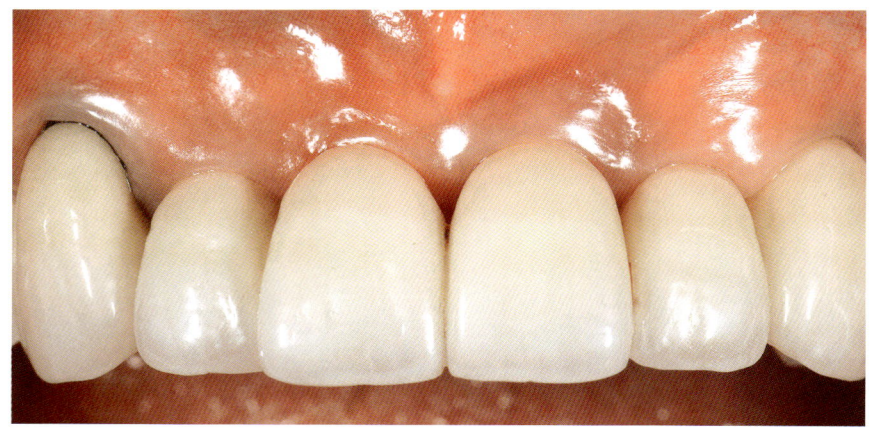

図30　最終補綴装置装着10年後の正面観．残念ながら天然歯の⎿3部には歯肉退縮を認めるものの，インプラント部には，アバットメントの露出は認められず，臨床的には良好に推移していると思われる．本症例を振り返るに，現在ならおそらく①①②③もしくは，①│１ ２ ③に埋入していたかもしれない．

7．GBRの前処置としての抜歯窩保存の意義

　複雑な多数歯欠損症例で，インプラントサイト，ポンティックサイトにおいて抜歯を行う場合，隣接する欠損部歯槽堤も含めた三次元的な歯槽堤再建が必要になることが少なくない．チタンメッシュと吸収性膜を使用する症例など，GBRをより安全に行うためには，抜歯窩の治癒を待って大きなフラップを形成するほうがよい．しかし，骨壁の吸収が大きい歯を抜歯して放置すれば，軟組織自体も治癒期間中に収縮してしまう可能性がある．

　そこで，抜歯窩保存術を行っておくことで，軟組織の収縮を防ぎ，GBRの予知性を高めることができるのではないかというアイデアに達する．この場合，抜歯窩の骨性の治癒を待つと，後に計画されるGBRも含めて治癒期間が延長されるため，8週間

程度軟組織の治癒を待ち，GBRを行うことになる．実際は移植材の量や骨壁の状態，メンブレン使用の有無などに軟組織の治癒が影響されるため，必ずしも有効とはいえない場合がある．抜歯のみを行って軟組織の治癒を待ったほうがよい場合もあるであろう．しかし，感染，症状のコントロールのために早期に抜歯が必要で，つぎのGBRまでに長期間を要する場合はこの処置が有益であろう．

8．抜歯窩保存の問題点

前述したが，文献でも報告されているように，移植材を填入したものの，完全に骨への置換が起きない可能性もある．このときは，改めて移植材を除去し，再度インプラント埋入と同時にGBRを行う必要がある．また，歯槽堤保存を行っても，形態を完全に維持できない場合もある．しかし，このような場合でも，前歯部においては歯肉退縮の減少，または後に行うGBRによる増大量の減少というメリットが考えられる．

抜歯窩の骨化不全の理由としては，治癒能力低下の個体差，抜歯窩の掻爬不足，抜歯窩からの出血の不足のような局所の組織活性の低下，吸収性膜の不適切な設置などが原因として挙げられよう．

症例11　GBRを行うことにより唇側に十分な厚みを担保した症例

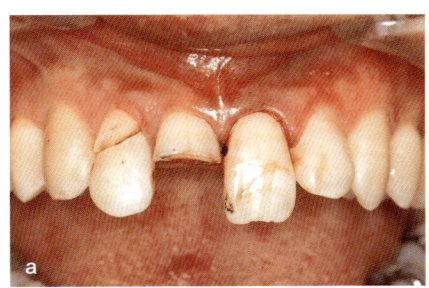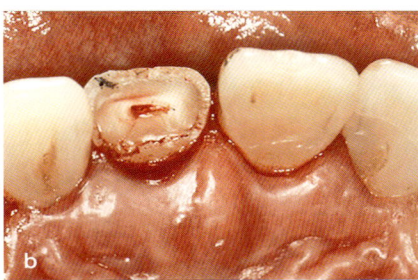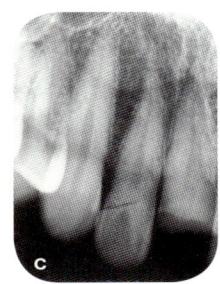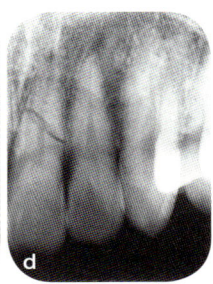

図31a〜d　患者は41歳，男性．外傷による前歯部動揺を主訴に来院．初診時正面観，咬合面観およびデンタルエックス線写真．2|に歯槽骨縁下まで及ぶ歯冠破折，|1に歯冠2/3に及ぶ露髄をともなう破折，|1に根尖1/3付近での歯根破折を認めた．その結果，2|1にインプラント埋入を計画し，|1は歯冠修復を行うことにした．

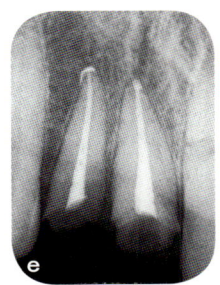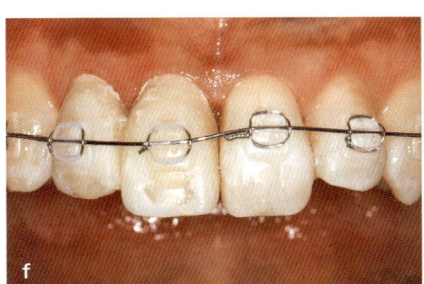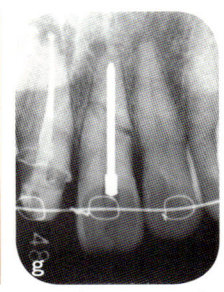

図31e〜g　まず2|1の根管治療を終了し，|1は既製ポスト，充填後2|1に矯正的挺出を行った．しかし残念ながら|1は破折部付近で腫脹が起きたため抜歯を行った．　**図31h**　|1抜歯後2か月の正面観．

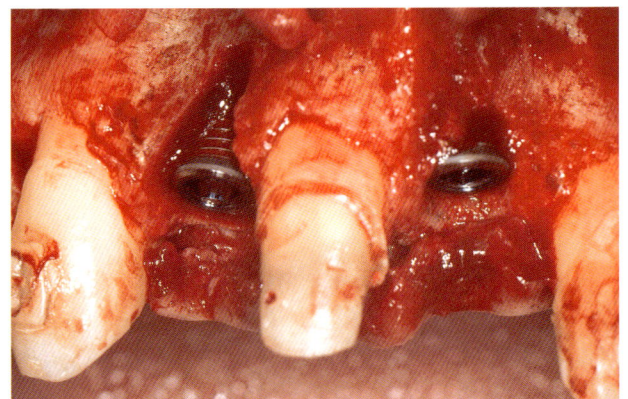

図31i ｜2は抜歯即時埋入を行った．抜歯即時埋入の分類ではClass 3に相当し，両隣在歯が存在し，唇側には骨の裂開を認めるものの，骨の枠組みのなかにインプラントを埋入できた．

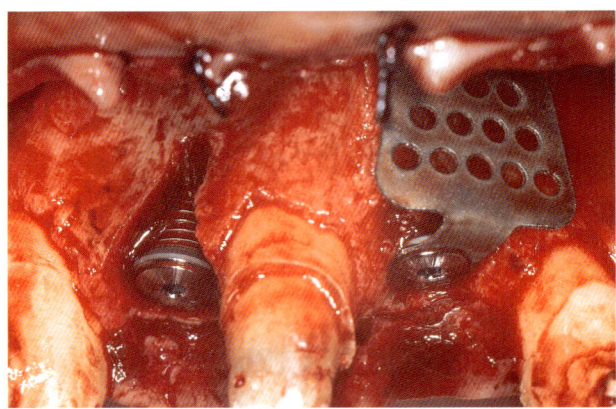

図31j 本症例では｜2は抜歯即時埋入であったため，歯肉の完全閉鎖が不安視されたため，チタンメッシュ（FTwing）は使用せず1｜のみに使用した．

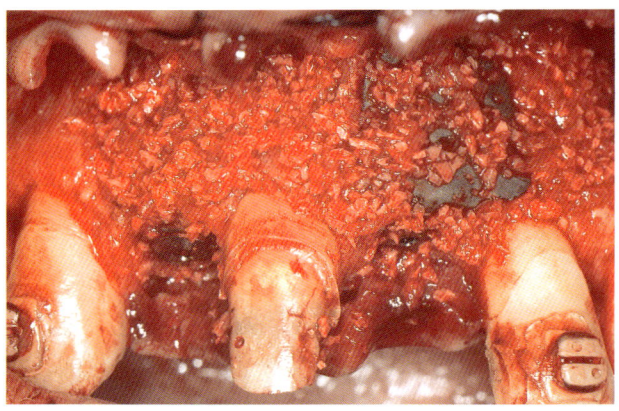

図31k その後，自家骨，異種骨を充填し，吸収性膜を設置し縫合した．

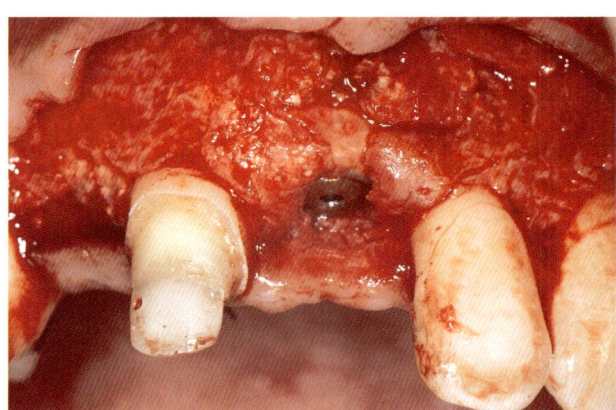

図31l 約6か月後，チタンメッシュ（FTwing）を除去した．2｜1ともに唇側には十分と思われる骨様組織の再生を認めた．1｜の唇側部位にも歯槽骨の再生を認める．

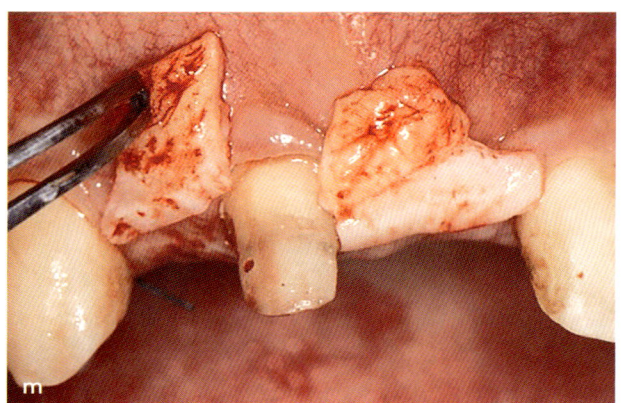

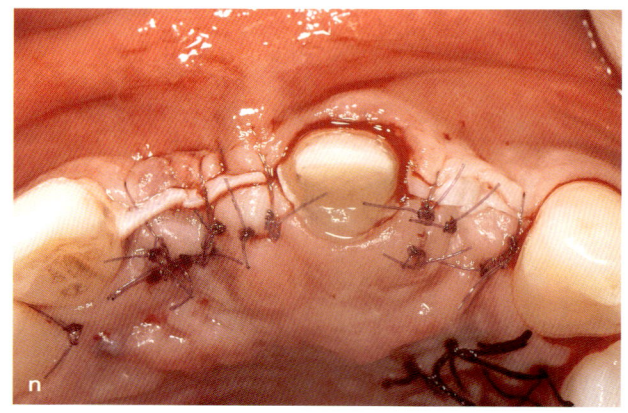

図31m, n その後，上皮付きの結合組織移植を行った．

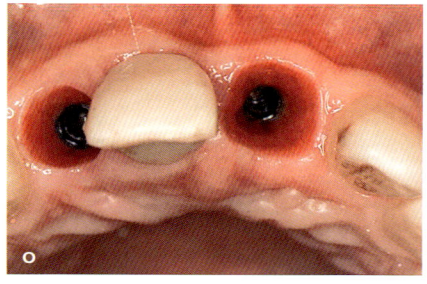

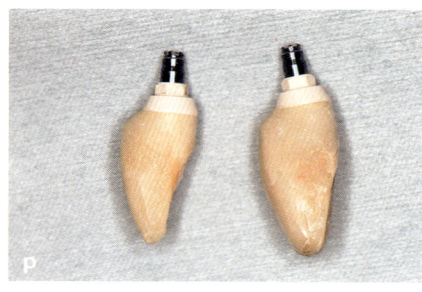

図31o, p 2か月後，limited punch outを行い，スクリューリテイン様式のプロビジョナルレストレーションにてティッシュスカルプティングを行った．

Chapter 3 審美領域における Total Extraction Therapy：その検証と進化

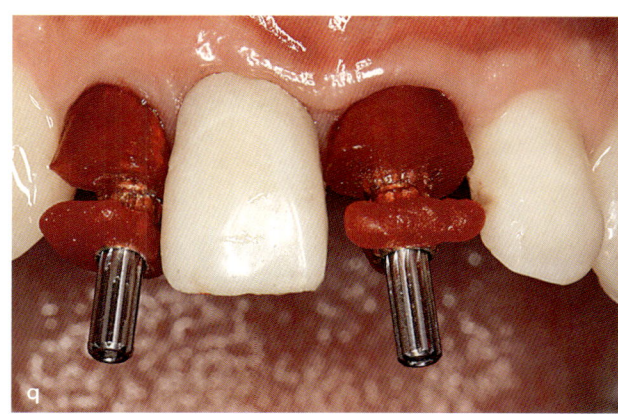
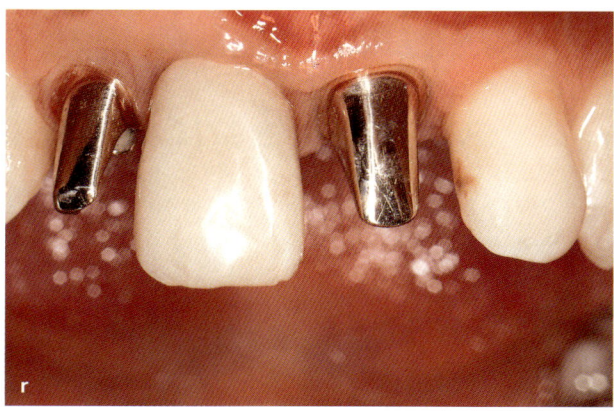

図31q, r プロビジョナルレストレーションの形態をコピーしたカスタムインプレッションコーピングを用い印象採得を行い，G-UCLA アバットメントを装着した．

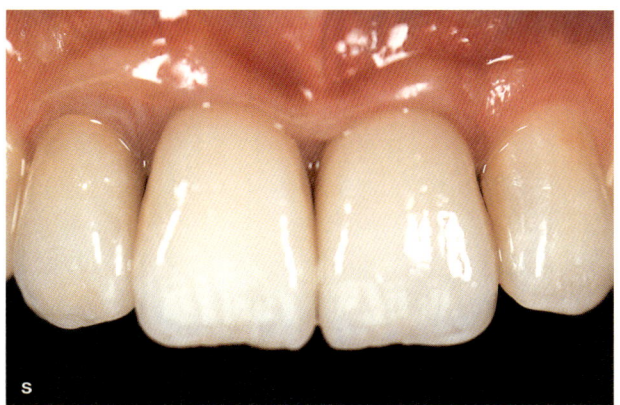
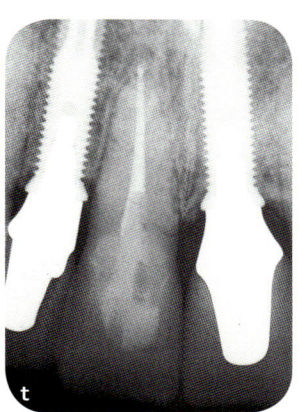

図31s, t 最終補綴装置装着時の正面観およびデンタルエックス線写真．

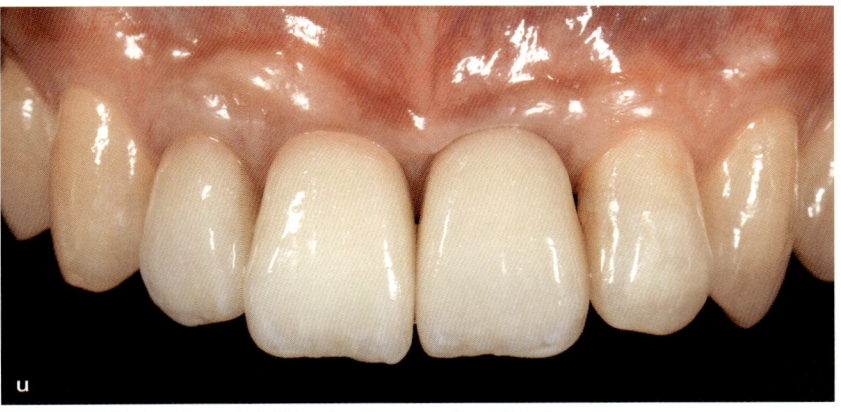
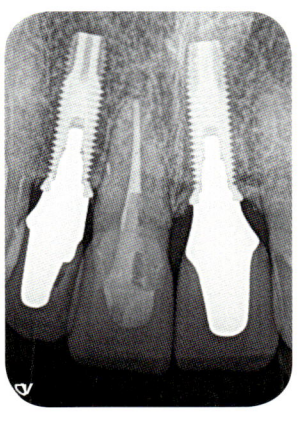

図31u, v 術後10年の正面観とデンタルエックス線写真．

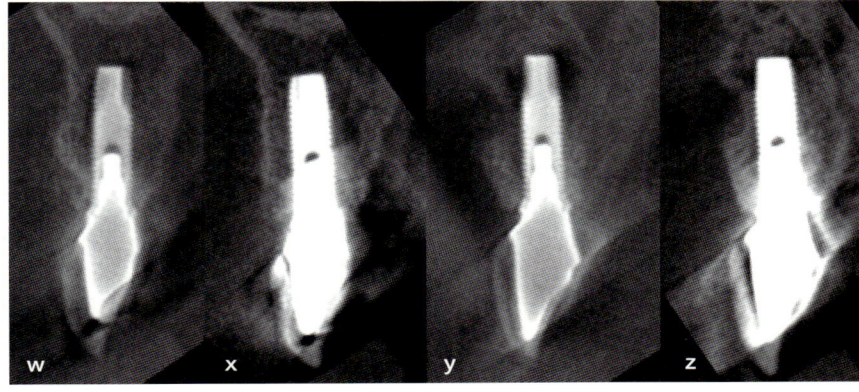

図31w〜z 水平的骨造成．CTでの術後1年半（w, y）と9年半（x, z）の比較．その骨量はほとんど変化なく保たれており，両インプラント周囲で良好にリモデリングが行われているようである．

9. 抜歯即時埋入の新たな可能性：Prosthetic socket sealing（フラップレス抜歯即時埋入＋即時プロビジョナルレストレーションによる歯槽堤形態維持）

Tarnow, Chu, Saito, Sarnachiaro らは一連の4部作の報告のなかで，Intact の抜歯窩に即時埋入を行うときに，唇側のギャップには吸収置換の遅い移植材を充填し，抜歯窩の開放部を暫間アバットメントもしくは即時プロビジョナルレストレーションで封鎖することが，歯槽堤の維持には有用であると報告した．当然のことながら，歯槽堤の形態が維持されれば，理想的な位置に埋入されているインプラントは口蓋に埋入されているので，結果として唇側の歯肉の幅径も厚く維持され，術後の組織安定性も望める．そして著者らは，このテクニックを本文中で"prosthetic socket sealing" として紹介している（**図32**）[52,53]．

しかし，口蓋に埋入されているインプラントに円形状の抜歯窩の径より大きな既製暫間アバットメントを装着するよりは，歯肉貫通部を模倣したプロビジョナルレストレーションを装着するほうが理に適っている[54]．また同様に，唇側骨が喪失している抜歯窩であっても，コラーゲン膜を骨欠損部に挿入するいわゆる "ice cream cone flapless grafting technique" を用いることにより維持されるとしている．これらの報告では，術前の CBCT の評価を用いた唇側骨の有無・厚みとの相関関係が報告されていないことは残念ではあるが，ケースシリーズとして多くの症例を用い，prosthetic socket sealing の有効性を数値的に証明したことは評価に値する[55]．

そもそも，prosthetic socket sealing の有効性はかねてより報告されていた．初期固定が十分であれば，即時プロビジョナルレストレーションを装着し，初期固定が不十分であればカスタム暫間アバットメントを用い，socket の形態を維持するように，すなわち prosthetic socket sealing を行ってきた．また，抜歯した天然歯の歯冠部を即時プロビジョナルレストレーションに応用する手法[56]も報告されている（**症例12**）．

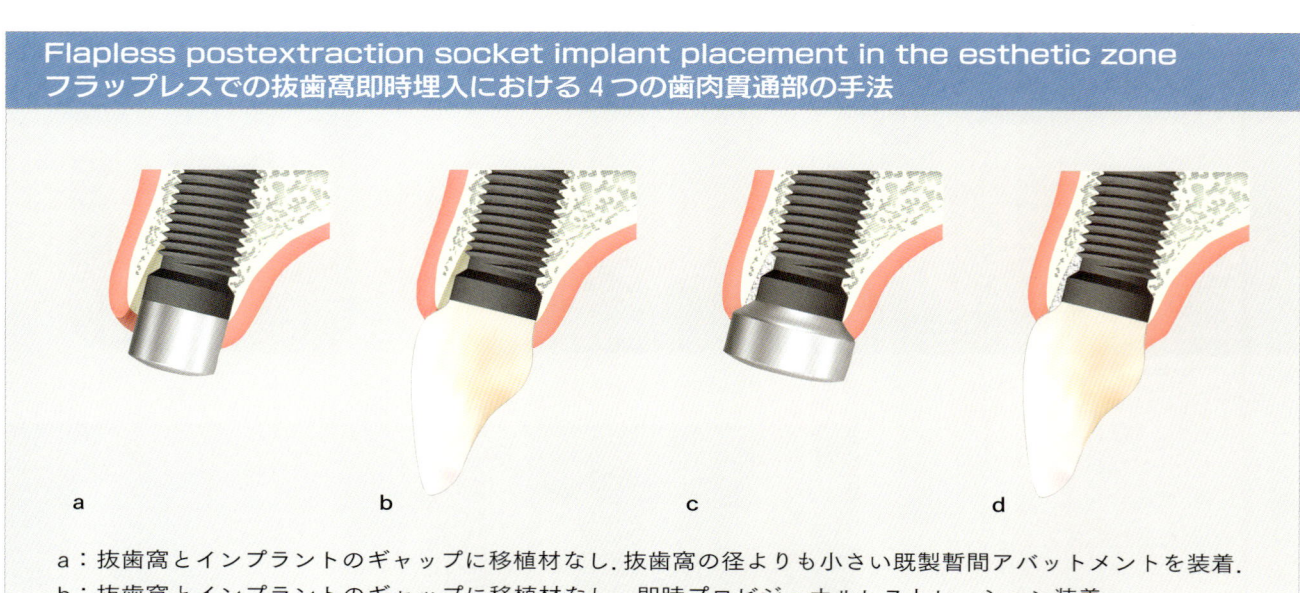

Flapless postextraction socket implant placement in the esthetic zone
フラップレスでの抜歯窩即時埋入における4つの歯肉貫通部の手法

a：抜歯窩とインプラントのギャップに移植材なし．抜歯窩の径よりも小さい既製暫間アバットメントを装着．
b：抜歯窩とインプラントのギャップに移植材なし．即時プロビジョナルレストレーション装着．
c：抜歯窩とインプラントのギャップに移植材あり．抜歯窩の径よりも大きめの既製暫間アバットメントを装着．
d：抜歯窩とインプラントのギャップに移植材あり．即時プロビジョナルレストレーション装着．

図32 このなかで形態を維持できる傾向があったのは，c, d であった（文献52, 53より引用改変）．

Chapter 3 審美領域における Total Extraction Therapy：その検証と進化

> **症例12** 外部吸収の天然歯をテンプレートとして用い抜歯即時埋入を行い，その歯冠部で prosthetic socket sealing を行った症例

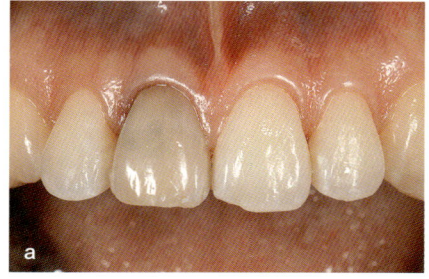
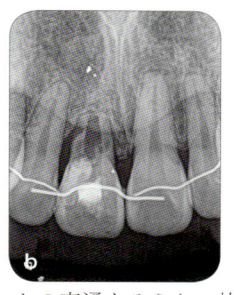
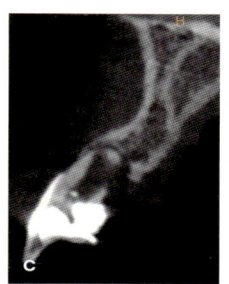

図33a〜c　矯正治療終了後の状態，口蓋部からポケットの交通もみられ，抜歯と診断．

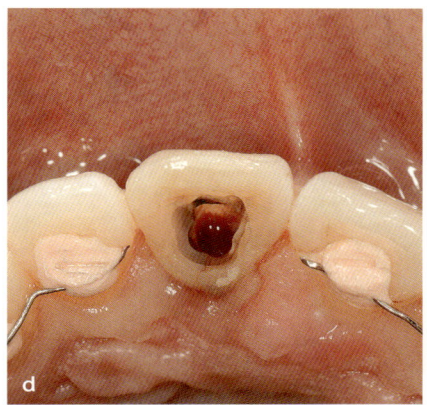
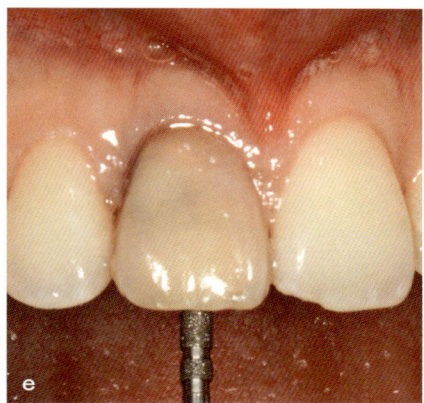
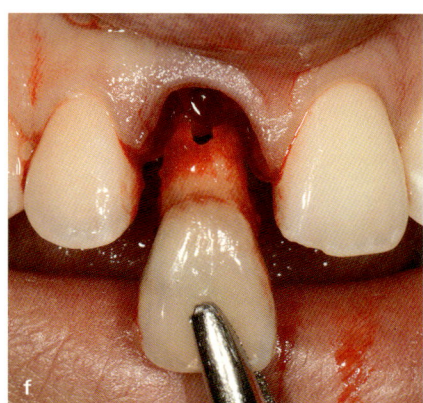

図33d〜f　口蓋部より2710バーを用い，インプラントホール形成後，天然歯を抜去した．

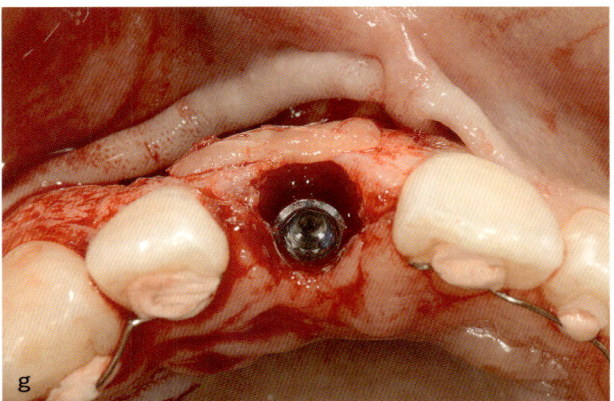
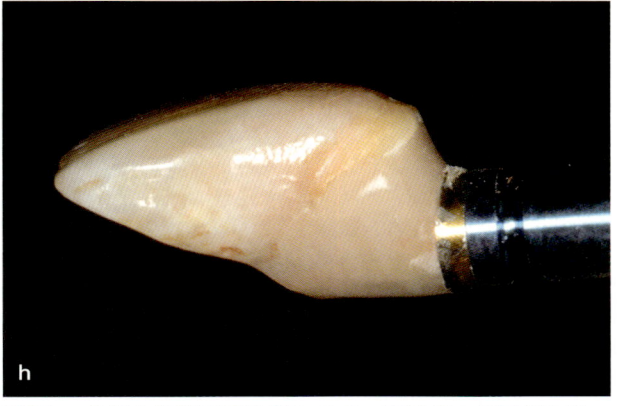

図33g　唇側吸収の補償のため，あえて結合組織を設置した．

図33h　良好な初期固定を得たので，天然歯の歯冠部を用いプロビジョナルレストレーションを製作．

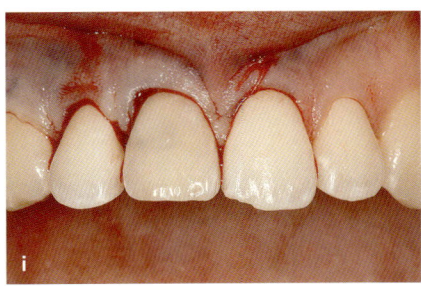
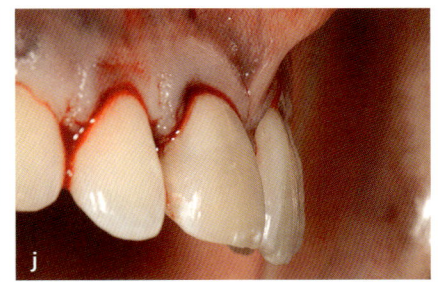
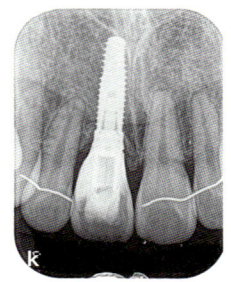

図33i〜k　抜歯即時埋入，プロビジョナルレストレーション装着直後の正面観，側方面観，デンタルエックス線写真．

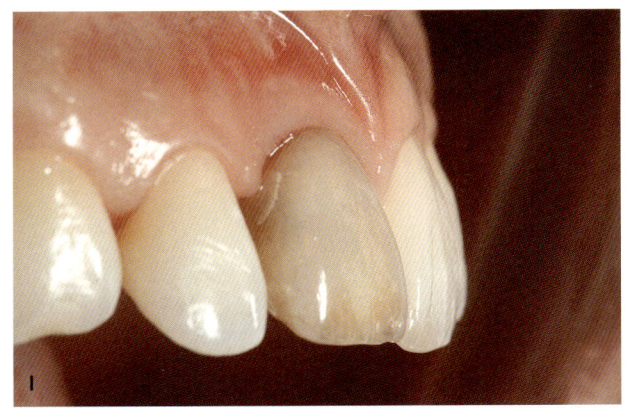

図33l インプラント埋入5か月後の側方面観．わずかな唇側部の吸収を認める．歯肉弁を形成したことが影響しているようである．

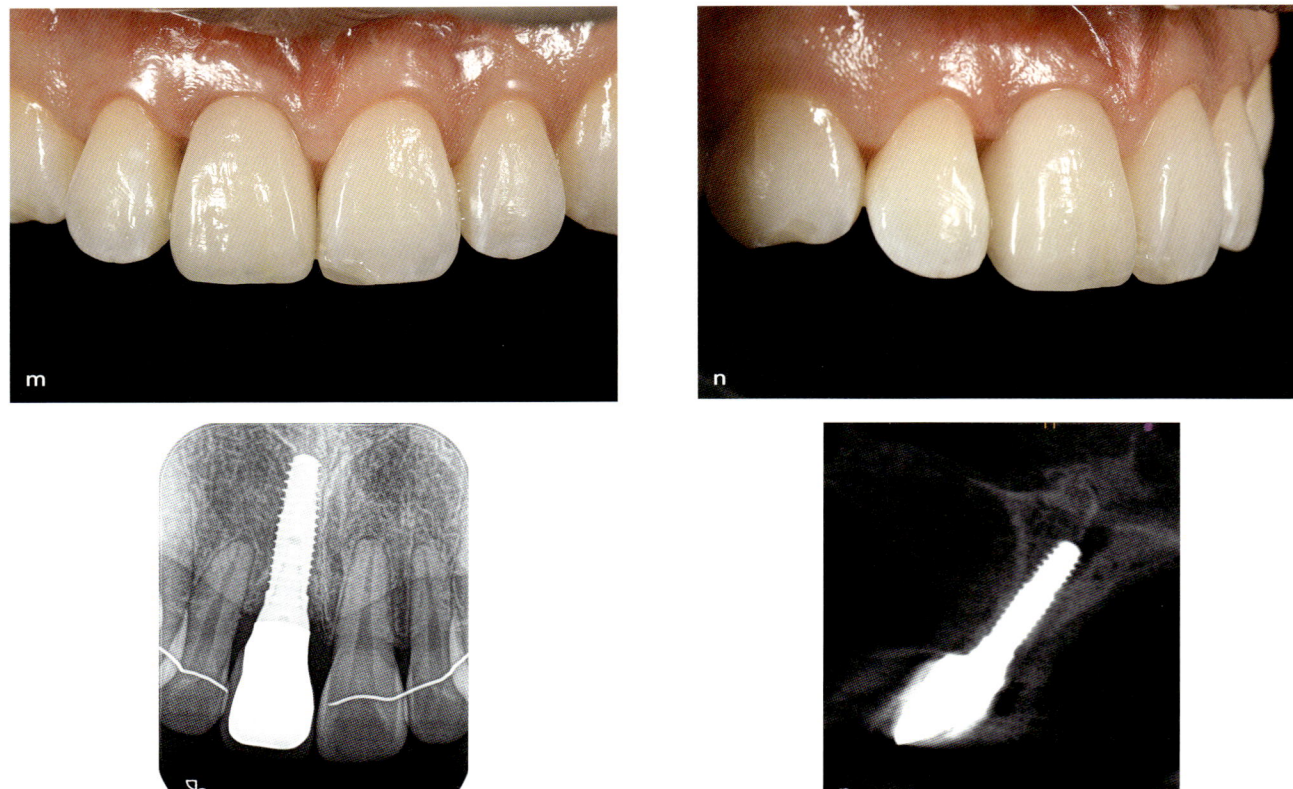

図33m～p 最終補綴装置装着後の正面観，側方面観，デンタルエックス線写真，CT像．CT上では唇側骨の吸収はみられるが，結合組織移植を行った結果，口腔内では良好な結果が得られている．

　歯周外科の報告ではあるが，全層弁を形成すると骨膜と歯槽骨は離断することになり，およそ0.8mm程度は吸収する可能性があり，そのいったん喪失した唇側骨の回復には海綿骨の量が重要であるとしている報告がある[57]．そのため，たしかにフラップレスで抜歯即時埋入を行うことは，唇側骨の温存には有効であるかもしれない．**症例12**では，フラップを形成しているが，そのことによる唇側骨の吸収を結合組織が補償した結果，良好な結果が得られたと思われる．

　しかしながら，周知のように上顎前歯部の唇側骨は多くの場合1mm以下であり，フラップレスで抜歯を行ったとしても歯肉弁からの血液供給は保たれるが，歯根膜からの血液供給が断たれるため，束状骨は速やかに吸収していくといわれている．Prosthetic socket sealingの手法はその現象を抑制

できる可能性はあるが，ほぼ完全に維持できるか否かは，唇側骨との関係も踏まえて今後の報告を待ちたい．

上記の報告を踏まえて，現時点での筆者らの考え方を述べると，原則的に前述した抜歯即時埋入の分類に沿っていることは変わらず，初期固定が十分であれば即時プロビジョナルレストレーションを，初期固定が不十分と判断すれば歯根を模倣した即時カスタム暫間アバットメントを装着する prosthetic socket sealing の手法を併用することが賢明であると考えている．また，上記の報告では，prosthetic socket sealing を行う際のプロビジョナルレストレーションの歯肉貫通部の形態についての詳しい記載はない．ただ，論文に掲載されている模型・エックス線写真を見る限り，従来のアバットメントの形態（歯肉貫通部は concave な形態）を順守しているものと思われる．

さらに，Amato は抜歯した根形態もしくは抜歯直前の CBCT を用い，プロビジョナルレストレーションの歯肉貫通部の形態を歯根形態に限りなく天然歯に近づけることを推奨し，その手法を TAP technique (Transmucosal Anatomical Provisional restoration using CBCT) と総称している（**図34**）．適応症例は，intact な抜歯窩，もしくは唇側骨が 1〜2 mm 喪失している症例に限定される．そして，その手法は下記の手順で行われる（**図35：症例13**参照）．

① 原則，唇側の歯槽骨が intact であること（抜歯即時埋入の Class 1 または Class 2）．
② インプラントは頬側歯槽骨レベルに埋入する．結果，歯肉レベルが正常な supracrestal tissue attachment の幅径が保たれていれば，歯肉縁下 3 mm に埋入されることになる．
③ 歯肉から骨縁までの距離が 4〜5 mm 程度（唇側骨が 1〜2 mm 程度裂開ケース）であれば，同様に唇側骨レベルでインプラント埋入を行い，歯肉の退縮を防ぐため，もしくは補償するため，唇側部にわずかな結合組織を設置する．
④ 初期固定が十分であれば，歯根形を再現した即時プロビジョナルレストレーションを装着し，初期固定が不十分であれば，カスタム暫間アバットメントを装着する．天然歯を用いることができれば，その歯頸部から歯冠までを使用する．抜歯した根形態を再現したプロビジョナルレストレーションの歯肉貫通部は，歯槽骨辺縁から歯肉縁まで完全にサポートすることになる．結果，その手法をとるとアバットメントの歯肉貫通部形態は，インプラントが頬側歯槽骨レベル，もしくは 1 mm 縁下に埋入された状態では，従来のアバットメント形態（concave の形態）よりは，唇側にわずかに張り出した，もしくは歯肉縁からインプラント頭頂部までストレートな形態になる．その後，6 か月の治癒期間を設定する．
⑤ またこの手法をとり，スクリューリテイニングで最終補綴装置を装着する際には，インプラント特有のソーサライゼーションによる骨のリモデリングを抑えるため，プラットフォームスイッチングもしくはコニカルシール機構のインプラントを使用し，しかも着脱は 2 回に抑え補綴装置を装着することを推奨している[56]．

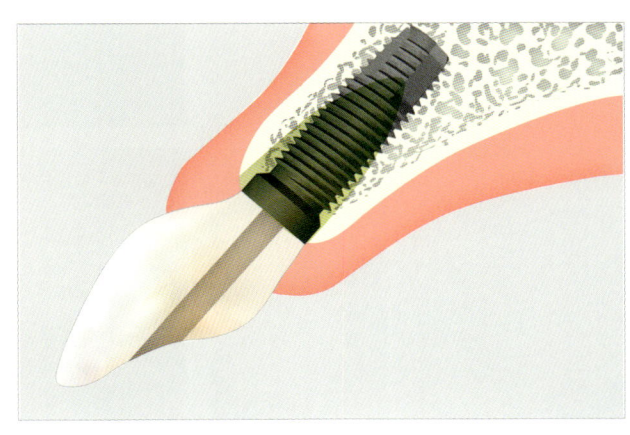

図34 TAP technique の歯肉貫通部の形態．その形態はブリッジのポンティックで応用されている ovoid もしくはストレートな形態になり，唇側骨の辺縁から歯肉縁まで歯肉をサポートする形態になる．要は天然歯を完全に模倣した形態にすることである．

症例13 TAP technique を用いた症例

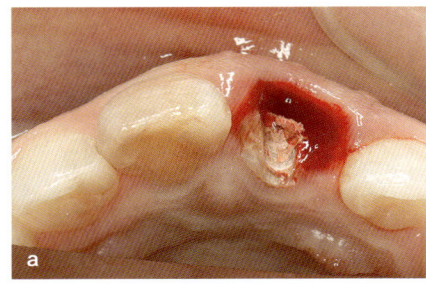
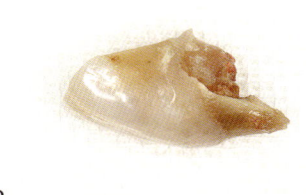
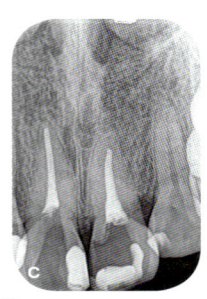

図35a〜c ⏌1の歯冠破折で来院，応急処置にて破折した歯冠部を口腔内に戻し，抜歯即時埋入に備える．

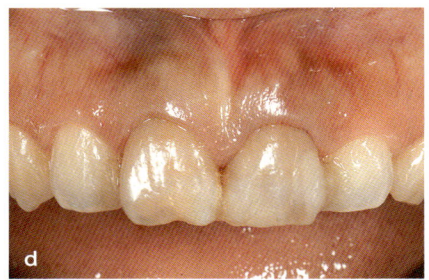
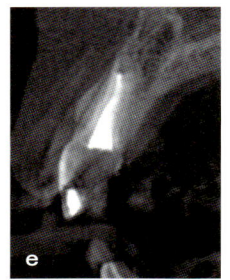

図35d オペ直前の正面観．歯冠部除去し，唇側骨の位置を確認する．歯頸部から，4mm の位置に唇側骨は位置していた．

図35e 初診時の CT では，唇側骨はおよそ1mm 吸収しているものの骨幅は厚い．抜歯即時埋入 **Class 1** に近似する．

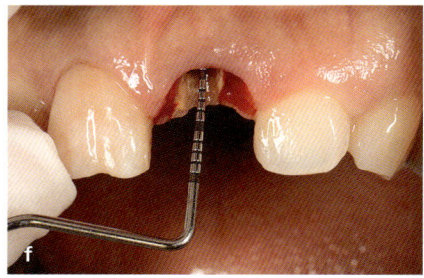
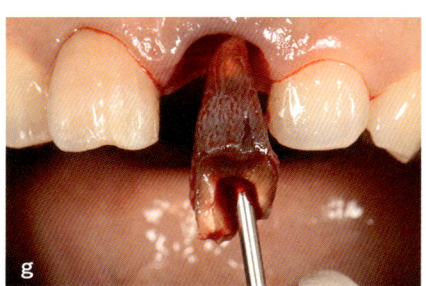
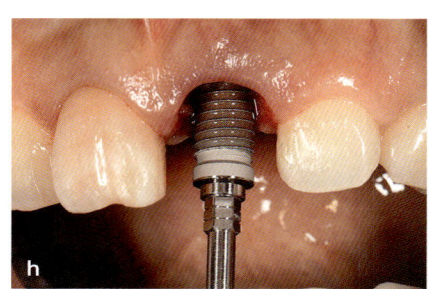

図35f〜h 唇側骨が損傷しないように愛護的に抜歯を行い，径5mm のインプラントを埋入する．

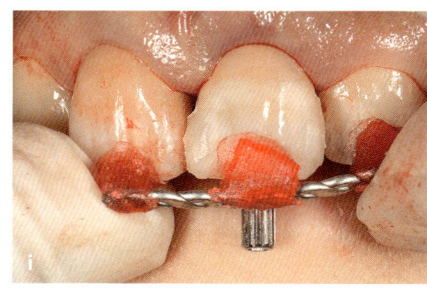
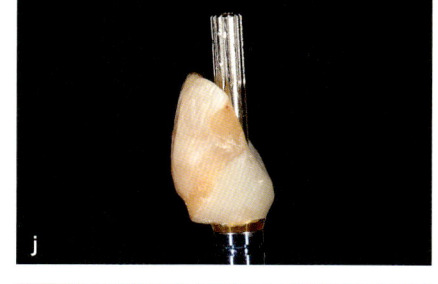
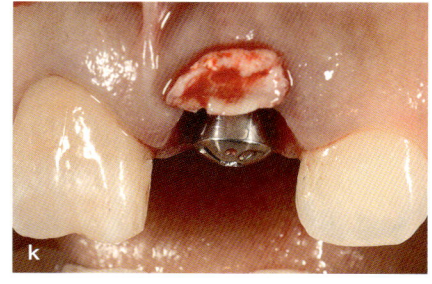
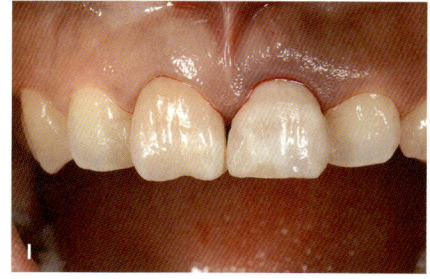

図35i〜l あらかじめ製作しておいたコーピングを用い，破折した歯冠部をテンポラリーシリンダーに接着し，天然歯歯根形態に順守したプロビジョナルレストレーションを製作する．その後，わずかに吸収した唇側骨の補償のため，必要最小限の結合組織を移植し，プロビジョナルレストレーションをスクリューリテインした．

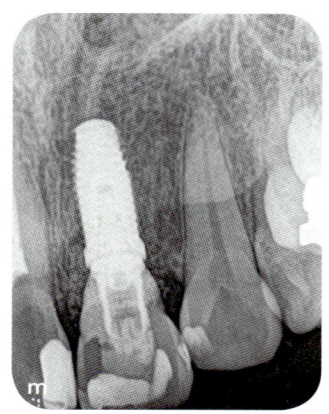
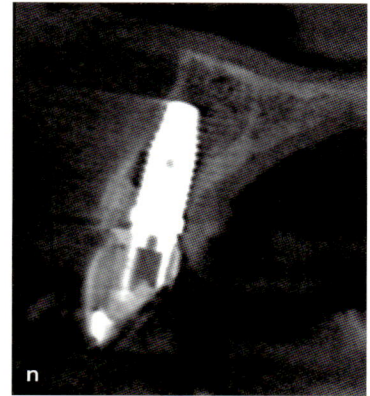

図35m, n　インプラント埋入直後のデンタルエックス線写真およびCT像．

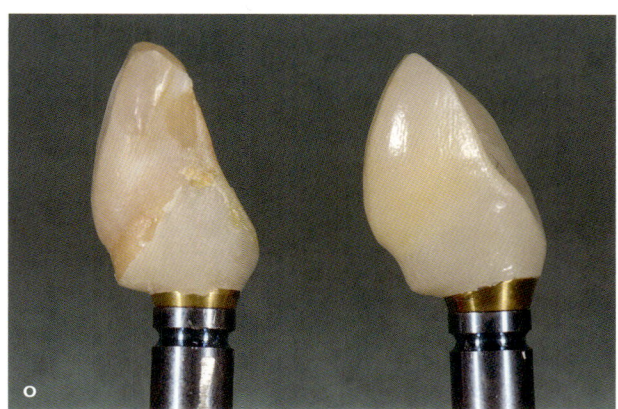
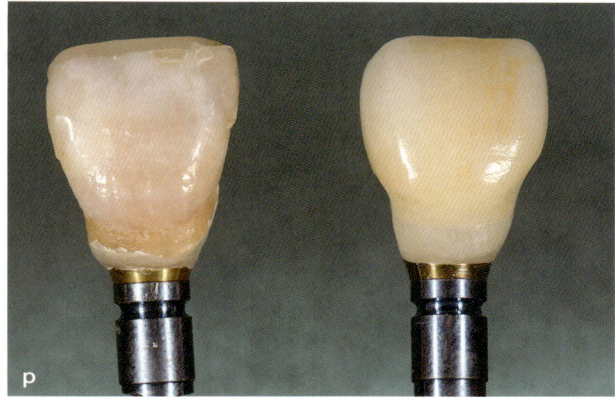

図35o, p　プロビジョナルレストレーションの形態（歯根形態）に準じた最終補綴装置（スクリューリテイニング）．

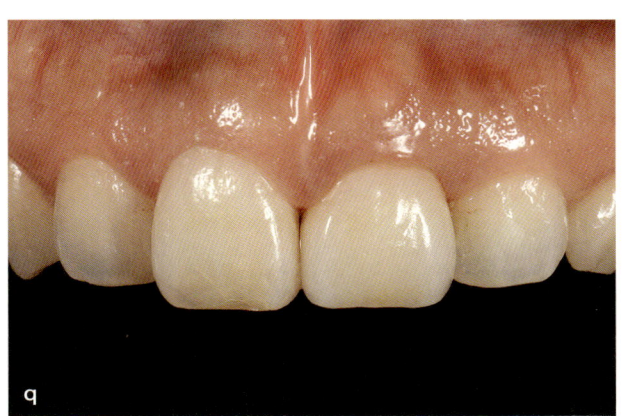
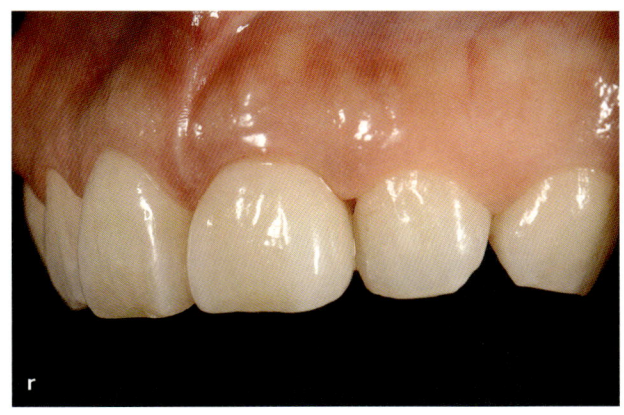

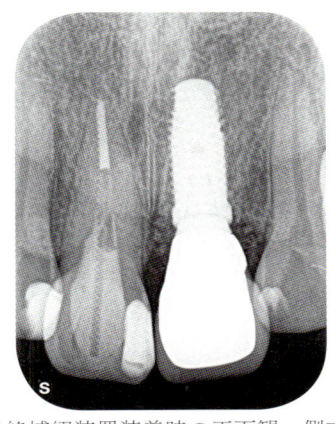
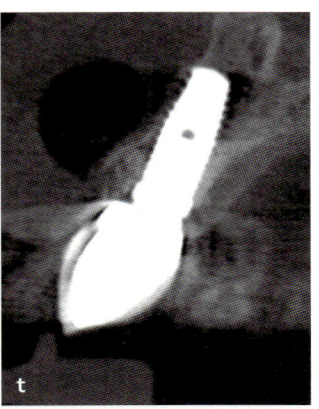

図35q〜t　最終補綴装置装着時の正面観，側方面観，デンタルエックス線写真，CT像．唇側の骨形態は，ほぼ完全に維持されている．

参考文献

1. Hämmerle CH, Chen ST, Wilson TG Jr. Consensus statements and recommended clinical procedures regarding the placement of implants in extraction sockets. Int J Oral Maxillofac Implants 2004；19 Suppl：26-28.
2. Becker W, Dahlin C, Lekholm U, Bergstrom C, van Steenberghe D, Higuchi K, Becker BE. Five-year evaluation of implants placed at extraction and with dehiscences and fenestration defects augmented with ePTFE membranes:results from a prospective multicenter study. Clin Implant Dent Relat Res 1999；1（1）：27-32.
3. Lazzara RJ. Immediate implant placement into extraction sites:surgical and restorative advantages. Int J Periodontics Restorative Dent 1989；9（5）：332-343.
4. Paolantonio M, Dolci M, Scarano A, d'Archivio D, di Placido G, Tumini V, Piattelli A. Immediate implantation in fresh extraction sockets. A controlled clinical and histological study in man. J Periodontol 2001；72(11)：1560-1571.
5. Becker BE, Becker W, Ricci A, Geurs N. A prospective clinical trial of endosseous screw-shaped implants paced at the time of tooth extraction without augmentation. J Periodontol 1998；69：920-926.
6. Becker W, Becker BE, Handelsman M, Ochsenbein C, Albrektsson T. Guided tissue regeneration for implants placed into extraction sockets:a study in dogs. J Periodontol 1991；62：703-709.
7. Chen ST, Darby IB, Adams GG, Reynolds EC. A prospective clinical study of bone augmentation techniques at immediate implants. Clin Oral Implants Res 2005；16：176-184.
8. Chen ST, Wilson TG Jr, Hammerle CH. Immediate or early placement of implants following tooth extraction:review of biologic basis, clinical procedures, and outcomes. Int J Oral Maxillofac Implants 2004；19：12-25.
9. Kan JYK, Rungcharassaeng K, Lozada J. Immediate placement and provisionalization of maxillary anterior single implants: 1-year prospective study. Int J Oral Maxillofac Implants 2003；18：31-39.
10. Araújo MG, Lindhe J. Dimensional ridge alterations following tooth extraction. An experimental study in the dog. J Clin Periodontol 2005；32：212-218.
11. Fickl S, Zuhr O, Wachtel H, Bolz W, Huerzeler M. Tissue alterations after tooth extraction with and without surgical trauma：a volumetric study in the beagle dog. J Clin Periodontol 2008；35：356-363.
12. Araújo MG, Lindhe J. Ridge alterations following tooth extraction with and without flap elevation：an experimental study in the dog. Clin Oral Implants Res 2009；20：545-549.
13. Fickl S, Zuhr O, Wachtel H, Kebschull M, Hürzeler MB. Hard tissue alterations after socket preservation with additional buccal overbuilding：a study in the beagle dog. J Clin Periodontol 2009；36：898-904.
14. Caneva M, Botticelli D, Pantani F, Baffone GM, Rangel IG Jr, Lang NP. Deproteinized bovine bone mineral in marginal defects at implants installed immediately into extraction sockets：an experimental study in dogs. Clin Oral Implants Res 2012；23：106-112.
15. Covani U, Cornelini R, Calvo JL, Tonelli P, Barone A. Bone remodeling around implants placed in fresh extraction sockets. Int J Periodontics Restorative Dent 2010；30：601-607.
16. Bressan E, Sivolella S, Stellini E, Almagro Urrutia Z, Lang NP, Botticelli D. Healing of buccal dehiscence defects at implants installed immediately into extraction sockets - an experimental study in dogs. Clin Oral Implants Res 2013；24：270-277.
17. Pereira FP, De Santis E, Hochuli-Vieira E, de Souza Faco EF, Pantani F, Salata LA, Botticelli D. Deproteinized Bovine Bone Mineral or Autologous Bone at Dehiscence Type Defects at Implants Installed Immediately into Extraction Sockets：An Experimental Study in Dogs. Clin Implant Dent Relat Res 2016；18：507-516.
18. Pei X, Wang L, Chen C, Yuan X, Wan Q, Helms JA. Contribution of the PDL to Osteotomy Repair and Implant Osseointegration. J Dent Res 2017；96(8)：909-916.
19. Tan WL, Wong TL, Wong MC, Lang NP. A systematic review of post-extractional alveolar hard and soft tissue dimensional changes in humans. Clin Oral Implants Res 2012；23 Suppl 5：1-21.
20. Hämmerle CH, Araújo MG, Simion M；Osteology Consensus Group 2011. Evidence-based knowledge on the biology and treatment of extraction sockets. Clin Oral Implants Res 2012；23 Suppl 5：80-82.
21. Lang NP, Pun L, Lau KY, Li KY, Wong MC. A systematic review on survival and success rates of implants placed immediately into fresh extraction sockets after at least 1 year. Clin Oral Implants Res 2012；23 Suppl 5：39-66.
22. Vignoletti F, Matesanz P, Rodrigo D, Figuero E, Martin C, Sanz M. Surgical protocols for ridge preservation after tooth extraction. A systematic review. Clin Oral Implants Res 2012；23 Suppl 5：22-38.
23. Huynh-Ba G, Pjetursson BE, Sanz M, Cecchinato D, Ferrus J, Lindhe J, Lang NP. Analysis of the socket bone wall dimensions in the upper maxilla in relation to immediate implant placement. Clin Oral Implants Res 2010；21：37-42.
24. Slagter KW, den Hartog L, Bakker NA, Vissink A, Meijer HJ, Raghoebar GM. Immediate placement of dental implants in the esthetic zone：a systematic review and pooled analysis. J Periodontol 2014；85：e241-250.
25. Yan Q, Xiao LQ, Su MY, Mei Y, Shi B. Soft and Hard Tissue Changes Following Immediate Placement or Immediate Restoration of Single-Tooth Implants in the Esthetic Zone：A Systematic Review and Meta-Analysis. Int J Oral Maxillofac Implants 2016；31：1327-1340.
26. Chappuis V, Engel O, Reyes M, Shahim K, Nolte LP, Buser D. Ridge alterations post-extraction in the esthetic zone：a 3D analysis with CBCT. J Dent Res 2013；92(12 Suppl)：195S-201S.
27. Landsberg CJ, Bichacho N. A modified surgical/prosthetic approach for optimal single implant supported crown. Part I-The socket seal surgery. Pract Periodontics Aesthet Dent 1994；6（2）：11-17；quiz 19.
28. Bichacho N, Landsberg CJ. A modified surgical/prosthetic approach for an optimal single implant-supported crown. Part II. The cervical contouring concept. Pract Periodontics Aesthet Dent 1994；6（4）：35-41；quiz 41.
29. Tal H. Autogenous masticatory mucosal grafts in extraction socket seal procedures：A comparison between sockets grafted with demineralized freeze-dried bone and deproteinized bovine bone mineral. Clin Oral Implants Res 1999；10：289-296.
30. Jung RE, Siegenthaler DW, Hämmerle CH. Postextraction tissue management：A soft tissue punch technique. Int J Periodontics Restorative Dent 2004；24：545-553.
31. Misch CE, Dietch-Misch F, Misch CM. A modified socket seal surgery with composite graft approach. J Oral Implantology 1999；25：244-250.
32. Landsberg CJ. Socket seal surgery combined with immediate implant placement：A novel approach for single-tooth replacement. Int J Periodontics Restorative Dent 1997；17：140-149.
33. Nemcovsky CE, Moses O. Rotated palatal flap：A surgical approach to increase keratinized tissue width in maxillary implant uncovering：technique and clinical evaluation. Int J Periodontics Restorative Dent 2002；22：607-612.
34. Mathews DP. The pediculated connective tissue graft：a technique for improving unaesthetic implant restorations. Pract Periodontics Aesthet Dent 2002；14(9)：719-724.
35. Nemcovsky CE, Artzi Z, Moses O, Gelernter I. Healing of dehiscence defects at delayed-immediate implant sites primarily closed by a rotated palatal flap following extraction. Int J Oral Maxillofac Implants 2000；15：550-558.
36. Nemcovsky CE, Moses O, Artzi Z, Gelernter I. Clinical coverage of dehiscence defects in immediate implant procedures；three surgical modalities to achieve primary soft tissue closure. Int J Oral Maxillofac Implants 2000；15：843-852.
37. Landsberg CJ. Implementing socket seal surgery as a socket preservation technique for pontic site development：surgical steps revisited-a report of two cases. J Periodontol 2008；79（5）：945-954.
38. Bitter RN. A rotated palatal flap ridge preservation technique to enhance restorative and hard and soft tissue esthetics for tooth replacement in the anterior maxilla. Int J Periodontics Restorative Dent 2010；30（2）：195-201.
39. Stein JM, Hammächer C. Postextraction socket seal surgery with an epithelized connective tissue graft using a subpapillary tunneling procedure. Int J Periodontics Restorative Dent 2015；35（6）：877-884.
40. Tan-Chu JH, Tuminelli FJ, Kurtz KS, Tarnow DP. Analysis of buccolingual dimensional changes of the extraction socket using the "ice cream cone" flapless grafting technique. Int J Periodontics Restorative Dent 2014；34（3）：399-403.
41. Evans CD, Chen ST. Esthetic outcomes of immediate implant placements. Clin Oral Implants Res 2008；19（1）：73-80.
42. Chen ST, Darby IB, Reynolds EC. A prospective clinical study of non-submerged immediate implants:clinical outcomes and esthetic results. Clin Oral Implants Res. 2007；18（5）：552-562.

43. Salama H, Salama M. The role of orthodontic extrusive remodeling in the enhancement of soft and hard tissue profiles prior to implant placement: a systematic approach to the management of extraction site defects. Int J Periodontics Restorative Dent 1993;13:312-333.

44. Funato A, Salama MA, Ishikawa T, Garber DA, Salama H. Timing, positioning, and sequential staging in esthetic implant therapy: a four-dimensional perspective. Int J Periodontics Restorative Dent 2007;27:313-323.

45. González López S, Olmedo Gaya MV, Vallecillo Capilla M. sthetic restoration with orthodontic traction and single-tooth implant: case report. Int J Periodontics Restorative Dent 2005;25:239-245.

46. Magkavali-Trikka P, Kirmanidou Y, Michalakis K, Gracis S, Kalpidis C, Pissiotis A, Hirayama H. Efficacy of two site-development procedures for implants in the maxillary esthetic region: a systematic review. Int J Oral Maxillofac Implants 2015;30:73-94.

47. Amato F, Mirabella AD, Macca U, Tarnow DP. Implant site development by orthodontic forced extraction: a preliminary study. Int J Oral Maxillofac Implants 2012;27:411-420.

48. Nozawa T, Sugiyama T, Yamaguchi S, Ramos T, Komatsu S, Enomoto H, Ito K. Buccal and coronal bone augmentation using forced eruption and buccal root torque: a case report. Int J Periodontics Restorative Dent 2003;23:585-591.

49. Zuccati G, Bocchieri A. Implant site development by orthodontic extrusion of teeth with poor prognosis. J Clin Orthod 2003;37:307-311;quiz 313.

50. Brindis MA, Block MS. Orthodontic tooth extrusion to enhance soft tissue implant esthetics. J Oral Maxillofac Surg 2009;67(11 Suppl):49-59.

51. Uribe F, Taylor T, Shafer D, Nanda R. A novel approach for implant site development through root tipping. Am J Orthod Dentofacial Orthop 2010;138:649-655.

48. Kan JY, Rungcharassaeng K, Lozada JL, Zimmerman G. Facial gingival tissue stability following immediate placement and provisionalization of maxillary anterior single implants: a 2- to 8-year follow-up. Int J Oral Maxillofac Implants 2011;26:179-187.

49. Tsuda H, Rungcharassaeng K, Kan JY, Roe P, Lozada JL, Zimmerman G. Peri-implant tissue response following connective tissue and bone grafting in conjunction with immediate single-tooth replacement in the esthetic zone: a case series. Int J Oral Maxillofac Implants 2011;26:427-436.

50. Grunder U. Crestal ridge width changes when placing implants at the time of tooth extraction with and without soft tissue augmentation after a healing period of 6 months: report of 24 consecutive cases. Int J Periodontics Restorative Dent 2011;31:9-17.

51. Jeong JS, Chang M. Food Impaction and Periodontal/Peri-Implant Tissue Conditions in Relation to the Embrasure Dimensions Between Implant-Supported Fixed Dental Prostheses and Adjacent Teeth: A Cross-Sectional Study. J Periodontol 2015;86:1314-1320.

52. Tarnow DP, Chu SJ, Salama MA, Stappert CF, Salama H, Garber DA, Sarnachiaro GO, Sarnachiaro E, Gotta SL, Saito H. Flapless postextraction socket implant placement in the esthetic zone: part 1. The effect of bone grafting and/or provisional restoration on facial-palatal ridge dimensional change-a retrospective cohort study. Int J Periodontics Restorative Dent 2014;34(3):323-331.

53. Chu SJ, Salama MA, Garber DA, Salama H, Sarnachiaro GO, Sarnachiaro E, Gotta SL, Reynolds MA, Saito H, Tarnow DP. Flapless postextraction socket implant placement, Part 2: The effects of bone grafting and provisional restoration on peri-implant soft tissue height and thickness- A retrospective study. Int J Periodontics Restorative Dent 2015;35(6):803-809.

54. Saito H, Chu SJ, Reynolds MA, Tarnow DP. Provisional restorations used in immediate implant placement provide a platform to promote peri-implant soft tissue healing: A pilot study. Int J Periodontics Restorative Dent 2016;36(1):47-52.

55. Sarnachiaro GO, Chu SJ, Sarnachiaro E, Gotta SL, Tarnow DP. Immediate implant placement into extraction sockets with labial plate dehiscence defects: A clinical case series. Clin Implant Dent Relat Res 2016;18(4):821-829.

56. Steigmann M, Cooke J, Wang HL. Use of the natural tooth for soft tissue development: a case series. Int J Periodontics Restorative Dent 2007;27(6):603-608.

57. Wilderman MN, Pennel BM, King K, Barron JM. Histogenesis of repair after osseous surgery. J Periodontol 1970;41:551-565.

4

審美インプラント治療における Partial Extraction Therapy の検証とその進化

Partial Extraction Therapy in Esthetic Implant Therapy:
Its Verification and Evolution

　2007年にMaurice，石川，船登らは，インプラントポンティック部位に歯根埋入するRoot Submergence Technique（RST）を発表し，Hürzelerらは2010年に抜歯即時埋入部位の唇側に歯牙片を残すSocket shieldのテクニックを報告した．次にGluckmanらは2016年にポンティック部位に歯牙片を残すPontic shieldを報告し，これら3つのテクニックをPET（Partial Extraction Therapy）として総称した．加えてわれわれが世界に初めて報告するHIT placement(Hybrid Implant Tooth placement)もPETに加えて，その詳細を述べてみたい．

1. PET(Partial Extraction Therapy)

　審美領域で抜歯を行うとき，束状骨の吸収によって，抜歯窩の形態を完全に維持することは困難であることを前章で述べた．そこで，ポンティックサイトであれば，歯根を軟組織下に保存することによって歯周組織ごと歯槽堤を保存するRoot submergence technique(RST)の応用が考案された[1]．しかし治療困難な歯内病変，歯根破折など，歯根全体を保存することが不可能な場合，また同部位にインプラントを埋入したい場合に，全体は保存困難でも健全な一部を保存することによって，その周囲の付着機構，固有歯槽骨を保存する手法が考案されている．ポンティックサイトではPontic Shield technique(PST)，インプラントサイトではSocket Shield Technique(SST)と呼ばれ，Gluckman H, Salama Mらは，これらの3つの手法をPET(partial extraction therapy)と総称した(**図A**)[2,3]．

1 RST(root submergence technique) Update

　筆者らが審美インプラント治療におけるポンティックサイトのmaximum tissue preservationの手段としてRSTを報告して以来，現在までに世界中のインプラントを手がける歯科医師のなかで認知されるようになり，症例報告も散見されるようになった[4～6]．国内においても，RSTを応用した審美インプラント治療が報告されている[7～10]．
　PETはペリオドンタルアタッチメントの能力を最大限に引き出し，審美性獲得に活用できる可能性をもっている．とくにRSTは過去にオーバーレイデンチャーの症例で低い成功率が報告されることもあったが[11]，固定性補綴においては高い成功率が示されている．石川，船登，北島が2012年に開催された第98回米国歯周病学会で発表した症例において，術後5年以上経過した患者27名の42歯の平均期間約7年のうち40歯が維持されており，95％の成功率，失った歯は1か月，5か月後に抜歯されている(**症例1**，**症例2**)．

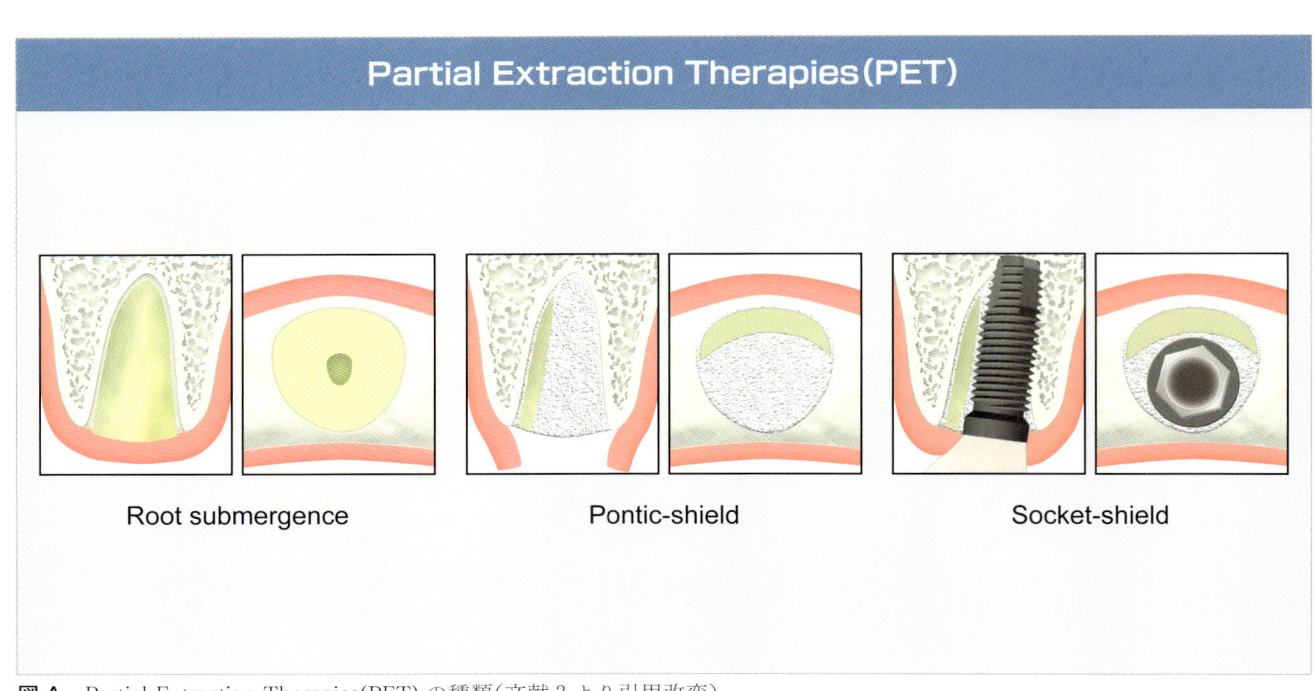

図A Partial Extraction Therapies(PET)の種類(文献3より引用改変)．

Chapter 4 審美インプラント治療における Partial Extraction Therapy の検証とその進化

症例1 Root submergence technique の長期症例

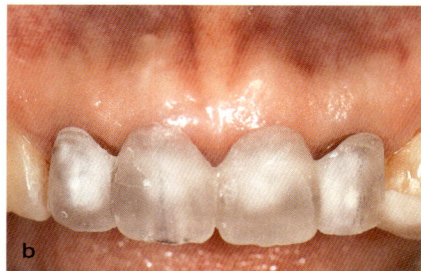

図1a 患者は55歳，女性．審美・咀嚼障害を主訴に来院．
図1b 治療ゴールを示すテンプレート．

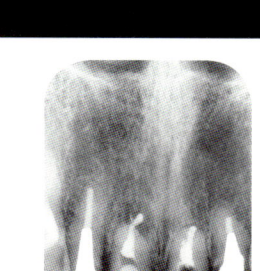
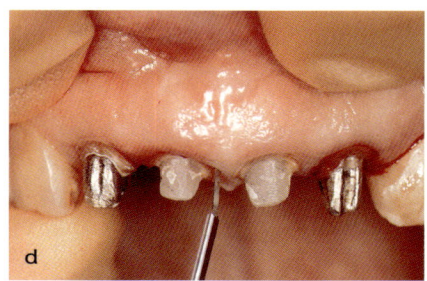

図1c 将来の歯頸線の位置，残存歯質，臨床歯根から判断し，1|1 2 はインプラント治療のほうが予後がよいと判断された．
図1d 抜歯即時埋入術前の正面観．

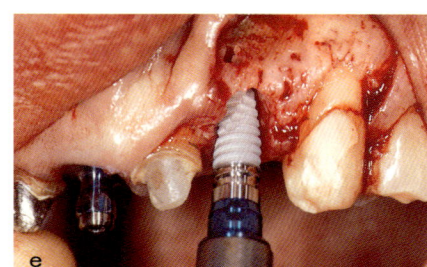
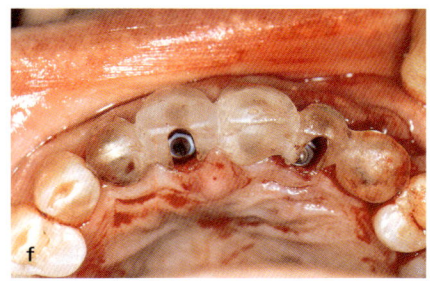

図1e 1| は抜歯即時埋入の分類 Class 1 と判断しフラップレス埋入，|1 は抜歯即時埋入の分類 Class 3 であったため GBR を併用した．
図1f インプラントは頬舌的・近遠心的に理想的な位置に埋入されている．

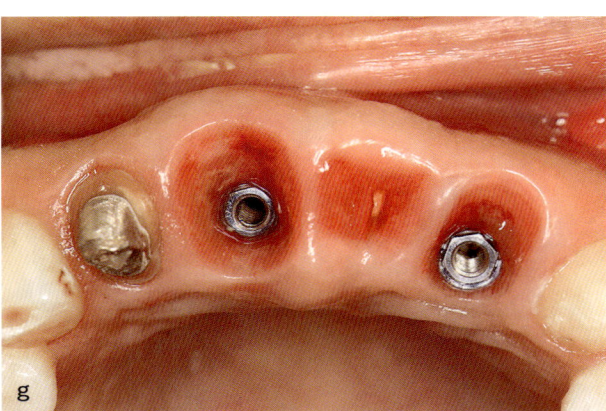
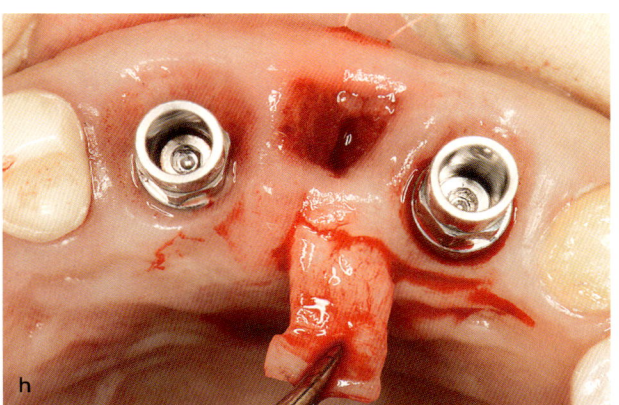

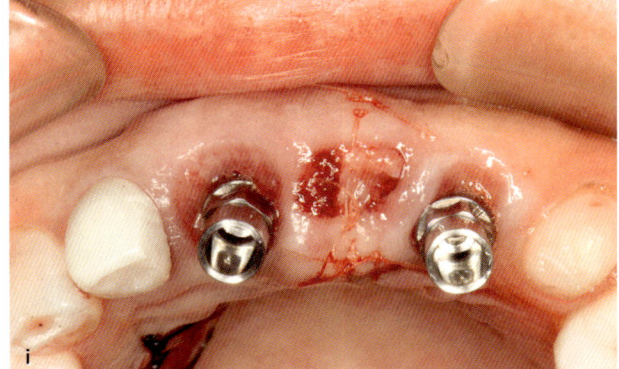

図1g |1 を骨縁まで削合し，2か月後の状態．
図1h |1 において可及的に根面をデブライドメントし，舌側より結合組織が挿入された．
図1i 縫合後の状態．

97

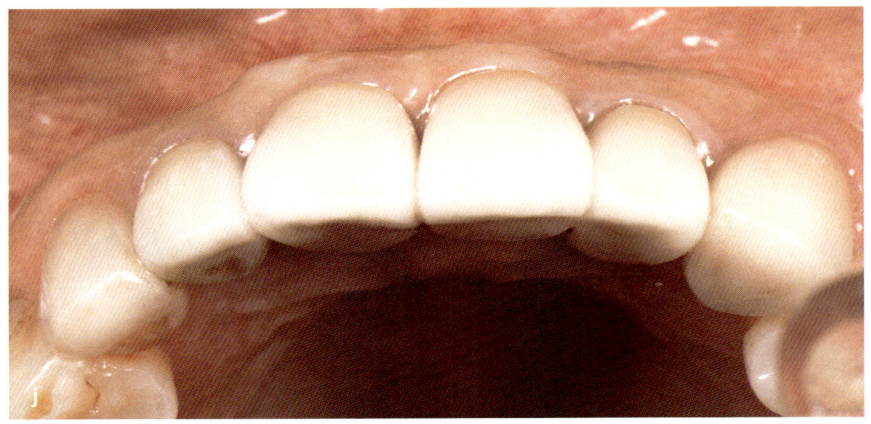
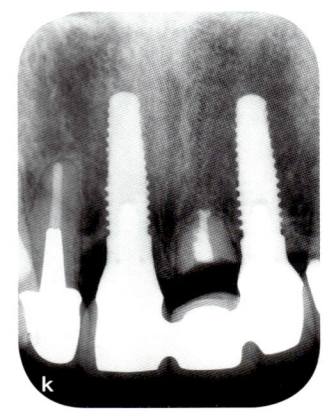
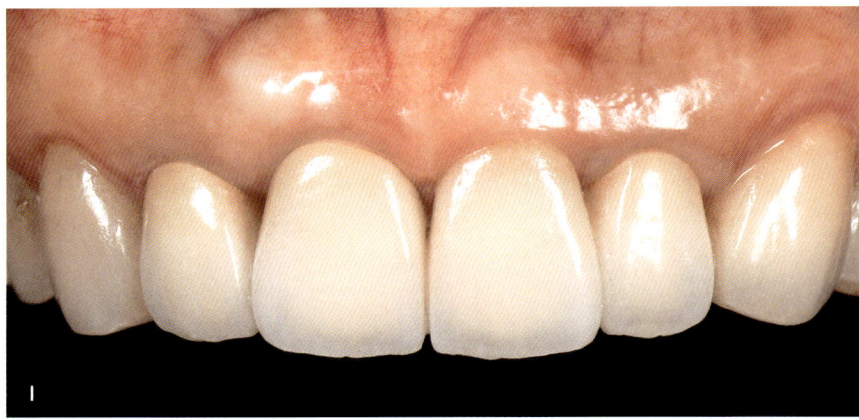

図1 j〜l 抜歯即時埋入後3年，roct submerge より2年3か月後の咬合面観，デンタルエックス線写真，正面観．天然歯サイト，インプラントサイト，ポンティックサイトにおいて自然な歯槽・軟組織形態が維持されている．

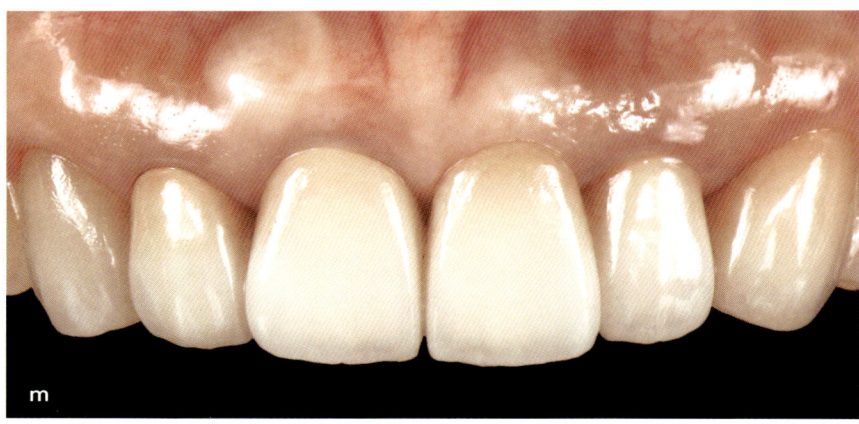
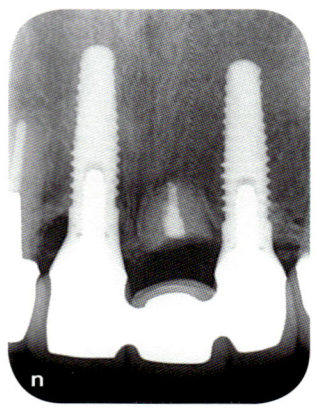

図1 m, n 治療終了後10年の状態．RSTを応用した|1のポンティック周囲の軟組織形態はインプラントに隣在する天然歯周囲と比較し，遜色ない形態を長期間維持しつづけている．

症例2 水平GBRを行い中切歯にRSTを行った症例

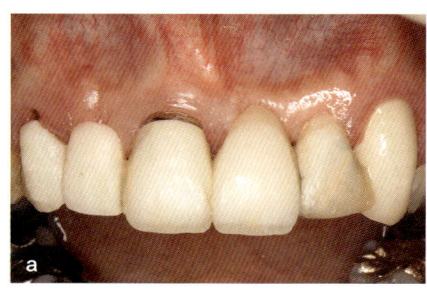
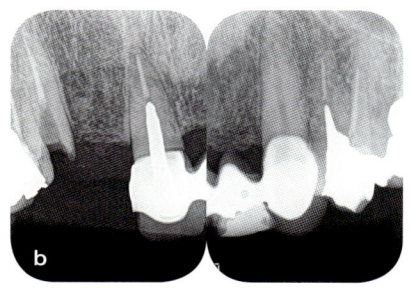

図2 a, b 3|は縁下う蝕と唇側の垂直破折を認めた．

Chapter 4　審美インプラント治療における Partial Extraction Therapy の検証とその進化

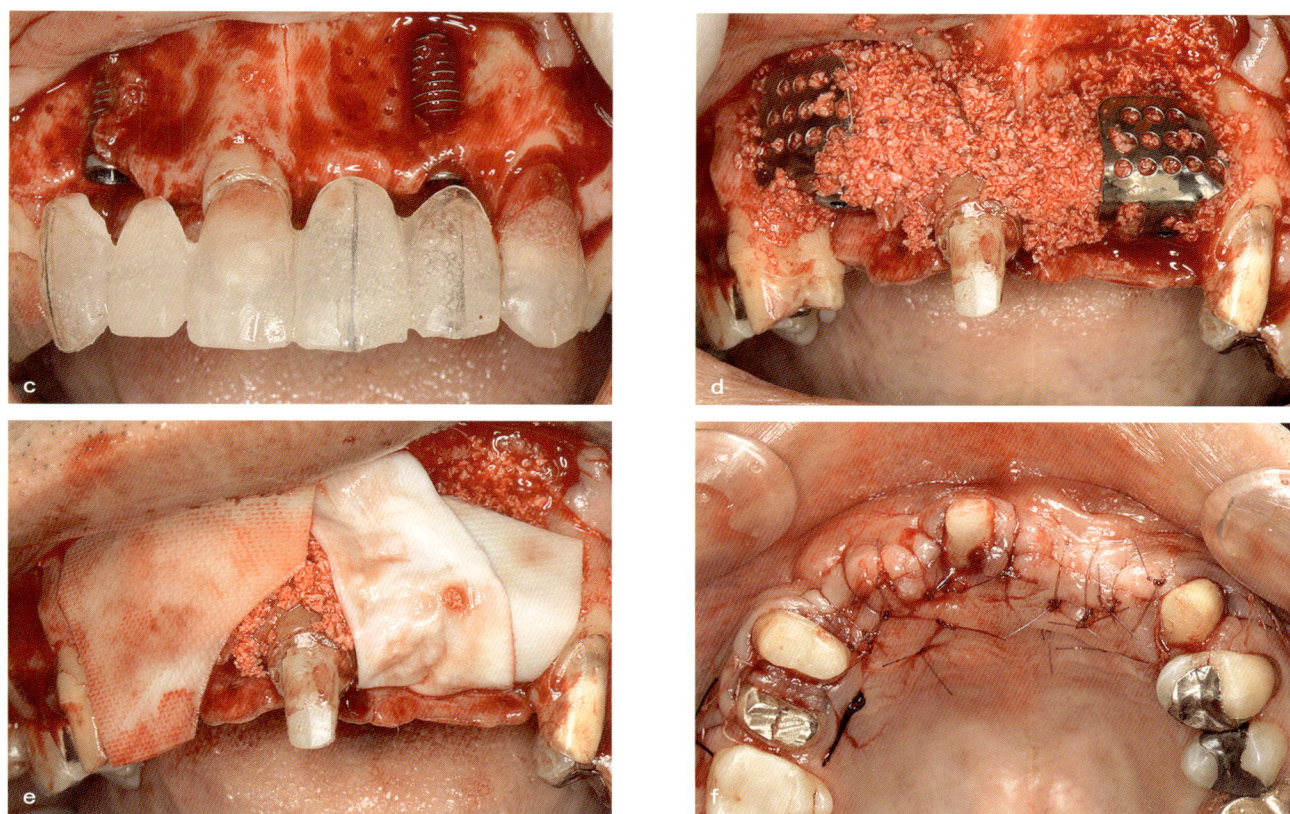

図 2 c〜f　抜歯後，3|, |2 に FTwing を用いた側方 GBR を行った．

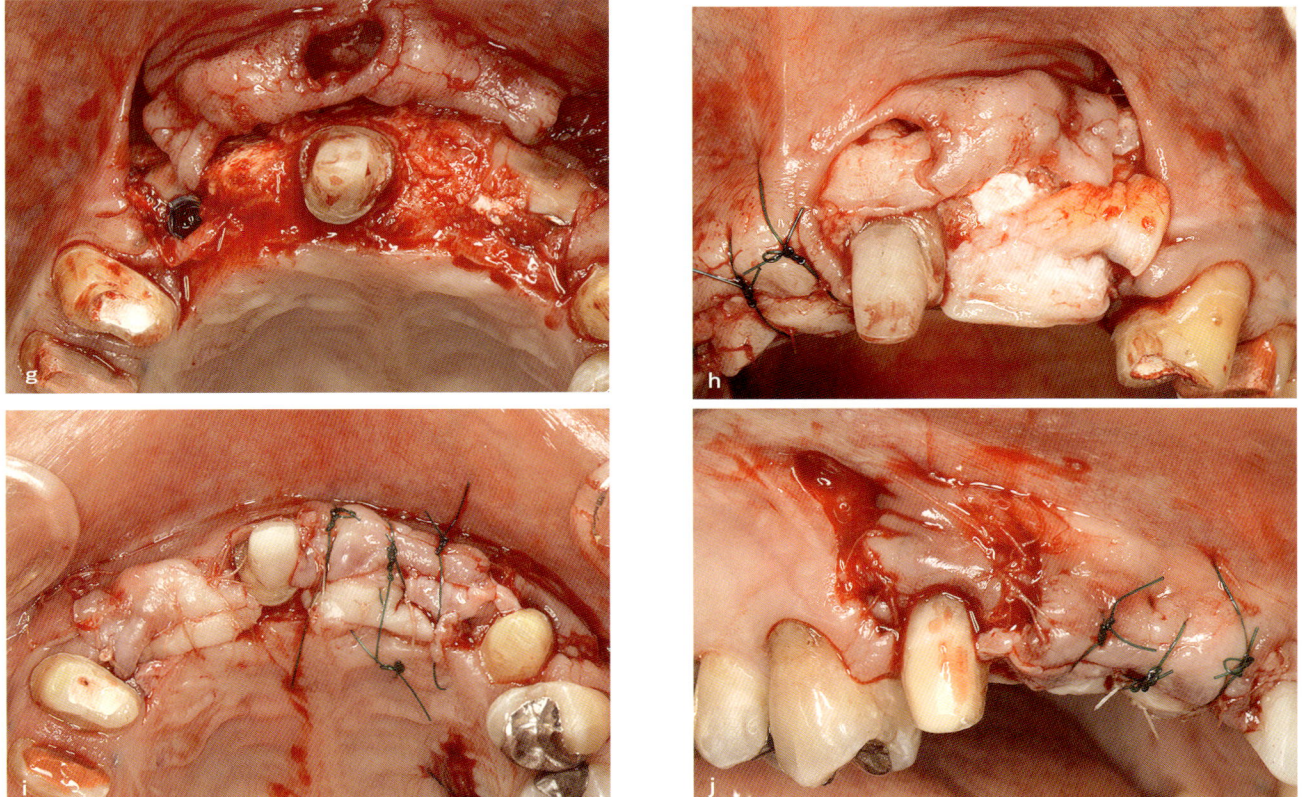

図 2 g〜j　インプラント埋入より半年後，インプラント周囲には十分な骨組織の造成が見られた．チタンメッシュ除去後に上皮付きの結合組織移植と 1| に結合組織を設置し縫合を行った．また |3 部は角化組織の不足を認めたため，歯肉弁側方移動術を行った．

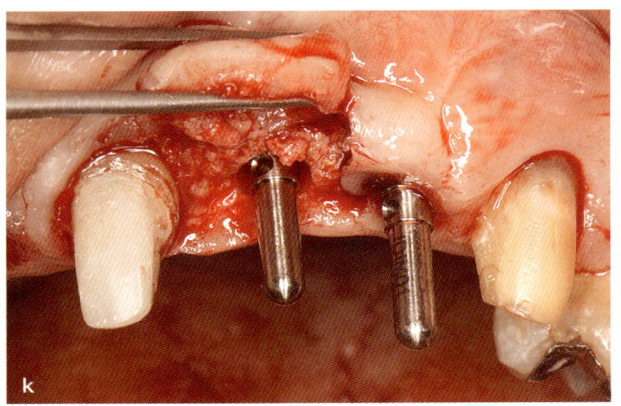
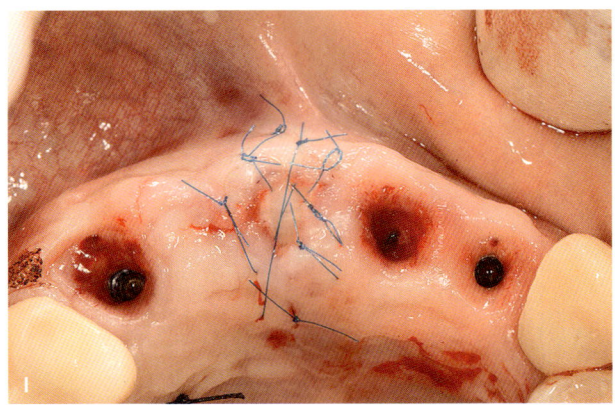

図2 k, l　その4か月後にスカルプティングを開始したと同時に，1|にインプラント追加埋入を行った．1|は，補綴できうる状態であったが，補綴するとなると，さらに|2にもインプラント埋入が必要となり，患者と協議のうえRSTを行った．現在であれば，1|にインプラント埋入せずにSSTで1|に埋入していたかもしれない．

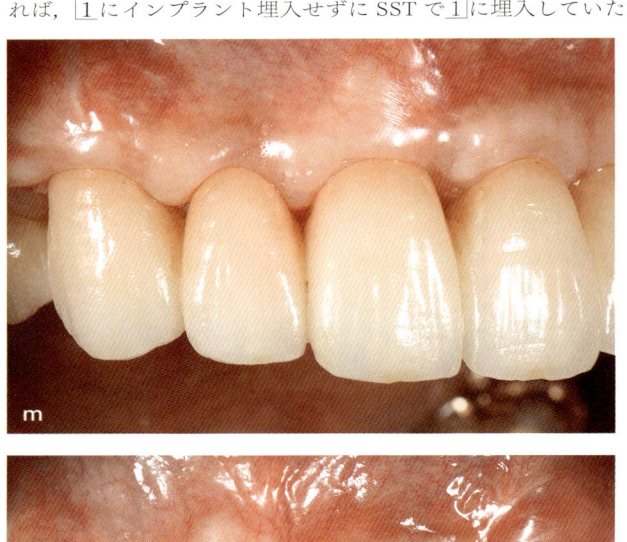
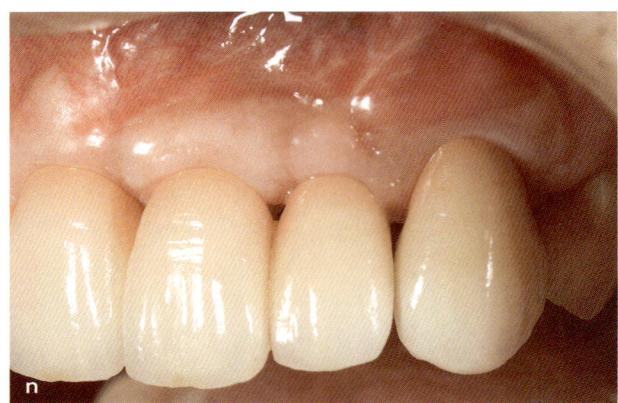
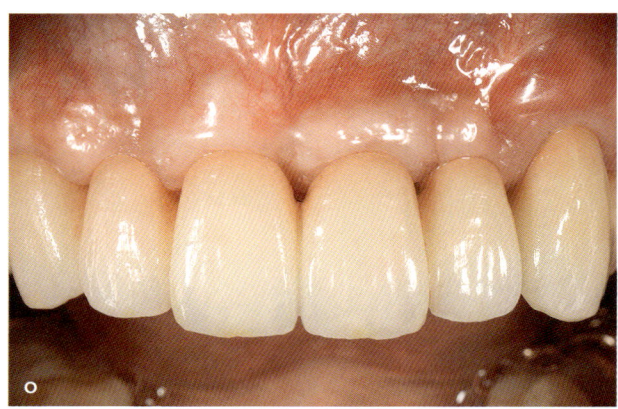
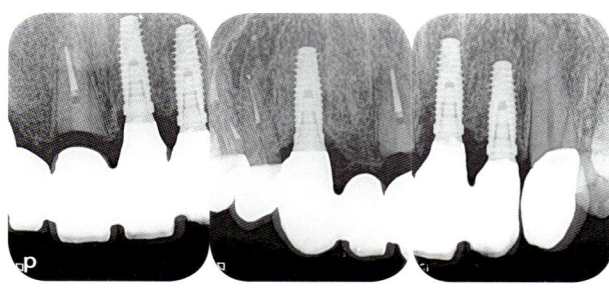
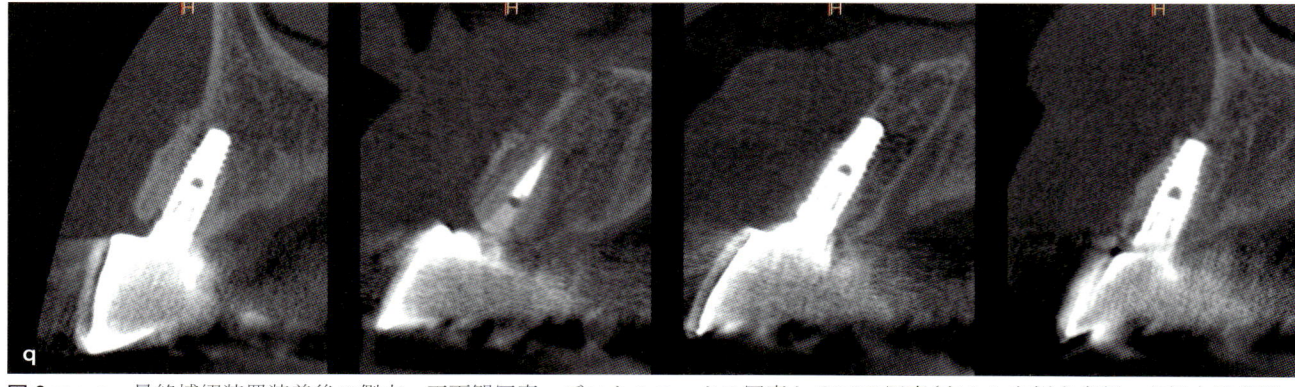

図2 m～q　最終補綴装置装着後の側方・正面観写真・デンタルエックス写真とCBCT写真（左から右側犬歯部，右側中切歯部，左側中切歯部，左側側切歯部）．RSTを用いた右側に比較して，やはり左側インプラント間の歯間乳頭の再現性は低い．しかしながら，CBCT写真から，チタンメッシュなどの形態を付与した骨造成した右側犬歯・左側側切歯部には十分な骨造成が達成されていることがわかる．

2 Pontic Shield Technique

　RSTが歯根自体を結合組織移植によって埋入しPontic siteに応用する手法に対して，後述するSocket ShieldをPontic siteに応用するテクニックである．利点は根管治療の不備があるような歯根に再根管治療を行わずに応用できる点である．また根本的に歯を抜去する場合，通常ではおよそ6か月の待時期間が必要となるが，その期間に比較して，短期間に補綴装置製作に移行できる可能性があり，これも利点として挙げることができる．しかしながら，現時点での筆者らは，Pontic siteでの応用での歯間乳頭の獲得には，前述した矯正的挺出も行えるRSTのほうが有利であると考える．したがってLow Smileの患者の前歯部での応用，もしくは小臼歯部位での応用が適切であろうと考えている（**症例3**）．

症例3 小臼歯部位にPontic Shieldを行った症例

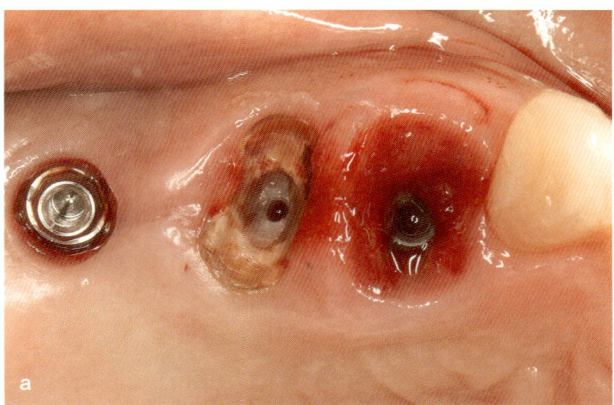
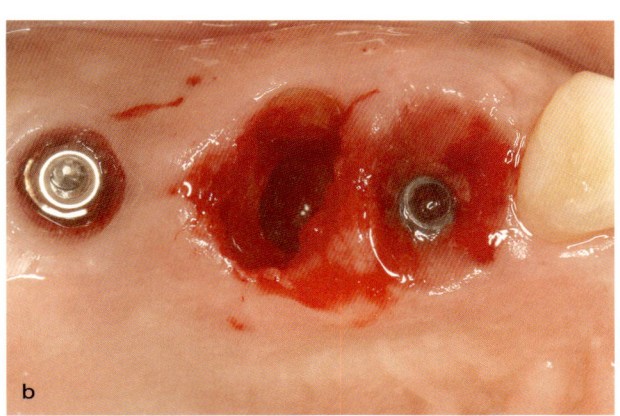
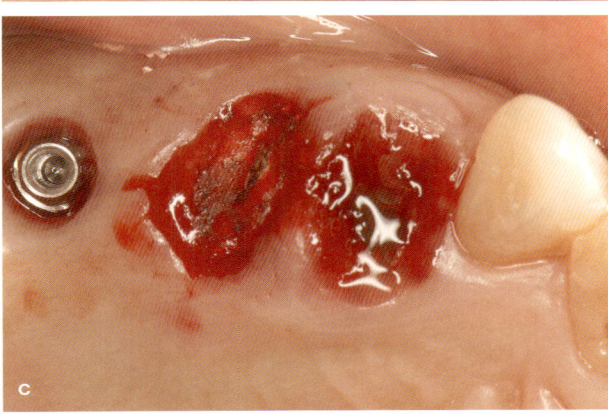
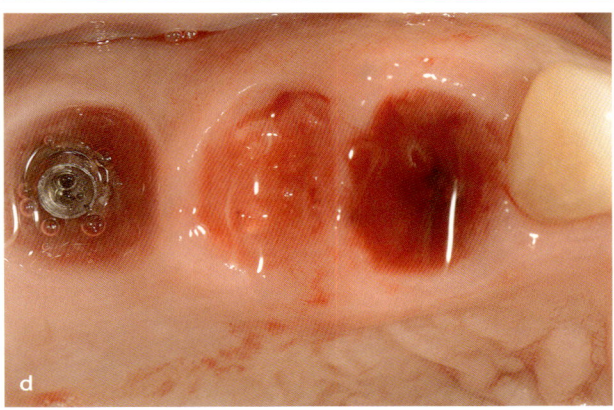

図3a　両側インプラントの骨結合の治癒を待つ間に，咬合確保のため保存しておいた第二小臼歯の咬合面観．
図3b, c　唇側歯牙片のみ残すようにし，抜歯窩には骨移植材を充填しコラーゲンスポンジで抜歯窩を被覆．その後，スクリューリテインのプロビジョナルレストレーションを用い，Pontic siteを保護した．本症例では，唇側歯牙片は歯縁と一致するように行った．
図3d　Pontic Shieldより2か月後．歯肉によってPontic部位は被覆されている．その後，補綴装置製作に入る．

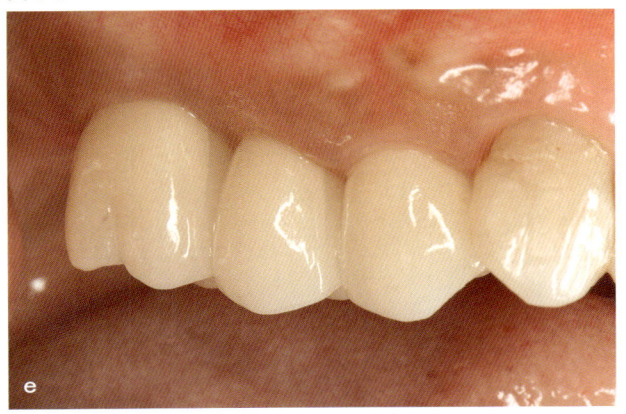
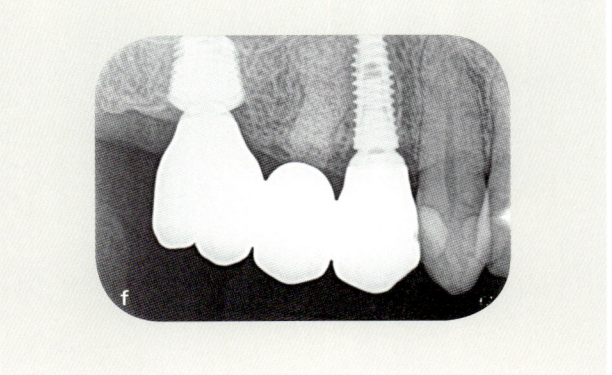

図3e, f　最終補綴装置装着時の口腔内写真，デンタルエックス線写真．

3 ソケットシールドテクニック(socket shield technique)

2010年にHürzeler，Zuhrらは，新しい概念すなわち唇側の歯牙切片(根の1/3程度)をそのままにし，口蓋部分を抜去し，そのスペースに抜歯即時埋入を行う手法を，動物実験と臨床報告で併せて報告した．彼らは，そのテクニックをソケットシールドテクニック(socket shield technique：以下，SST)と名付けた[21]．まずは簡単にこの報告を紹介する．犬の歯にヘミセクションを行い，その隣接に，歯に接した状態と隙間を設定した状態でインプラントを埋入し，組織学的評価を行った(図B)．

1) 歯牙切片とインプラントを接触させていない場合

頬側では歯牙切片は歯周靱帯により頬側骨と結合しており，インプラントと歯牙切片とのギャップは結合組織で満たされていた．しかも，新たに形成されたセメント質とインプラント表面との間の結合組織は健全で，インプラント表面に接着しており，ところどころに新たな線維骨が見られたとしている．インプラントは舌側で歯槽骨にオッセオインテグレーションしており，歯槽骨の高さは頬側(歯牙片介在)と舌側で同じであった．インプラント周囲の軟組織には接合上皮がみられ，炎症反応はまったくなかったとしている．

2) 歯牙切片とインプラントを接触させた場合

歯牙切片の歯冠部分では，インプラントとの間に結合組織が存在し，接合上皮と新生セメント質が確認された．また，歯牙切片の頬側には健全な歯周靱帯が示され，歯槽骨に吸収の兆候がまったく見られなかったことも接触させていない場合と同じであった．インプラントのスレッド先端部分と接している歯牙切片は新生セメント質で被覆されており，スレッド間は，無定形の硬組織と結合組織で部分的に満たされていたとしている．

この報告は，われわれにとって非常に興味深いものであった．従来は，予後良好であるインプラントの必要条件として，治療後できれば2 mm程度の厚みの骨が全周囲に存在することが定説であり，われわれもそのように実践してきた．この報告はその定説を覆す可能性があるものの，歯牙切片からのインプラントへの感染はないのか，感染がないとしても歯牙切片は恒常的にその位置に留まるのか，吸収はしないのか，また歯牙切片とインプラント間に存在する結合組織は健全であったとしても，長期にみればどのように推移していくか，それによるインプラント周囲炎のリスクは……など，われわれにはあまりにも多くの疑問があるように思え，臨床に取り入れるには慎重を期すべきであるように思えた．

その後も隣接するインプラント間に，唇側のみならずこのテクニックを応用し，インプラント間の乳

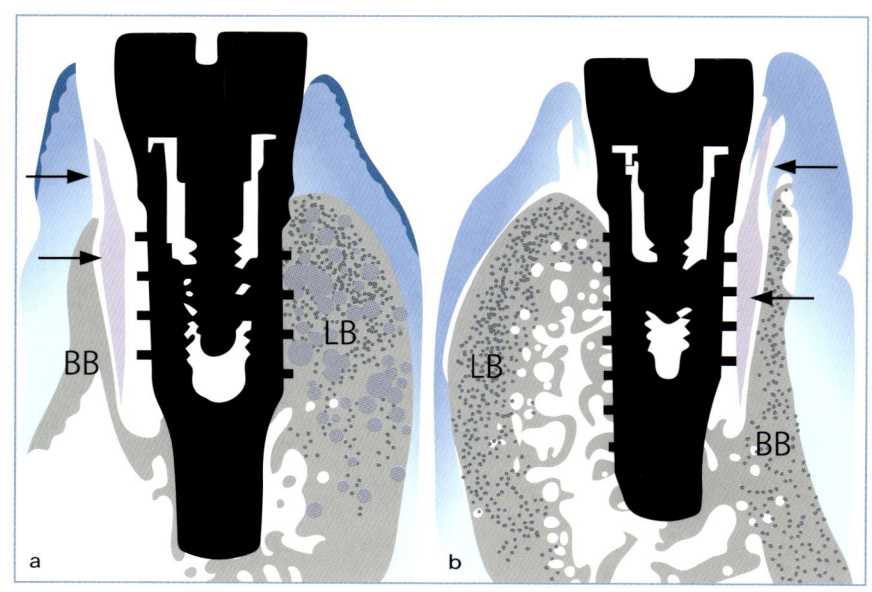

図B　a：歯牙切片とインプラントを接触させていない場合，b：歯牙切片とインプラントを接触させている場合(文献41より引用改変)．歯牙切片とインプラントを接触させていない場合・いる場合ともに，唇側は歯牙切片によって健全な歯周靱帯によって高さは保たれており，インプラントとの間は炎症反応がなく，結合組織で満たされていた．

Chapter 4 審美インプラント治療における Partial Extraction Therapy の検証とその進化

症例4 根尖部分にソケットシールド，歯頸部に結合組織移植を行い，天然歯の歯冠部をプロビジョナルレストレーションに用い prosthetic socket sealing を行った症例

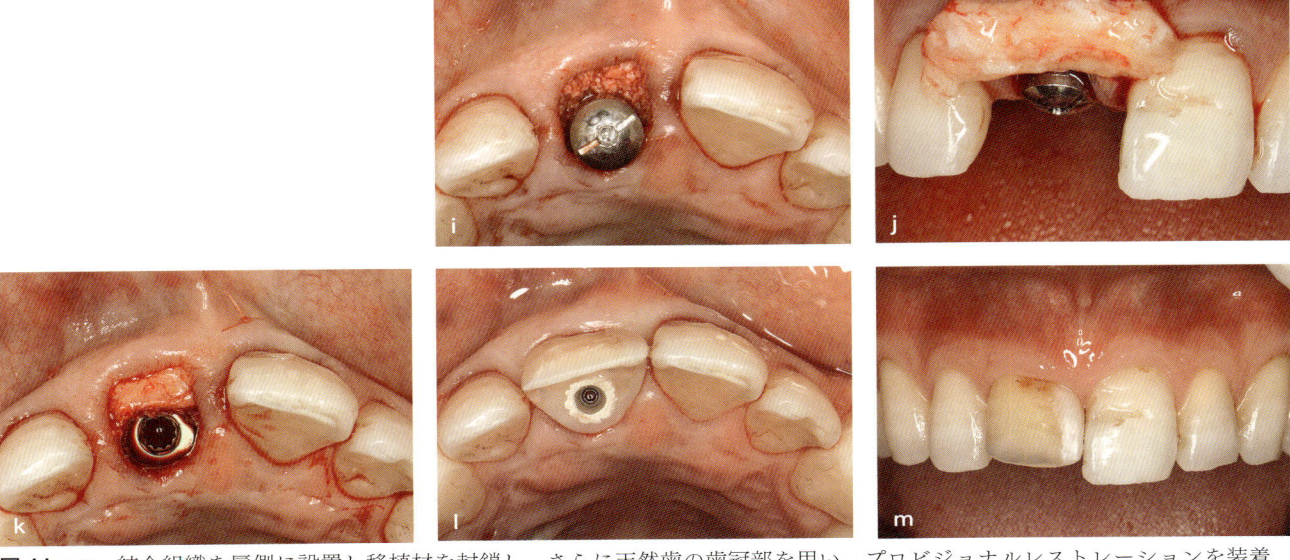

図 4 a, b 　1｜の動揺を主訴に来院．CBCTでは歯冠部破折と外部吸収による口蓋歯肉からの交通も認めた．

図 4 c〜h 　本症例では，歯肉の高さのみを獲得を目的として矯正的挺出を3か月行い，保定を3か月設定した．まずは歯冠部を抜去，次に2710バーで歯根を分割し，口蓋歯根部のみ抜去後，口蓋骨壁に沿ってインプラント埋入を行った．唇側根尖部とインプラントが接した状態で埋入を行った．

図 4 i〜m 　結合組織を唇側に設置し移植材を封鎖し，さらに天然歯の歯冠部を用い，プロビジョナルレストレーションを装着．

頭を温存する報告もなされていた[12, 22]．

筆者らは，**症例4** は2013年に行ったものの積極的には行ってこなかった．しかし，その後46症例（最長5年の経過）でこのテクニックを用い，1症例に

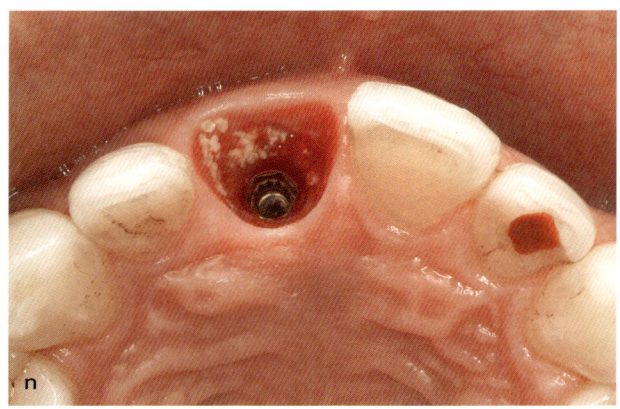
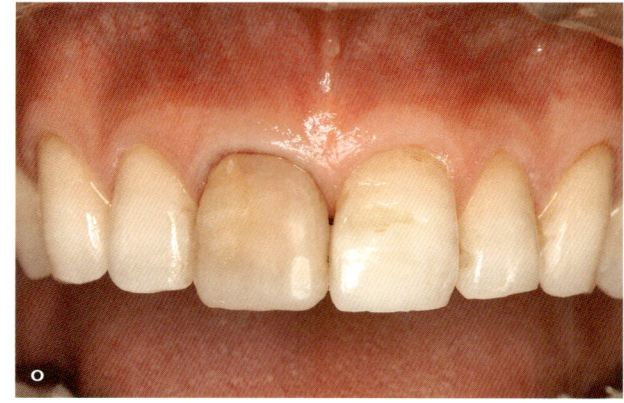

図4 n, o　インプラント埋入2か月後に歯冠を利用したプロビジョナルレストレーションをいったん外し，骨結合が得られていることを確認した．咬合面観（n）からはDBBMの顆粒が見える．この後，切端をレジンで回復し（o），歯冠部を形態修正した．

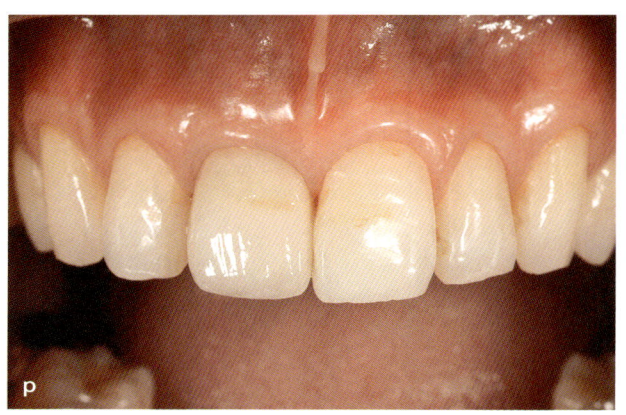
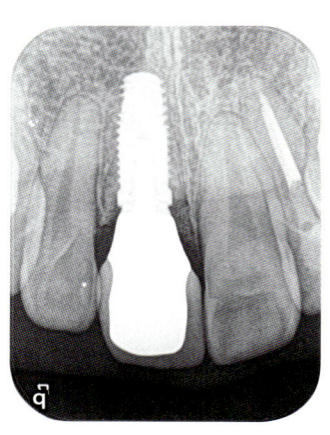

図4 p, q　最終補綴装置装着時の正面観（p）とデンタルエックス線写真（q）．

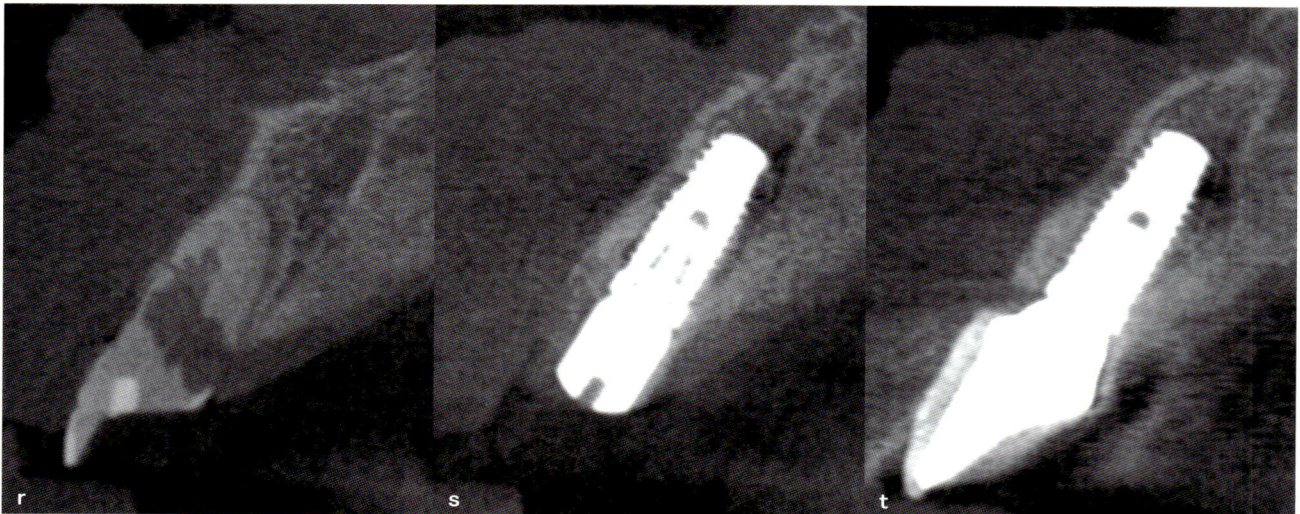

図4 r〜t　初診（r），抜歯即時埋入後プロビジョナルレストレーション装着前（s），最終補綴装置装着時（t）のCBCTの比較．CBCTでは，唇側骨の形態がほぼ完全に維持されている．まず，根尖部分の歯根の歯根膜が根尖部分のボリュームを維持し，また歯頸部では薄い歯槽骨にもかかわらず変化はない．結合組織と歯冠を利用したプロビジョナルレストレーションの効果であると思われる．

のみ唇側歯牙切片の根尖部吸収を認めたものの，インプラント生存率は100％であったとの報告をみて，1つのオプションに加えてもいいかもしれないと考えるようになった[23]（この文献ではルートメンブレンテクニックと総称し，この術式を紹介している）（**症例5**）．
では，SSTを行った歯牙片とインプラント体の間に介在する唇側部の結合組織の恒常性をどのように解釈すればよいのであろうか．その可能性を示唆す

Chapter 4 審美インプラント治療における Partial Extraction Therapy の検証とその進化

> **症例5** 隣接したインプラント治療に際してインプラント間の歯間乳頭温存のため挺出後, SST を行った症例

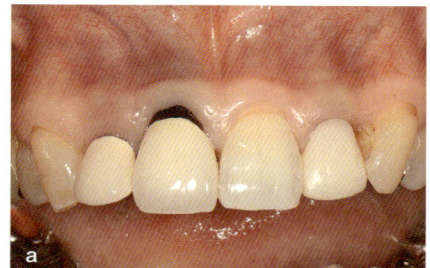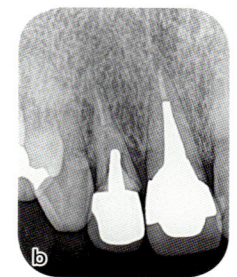

図5 a, b　先に，2⎦に GBR を併用した抜歯即時埋入を行った．

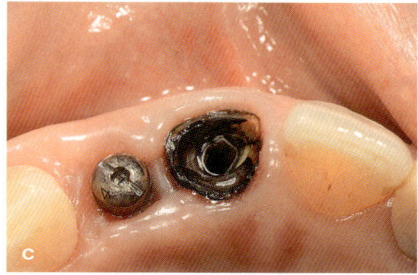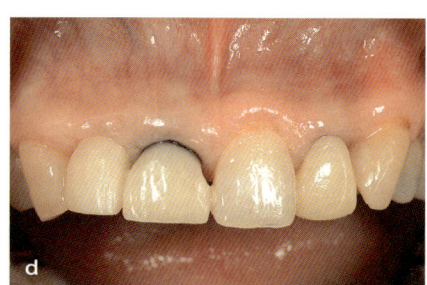

図5 c, d　⎣1近心部分のクラックを認める．ソケットシールドテクニックを応用するにあたって矯正的挺出を行った．

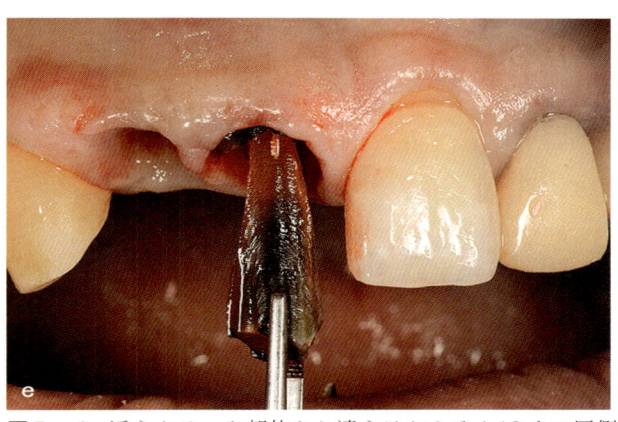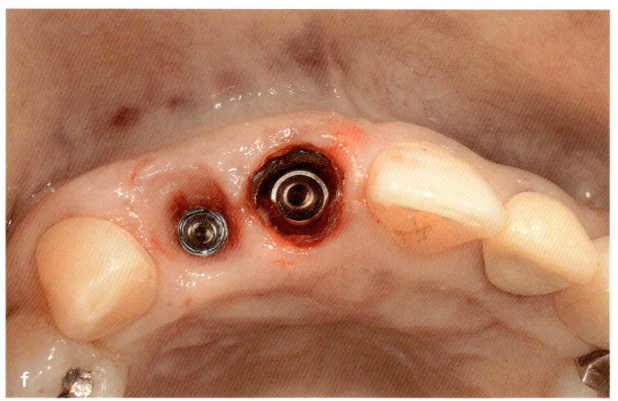

図5 e, f　近心クラック部位から遠心はおよそ1/2 まで唇側の歯牙片を残し，矯正的挺出を行っているため，骨縁まで削合した後にインプラント埋入．

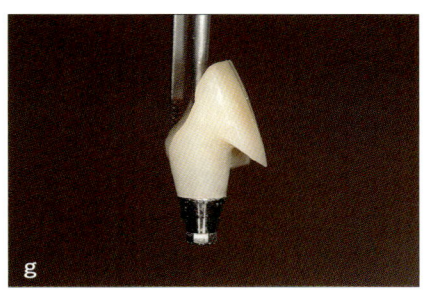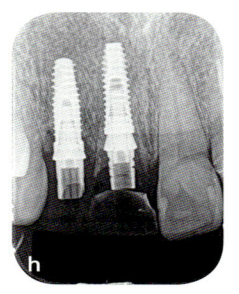

図5 g, h　歯肉が歯根片を被覆する分だけのスペースを設け，即時プロビジョナルレストレーションを装着した際のデンタルエックス線写真．

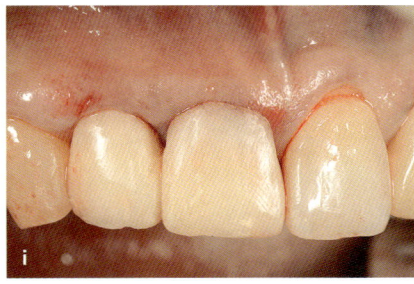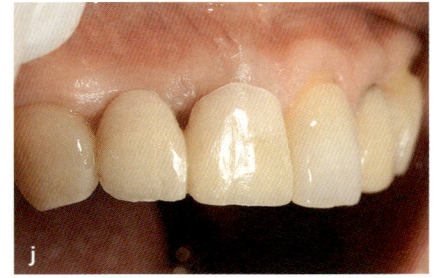

図5 i, j　プロビジョナルレストレーション装着直後と5か月後の比較．唇側のボリュームはわずかに吸収を認めるものの，ほぼ維持されている．

105

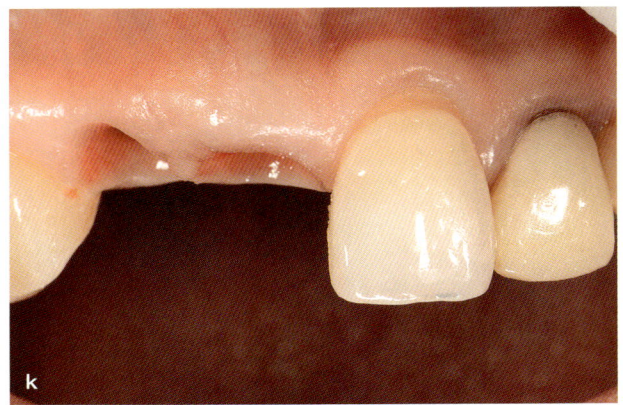
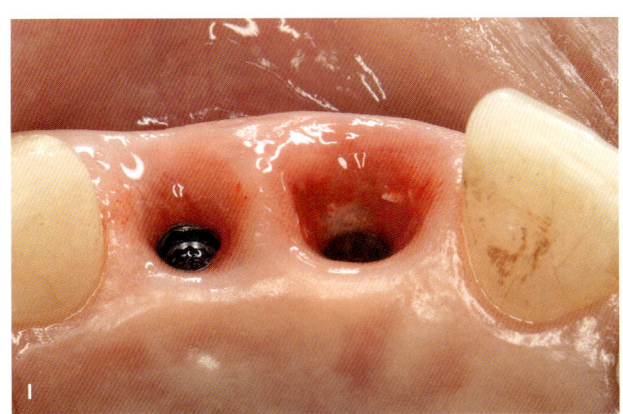

図5 k, l　SST 5か月後の正面観と7か月後の咬合面観.

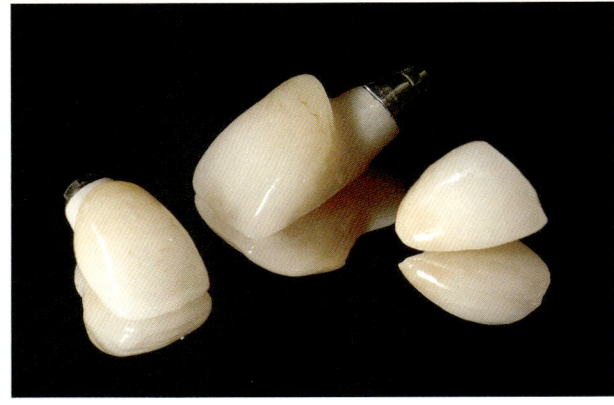

図5 m　補綴装置．TETを行った側切歯とPETを行った中切歯の歯肉貫通の形態の違いに注目．

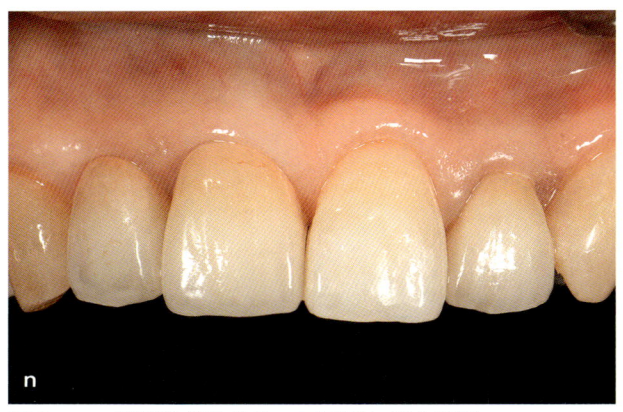
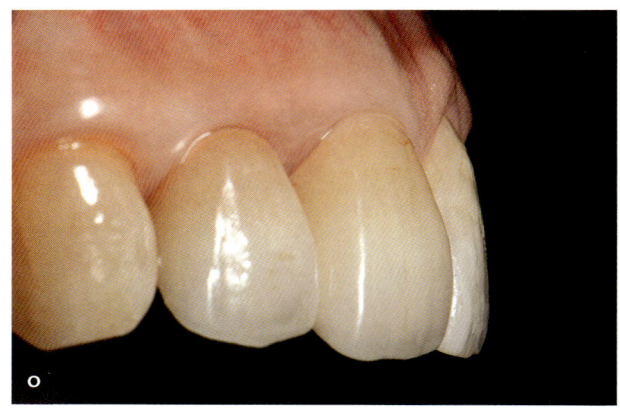

図5 n, o　補綴装置装着時の正面観と側方面観.

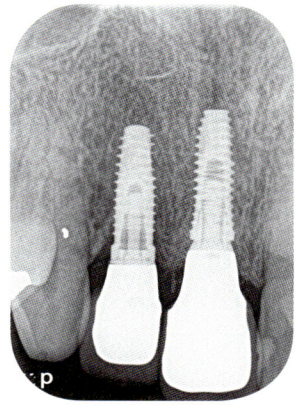
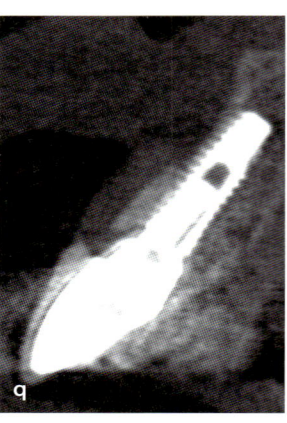
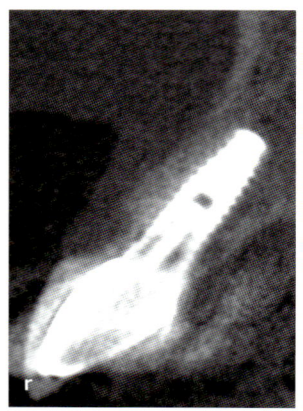

図5 p〜r　補綴装置装着時のデンタルエックス線写真（p）およびSSTを行った中切歯部位（q）とTETを行った側切歯部位（r）のCT像．

Chapter 4　審美インプラント治療における Partial Extraction Therapy の検証とその進化

> **症例6**　歯槽堤保存に失敗した症例の10年後の経過

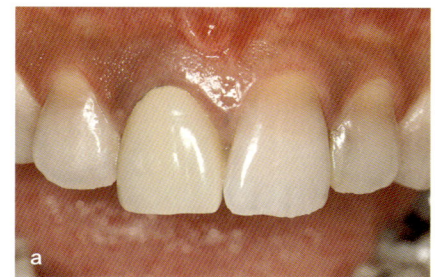
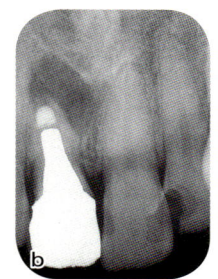

図 6 a, b　初診時の正面観（a）およびデンタルエックス線写真（b）．1| の根尖病変とマイクロクラックも認め，抜歯と診断．

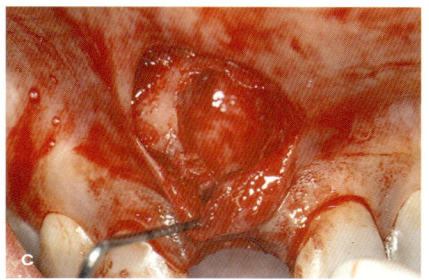
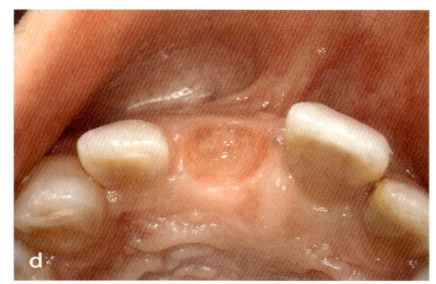

図 6 c, d　抜歯窩掻爬後，唇側から吸収膜を設置し，移植材を充填した．その 6 か月後，口腔内所見からは歯槽堤保存は良好にあるように思えた．

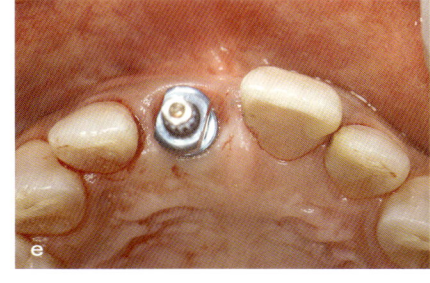
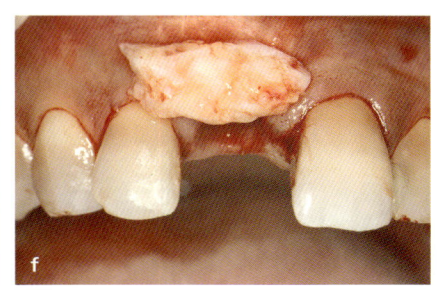

図 6 e, f　フラップレスで埋入後，唇側部のボリュームを結合組織で増大を図った．歯肉を翻転せず，骨組織の状態を確認しなかったことが最大の反省点である．

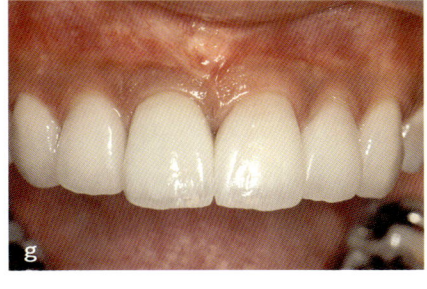
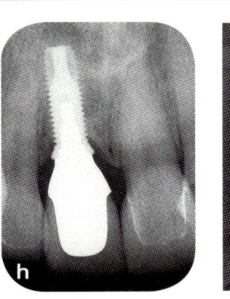
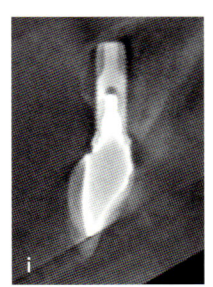

図 6 g〜i　最終補綴装置装着時の正面観（g），デンタルエックス線写真（h），1 年後の CBCT 像（i）．審美的結果が得られているものの，CBCT 所見では唇側部の骨は喪失しており，その部分を結合組織が補償し被覆していることがわかる．

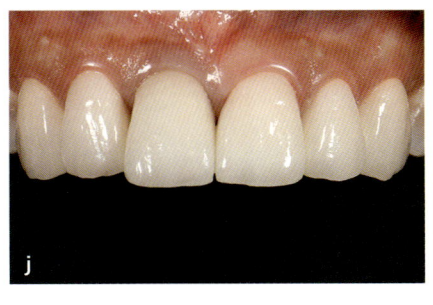
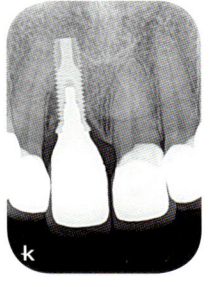

図 6 j, k　10年後の正面観（j）およびデンタルエックス線写真（k）．10年後も審美的結果は臨床上得られている．ただし，後に天然歯を含め，補綴装置は色調の不良を理由に再製作している．

る症例を見てもらいたい（**症例6**）．この症例は，歯槽堤保存に失敗した症例で，術後 4 年の CBCT では唇側骨は消失しており，結合組織で唇側インプラントが 4 スレッド程度覆われている．しかし10年後も臨床所見からは炎症所見を認めることもなく，インプラント周囲に深いポケットも存在せずに，審美的結果は維持されている．

このような結果が維持できている理由を考えるに，まず両隣在歯周囲の組織が健全であることにより，インプラント周囲の結合組織は炎症所見を認めることなく経過したものと思われる．もし仮に単独歯症例ではなく，多数歯インプラント症例であれば

107

その結果は違うものになっていたであろう．決して この症例を肯定することはないが，仮に SST を行った歯牙片とインプラント体の間に介在する唇側部の結合組織の炎症所見を認めず推移していれば，その組織は維持される可能性があると推察される．

また Zuhr，Hürzeler らは第 2 報として，臨床上遭遇する歯の唇側部位の垂直性破折を想定した犬モデルの組織像とそれにともなう臨床報告もしており[24]，そしてこの後，10 症例の 5 年後のデンタルエックス線写真での評価と周囲組織の安定を報告している[25]．また，この症例では行っていないが，将来の補綴装置のサブジンジバルカントゥアを考慮して，ソケットシールド片の辺縁に可及的にベベルを付与することが望ましい．

では，どのような歯が SST の適応症となるかを下記に示す．

Gluckman らは，唇側骨が Intact であることを大前提としている[26]．また審美領域では，適応となる歯の歯頸ラインが反対側同名歯と同じであることが望ましい．であるならば，抜歯即時埋入の適応症である Class1,2 ということになる．われわれは，審美的結果を求めるために結合組織移植の検討が必要であると述べてきたが，この手法を用いれば従来の術式と比較し侵襲が少なく，最良の結果を得ることができる可能性を有している．とくにインプラントが隣接する天然歯が対象となった場合は有効であろう（**症例 7**）．

3）ソケットシールドテクニック（SST）の適応症

- う蝕もしくは，すでに装着されていたポストが太く，残存歯質が薄く保存できないと判断した場合（**症例 8**）
- 根尖病変の問題で，歯内外科を行ったとしても（もしくは行ったが）予後不良と診断した場合
- 垂直破折もしくはマイクロクラックを認め，予後不良と診断した場合（**症例 9 , 10**）
- 外部吸収を認め，予後不良と診断した場合（**症例 11**）
- いわゆる戦略抜歯，多数歯欠損インプラント症例で，残存歯が存在しているものの，補綴的観点からその歯を抜歯し，インプラント埋入したほうが治療の内容および期間の簡略化が想定される場合（**症例 12, 13**）

4）ソケットシールドテクニック（SST）の術式
① CT 状でのシミュレーション（図 C）

CBCT 上で，口蓋に沿ったようにインプラントを配置し，Socket-shield 片とインプラントとギャップができるように水平的・垂直的に切削量を計測する．2710 バーを使用し，根管がその目安となる．この症例では，水平的に 1 mm 程度根管から唇側に切削し，それを根管と平行に進めていけば垂直的に切断できることになる．近遠心的には，2/3 弧から 1/2 弧以内で Socket-shield 形成できることが理想であるが，根の幅径とインプラント径の兼ね合いによる．また単独歯症例であれば，歯間乳頭は隣在歯が IHB

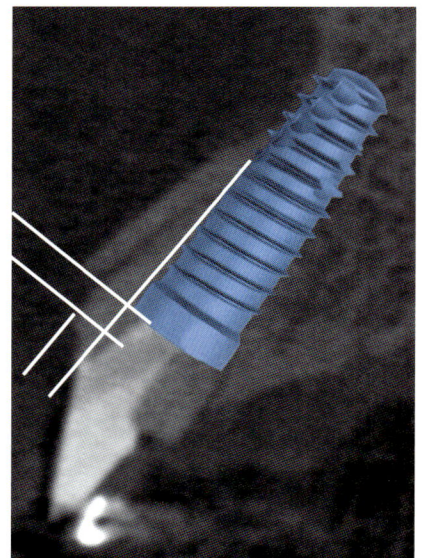

図C　CBCT 切断面．

Chapter 4 審美インプラント治療における Partial Extraction Therapy の検証とその進化

症例7 Socket-shield 形成と口蓋根の抜去

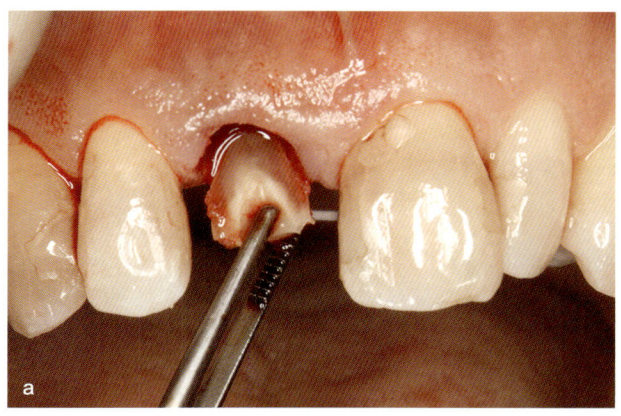

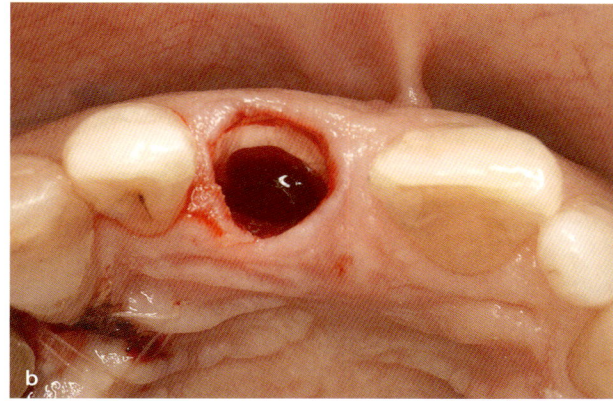

図7 a, b 2710-1 バーで Socket-shield の形成を行い，ペリオトームなどを使用して口蓋部分の歯を抜去．インプラント埋入術式は抜歯即時埋入に準じる．

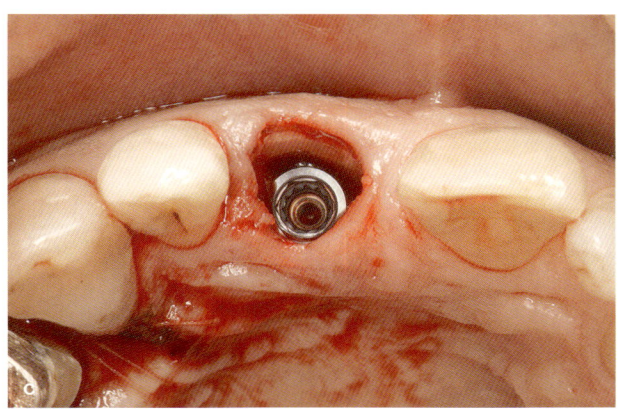

図7 c 頬側にギャップが確保できるようにインプラント埋入を行った．歯牙片の頭頂部は，どこまで薄く削合できるかであるが，歯根膜は歯頸部付近で20〜50μm程度セメント質に入り込んでいるといわれており，0.1mm 程度であっても歯根膜を損傷しないため，極力薄くするほうが望ましいようである．

の分類 Class 1 であれば，1/2 弧の範囲内で十分であるが，多数歯症例では歯間乳頭構築のため 2/3 弧径が望ましい．

② Socket-shield 形成と口蓋根の抜去

インプラントインデックスを挿入し，Socket-shield 片に当たっていないかを確認．ここで当たっていれば，Socket-shield 片を削合するか，口蓋部を2710バー2で削合する．インプラントと接していても問題はないが，インプラント埋入したときに Socket-shield 片にインプラントスレッドが接触し圧がかかってはならない．

つぎに，Socket-shield 片の唇側上方部であるが，反対同名歯と歯肉辺縁を合わせようと思えば，理想は骨縁1 mm上方が理想であるため，可及的に歯肉を損傷しないように，圧排して切削し，インプラント方向にベベルになるように形成する．この際にピエゾを用い，歯肉を損傷させないようにするのも一法であろう．ただし，縁上1 mmでとどめると歯根の露出量が大きいため，後に完全被覆に時間がかかる．

また，術後部分的に露出した歯牙片を極小のラウンドバー等で削合する場合があるため，歯頸ラインを調和させようとする場合で，かつ骨縁まで削合する場合は，あらかじめ矯正的挺出を行うことが有用である．もしくは，骨縁まで削合する場合は，唇側に結合組織移植を行うのも有効な処置となる[27]．また，この症例では行っていないが，将来の補綴装置のサブジンジバルカントゥアを考慮して，ソケットシールド片の辺縁に可及的にベベルを付与することが望ましい．

③ Socket-shield technique の Complication

Gluckman らは，最長4年のフォローアップの128ケースにおいてそのコンプリケーション（25症例19.5%）を開示している[28]．内訳は，5本のインプラントロスト（survival rate 96.1%）で，2本は歯牙片・インプラントともに除去，3本はインプラントのみ除去した．もっとも頻度が多いのは内側性の歯牙片の露出（12症例）であり，切削し被覆もしくは経過観察とした．外側性の歯牙片の露出は4症例に認め，

109

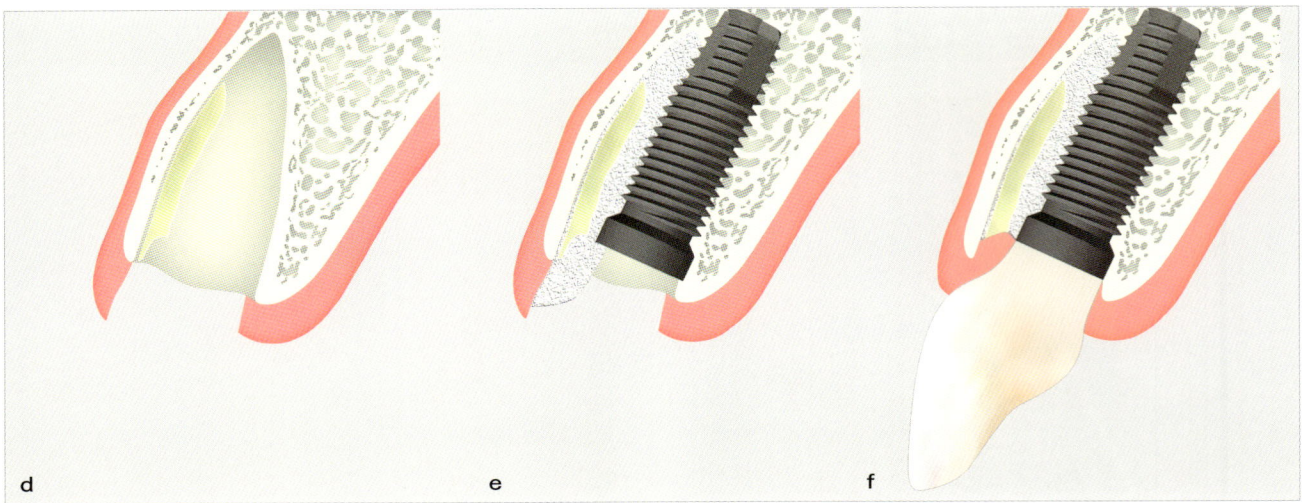

図7 d〜f　SSTの術式(文献26より引用改変).

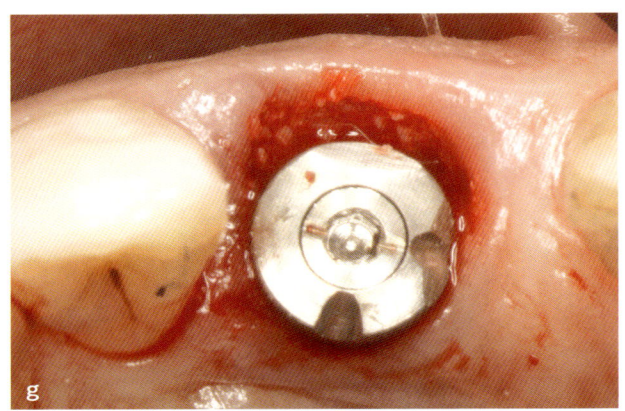

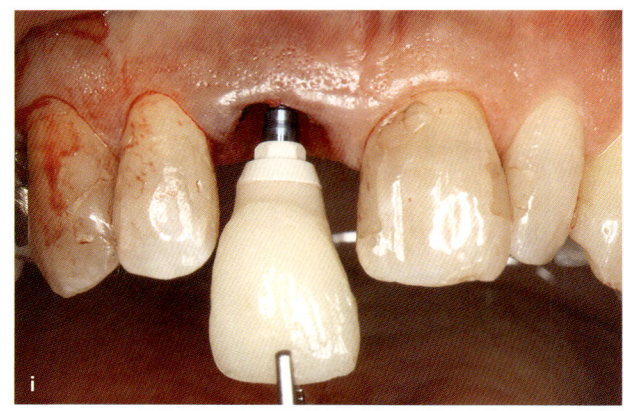

図7 g　暫間アバットメントで，一時的にインプラントホールを封鎖し，ギャップに血餅の保持と移植材の充填.

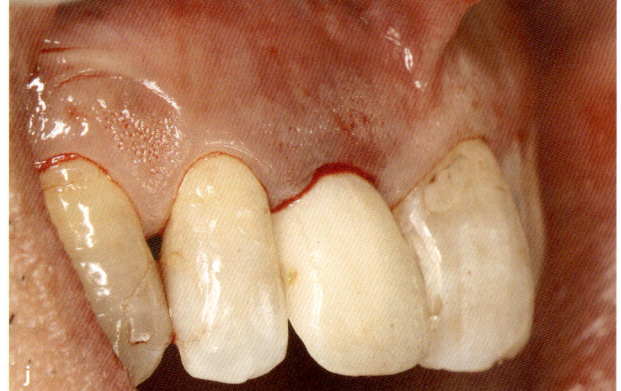

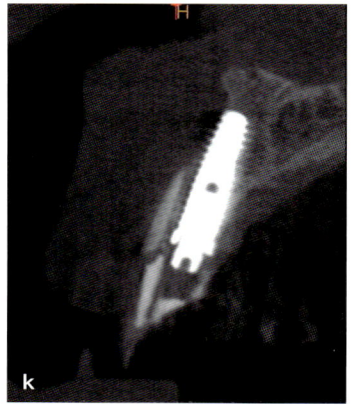

図7 h〜k　2〜4か月後，プロビジョナルレストレーションもしくは暫間アバットメントを外し，骨結合獲得の確認．プロビジョナルレストレーションを歯肉に接するように調整．

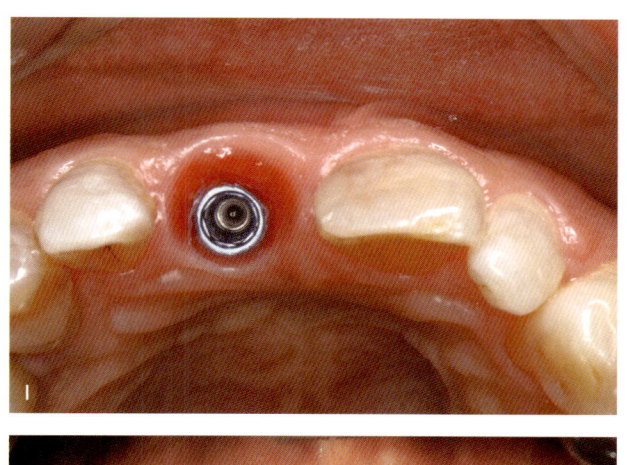
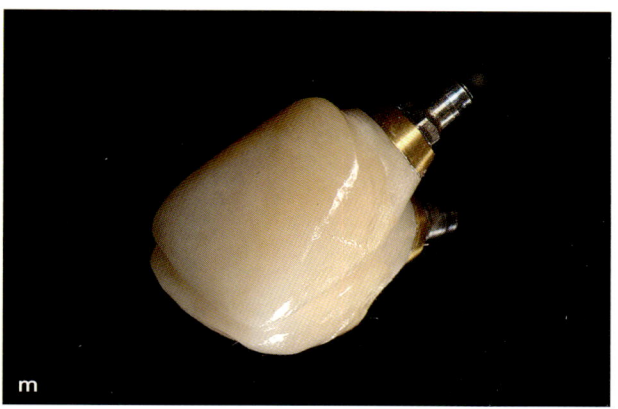
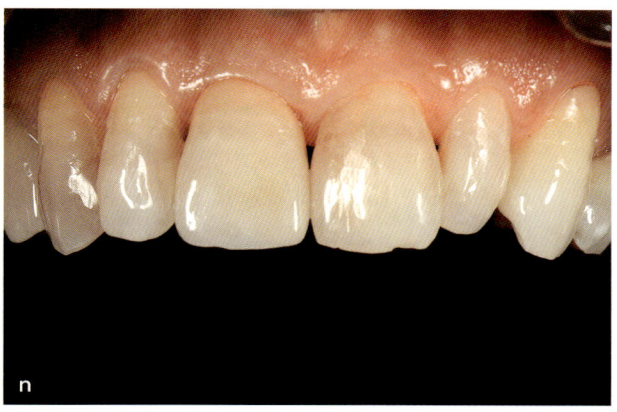
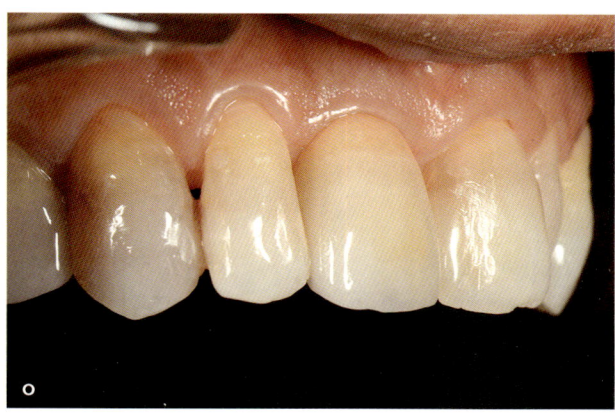

図7 l〜o 装着直前の咬合面観，補綴装置ならびに装着直後の口腔内正面観・側方面観．

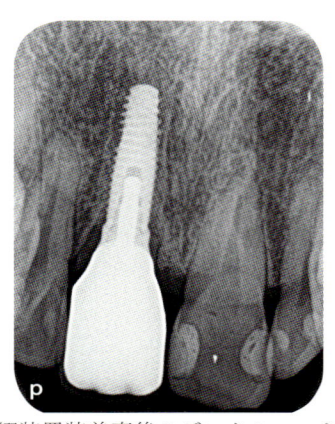
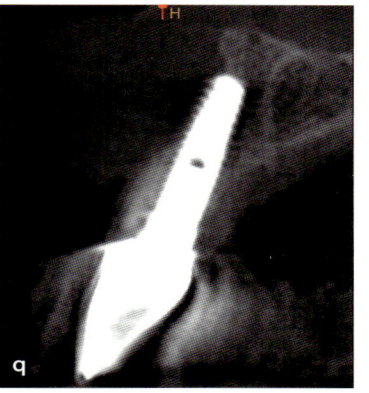

図7 p, q 補綴装置装着直後のデンタルエックス線写真とCT像．デンタルエックス線写真からはソケットシールドが審美的結果に有効に作用していることがわかる．また，CTではわずかなMigration（近接）は認めるものの，唇側吸収量は最小限に抑制されていることがわかる．

結合組織移植もしくは切削し被覆した．歯牙片の感染・動揺は3症例であり除去．近接（migration）は1症例であったとした（**症例7**）．

さらに彼らは，これらの合併症を最小限にするために，現在では骨縁まで切削することを推奨しており，結論としてこの術式はテクニックセンシティブであるものの，従来のインプラント埋入と比較しても生存率は遜色ないものと結論づけている．

しかしながら現段階でのわれわれの臨床は，歯間乳頭構築のためにRST同様に骨縁上1mmで留めたほうがよいと考えている．そのため合併症（とくにInternal Exposure）を避けるために，最小限の結合組織移植が必要であろう（**症例11**参照）．

一方でNevinsらは，Socket Shieldの長期予後から，歯牙片からの感染によって骨吸収を引き起こし，しいてはインプラントの骨結合の喪失をきたした症例を提示し，安易なSocket Shieldの応用に警鐘をならしている[29]．

症例8　一部ソケットシールド片が露出したものの，後日被覆した症例

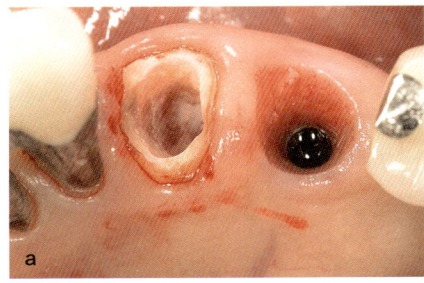 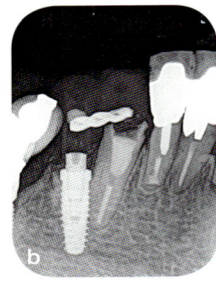 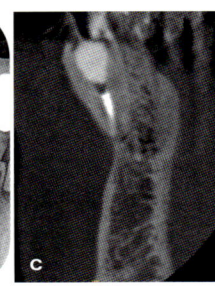

図8 a, b　メインテナンス中に3⌋脱離，小臼歯はスクリューリテインの補綴装置を装着していた．臨床所見とデンタルエックス線写真から，残存歯質の薄さを危惧しインプラント埋入を計画．
図8 c　術前のCBCT画像．筆者らの経験から下顎前歯部は皮質骨が薄く基底部が細い．また歯肉も非常に薄いため，安易に抜歯即時埋入（TET）を行うと唇側骨は瞬く間に吸収し，審美的な問題を引き起こすことが予測される．

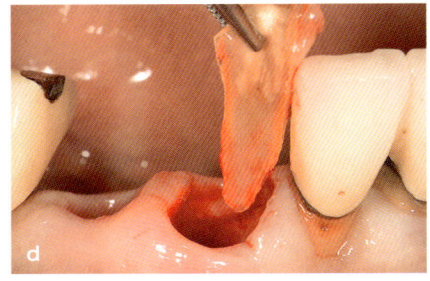 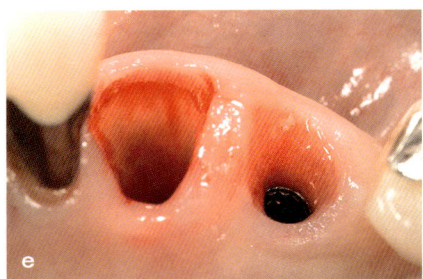

図8 d, e　CBCTの術前のシミュレーションで，ソケットシールド片の切削量とインプラント埋入方向を決定し行った．このように，歯の幅径・部位・歯質の状況で，切削量は症例ごとに違う．

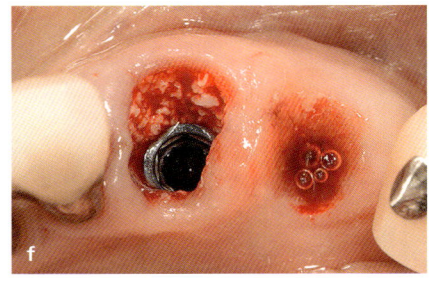 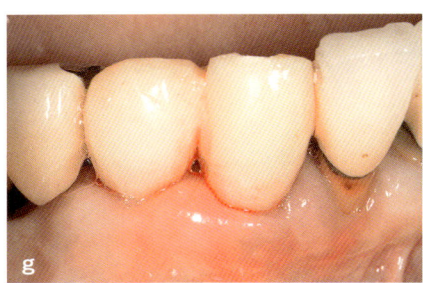

図8 f, g　インプラント埋入後，唇側のギャップと切片の上方に移植材を充填し，後方のインプラントと連結固定したプロビジョナルレストレーションを装着．

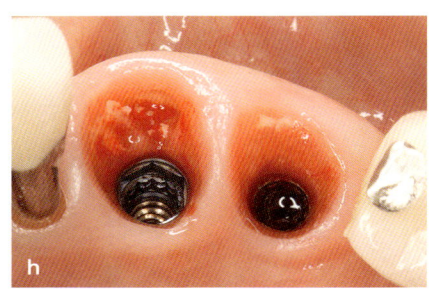 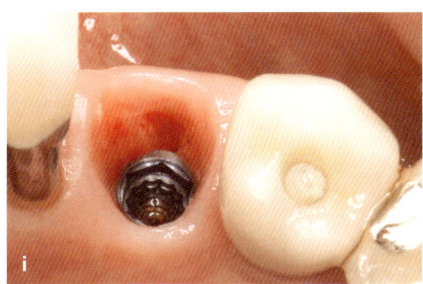

図8 h, i　インプラント埋入後，4か月後にプロビジョナルレストレーションを外したところ，ソケットシールド片は一部露出を認めた．その部分を極小のラウンドダイヤモンドバーで削合した．1か月後，露出した部分を上皮が被覆しているか確認した．

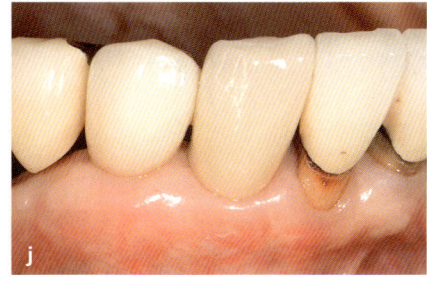 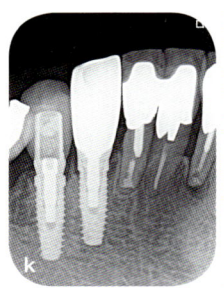 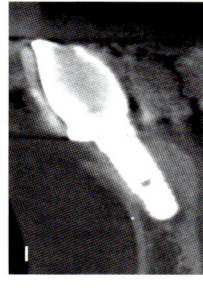

図8 j〜l　側方面観では，狭いインプラント間・唇側の形態を維持されている．その理由は，デンタルエックス線写真・CBCT像から，ソケットシールド片がその維持に貢献しているからに他ならない．

Chapter 4 審美インプラント治療における Partial Extraction Therapy の検証とその進化

症例9 唇側の垂直性の歯根破折にソケットシールドを行った症例

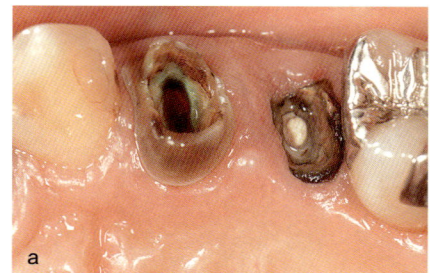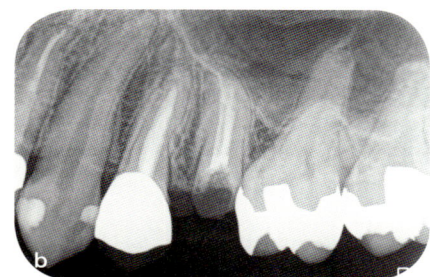

図9a, b 上顎左側第一小臼歯歯根破折,第二小臼歯縁下う蝕のため,抜歯と診断.

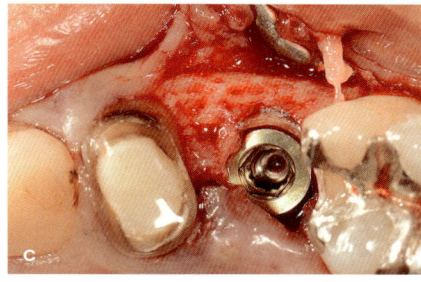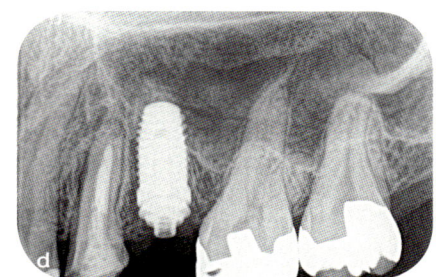

図9c, d まず,第二大臼歯にほぼ根に近接するように径5mmのインプラントをオステオトームテクニックを用い埋入を行った.

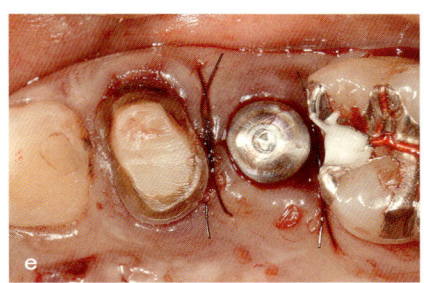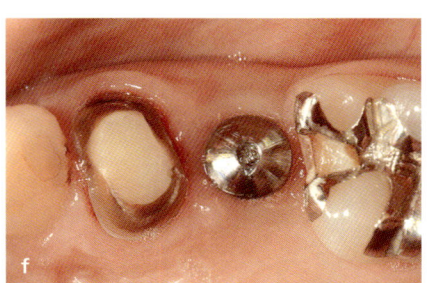

図9e, f 歯肉弁をわずかに歯冠側に持ち上げ縫合.埋入後4か月後の状態.

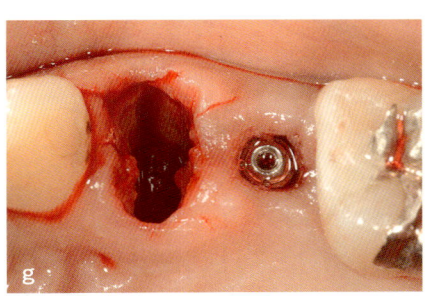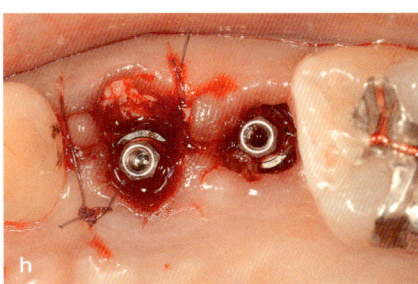

図9g, h 唇側破折部位をバーで削合しSSTを行った.その後,ギャップと歯牙片をDBBMで被覆し,プロビジョナルレストレーションを装着.

図9i 前方インプラント埋入5か月後の咬合面観.ソケットシールド片は歯肉によって被覆されている.

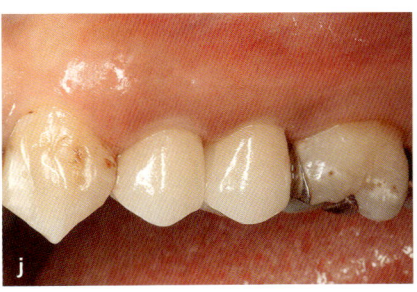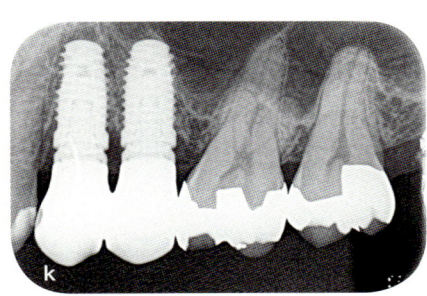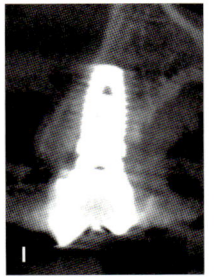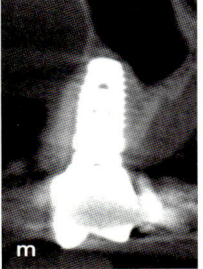

図9j, k 補綴装置装着後の側方面観,デンタルエックス線写真.

図9l, m CT像.l:第一小臼歯部位,m:第二小臼歯部位.

113

症例10 SSTと結合組織移植を併用した症例

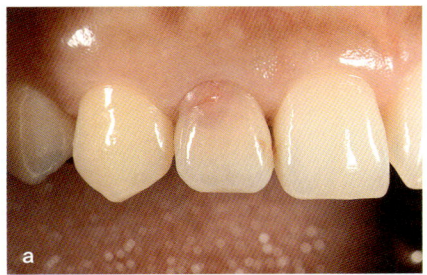 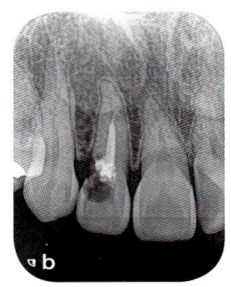

図10a, b 2|に外部吸収を認める.

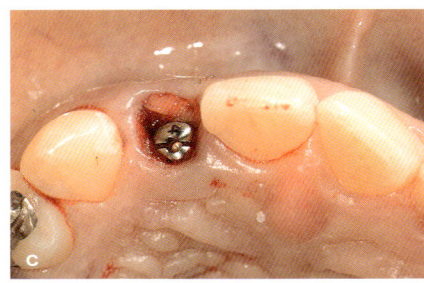 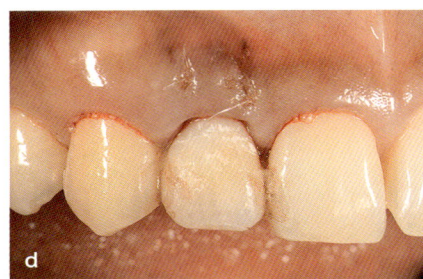 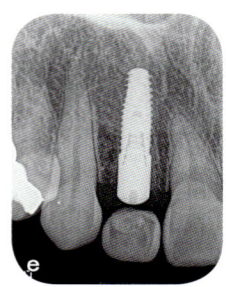

図10c〜e SSTを行った咬合面観, 正面観とデンタルエックス線写真. Socket shield片を骨縁まで削合し, それを被覆するように結合組織移植を行った.

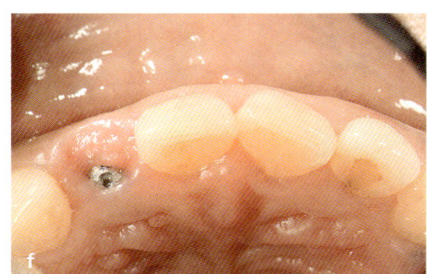 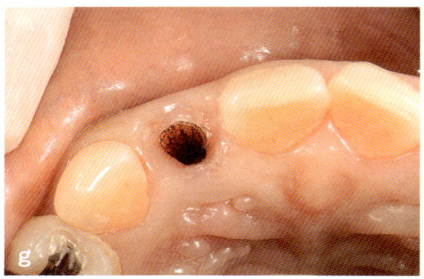

図10f, g SSTより2か月後, 良好な治癒経過をたどり, レーザーでパンチアウトを行った.

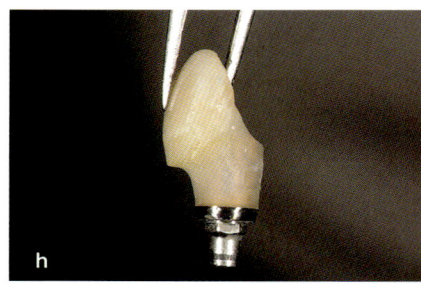 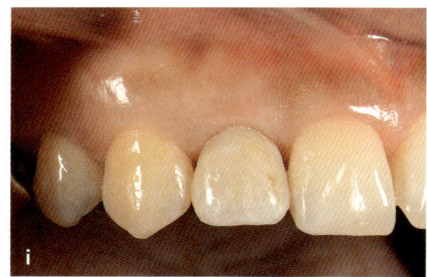

図10h, i Socket shield片との歯肉貫通部を阻害しないように, プロビジョナルレストレーションを製作後に装着.

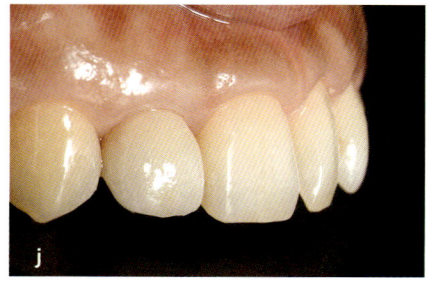 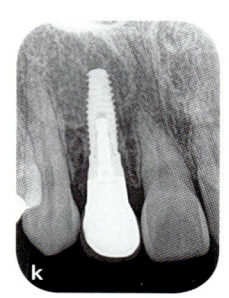

図10j, k 最終補綴装置装着後の右側側方面観とデンタルエックス線写真.

Chapter 4 審美インプラント治療における Partial Extraction Therapy の検証とその進化

> 症例11　SSTを行った結果, Internal Exposure(内側性の露出)とMigration(近接)を認め,
> 結合組織移植を用いリカバーした症例

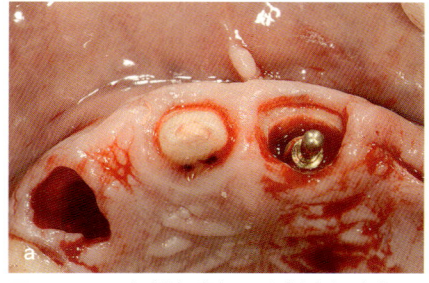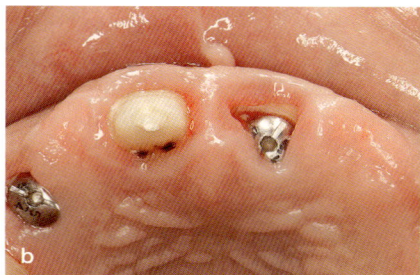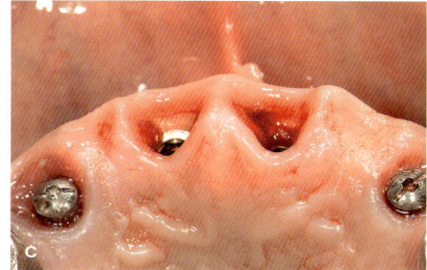

図11a〜c　右側犬歯部・左側中切歯部にSSTを行った(a). しかしその2か月後, 犬歯部は歯肉で被覆されていたが, 中切歯部は内側性の露出および近接を認めた(b). その後, 右側中切歯部にもSSTを行ったが同様の結果となり, 歯牙片を削合するも, 歯肉で被覆することはなかった(c).

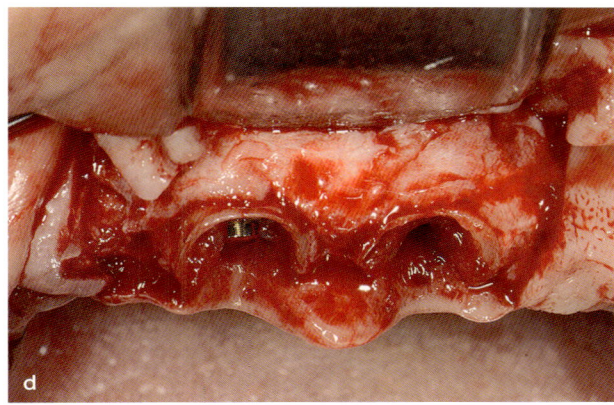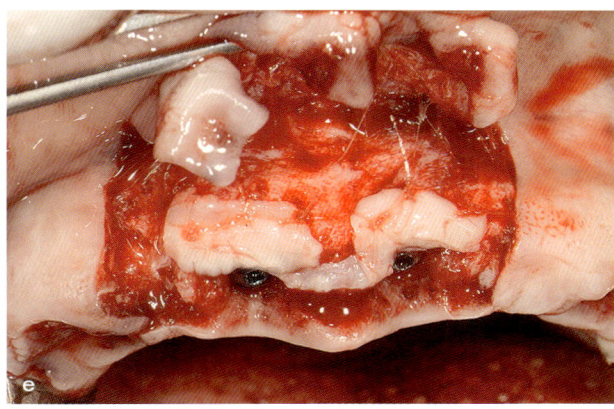

図11d, e　フラップを形成し, 歯牙片をインプラント辺縁上まで削合し, 結合組織で被覆した.

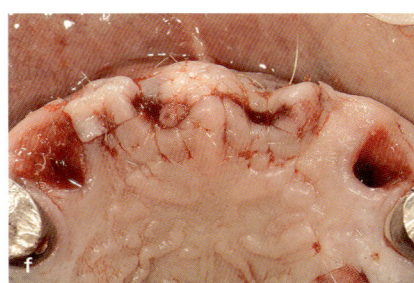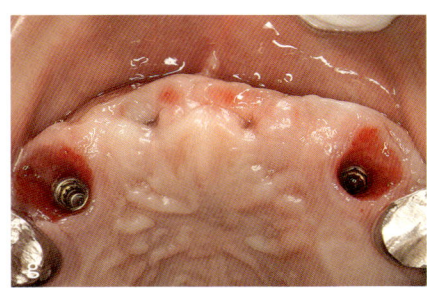

図11f, g　縫合直後と2か月後の咬合面観. 歯牙片は歯肉で被覆されていた.

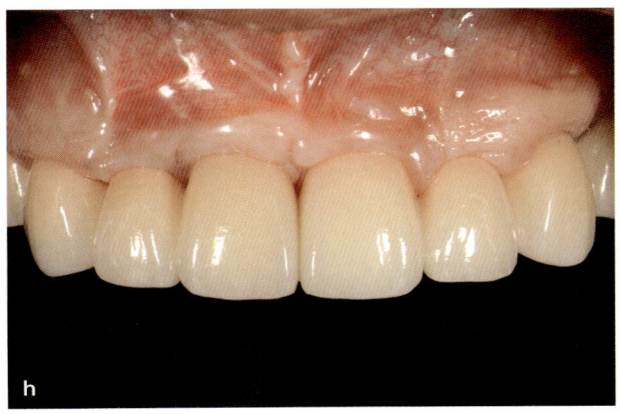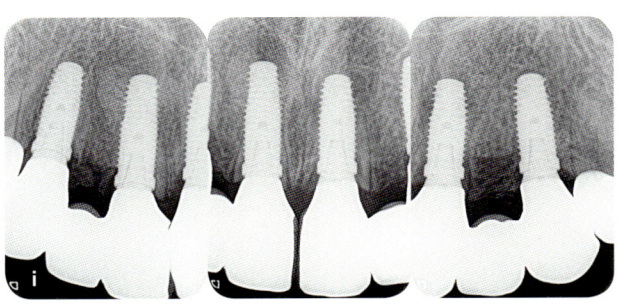

図11h, i　最終補綴装置装着後の正面観とデンタルエックス線写真. 瘢痕組織や歯間乳頭の不揃いなどを認めるものの, 許容できる審美性は確保できたものと思われる.

> **症例12** 多数歯欠損症例で，|1 にソケットシールドを行った症例

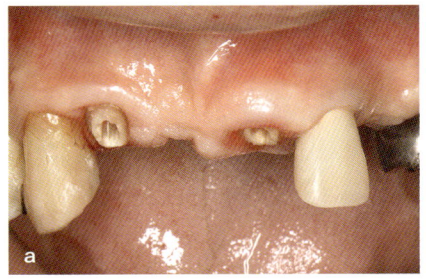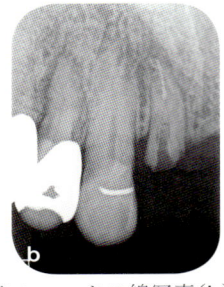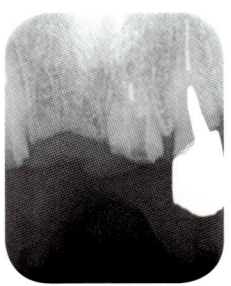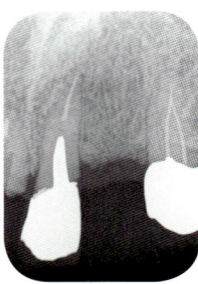

図12a, b　初診時の正面観(**a**)およびデンタルエックス線写真(**b**)．|3 欠損，また|1 は根が短く，補綴の支台歯としては不安が残る．|2 も歯頸線の不調和もあり，唇側にポスト基底部からの穿孔も認めたため，これも支台歯としては予後不良と診断した．

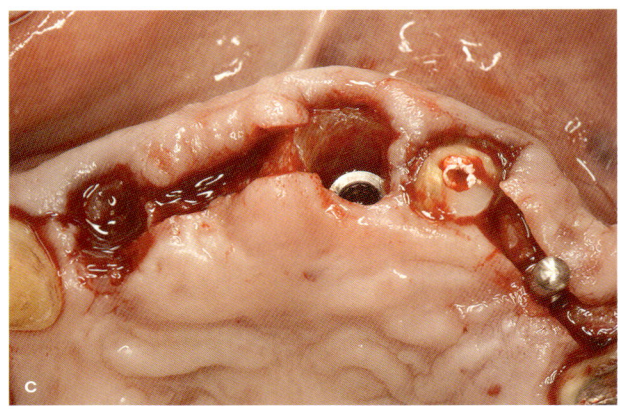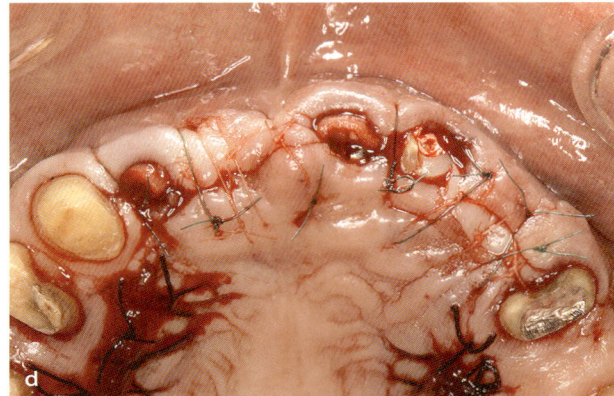

図12c, d　|1 にソケットシールドテクニックを応用し，|2 は歯頸ライン不調和のため，矯正的挺出およびソケットシールドテクニックは行わず，即時埋入とGBR・CTG（抜歯即時埋入 Class 3 ）を行い，|3 部は通法に則りGBRと interpositional graft を同時に行った．唇側部のフラップが減張され歯冠側に位置されているため，ソケットシールドを行った部位は，すでに歯牙切片が被覆されていることになる．

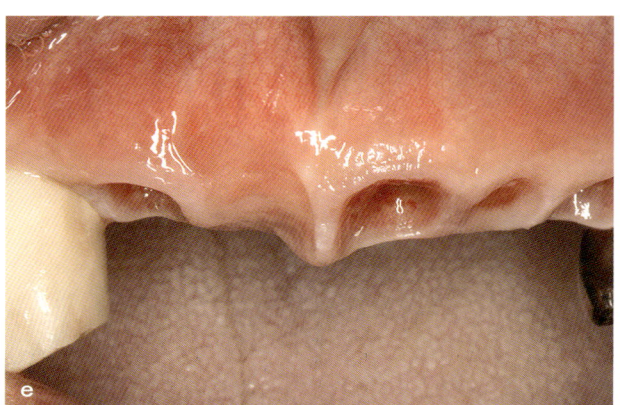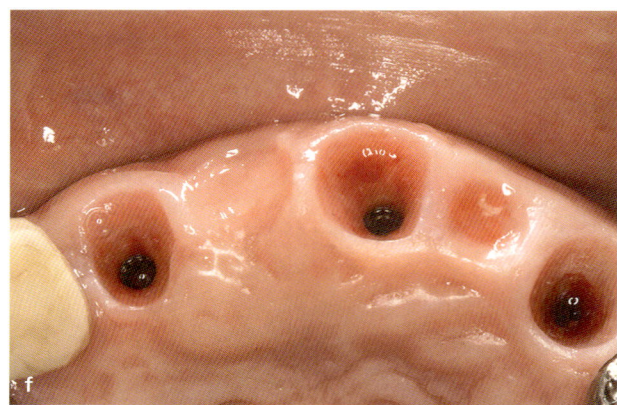

図12e, f　|2 は保存できる歯であるが，補綴設計の単純化を図るため抜歯を行った．いずれにせよ，|1 に歯牙切片を骨縁上1 mmで切断したソケットシールドテクニックを用いたため，近心歯間乳頭は高い位置で構築されている．

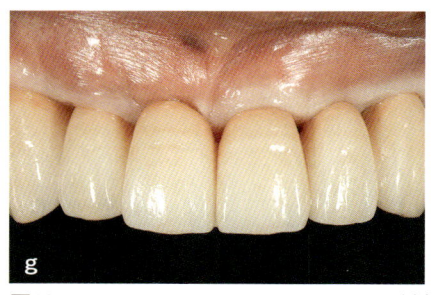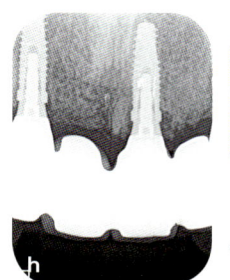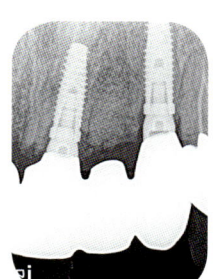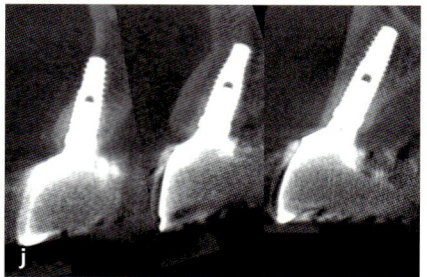

図12g〜j　スクリューリテイニングの最終補綴装置装着時の正面観(**g**)，デンタルエックス線写真(**h, i**)，CBCT像(**j**)．本症例では，ソケットシールドテクニックを行った|1 インプラント唇側部位は骨様組織で満たされているようである．

Chapter 4 審美インプラント治療における Partial Extraction Therapy の検証とその進化

> **症例13** 隣接面のソケットシールドによりインプラント間の乳頭を獲得した症例

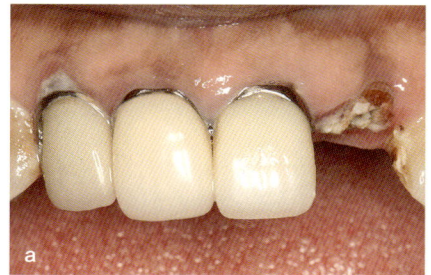
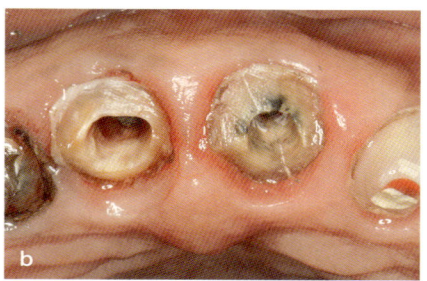
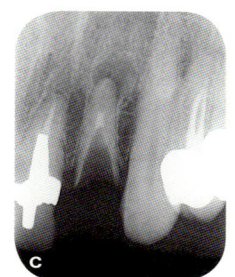

図13a〜c　患者は64歳，男性．|1 は頰舌的な破折があり保存不可能であった．

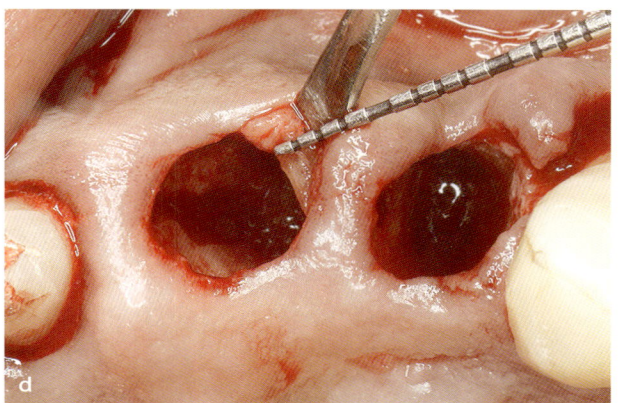
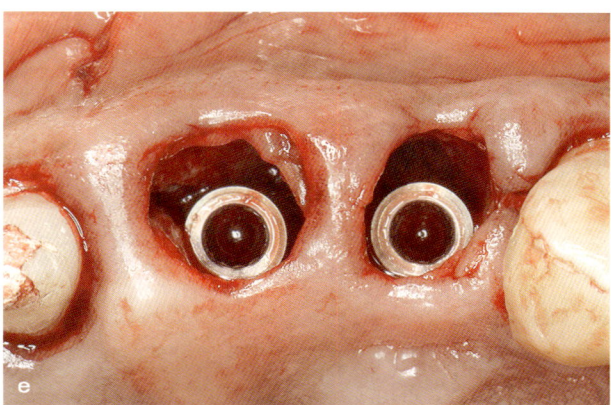

図13d,e　|2 はう蝕の進行によりソケットシールドは困難であった．|1 は破折のため遠心の歯質のみ保存可能であった．

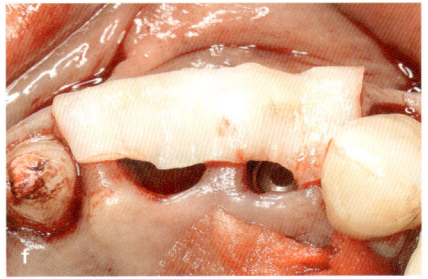
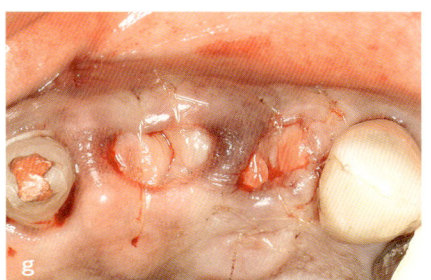
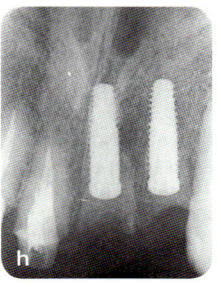

図13f〜h　唇側から隣接面まで審美領域すべてに結合組織移植を行った．歯間乳頭直下も増大されていることに注目．

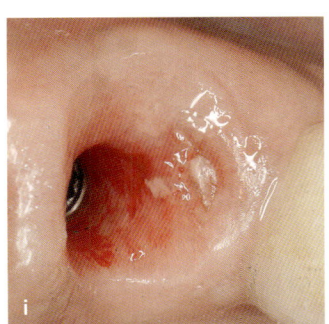
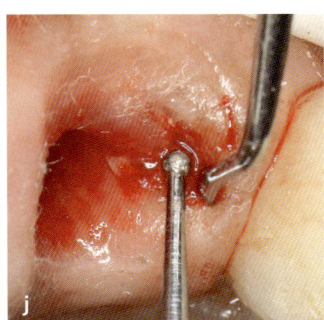
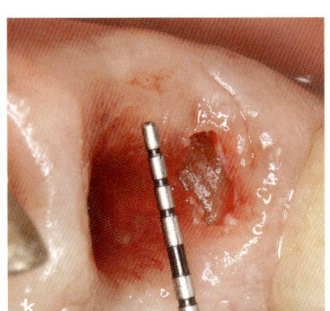
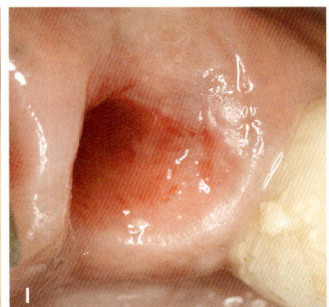

図13i〜l　プロビジョナルレストレーション調整中に一部ソケットシールド片が露出したが，削合によって再び軟組織によって被覆された．

117

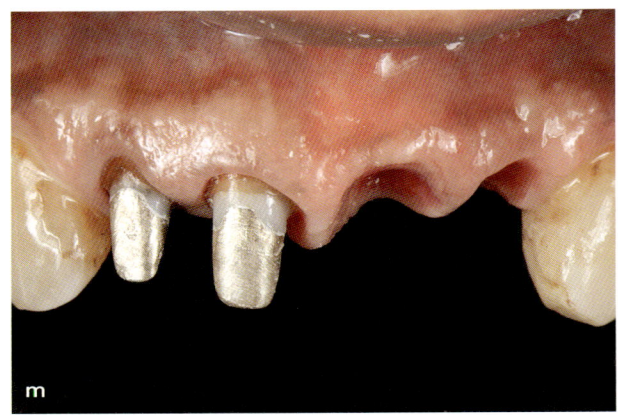
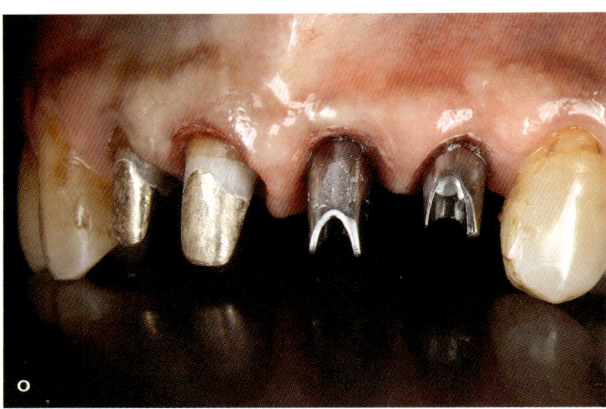
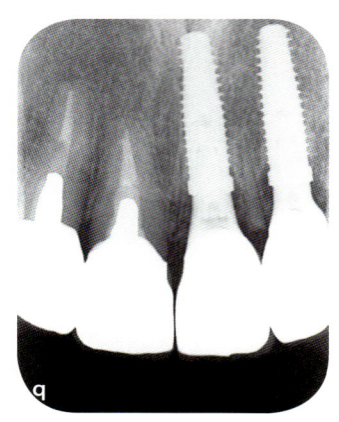

図13m〜o 対象となる右側よりも良好な形態が得られている.

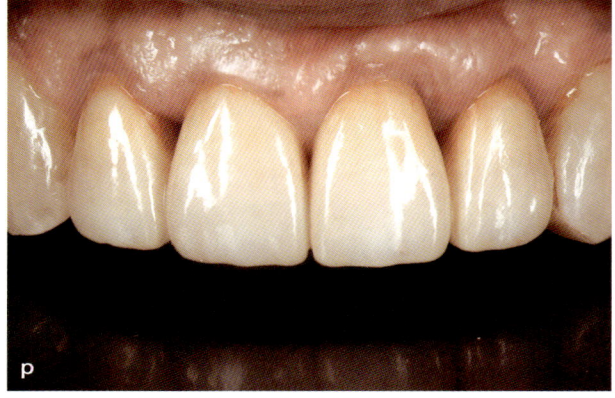

図13p, q 治療終了後の状態. 対象となる右側よりも良好な形態が得られている.

現時点で，筆者らの考える術式と適応症，禁忌症を下記に示す．

【術式】
- 必要ならば左右同名歯と比較し，1 mm歯頸線が高くなるように矯正的挺出を図り，十分な保定期間を設定する．このことにより，骨縁まで削合できることになる．
- 通常は，1 mm骨縁上，2 mm歯肉縁下に歯牙片を削合．
- 最小限の結合組織でSocket shieldとギャップを被覆するか（症例10，症例13），症例に応じてAdvanced Flapを行う（症例12）．

【適応症と禁忌症】
- Socket Shieldは小臼歯までにとどめ，大臼歯部位のような咬合力の強い部位には行わない．
- 同様に，小臼歯部位であっても，後方に咬合支持を得ていない症例では行わない．
- 歯周病既往の患者には，Socket Shieldを応用しない（後述のHIT placementも同様）．

最後に，Socket Shieldを初めて報告したHürzelerすらも，このテクニックは低侵襲で最大の審美的結果が得られるものの，ある程度のスキルを持つ術者が行うものであって，ハイレベルなエビ

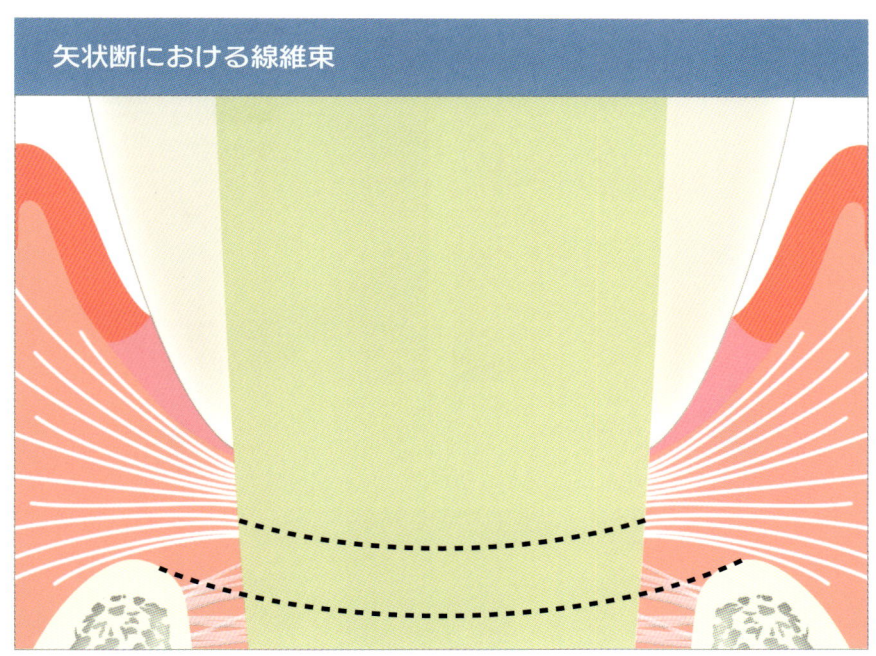

図D 天然歯周囲に存在する歯槽骨縁上線維．歯根を骨縁まで削除すると，これらの線維は失われてしまう．

デンスが得られるまでは，決してルーティンに臨床応用すべきではないとしていることを付記しておく．

4 PETによる天然歯に近似した審美性の獲得

1）PETのジレンマ

PETを行えば天然歯のもっていた軟組織のプロファイルを温存できるわけではない．天然歯周囲の軟組織が高い歯間乳頭をともなって美しいラインを描くのは，歯槽骨頂上にセメント質から歯肉へ向かう歯周靭帯の線維（骨縁上付着線維）が存在し，それによって歯肉が内側からサポートされているからである．

PETを応用したポンティックサイトの形態を天然歯周囲軟組織のプロファイルに近似させようとするとき，障害となるのはRST部では保存される歯質が軟組織内にsubmergeされなければならないということである．つまり歯根を骨頂からどれくらいの距離を保存して切断するかによって，天然歯根表面に存在する骨縁上付着線維のほとんど，もしくはすべてを失ってしまう（**図D**）．

歯槽骨形態は完全に保存できる可能性があるが，歯が軟組織をサポートすることによって形成される天然歯のエマージェンスプロファイルを完全に保存することは困難となる．できるだけ天然歯に近づけるためには，骨縁上に歯質を温存すべきだが，submergenceを失敗するリスクが高まる．Kanらは隣接面におけるsocket shield techniqueで骨面上に2mmの歯根を残すことを提唱し，慎重なメインテナンスが必須としている[12]．

またGluckmanらは，RSTの場合，骨縁上で歯冠をカットし，ポンティックの基底面形態に適応するように切断面をconcaveに形成することを推奨し，またsocket shield techniqueにおいては骨面より1mm上方まで歯質を残すとしている[3]．

筆者らは，基本的には骨縁上から最大1mmの歯質を残し，軟組織によって完全被覆するために結合組織移植を併用している．移植に患者の同意が得られない場合，骨縁まで削合し，治癒を待ち，完全閉鎖が得られない場合，最小限の移植を行う．この場合，再度根面を削合し，汚染された組織を可及的に除去する必要がある（**症例14**）．

どのようなPETの術式を応用したとしても，天然歯の付着器官によってサポートされることで維持されていた軟組織形態を完全に保存することは非常に困難であることを認識しておく必要がある（**症例14**）．

症例14　RSTを行ったにもかかわらず十分な審美的結果が得られなかった症例

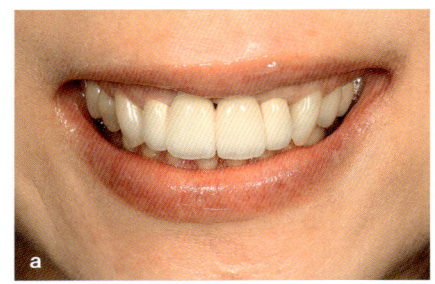
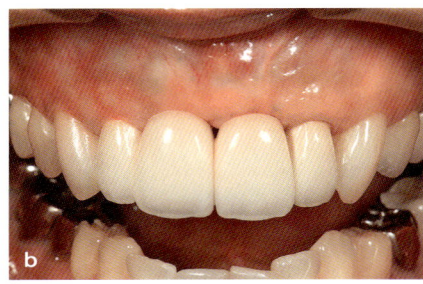
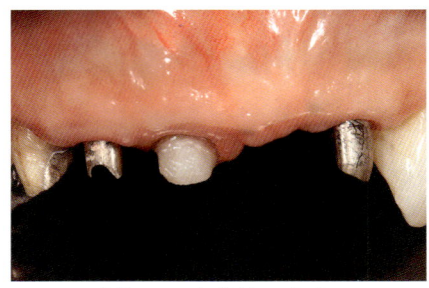

図14a, b　43歳，女性．最終補綴装置装着後，歯冠形態に満足が得られなかった．正中のブラックスペースが目立つ．

図14c　実際には審美性を向上させるため，RST前に <u>1</u>| は矯正的挺出され3か月保定された．

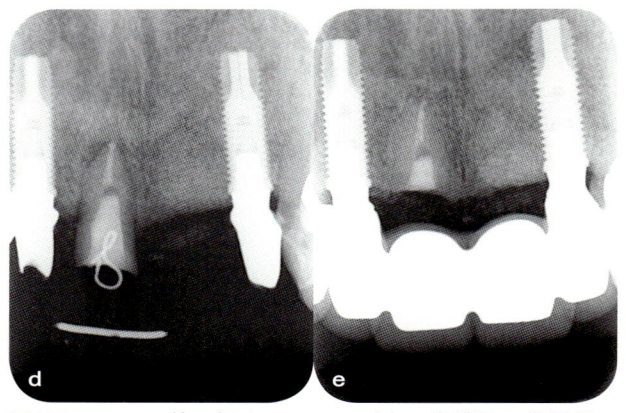
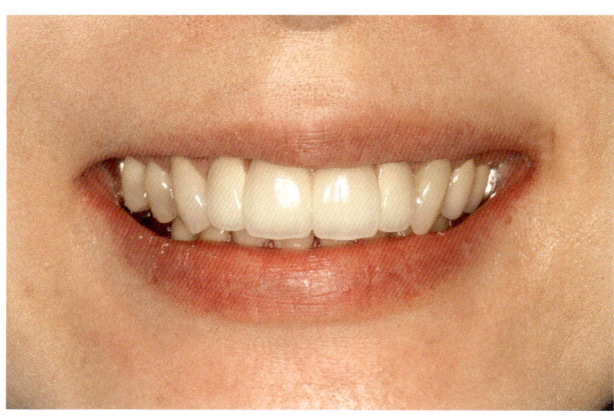

図14d, e　RST前は挺出によって正中の歯槽骨は歯冠側に向けて増大され，理想的な状態にあった．RST後，後戻りによって歯槽骨頂は根尖方向へ後退し，切断された根面上には骨の添加が認められる．

図14f　最終的にはピンクポーセレンによって歯間乳頭が表現された．本症例は天然歯のもつ軟組織形態を再現すべく挺出を行ったが，後戻りによって患者の要求に応えられなかった．ピンクポーセレンで表現されるわずかな体積の軟組織が審美性に大きく影響を与える．

2）術前の診査

PETのポテンシャルを最大限に発揮し，天然歯列に近似した自然感を治療結果に与えるためには，保存する歯根のペリオドンタルアタッチメントの位置が最終的な補綴装置の審美性にどれだけ効果を発揮するかを慎重に診査することが重要となる．そして必要に応じて修正を加えることが不可欠と考える．具体的には，治療ゴールをできるだけ精密に示す診断用テンプレートを口腔内に装着し，エックス線診査，プロービングを行うことによって，現存するアタッチメントレベル，骨組織を評価する．エックス線上で骨が見られなくても，アタッチメントが残存している場合があり，その際は適切な処置によって骨を誘導できる．

歯間部ではプロービング値が正常で設定されたコンタクトエリアから4〜5mmであれば，天然歯のクラウン，または天然歯支台のブリッジであれば，良好な結果が期待できる．しかし，インプラント支台のポンティックエリアにおけるRSTの場合，前述した理由で若干の退縮が予測される．もし，事前に挺出傾向を示している歯であれば，RSTによって若干退縮し適正化されるかもしれない．つまり，過剰な状態が理想的である（**症例15**）．

Chapter 4 審美インプラント治療における Partial Extraction Therapy の検証とその進化

症例15 インプラント支台ブリッジのポンティックエリアに RST を用いた症例

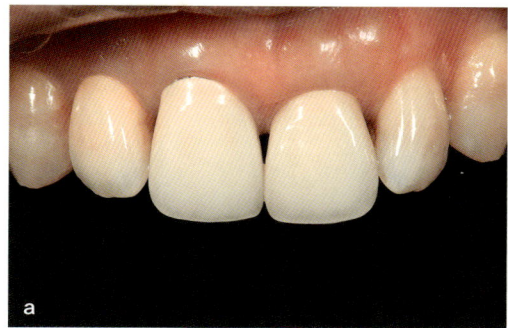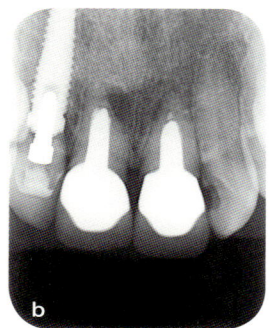

図15a, b　46歳，女性．8年前に将来的に中切歯の治療が必要になることの了承を得たうえで，2|にインプラント治療を行っていた．海外勤務が終わり，|1の痛みを主訴に来院．根尖の位置を比較すると，両側中切歯は挺出傾向にあることに注目．

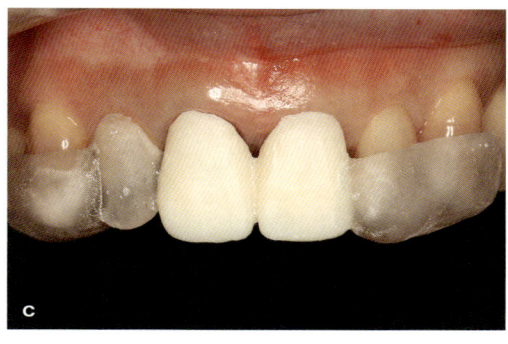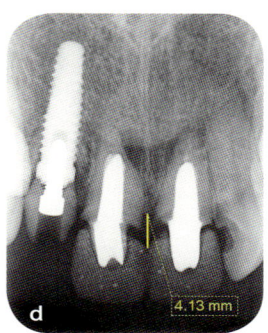

図15c, d　設定されたコンタクトエリアをサポートするペリオドンタルアタッチメントを有していることが診断される．

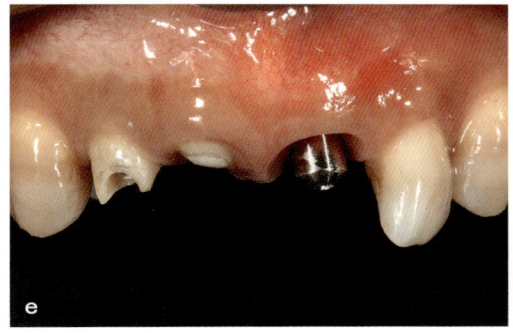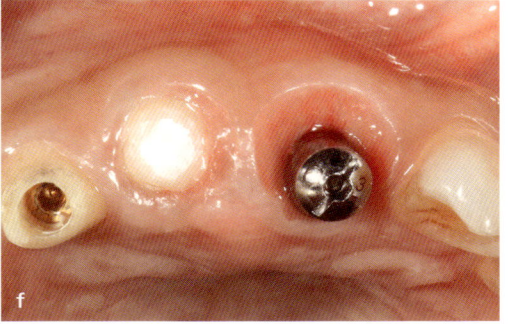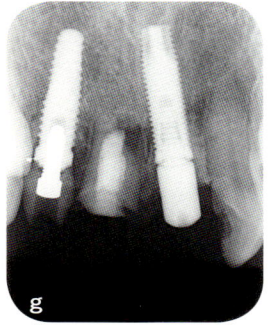

図15e～g　|1は抜歯即時埋入，結合組織移植後，3か月で二次手術，ヒーリングアバットメント上で軟組織の形態が調整された．

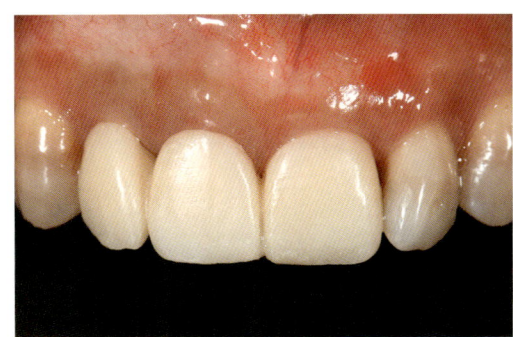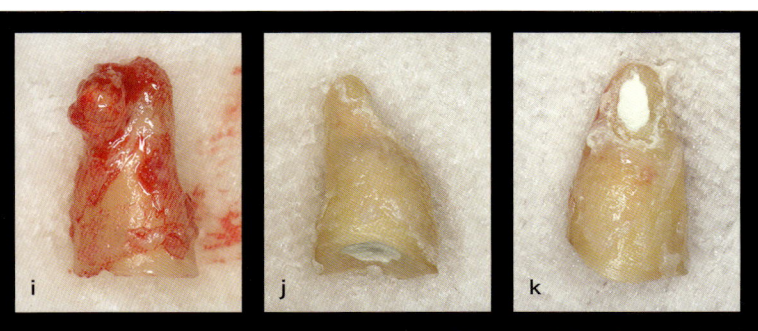

図15h　|1の歯周組織によってインプラント周囲にも理想的な軟組織形態が形成されている．根尖病変は治癒していない．

図15i～k　抜歯後，口腔外で逆根管充填が行われた．

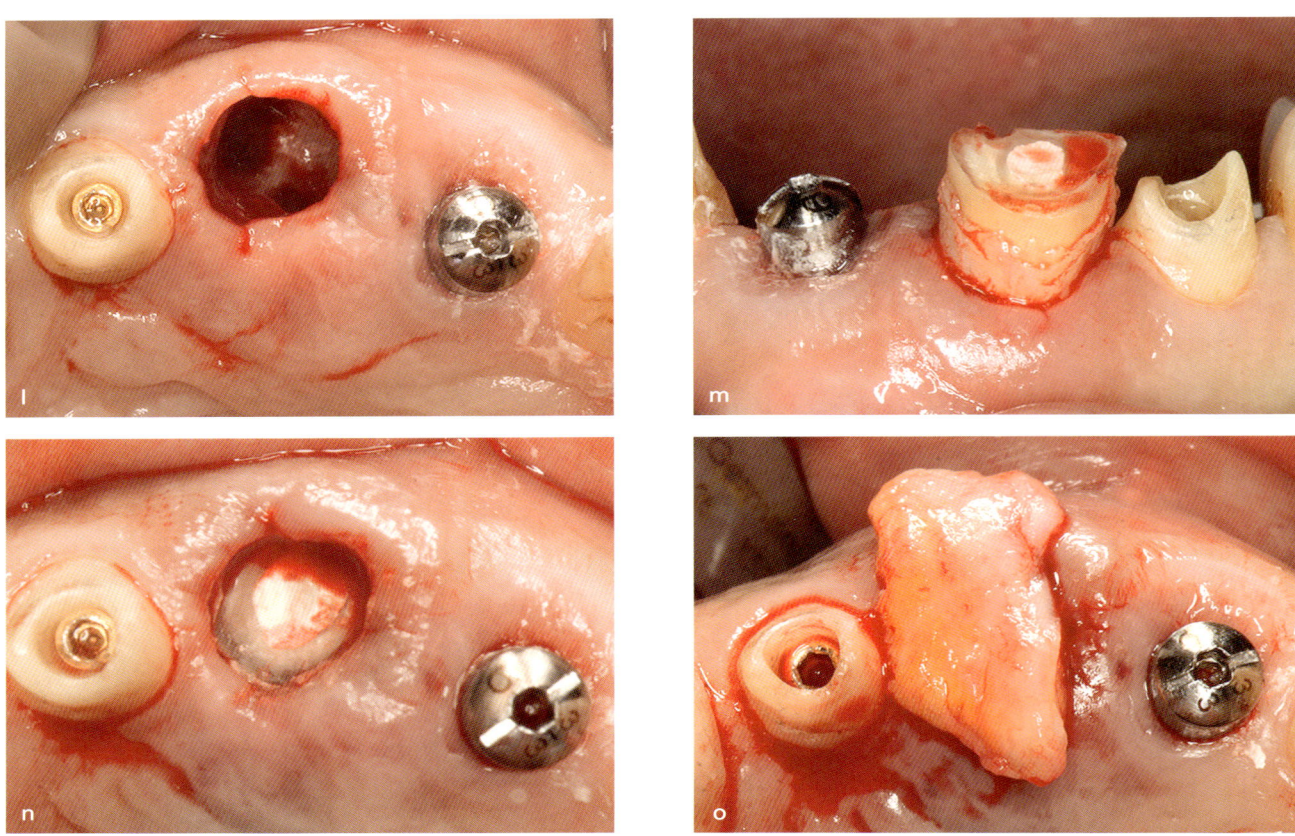

図15l〜o 抜歯窩の根尖病変部を掻爬後，歯根を再植し骨頂よりやや上方に歯質を残し形成．周囲にエンベロップを形成し，唇側に十分な組織が位置するように結合組織を移植した．

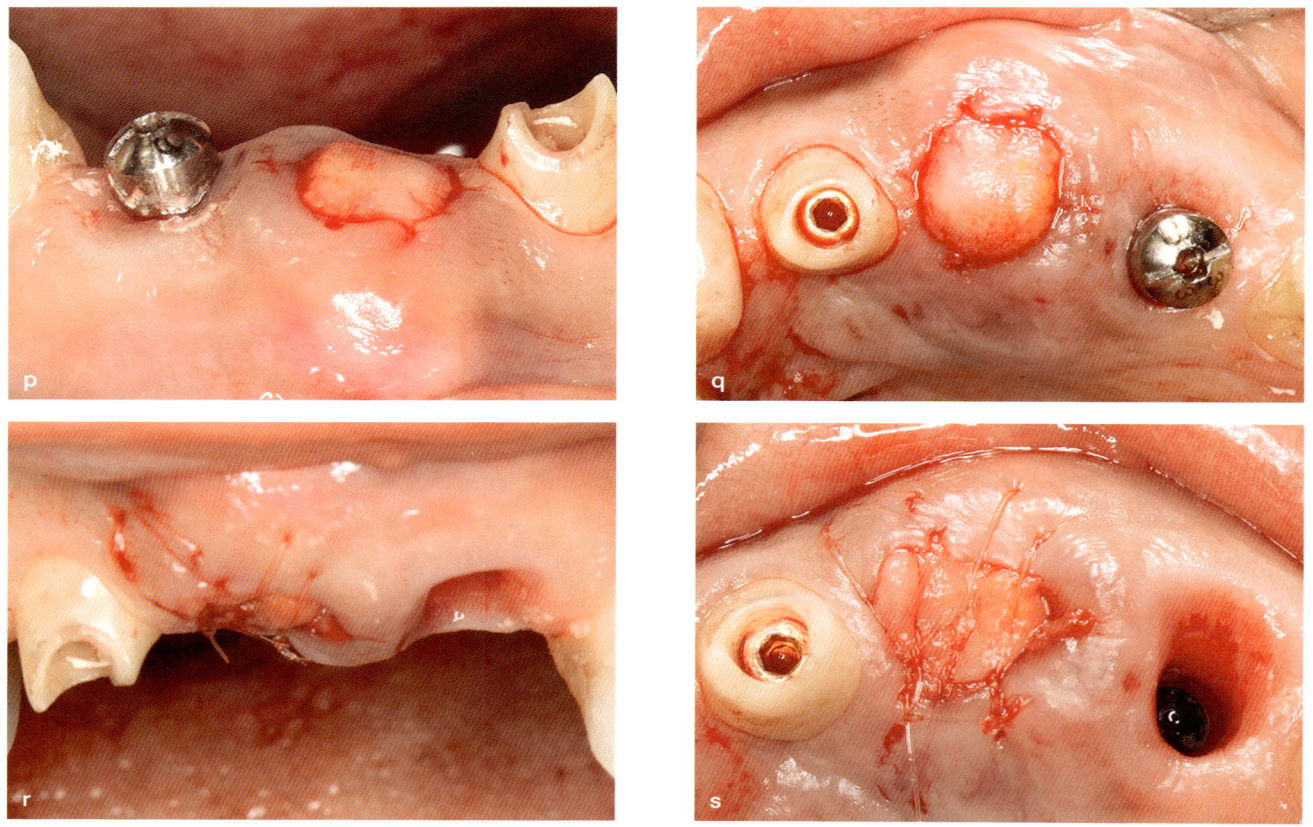

図15p〜s 結合組織を試適し，十分なエンベロップ形成が達成されていることを確認．移植後，幅と高さがオーバーコレクションされている．

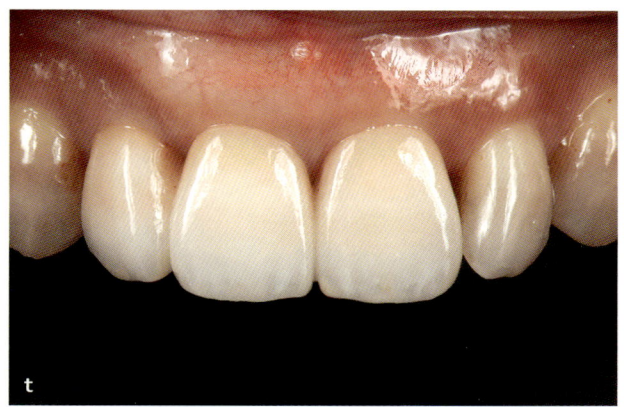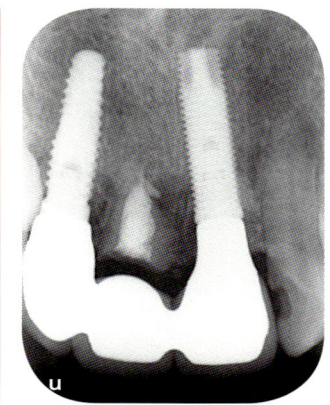

図15t, u RST前と比較して同等の軟組織形態が保存されている．根面を骨縁上で切断し，十分な量の軟組織を移植したことによると考えられる．根尖病変は治癒している．

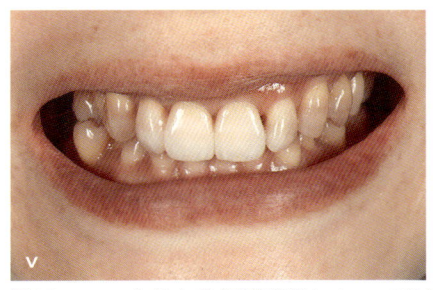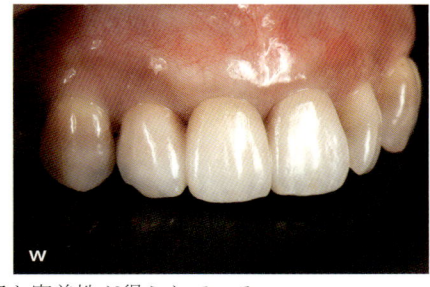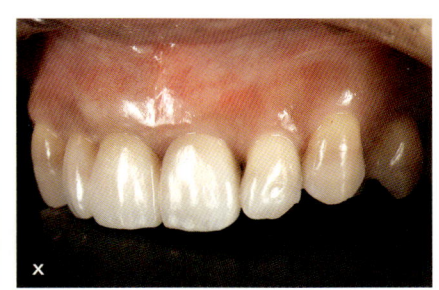

図15v〜x 自然な軟組織形態によって良好な審美性が得られている．

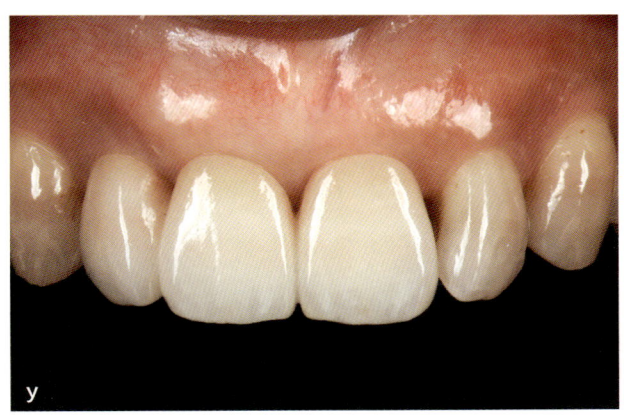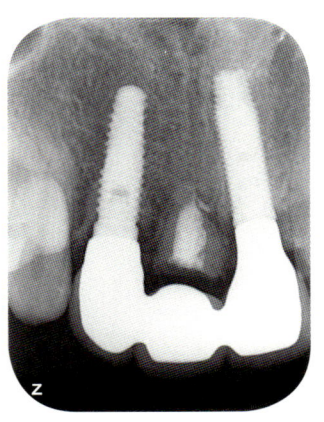

図15y, z 3年後の状態．ほとんど変化なく審美性が維持されている．

3）ポジションの改善：挺出との併用

　PETを計画する歯のポジションと残存する付着の位置が理想的ではない場合，矯正を応用しそれを改善することが計画される．矯正治療によってペリオドンタルアタッチメントの位置を調整し，軟組織形態を審美的に改善することができ，またインプラント埋入のために歯槽骨と軟組織を増大できることが示されている[13〜17]．

　しかし挺出だけでは，高さは改善できるが，歯槽堤の幅は減少することも報告されている．Eun-Young Kwonaらは8人の患者から11歯の1/4以上アタッチメントが残存する上顎前歯を挺出し歯槽骨レベルは1.36mm，歯間乳頭の高さは1.09mm増加したが，ゼニスの位置を基準として計測された歯槽堤の頬舌径は0.67mm減少したと報告している[18]．Zuccatiら，野澤らは歯根にバッカルトルクをかけることにより歯槽堤の幅も獲得することを提唱しているが，歯根が回転してしまい大きく露出するとRSTの応用は

症例16 意図的な再植後にRSTと総合組織移植を行った症例

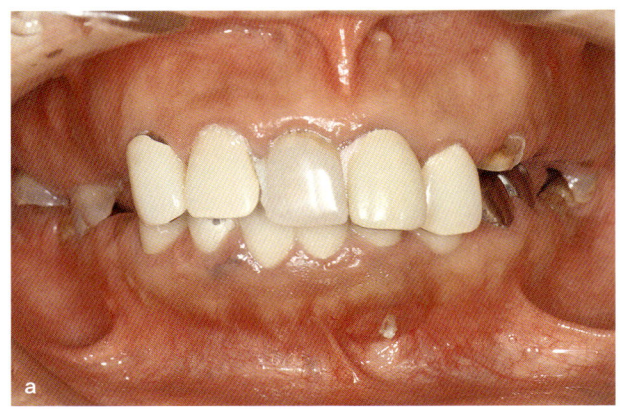
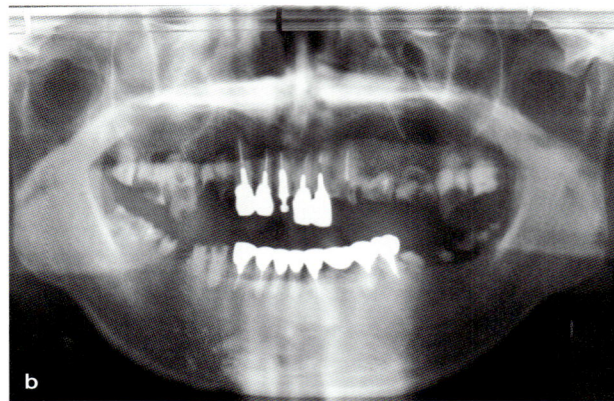

図16a, b 患者は36歳，男性．広範囲なう蝕により臼歯部での咬合が崩壊している．前歯のポジションに問題があり，上2～2にRSTを行っても良好なスマイルラインが獲得できないと診断された．

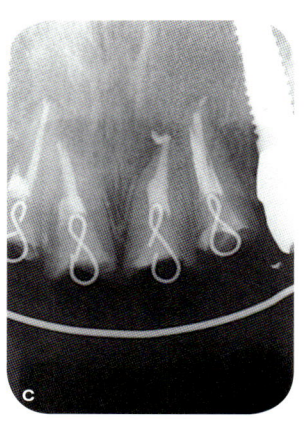
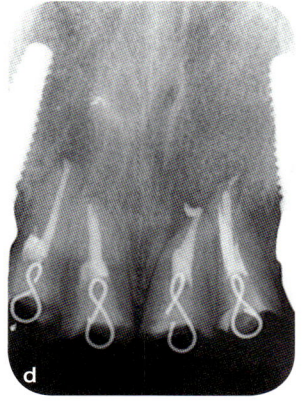

図16c, d RST前に挺出が行われ，3か月間保定された．

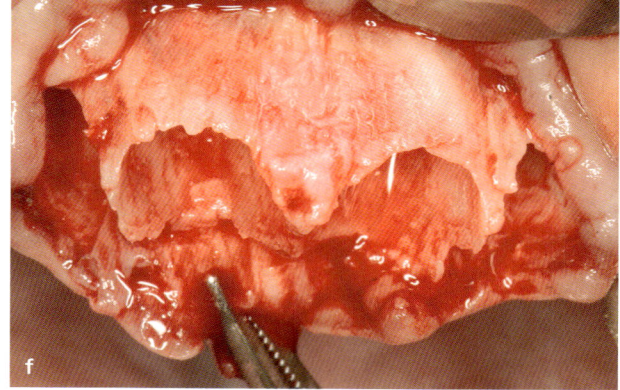

図16e, f 根尖部の病変の処理と後戻り防止のため意図的再植が行われた．挺出によって形成された骨頂に注目．従来のソケットプリザベーションではこの歯槽骨のピークは保存できないであろう．

困難となる[19, 20]．

したがって，より高い完成度をめざす場合，幅が減少する分は結合組織移植によって補う必要が生じる．また挺出速度，矯正力にも影響を受けるが，後戻りを防止するためには，保定期間として3か月では不十分で（**症例16**），少なくとも半年以上の保定が必要と考えている．もしくはアンキローシスのリスクが生じるが，意図的再植によって後戻りを防止できる可能性が高まると考えている．さらに，この方法の利点として，同時に逆根管充塡を行うことによって歯内治療の問題を同時に解決できることが挙げられる．

このようにして，審美インプラント治療において，単独歯欠損と多数歯を失った患者の難易度は大きく

Chapter 4 審美インプラント治療における Partial Extraction Therapy の検証とその進化

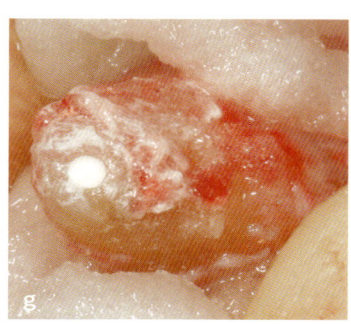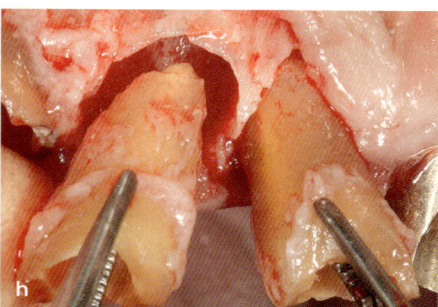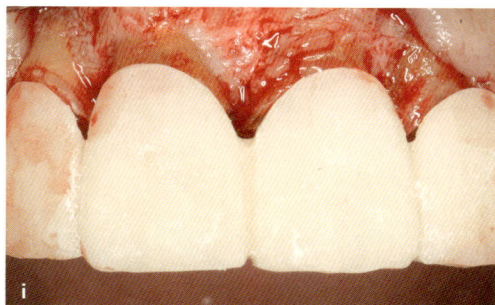

図16g〜i　MTAで逆根管充填が行われ，ジェントルに再植された．このように歯槽骨の形態を完全に保存するには天然歯の付着機構を有する歯根を復位させる以外には有効な手段はない．

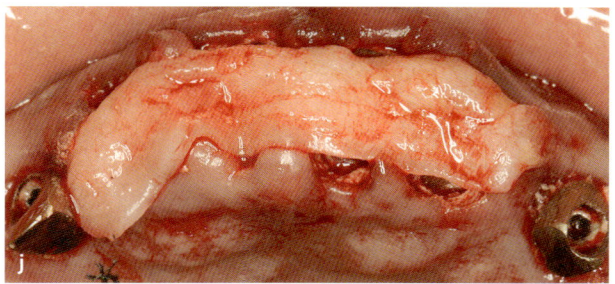

図16j　一時閉鎖をするために，歯槽頂部に結合組織移植が行われた．

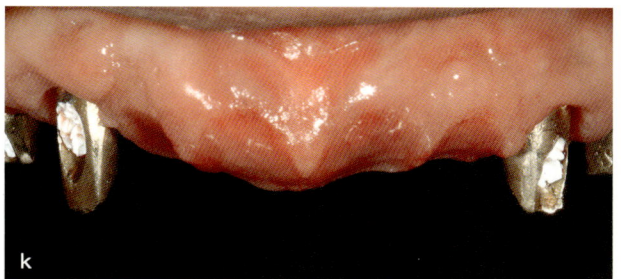

図16k　プロビジョナルレストレーションによって調整されたポンティックエリア．歯間乳頭のピークが理想的な連続性を示していることに注目．

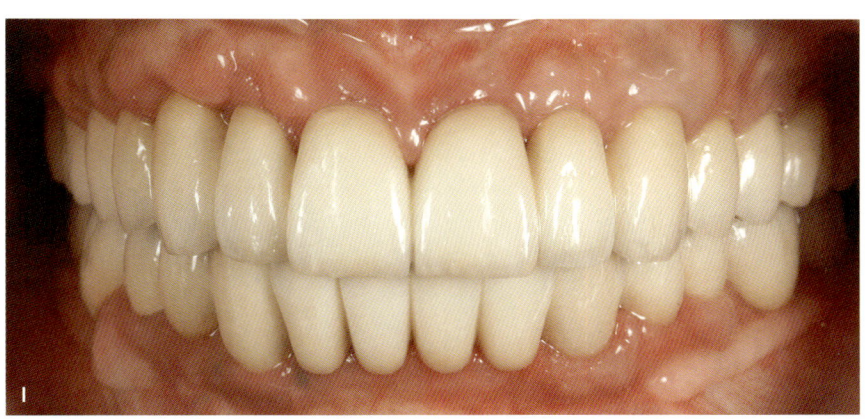

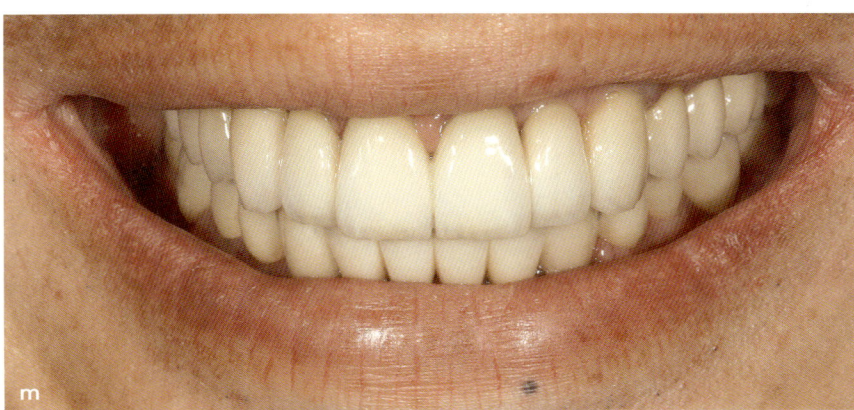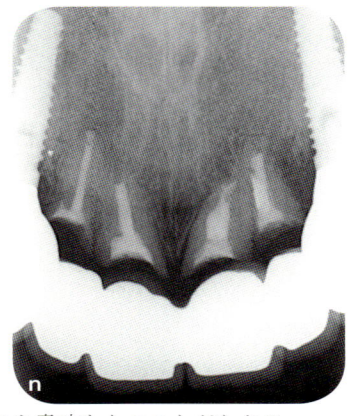

図16l〜n　最終補綴装置は患者のスマイルと調和している．わずかな組織の増大が大きな意味をもつことがわかる．

125

症例17　RSTと有茎弁結合組織移植にて審美性を獲得した症例

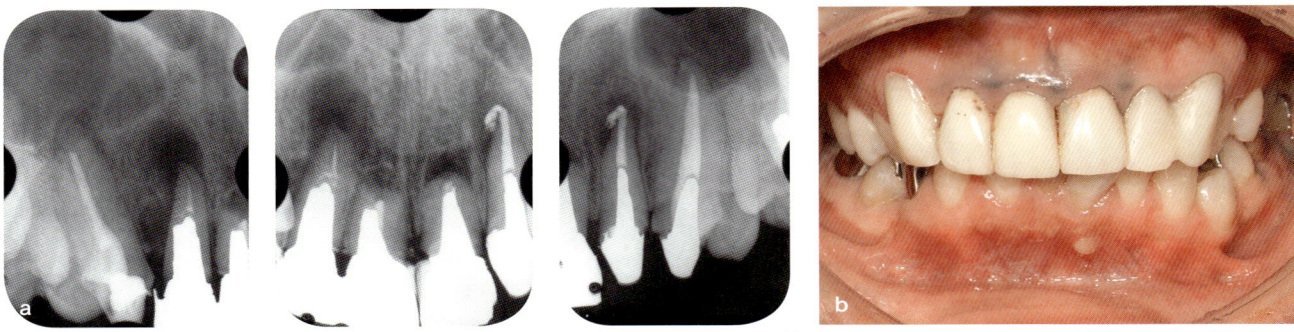

図17a, b　34歳，女性．審美障害を主訴に来院．|2|，|1|は歯根破折，残存歯質の不足によりインプラント治療を行う．低下した歯間乳頭に注目．

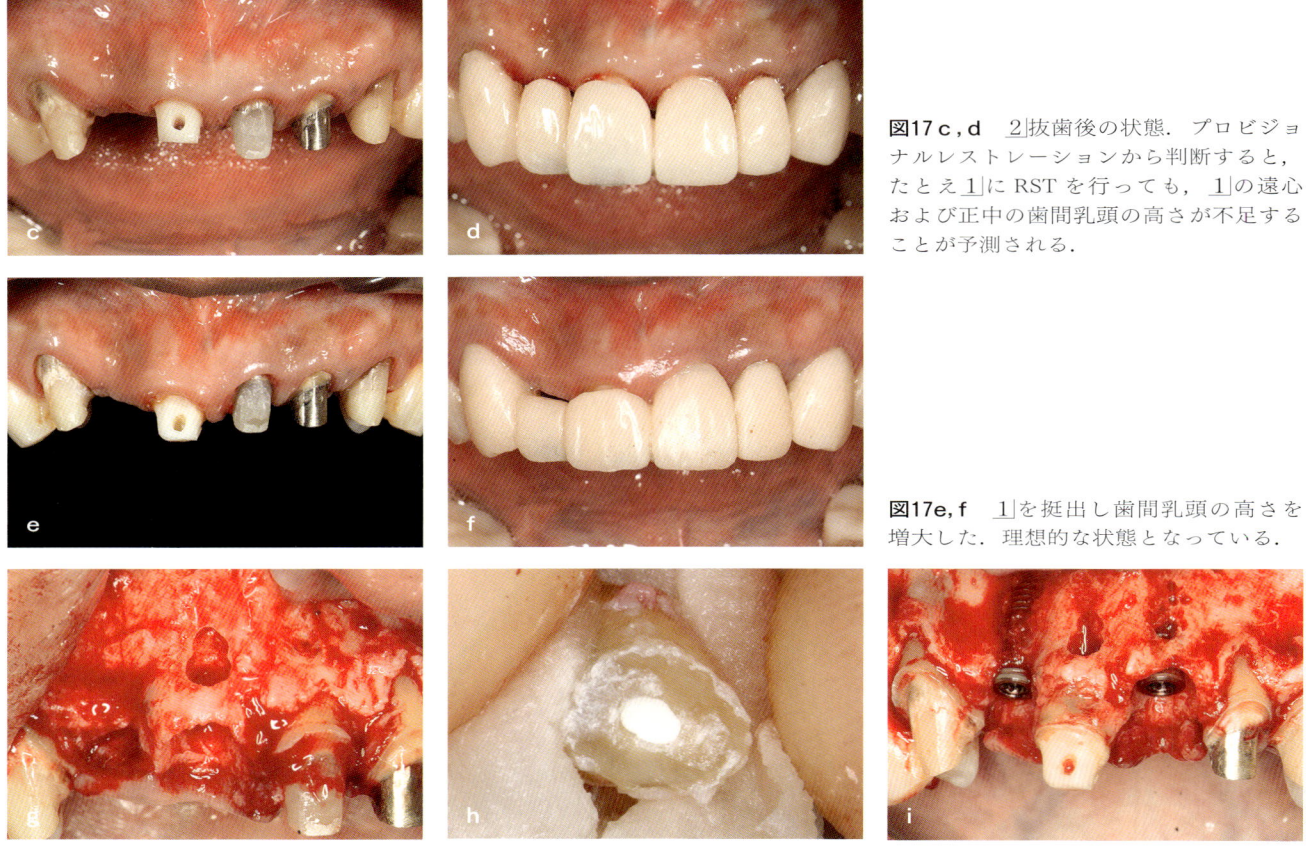

図17c, d　|2|抜歯後の状態．プロビジョナルレストレーションから判断すると，たとえ|1|にRSTを行っても，|1|の遠心および正中の歯間乳頭の高さが不足することが予測される．

図17e, f　|1|を挺出し歯間乳頭の高さを増大した．理想的な状態となっている．

図17g〜i　|1|は口腔外で逆根管充填が行われた．これによって根尖病変と挺出の後戻りの問題が解決される．|2|部には垂直的な骨欠損が認められた．

異なる．いまだ多数歯欠損におけるインプラント治療で高い審美性を獲得することはチャレンジであろう．治療計画を立案する際，PETの概念を理解し効果的に応用するか否かは，最終的に到達できる審美的なゴールとその実現性に大きな差が生じる．挺出とRSTを組み合わせることによって，垂直的な組織の不足をほぼ確実に解決できると考えられる．しかし，単に歯根を埋入するのではなく，現存する付着組織を目標とするゴールに対し慎重に評価し，必要に応じてそのポジションを調整し維持することが，他の方法では到達できない審美性を獲得する鍵となるであろう（**症例17**）．

Chapter 4 審美インプラント治療におけるPartial Extraction Therapyの検証とその進化

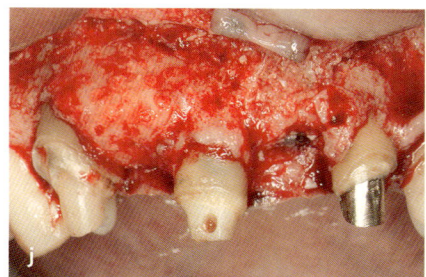
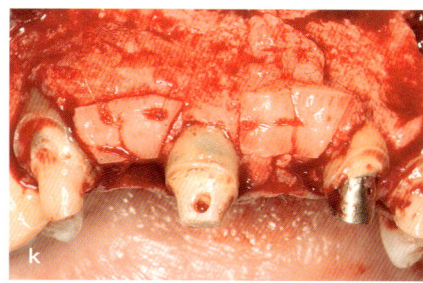

図17j, k インプラント周囲の硬組織・軟組織の増大が行われた．再植された 1| は効果的に周囲の歯槽骨を温存している．

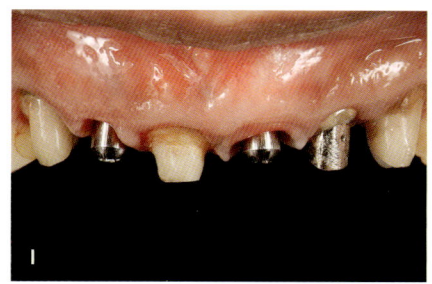
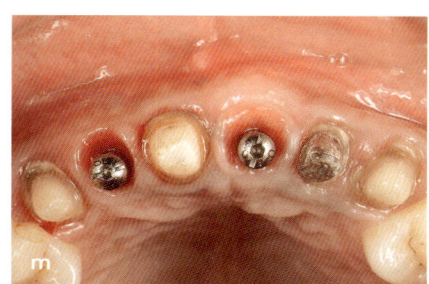

図17l, m インプラント周囲の軟組織が調整された状態．良好な歯間乳頭が形成されている．挺出された 1| は後戻りをせず，良好に歯間乳頭を形成している．咬合面観では頰舌径がやや不足している．

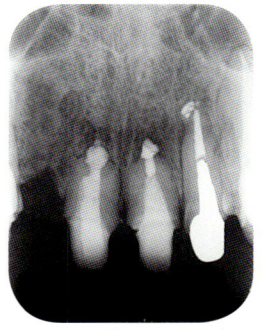
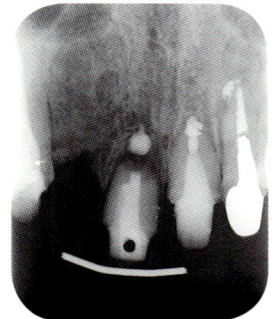
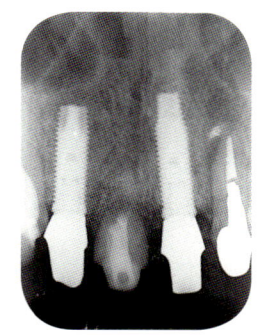

図17n　1| はRSTを行う予定とし，根管治療後，付着レベルを歯冠側に改善するために挺出を行った．意図的再植と逆根管充填によって後戻りの防止に根尖病変の治療が図られている．

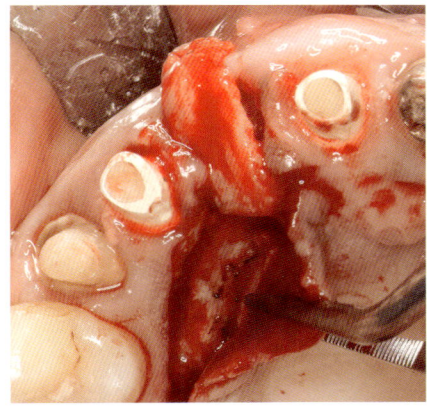

図17o 近心では約1mm骨縁上を目標に根面を切断した．

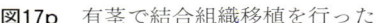

図17p 有茎で結合組織移植を行った．

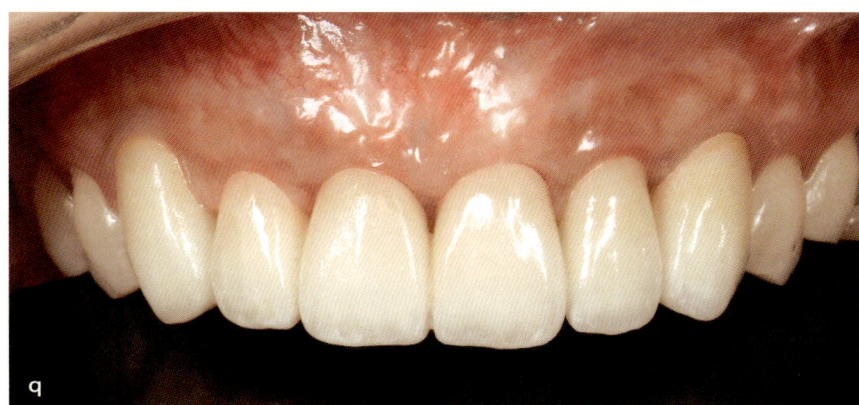

図17q 天然歯のブリッジと同様の審美性が獲得されている．

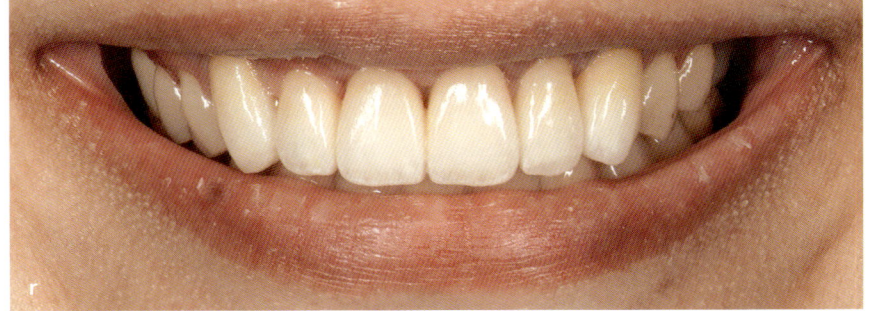
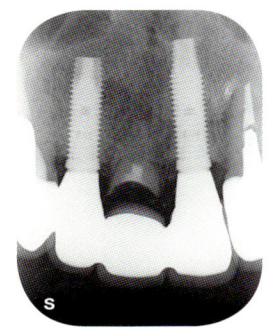

図17r, s スマイルに調和した補綴装置．軟組織のラインが治療前の天然歯のそれより改善している．これは挺出によって改善された組織レベルを再植，RSTによって保存したことになる．

2. HIT（Hybrid Implant and Tooth）placement：新たな可能性の模索

ここに，Partial Extration Thrapy の１つとして，新たなテクニックの可能性を紹介する．前述したソケットシールドテクニックは，原則唇側骨が Intact であることが必須であり（抜歯即時埋入 Class1.2），唇側骨が吸収している抜歯窩（抜歯即時埋入 Class 3）では適応外だとしている．ここで紹介するテクニックは，筆者らがおそらく世界で初めて報告するテクニックであり，HIT placement と総称することにした．すなわち唇側骨が吸収している状態で要抜歯の症例（抜歯即時埋入の分類 Class III）において，抜歯即時埋入を行い，抜去した歯の口蓋歯牙片をソケットシールドテクニックのように，唇側の抜歯窩とインプラントのギャップに強固に挿入固定し，口蓋歯牙片の健全な歯根膜にその唇側の歯肉とアダプテーションを図り，その形態を維持しようとするものである．もっとも重要なファクターは，口蓋歯根部が Intact な状態で，かつ唇側に移植する際に，適切にトリミングできるか否かである．

かねてより，われわれはインプラント埋入を行う以前に，ドナー歯が存在する場合は移植を第一選択としてきた．たとえ吸収した歯槽骨が存在したとしても，抜歯窩のハウジングの中に移植できれば，健全な歯根膜が移植歯に存在すれば経年的に歯槽骨が再生してくることは明らかである（**症例18**）．

この応用が HIT placement の実践の基礎となっており，口蓋の歯牙片に健全な歯根膜が存在し，この治療法が成功裏に導けるとしたならば，移植のように唇側骨の再生が期待できる可能性があると思われる．

同様に動物実験ではあるが，Takeuchi ら[30]は，犬の大臼歯部で人為的にIII度の根分岐部病変をつくり，その後分割し近心根・遠心根を180°回転させ，意図的移植を行った（**図 G**）．結果は，根分岐部病変に設置された正常な歯根膜を有する近心・遠心根間には歯槽骨が誘導されたと報告している．また，いくつかの症例では，アンキローシス，歯根吸収が観察されたとしている．

HIT placement において，用いられた歯牙片が骨結合しているインプラント周囲にアンキローシスが起きたとしても問題とはならず，また歯根吸収が起きたとしても，ゆるやかに骨と置換していくと考えている．

ただし，このテクニックを応用してまだ間もなく，症例数も少ないため，今後の経過報告が必要であり，読者の先生方には慎重な対応を求めたい（**症例19〜症例21**）．

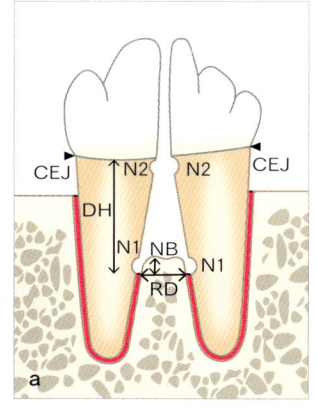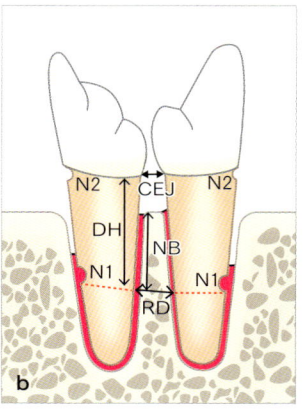

図 G　意図的に180°回転させた歯根面は，正常な歯根膜を有するため，歯槽骨の再生を促すことが期待できる．CEJ：セメント-エナメル境，DH：欠損高さ，NB：新生骨，N１：根尖側基準点，N２：根冠側基準点，RD：N１での歯根間距離．ピンクの部分は歯根膜．文献30より引用改変．

Chapter 4 審美インプラント治療における Partial Extraction Therapy の検証とその進化

> **症例18** 破折した中切歯部位に口蓋転移した側切歯を移植した症例

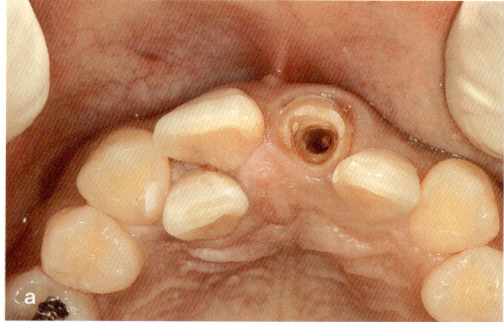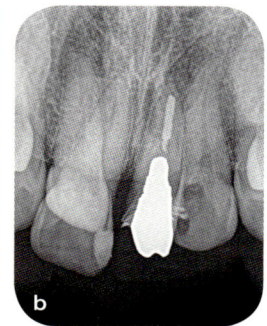

図18a, b 左側中切歯ポスト部位までの水平破折を認める．患者は矯正治療を望まなかった．右側側切歯の口蓋転移を認める．

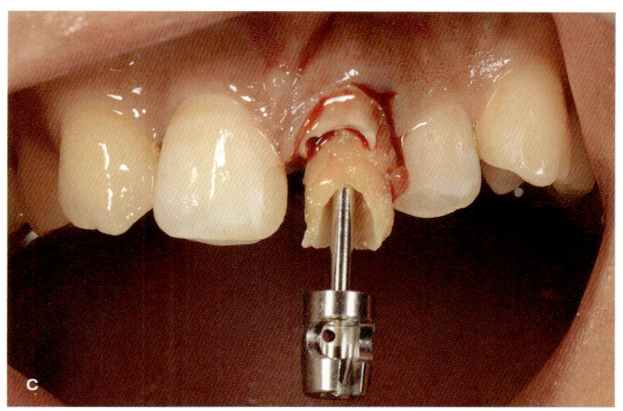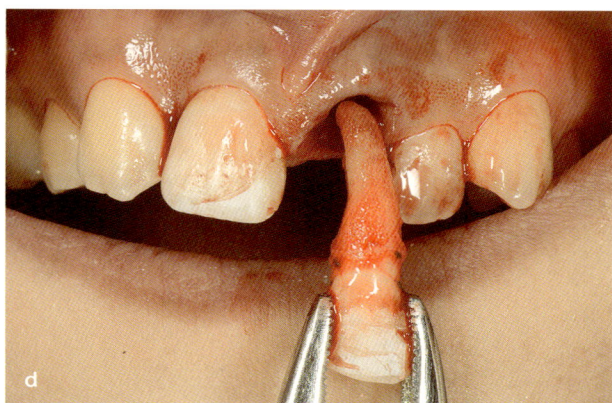

図18c, d 抜歯窩を可及的に損傷しないように，愛護的に抜歯を行い，口蓋転移した側切歯を移植した．

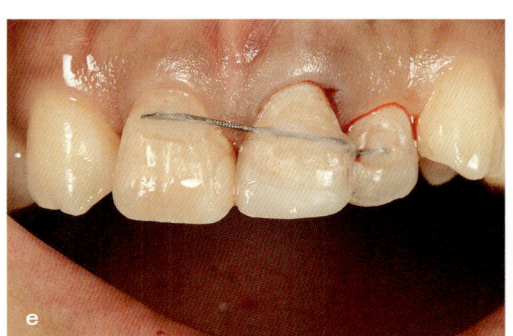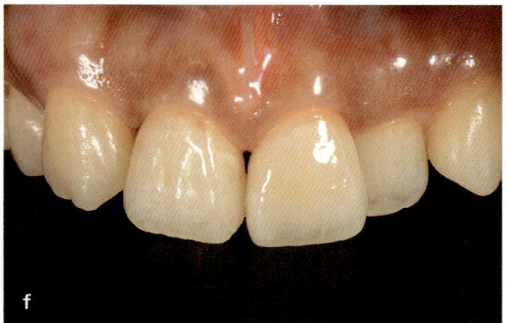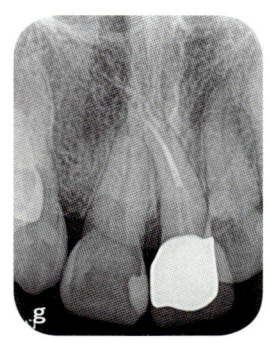

図18e〜g 移植後，直ちにワイヤー固定しレジンで形態回復を行った（e）．補綴装置装着時の正面観（f）とデンタルエックス線写真（g）．

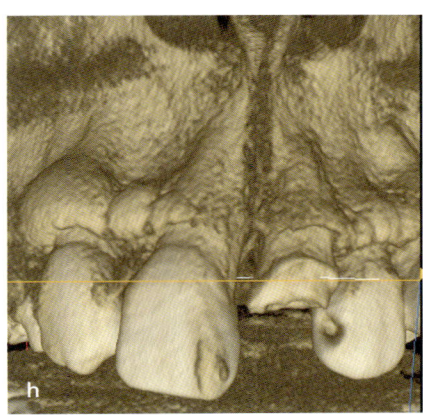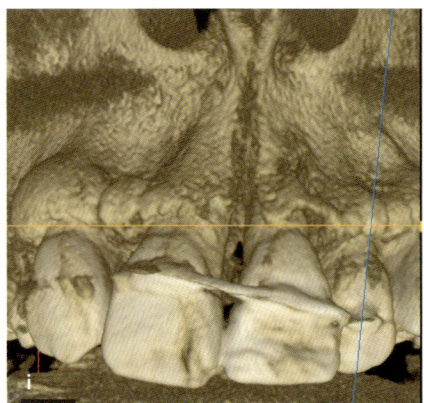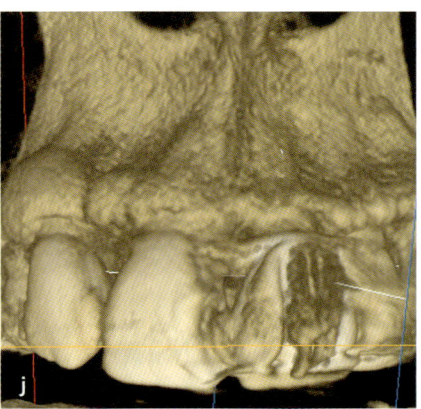

図18h〜j 術前（h），術後（i），移植1年後（j）のCTボリュームレンダリング像の比較．明らかに唇側骨は移植歯の健全な歯根膜によって再生していることがわかる．

> **症例19** 唇側部位の歯槽骨吸収に，抜去した歯牙の口蓋根の一部をSocket-shield片として使用した症例

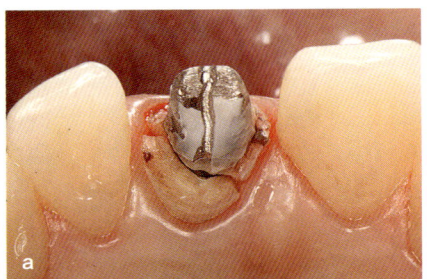
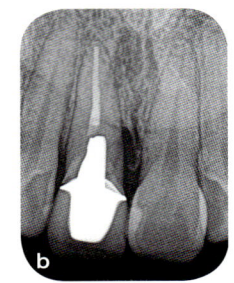

図19a, b 右側中切歯の破折を主訴に来院．前歯部で破折が原因で抜歯に至るケースの多くは，この症例のように唇側の破折を引き起こしているケースがほとんどであろう．

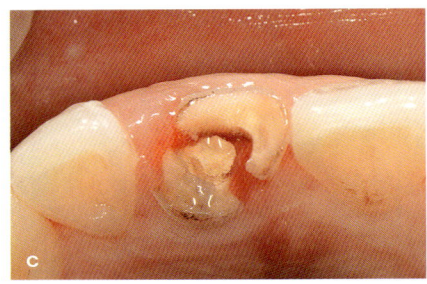
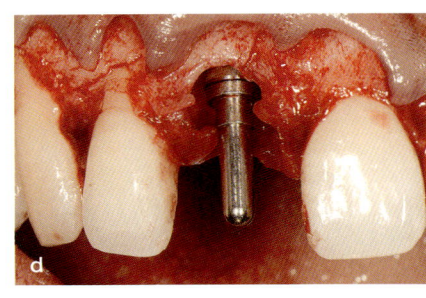

図19c オペ直前の咬合面観．
図19d 当初は抜歯即時埋入のClass 3に該当するため，抜歯即時埋入とCTGおよびGBRを計画していたため，唇側の歯肉弁を形成した．

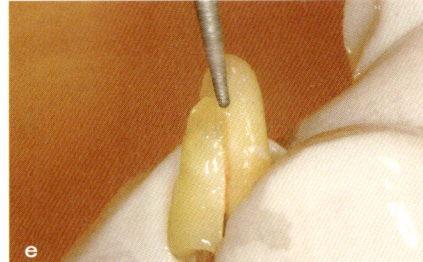
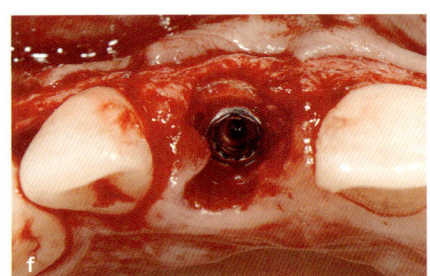

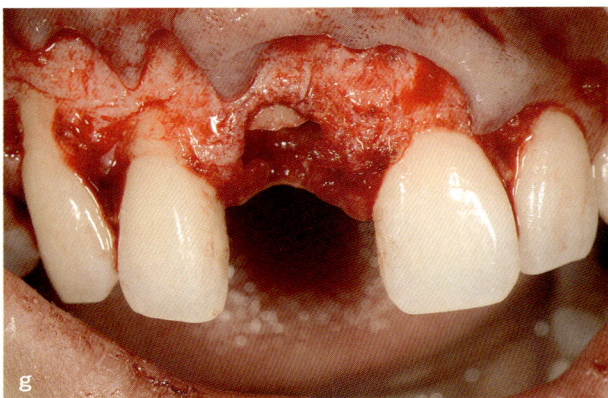
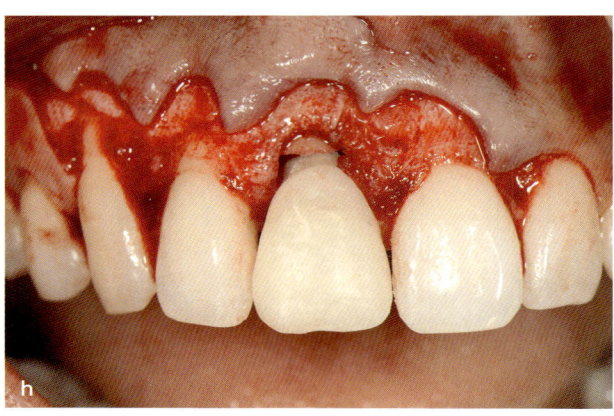

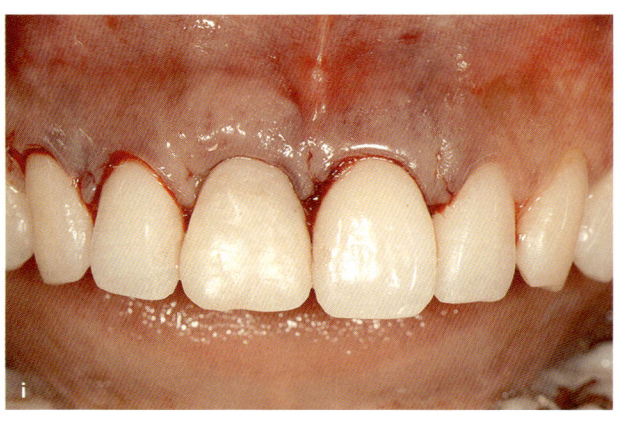

図19e〜i しかし口蓋側の歯根部分は健全であると判断し，口腔外でSocket-shield片を作製し，唇側骨とインプラントのギャップに差し込んだ．すなわち遊離しないように組織の不足分を補うように設置した．その後，即時プロビジョナルレストレーションを装着し，縫合した．

Chapter 4　審美インプラント治療における Partial Extraction Therapy の検証とその進化

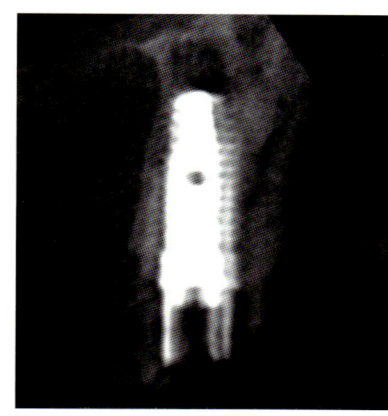

図19j　インプラント埋入後の CBCT 像.

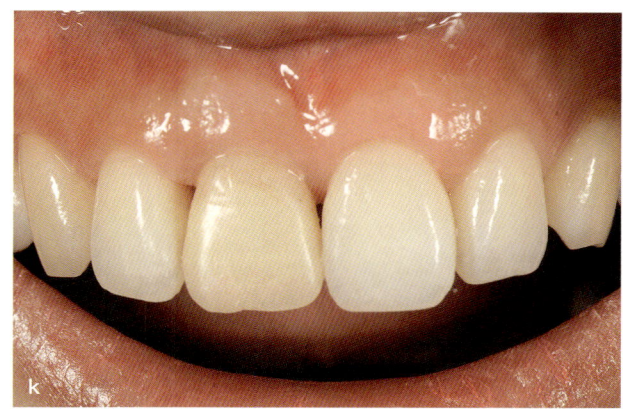
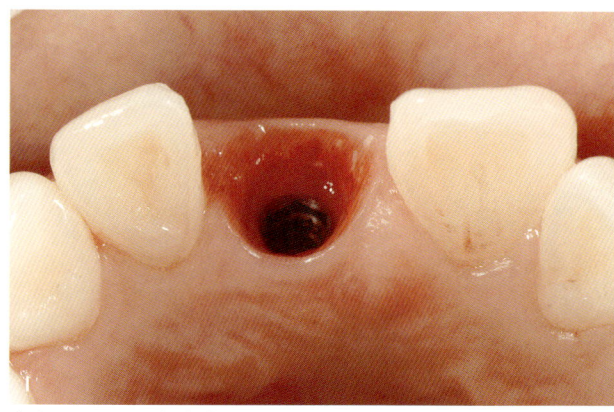

図19k, l　インプラント埋入3か月後,唇側のボリュームは,ほとんど変化はない.唇側歯肉貫通部は健全な歯肉で被覆されていた.

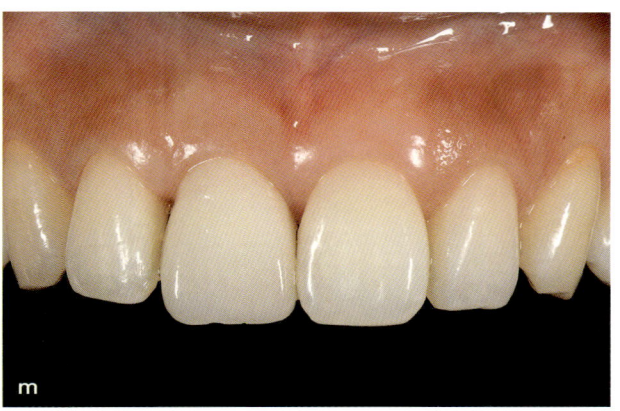
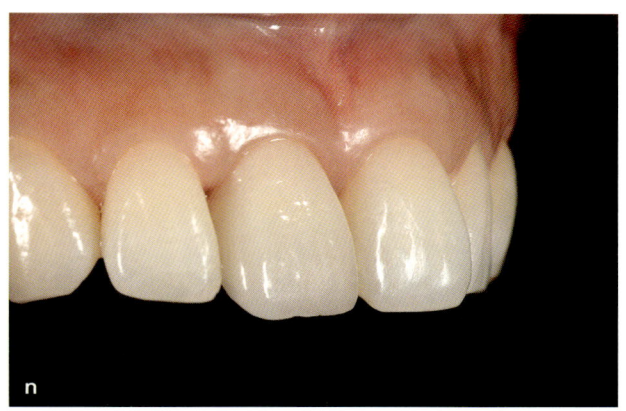

図19m, n　最終補綴装置正面観と側方面観.

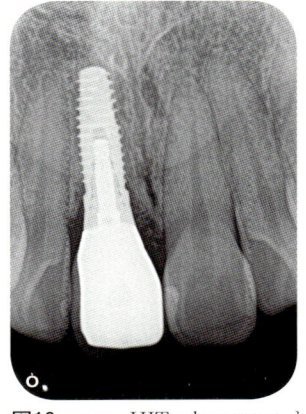
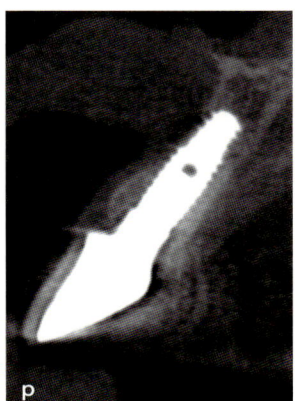
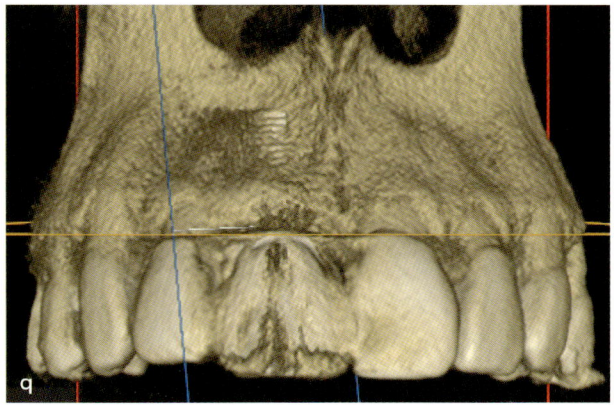

図19o〜q　HIT placement より17か月後のデンタルエックス線写真(o)および CT 像(p:側方断面図,q:ボリュームレンダリング).歯肉弁を形成したため,唇側骨インプラント根尖部分は埋入直後の CT と比較して吸収を認めるが,インプラント頭頂部はほとんど吸収を認めない.むしろ口蓋部より移植した Socket-shield 片上には歯槽骨が薄く添加し,その幅は増加しているようにみえる.

131

症例20　HIT placement の術式

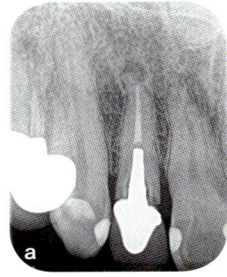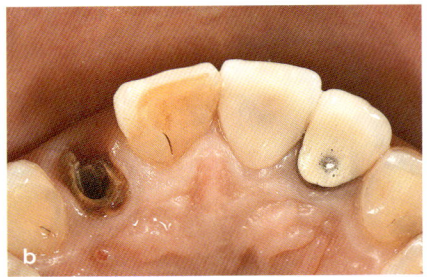

図20a, b　上顎右側側切歯の補綴装置の動揺を主訴に来院．ポストごと脱離しており，縁下う蝕も深く抜歯と診断．

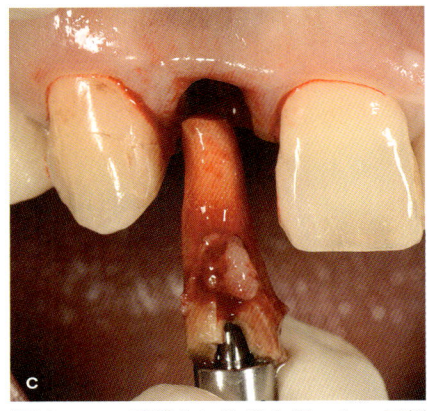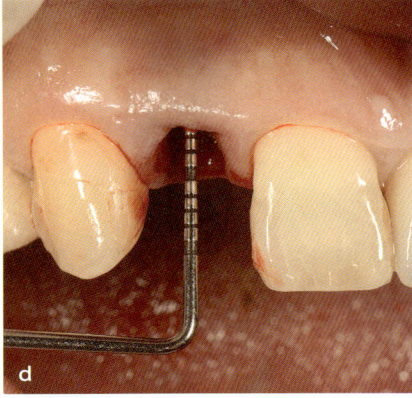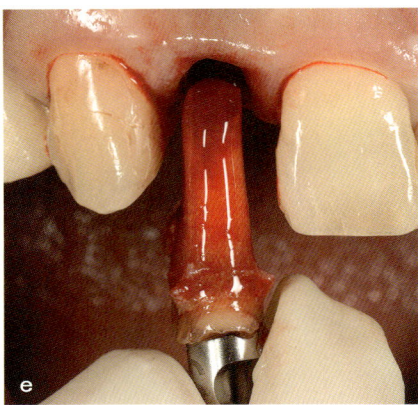

図20c〜e　愛護的に抜歯を行った．唇側部位に破折も認める．したがって歯肉辺縁から5.5mmまで唇側骨は吸収している．しかしながら口蓋部の歯根ならびに歯根膜は健全と判断した．

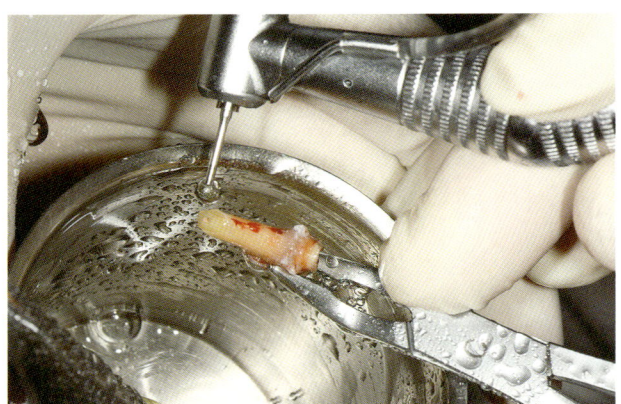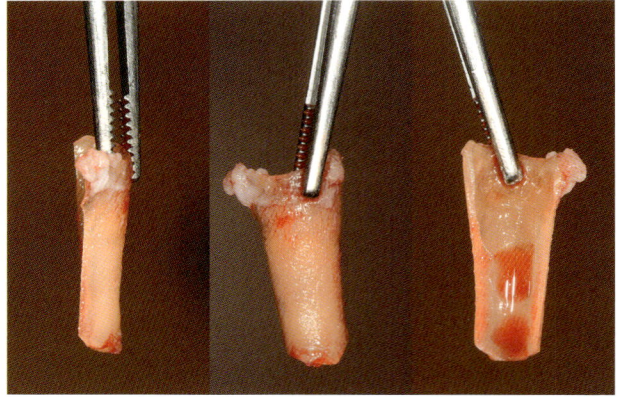

図20f　口腔外にて生理食塩水で注水しながら，Socket shield 片を形成する．

図20g　作製された Socket shield 片．歯根の歯頸部の付着が非常に重要と考える．

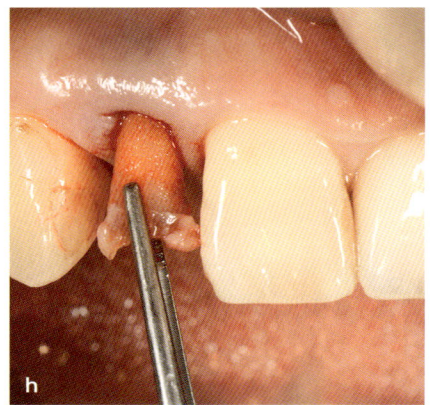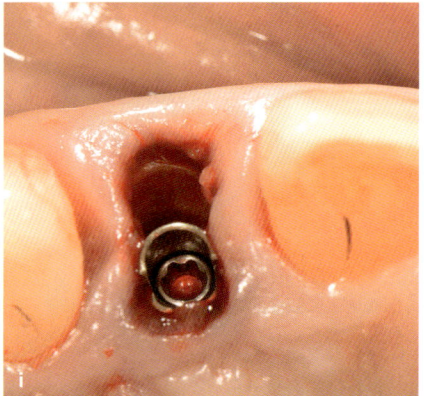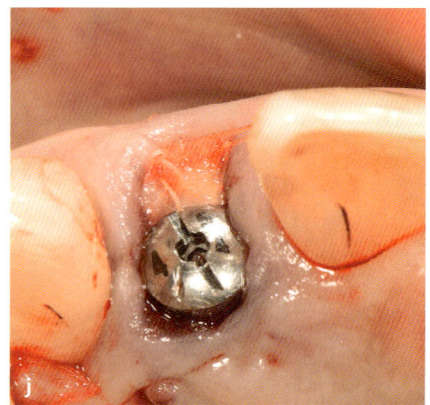

図20h〜j　インプラント埋入後，唇側骨裂開部に歯根口蓋片を挿入し，固定を図る．移植材充填後，わずかな結合組織で被覆する．

Chapter 4　審美インプラント治療における Partial Extraction Therapy の検証とその進化

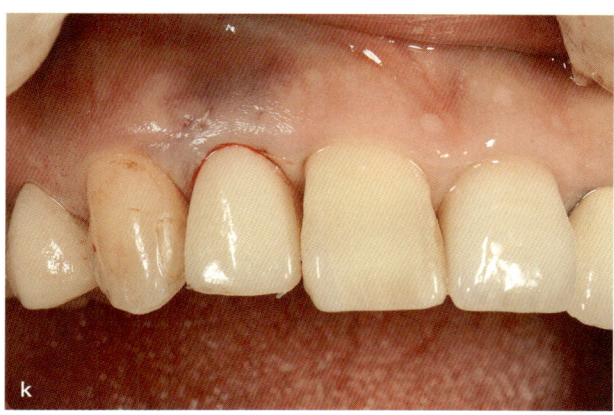
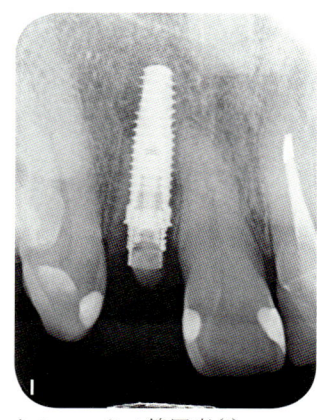

図20k, l　その後，プロビジョナルレストレーションを装着した（k）．装着時のデンタルエックス線写真（l）．

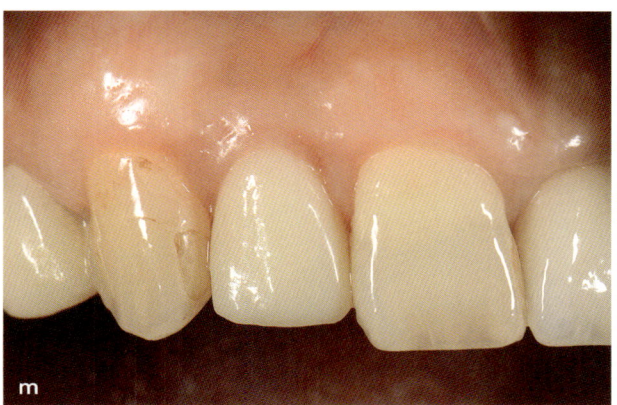
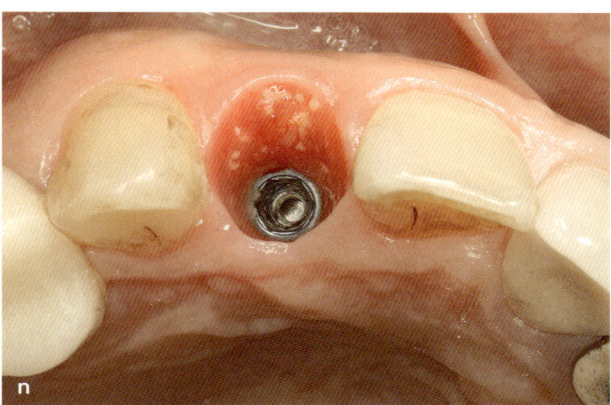

図20m, n　HIT placement より3か月後，オッセオインテグレーションが獲得され，歯根片は被覆されていた．唇側の組織は最大限に温存されている．

症例21　VISTA テクニックを用い HIT placement を行った症例

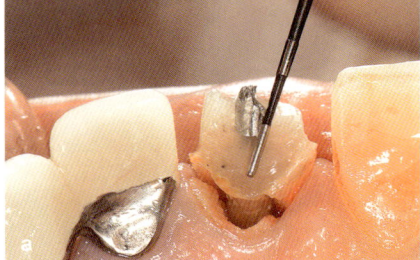
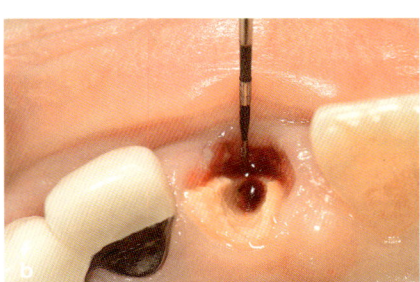

図21a, b　上顎右側中切歯で唇側部位への歯根破折を認める．

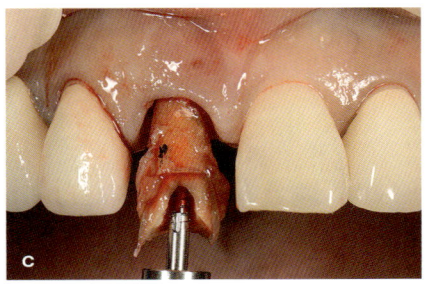
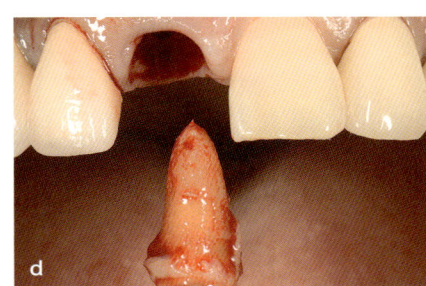

図21c, d　愛護的に歯根を抜去し，口蓋部分は健全な歯根膜が存在することを確認した．

133

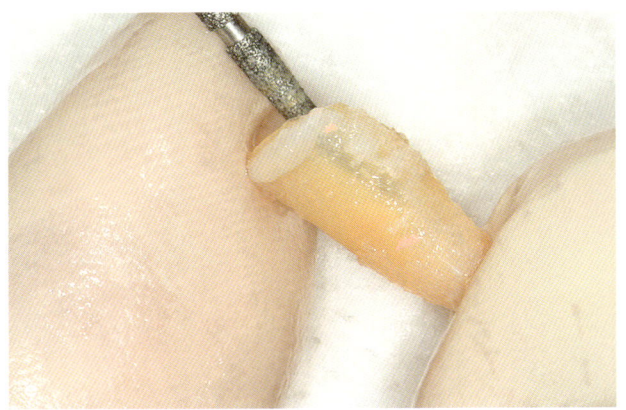
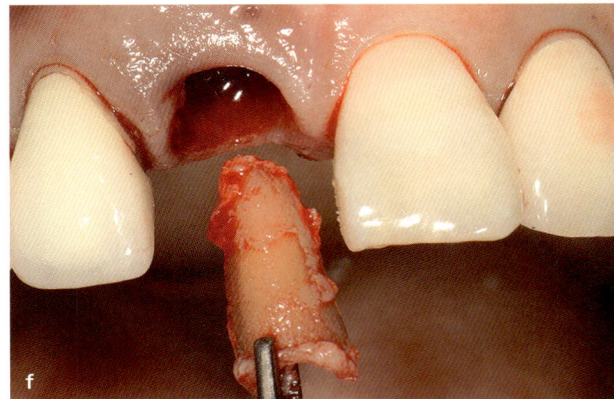

図21e, f　通法によりインプラント埋入を行い，口蓋の歯牙片を唇側の裂開部にアダプテーションするようにトリミングする．

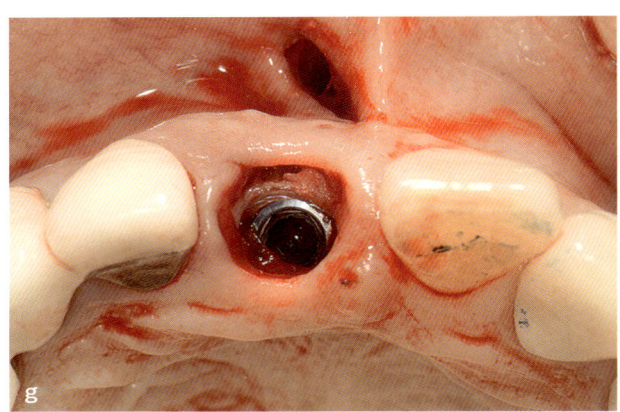
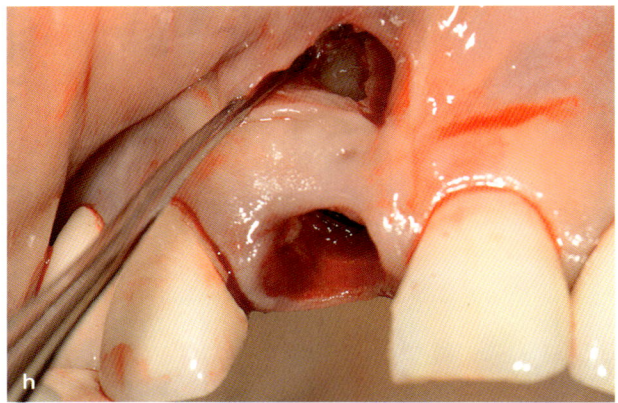

図21g, h　VISTAテクニック（切開）を用い，口蓋歯牙片がインプラントを被覆しており，かつ唇側裂開部分をカバーしているかを確認し，インプラントと骨のギャップに差し込む．

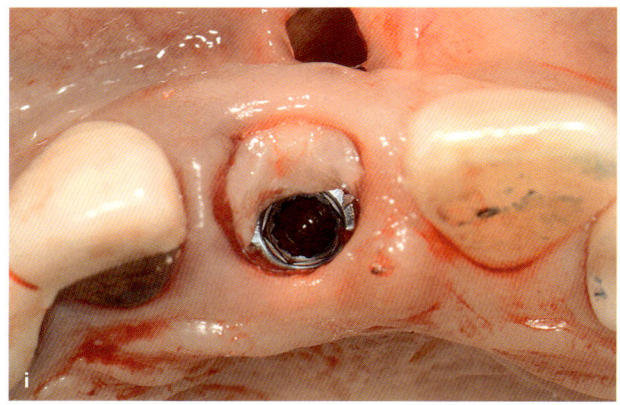
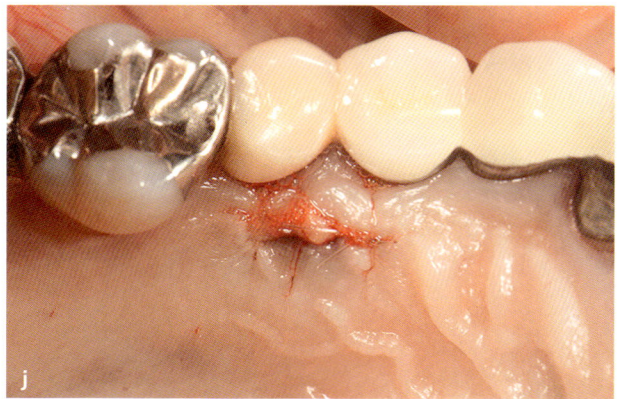

図21i, j　抜歯窩の口蓋歯牙片を被覆するように，わずかな結合組織を移植．

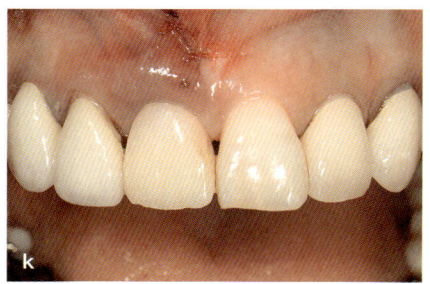
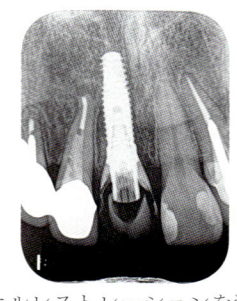
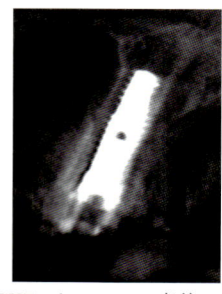

図21k, l　その後，VISTA部位を縫合しプロビジョナルレストレーションを装着．　　図21m　HIT placement直後のCT像．

Chapter 4 審美インプラント治療における Partial Extraction Therapy の検証とその進化

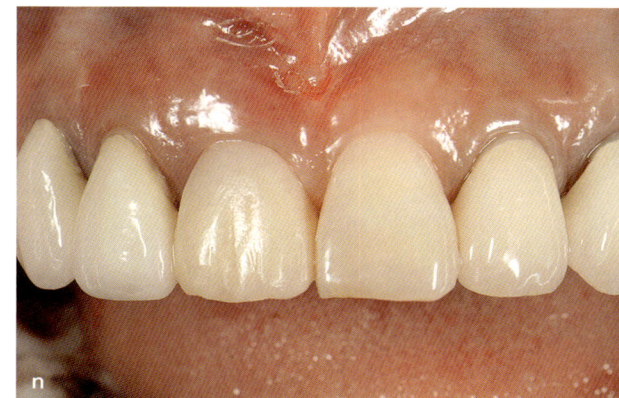

図21n　1週間後の状態.

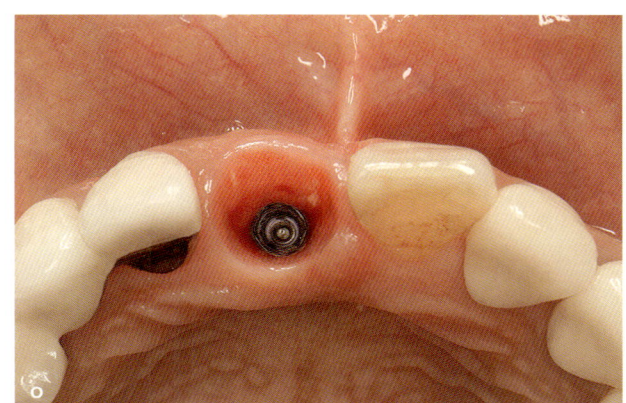
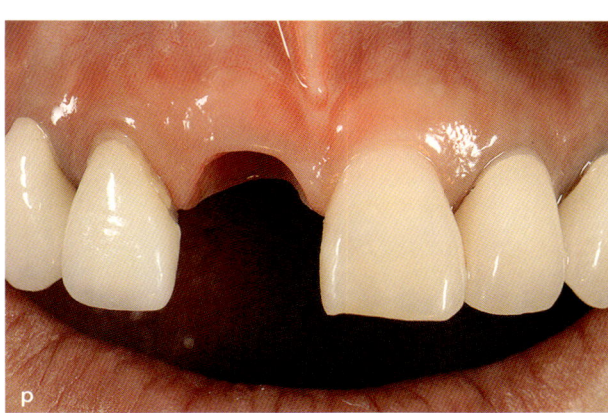

図21o, p　HIT placement 3か月後の状態. 唇側部位の組織量はほぼ完全に維持されている.

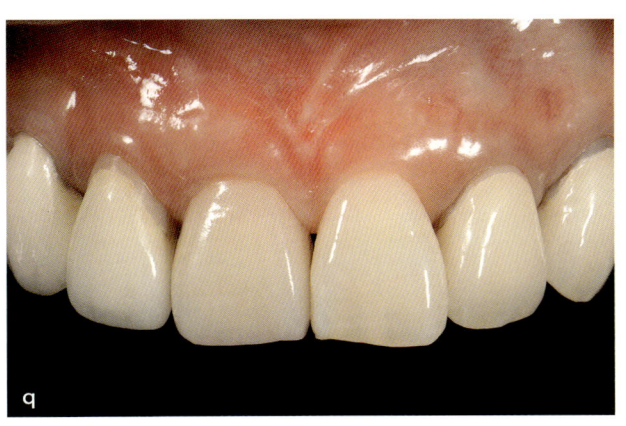
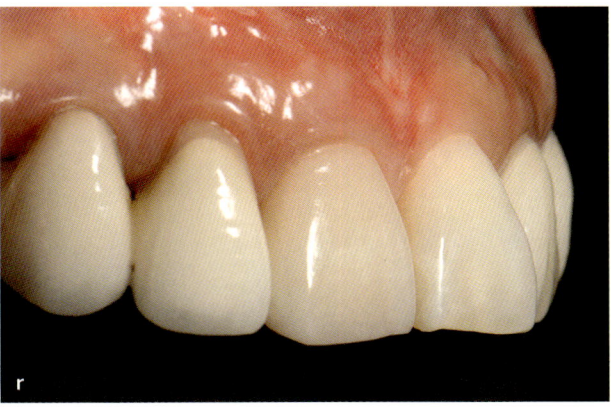

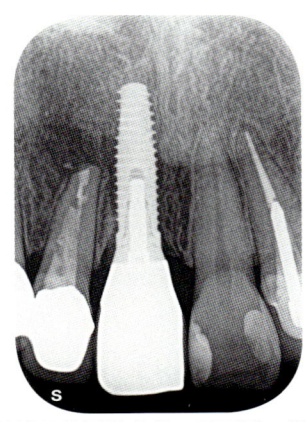
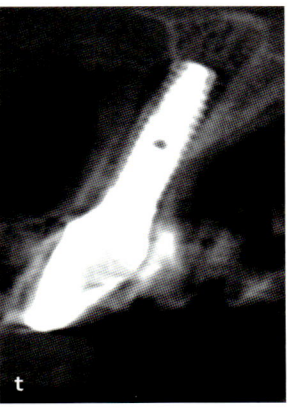

図21q〜t　最終補綴装置装着後の正面観, 側方面観, デンタルエックス線写真, CT像.

3．まとめ

　本章では，PETの新たな術式を紹介した．RSTに関しては，われわれも長期の経過を持ち合わせているため，その応用は確信をもって行える．残念ながらSocket shield techniqueに関しては，われわれも臨床に応用して日が浅く，長期予後を持ち合わせていないため，再度述べるが，安易にこの術式を応用することには留意してもらいたい．

　しかしながらこの手法は，従来の比較的大きな結合組織移植やGBRなどせず，治癒期間が非常に短いなど，患者には複数のメリットが存在するのも事実である．また，前歯部領域での多数歯欠損症例において，保存不可能な歯があったとしても，PETの枠組みのなかでの残存歯の取り扱いで，従来よりは簡便に審美修復が行える可能性を有している．それゆえ，今後はその合併症なり，長期の経過を見守る必要がある．

参考文献

1. Salama M, Ishikawa T, Salama H, Funato A, Garber D. Advantages of root submergence technique for pontic site development in esthetic implant therapy. Int J Periodontics Restorative Dent 2007；27：521-527.
2. Gluckman H, Du Toit J, Salama M. The pontic-shield：Partial extraction therapy for ridge preservation and pontic site development. Int J Periodontics Restorative Dent 2016；36(3)：417-423.
3. Gluckman H, Salama M, Du Toit J. Partial extraction therapies(PET) Part 1：Maintaining alveolar contour at pontic and immediate implant sites. 22 Int J Periodontics Restorative Dent 2016；36(5)：681-687.
4. Choi S, Yeo IS, Kim SH, Lee JB, Cheong CW, Han JS. A root submergence technique for pontic site development in fixed dental prostheses in the maxillary anterior esthetic zone. J Periodontal Implant Sci 2015；45：152-155.
5. Wong KM, Chneh CM, Ang CW. Modified root submergence technique for multiple implant-supported maxillary anterior restorations in a patient with thin gingival biotype：a clinical report. J Prosthet Dent 2012；107：349-352.
6. Comut A, Mehra M, Saito H. Pontic site development with a root submergence technique for a screw-retained prosthesis in the anterior maxilla. J Prosthet Dent 2013；110：337-343.
7. 飯田吉郎．多数歯欠損の抜歯後即時埋入症例．Symmetry & Balance，理想的な軟組織形態を目指して．Quintessence DENT Implantol 2012；19(2)：53-61.
8. 窪田努．上顎前歯部複数歯欠損に対するガイデッドサージェリー．インプラントに隣接する異なる欠損歯槽堤への対応．Quintessence DENT Implantol 2013；20(5)：45-53.
9. 藍浩之．重度歯周病患者にインプラントを用いた全顎修復症例．硬・軟組織造成および矯正治療を応用して．Quintessence DENT Implantol 2015；22(3)：43-51.
10. 飯田吉郎．上顎前歯部複数歯欠損に自家歯牙移植とインプラントを併用した症例．Quintessence DENT Implantol 2016；23(6)：39-47.
11. von Wowern N, Winther S. Submergence of roots for alveolar ridge preservation. A failure(4-year follow-up study). Int J Oral Surg 1981；10：247-250.
12. Kan JY, Rungcharassaeng K. Proximal socket shield for interimplant papilla preservation in the esthetic zone. Int J Periodontics Restorative Dent 2013；33：e24-31.
13. Salama H, Salama M. The role of orthodontic extrusive remodeling in the enhancement of soft and hard tissue profiles prior to implant placement：a systematic approach to the management of extraction site defects. Int J Periodontics Restorative Dent 1993；13：312-333.
14. Stevens BH, Levine RA. Forced eruption：a multidisciplinary approach for form, function, and biologic predictability. Compend Contin Educ Dent 1998；19：994-998, 1000, 1002-1004 passim.
15. Korayem M, Flores-Mir C, Nassar U, Olfert K. Implant site development by orthodontic extrusion. A systematic review. Angle Orthod 2008；78：752-760.
16. Potashnick SR, Rosenberg ES. Forced eruption：principles in periodontics and restorative dentistry. J Prosthet Dent 1982；48：141-148.
17. Amato F, Mirabella AD, Macca U, Tarnow DP. Implant site development by orthodontic forced extraction：a preliminary study. Int J Oral Maxillofac Implants 2012；27：411-420.
18. Kwon EY, Lee JY, Choi J. Effect of slow forced eruption on the vertical levels of the interproximal bone and papilla and the width of the alveolar ridge. Korean J Orthod 2016；46(6)：379-385.
19. Zuccati G, Bocchieri A. Implant site development by orthodontic extrusion of teeth with poor prognosis. J Clin Orthod 2003；37：307-311；quiz 313.
20. Nozawa T, Sugiyama T, Yamaguchi S, Ramos T, Komatsu S, Enomoto H, Ito K. Buccal and coronal bone augmentation using forced eruption and buccal root torque：a case report. Int J Periodontics Restorative Dent 2003；23：585-591.
21. Hürzeler MB, Zuhr O, Schupbach P, Rebele SF, Emmanouilidis N, Fickl S. The socket-shield technique：a proof-of-principle report. J Clin Periodontol 2010；37：855-862.
22. Cherel F, Etienne D. Papilla preservation between two implants：a modified socket-shield technique to maintain the scalloped anatomy? A case report. Quintessence Int 2014；45(1)：23-30.
23. Siormpas KD, Mitsias ME, Kontsiotou-Siormpa E, Garber D, Kotsakis GA. Immediate implant placement in the esthetic zone utilizing the "root-membrane" technique：clinical results up to 5 years postloading. Int J Oral Maxillofac Implants 2014；29(6)：1397-1405.
24. Bäumer D, Zuhr O, Rebele S, Schneider D, Schupbach P, Hürzeler M. The socket-shield technique：first histological, clinical, and volumetrical observations after separation of the buccal tooth segment – a pilot study. Clin Implant Dent Relat Res 2015；17(1)：71-82.
25. Bäumer D, Zuhr O, Rebele S, Hürzeler M. Socket shield technique for immediate implant placement - clinical, radiographic and volumetric data after 5 years. Clin Oral Implants Res 2017 Mar 23. doi：10.1111/clr.13012.
26. Gluckman H, Salama M, Du Toit J. Partial Extraction Therapies (PET) Part 2：Procedures and Technical Aspects. Int J Periodontics Restorative Dent 2017；37(3)：377-385.
27. Roe P, Kan JYK, Rungcharassaeng K. Residual root preparation for socket-shield procedures：a facial window approach. Int J Esthet Dent 2017；12(3)：324-335.
28. Gluckman H, Salama M, Du Toit J. A retrospective evaluation of 128 socket-shield cases in the esthetic zone and posterior sites：Partial extraction therapy with up to 4 years follow-up. Clin Implant Dent Relat Res 2018；20(2)：122-129.
29. Nevins ML, Langer L, Schupbach P. Late Dental Implant Failures Associated with Retained Root Fragments：Case Reports with Histologic and SEM Analysis. Int J Periodontics Restorative Dent 2018；38(1)：9-15.
30. Takeuchi N, Shirakata Y, Shinohara Y, Sena K, Noguchi K. Periodontal wound healing following reciprocal autologous root transplantation in class III furcation defects. J Periodontal Implant Sci 2017；47(6)：352-362.

5

GBRの進化とその臨床的意義

Evolution of GBR and its Clinical Significance

　骨造成の処置で万能なものはない．状況，目的に応じて適切な処置を選択することが重要となる．GBRは応用される頻度が高い処置であるが，そのなかでも，マテリアル，タイミングなど使い分けが必要となる．骨の再生を内側性に促す場合と外側性に再建を行う場合とに分けて，現在のわれわれの考えをまとめてみたい．

1. GBRの必要性

　抜歯後，歯槽骨は吸収し，術前に骨欠損がなくても歯槽堤の幅は約半分になる可能性がある．近年のメタアナリシスでは，平均3.8mmの水平的な幅の減少と1.2mmの垂直的な減少が報告されている[1]．もし，感染が大きく歯根周囲の骨が吸収していれば，その状態に応じて歯槽堤の形態はより大きく変化するであろう．また，さらに義歯が装着されれば，その圧力によって継続的に吸収が進み，歯槽堤は三次元的な欠損を示すようになる．インプラント治療によって機能的，審美的な欠損補綴を行うためには，歯槽堤を適切な形態に再建する必要がある．臨床医はできるだけ低侵襲，低リスクで目的を達成するため，つねに術式を評価し，必要に応じてそれをモディファイしつつ，患者の全身状態，局所の条件を考慮した最適な術式を選択する必要がある．

2. 歯槽堤増大のオプション

　歯槽堤増大のオプションとして，以下のものが挙げられる．
- GBR
- Bone Graft
- Distraction Osteogenesis
- Orthodontic Forced Eruption

　これからの処置のうち，汎用性が高い処置はGBRとBone Graftであろう．GBRとBone Graftは三次元的な増大が可能で，処置の成否が軟組織の減張，一次閉鎖，一次治癒の達成というフラップマネジメントに依存している点で共通している．

　Benicら[2]はGBRに関連して骨形態を分類し，それに応じたマテリアル選択を提案している（図A）．水平的欠損によって発生するインプラントの唇側の裂開状骨欠損について，隣在歯によってもたらされる骨壁あるいは残存する骨壁により再生スペースが安定される場合（class 2）には，粒子状の移植材と吸収性の膜によって治療されうるが，審美領域で後述するリッジカントゥアを再建する場合，治癒期間中に組織の圧力によるコラプスを補償するためにオーバーコレクションが望ましい．また周囲の骨壁ではボリュームが維持されない裂開状骨欠損（class 3）においてはチタン強化非吸収性膜と粒子状の骨移植材との併用を，さらに，インプラント埋入が困難な水平的骨欠損（class 4）およびインプラントが埋入困難な垂直的な骨欠損（class 5）に対しては，自家骨ブロックと粒子状の骨移植材，吸収性膜との併用を推奨している．

　自家骨のブロックが粒子状の骨移植よりも増大量が大きくコンプリケーションのリスクが低いとするレビュー等[3,4]がその根拠となっている．近年，Gultekinら[5]は粉砕骨，移植材を併用したGBR（15部位）とレイマスからの自家骨ブロックの移植（13部位）の骨造成とを比較し，治癒後の増大量はGBRが5.42±0.76mm，ブロックが4.54±0.59mmで，GBRのほうが大きかったが，吸収率もGBR12.48±2.67%で，レイマスブロックが7.20±1.40%と，GBRのほうが大きかったと報告している．またRocchiettaら[6]は非吸収性膜の下にブロック骨と粉砕骨を移植して比較し，ブロック骨のほうが骨とインプラントの接触率，スレッド間のボーンフィル率が大きいことを示した．しかし侵襲が大きくなること，供給量に制限があることを考慮しなければならないとしている．

　自家骨ブロックの最大の問題はより大きな手術侵襲とそれにともなうリスク，そして限られた供給量にある[7~9]．また移植されたブロック骨内の細胞の多くは生存せず時間をかけてnew vital boneへと置き換わっていく，通常インプラントは4か月程度で埋入されるが，7か月の時点でもリモデリングは継続していることが示されている[10]．これは術野全体に早期に血流が確立する粉砕骨の場合と大きく異

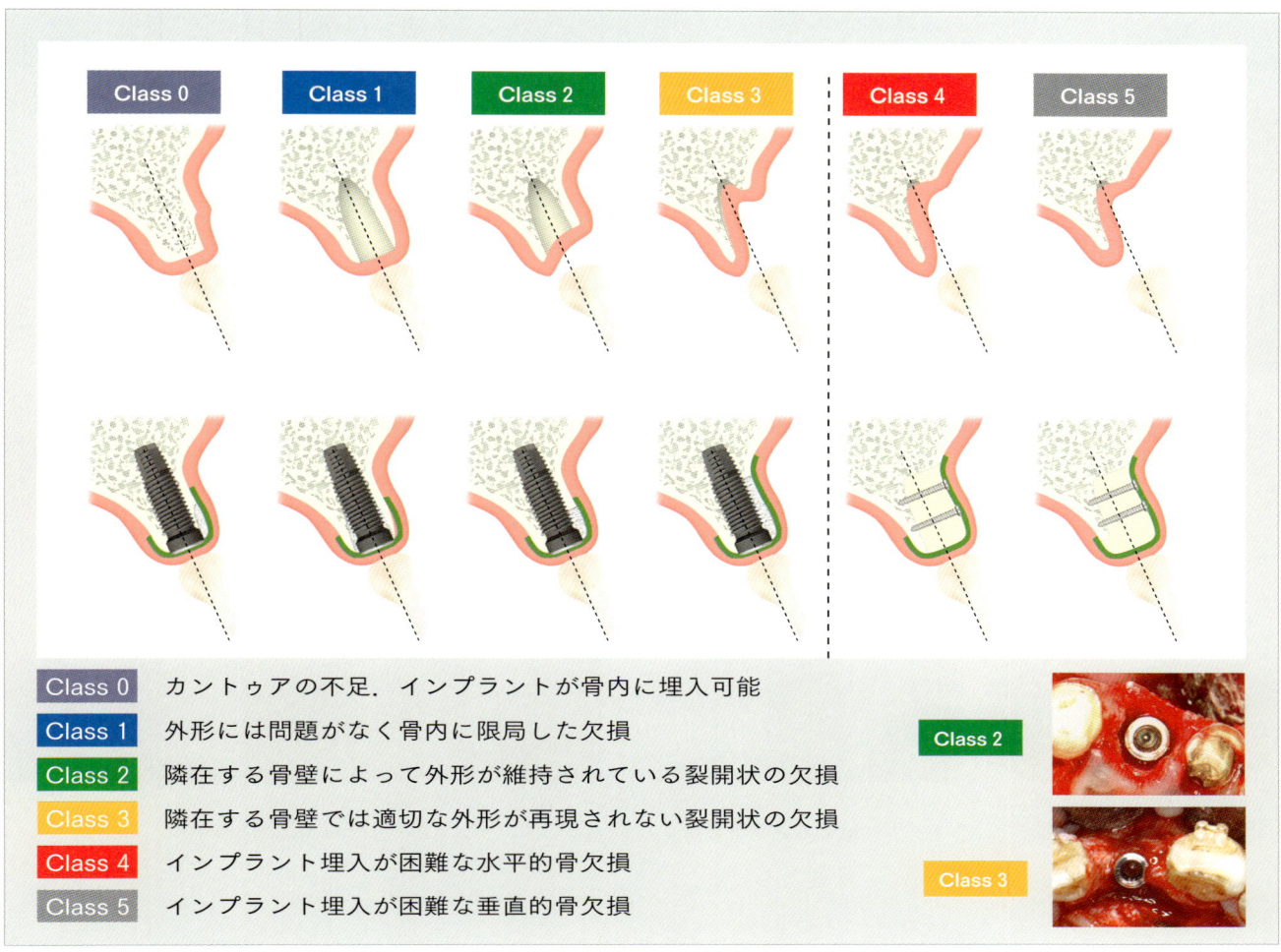

図A　Benicらの骨欠損の分類．文献2より引用改変．

なる点であり，これはアバットメント連結術の術式に影響を与える．

　GBRは骨移植材を併用することによって自家骨採取の量を減少，もしくは採取を回避し歯槽骨を他の術式に比べ低い侵襲で三次元的に再生させることができる．作用期間の短いnative collagen membrane（ノンクロスリンクコラーゲン膜）を使用した場合，自家骨とABBMの比率によって自家骨が多いほう（60：40，ABBM：AB）が，少ないほう（90：10，ABBM：AB）よりも7.5か月後の治癒期間後の増加する骨幅が大きく（3.5(1.3)mm and 2.9(1.3)mm），また吸収量が小さい（37(19.9)% and 46.9(23.5)%）ことが報告されている[11]．

　一方，非吸収性膜を応用した場合，自家骨を使用しなくても6～8か月の治癒期間で5mm以上の垂直的骨造成とその長期安定が得られることを示す報告もある[12]．

　また，粉砕骨を応用することにより，早期の術野への血管新生，移植骨のホスト組織の同化が期待できる[13～15]．そして自家骨の採取もボーンスクレイパーを使用することにより，侵襲を低下させつつ採取が可能となる[16]．

　また，自家骨の採取法によって採取された骨内の細胞の活性，骨形成性タンパクの放出量が異なり，ボーンミル，ボーンスクレイパーで採取した骨がピエゾトームやフィルターで集められた骨よりも活性が高いことが示されている[17]．同一の研究チームが実際に豚の下顎骨で比較された研究では，皮質骨，海綿骨を含む自家骨ブロックをボーンミルで粉砕した移植骨がわずかであるが，骨形成量と吸収率で他の採取法よりもわずかに優れていることを示している[18]．

　他の研究でも注水下で骨採取するより，無注水で徒手的に採取した骨のほうが良好に作用する可能性

症例1　インプラントが埋入困難な水平的欠損

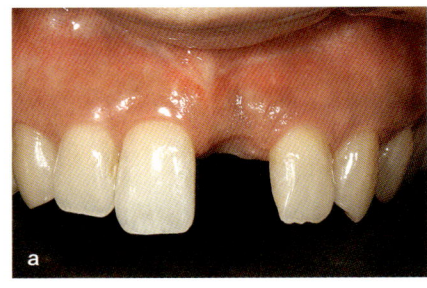
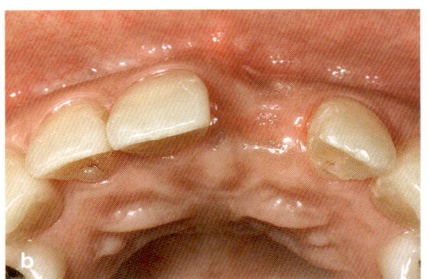
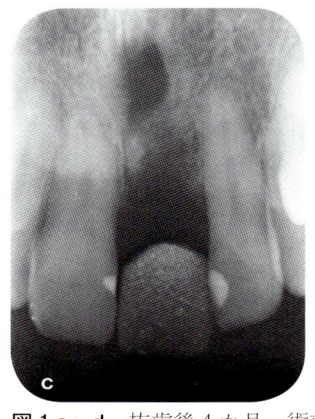
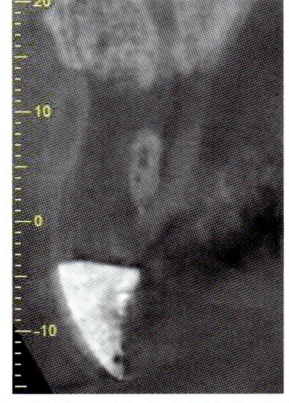
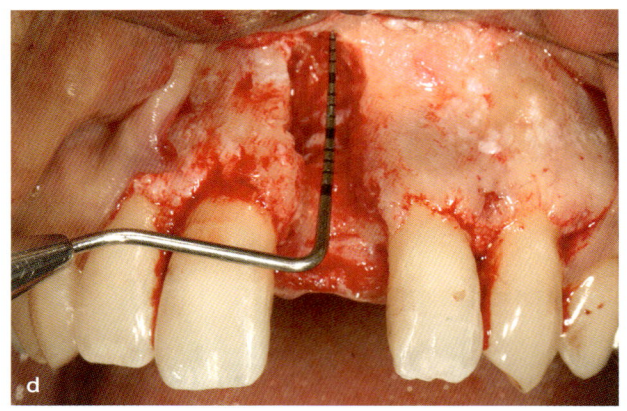

図1a〜d　抜歯後4か月．術前の骨吸収が大きく唇側板が完全に喪失している．口蓋側の骨壁も欠損しており，ファイナルドリルが骨壁とほとんど接触しないため，15mmのインプラントでは初期固定は不可能であった（Benic 分類 Class 4）．

が高い[19, 20]．

また自家骨の皮質骨削片から43種の骨再生に関与する成長因子が得られる可能性が示されている[21]．

現在骨造成において，GBRはテクニックが向上することにより，垂直的な造成であってもコンプリケーションのリスクを低下させ，その成績を高められることが示されている[22, 23]．前述したBenicらの考えとは異なるが，われわれはインプラント治療の適応症の拡大，審美性の獲得のために必要な骨造成の処置として，スクレイパーにより採取した自家骨，もしくは無注水低回転で粉砕骨を採取できるドリルによって得た自家骨をDBBMと併用したGBRを第一選択肢としている（**症例1**）．

3．歯槽堤増大のタイミング

1 包括治療におけるタイミング

全顎治療のなかでは，増大部位に咬合機能圧がかからない環境を整えることが優先される．たとえば前歯部の増大処置を行う場合，残存歯によるトランジショナルブリッジの設計が可能か検討し，それが不可能であれば，まず臼歯部の咬合支持を確立し，前歯部に負荷がかからない環境をつくることが優先される．また隣在歯のアタッチメントレベルが目標となる骨レベルよりも低位にある場合，矯正的な挺出が優先される（**Chapter 1 参照**）．

2 抜歯とのタイミング

抜歯をともなう場合，周囲に骨が残存していればその硬軟組織を可及的に保存することが重要となる．ポイントは唇側板を保護するために骨膜を剥離しな

Chapter 5　GBRの進化とその臨床的意義

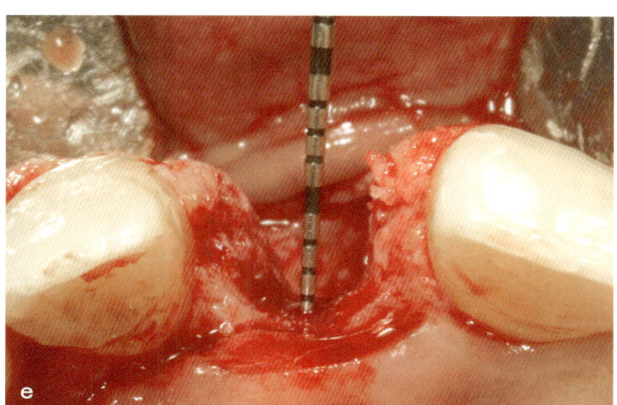

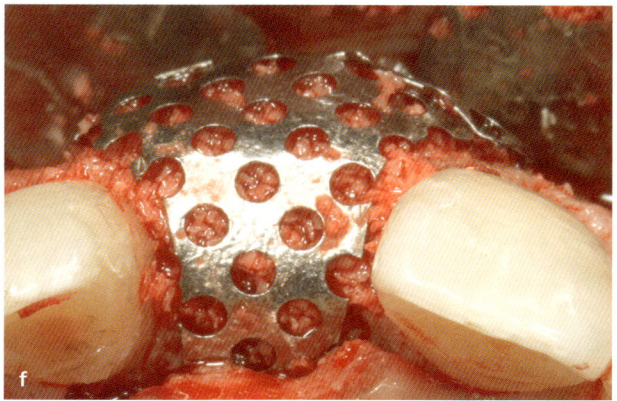

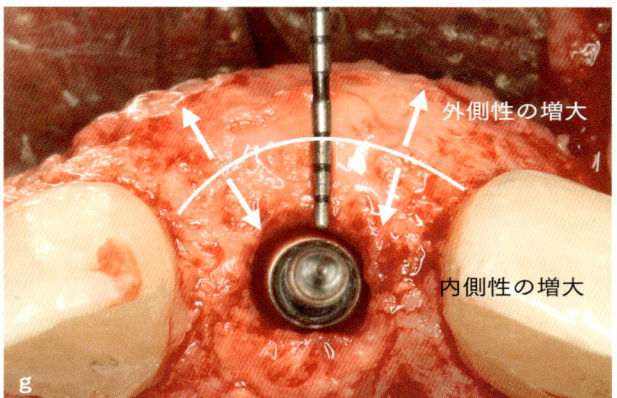

図1 e～g　チタンメッシュとコラーゲン膜によるGBRによって，socket内側のみならず，歯槽堤の外側にも十分な組織が再生していることに注目.

外側性の増大
内側性の増大

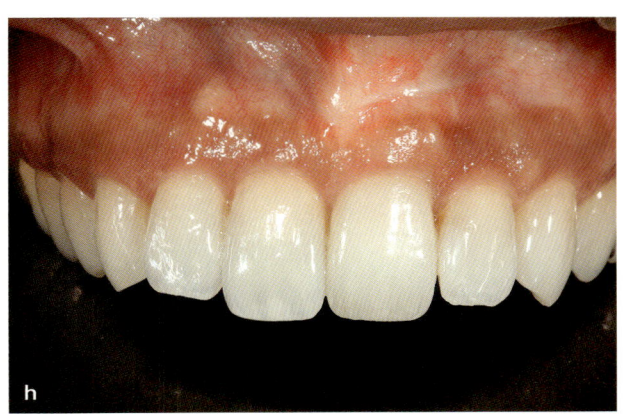

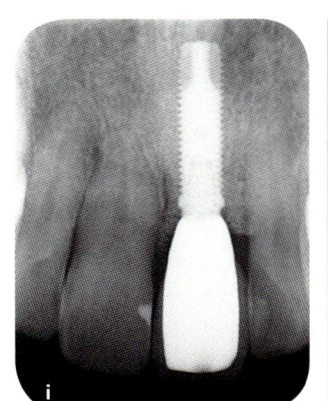

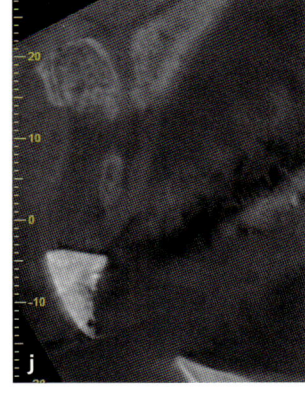

図1 h～j　治療終了時の状態．自然な外観が得られている．

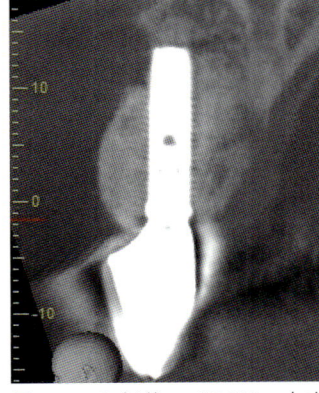

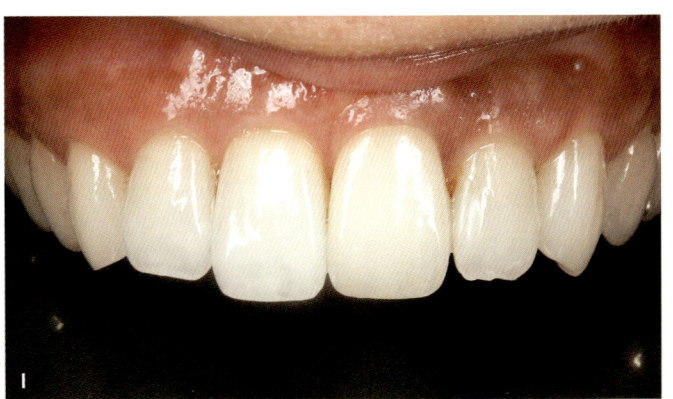

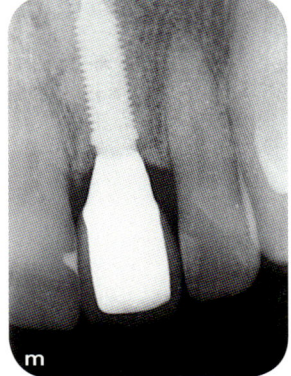

図1 k　5年後のCBCT．本来の歯槽堤より外側性に増大された骨は安定している．

図1 l, m　GBR 7年後の状態．カントゥアは過剰気味であるが，高い審美性に患者は満足している．

141

いことで，インプラント埋入や，膜の設置，結合組織の固定等の操作上フラップを形成する必要がある場合，部分層を選択する．抜歯窩に生ずる軟組織の不足を（アナトミカル）アバットメント，オベイトポンティックで物理的に，もしくは結合組織移植によって閉鎖することが推奨される．しかしsocket内のみの移植では完全にその形態を温存できないことが示されている[24~26]（**Chapter 3 参照**）．そのため，前歯部において審美性獲得のためカントゥアを増大するには，socketの外側に移植材を設置する必要が生ずる場合もある．後述する歯槽堤に対し外側性のGBRとなる．

骨欠損が隣接面，口蓋，舌側に波及している場合，多数歯に及んでいる場合，可能であれば矯正的挺出を利用して，骨と軟組織の誘導を図るが，感染が制御できない場合，十分な付着が存在しない場合は，抜歯後2～3か月治癒を待って増大の処置を行うべきである．

3 インプラント埋入とGBR

インプラントと骨造成をstagedで行うか，同時に行うかによって組織レベルでのオッセオインテグレーションの評価，または臨床的な結果においても類似していることが示されている[27, 28]．したがって，その選択は術者，患者の症例ごとの状況に応じて判断される．

1）simultaneous approach

インプラントが固定できる骨量が存在すれば埋入可能であるが，前歯部では増大が不完全になると審美的な問題が発生するリスクが高まる．不足した骨に対し，正確にインプラントを位置づけることも高い技術が要求される．軟組織造成処置，アバットメント連結の際に可及的に再生した組織を露出しない配慮が重要と考える．

2）staged approach

抜歯後2か月以上，骨造成後6か月以上，インプラント埋入後の治癒期間4～6か月の期間を要し，処置の回数，治療期間は増加するが，より安全である．インプラント埋入時，再生された骨と既存の骨の硬さに違いがある場合，インプラントの埋入時に位置が変化しやすくなるので注意を要する．インプラント埋入後，再生した組織を保護し，またその吸収を補償するため，追加的なGBRを行うことが推奨される．

4 GBRとアバットメントの連結

抜歯即時埋入において唇側骨の修復し抜歯窩を物理的に閉鎖したい時，あるいは即時荷重において水平的な骨造成を必要とされる場合，アバットメント連結とGBRが同時に行われる．このように1回法で埋入されたインプラント周囲にもGBRが可能であることが示されている[29]．

4．内側性のGBRと外側性のGBR

GBRにおける骨再生は，健全な骨壁から骨形成細胞の供給を受け骨再生が進行する[30]．そのため抜歯窩のように骨壁に囲まれた内側性の欠損は比較的有利である．臼歯部であればインプラントが骨内に維持されることが目的となる．

前歯部においては審美性のため歯槽堤のカントゥアを維持する必要がある．内側性のGBRでも目的が異なる．そこで内側性GBRの新たな術式を提唱してみたい．

5. 審美領域における内側性 GBR の新たな術式：Minimal invasive Resorbable membrane Pouch Technique

　唇側骨の吸収が大きく，内側性 GBR においてもチタンメッシュと吸収性膜の併用，もしくは非吸収性膜を使用する場合，その除去が必須となる．それゆえ，筆者らはより簡便に安価に，低侵襲を目的として，新たな術式"Minimal invasive Resorbable membrane Pouch Technique"を報告する．

1 本術式の適応症

　前述したが，抜歯対象歯の口蓋側の歯槽骨レベルが正常であり，そしてインプラント埋入する部位が，唇側骨部位がすでに裂開もしくは，インプラント埋入時に裂開が予測される症例で，骨の枠組み（Bone housing）内に埋入できることが条件となる．すなわち内側性 GBR が適応症となる．

　抜歯同時（即時埋入の分類 Class 3）か，抜歯を行い軟組織の治癒を待った後に行うかは，インプラント埋入に先立ち初期固定が良好に獲得できるか否か，抜歯前の歯頸線が審美的に調和されているか否か，また CBCT での歯槽骨の骨量状態（基底部の骨量・抜歯対象歯の根尖病変の大きさの程度など）で決定する．また重度の炎症所見を認めれば，消炎後，抜歯を先に行う．また，抜歯対象歯の歯頸線が低位に位置していれば，抜歯を先行し，角化歯肉を獲得した後に，インプラント埋入を計画する．

2 術式の説明および材料と方法

　症例2とイラストを通じて，術式の説明を行う．

症例2 Resorbable membrane Pouch Technique を用い，抜歯即時埋入を行った症例（抜歯即時埋入 Class 3）

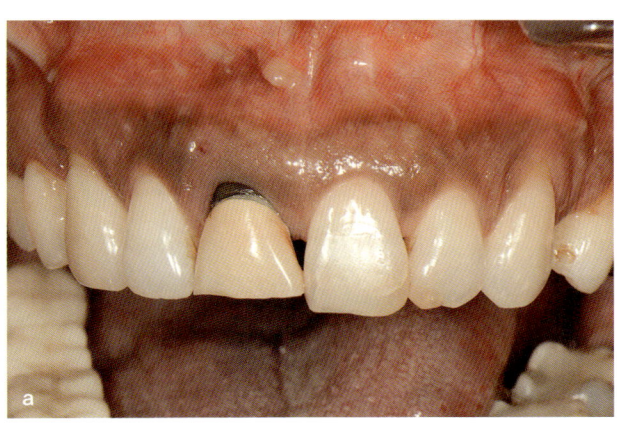
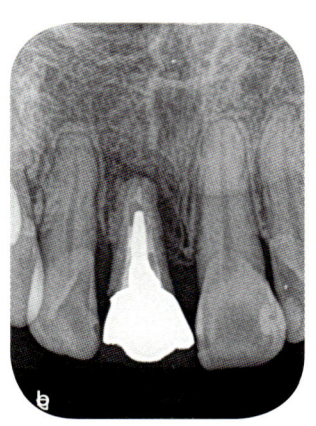
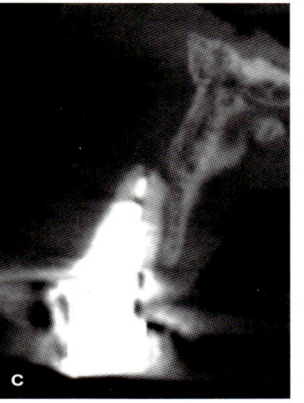
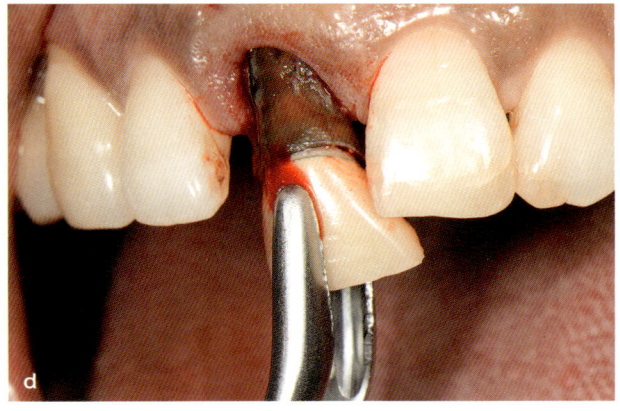

図2 a〜d　矯正治療終了後，1|は唇側部垂直破折により抜歯と診断．CBCT では，唇側部の骨は喪失しているが口蓋側の歯槽骨は正常であった．しかし，根尖部は狭窄しており，初期固定を獲得できる最低限の骨質しか存在していなかった．

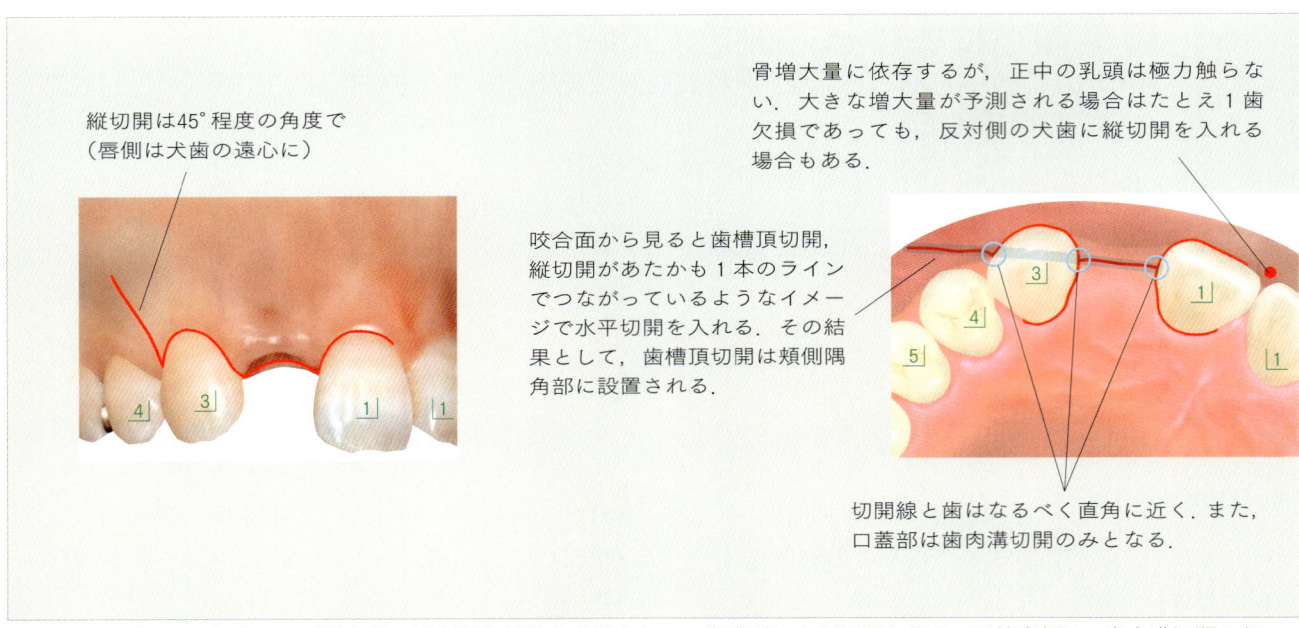

図 B インプラント部位は，両隣在歯の近心隅角部位を基準として，歯槽頂に水平切開を行う．天然歯側は，歯肉溝切開を行い，縦切開ラインは，同側の犬歯の遠心側に45°のラインで行う．また反対側はインプラント部位の隣在する1歯遠心側まで行い，縦切開は行わない．

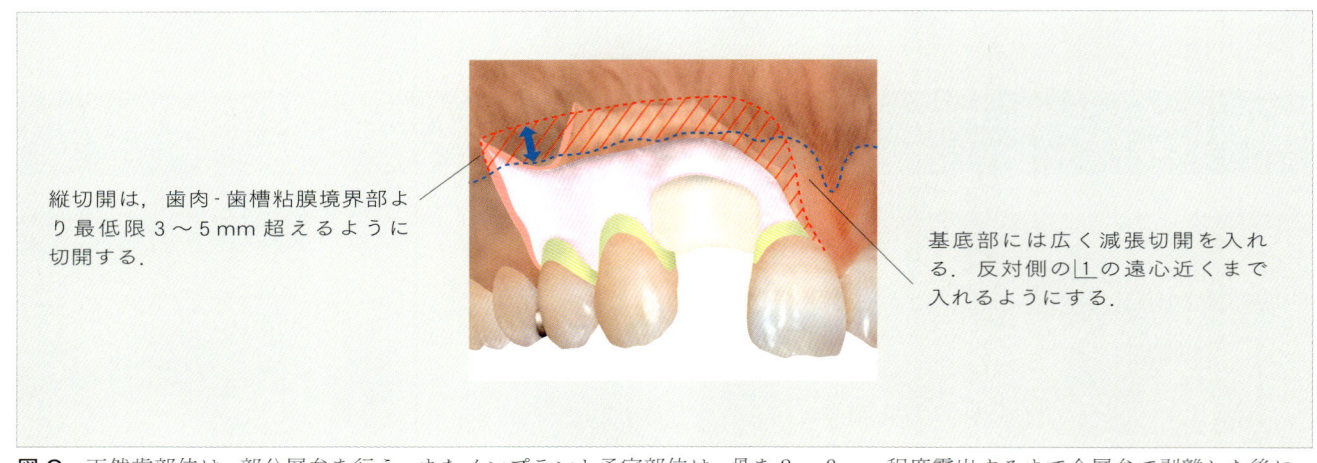

図 C 天然歯部位は，部分層弁を行う．またインプラント予定部位は，骨を2〜3mm程度露出するまで全層弁で剥離した後に，部分層弁を行い天然歯に行った部分層弁とつなげていく．

1）切開（ライニング）

抜歯と同時に行う場合は抜歯を先行し，その後，歯肉溝切開を行う．すでに抜歯を行った症例では，インプラント部位は，両隣在歯の近心隅角部位を基準として，歯槽頂に水平切開を行う．天然歯側は，歯肉溝切開を行い，縦切開ラインは，同側の犬歯の遠心側に45°のラインで行う．また反対側はインプラント部位の隣在する1歯遠心側まで行い，縦切開は行わない．これは従来のGBRを行う切開ラインと同じである（**図 B**）．

2）切開（ディープニング）

天然歯部位は，部分層弁を行う．またインプラント予定部位は，骨を2〜3mm程度露出するまで全層弁で剥離した後に，パーフォレーションしないように部分層弁を行い，天然歯に行った部分層弁とつなげていく（**図 C**）．

3）パウチ形成と吸収性膜の設置

インプラント埋入部位の歯槽骨に付着した骨膜を，チゼルを用い，ていねいに骨から分離させる．イン

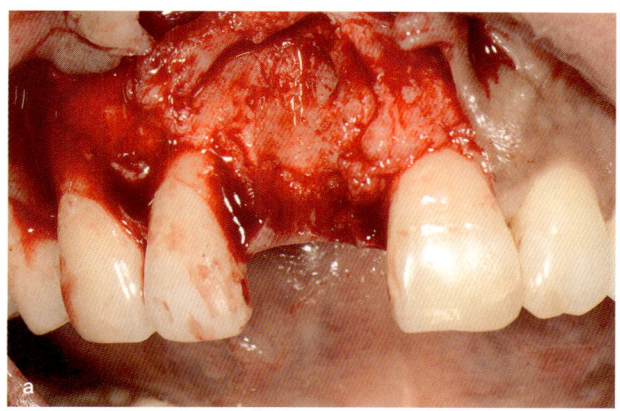
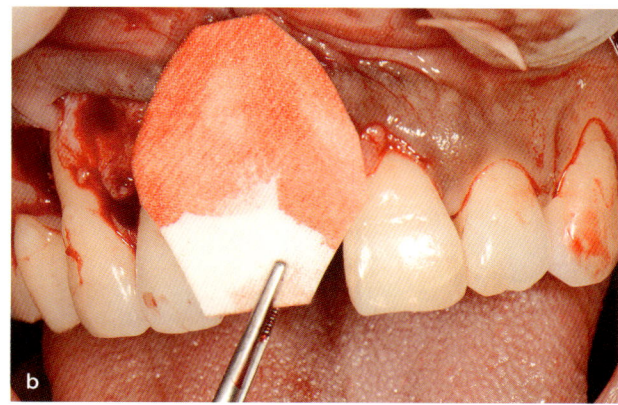

図3a,b　インプラント埋入部位の骨膜を骨から分離させ，パウチ状の形成を行う．その後，吸収性膜をトリミングし，吸収性膜を骨膜下に挿入し，側方部は両隣在歯部位の骨膜下に設置し，吸収性縫合糸を用い縫合する．

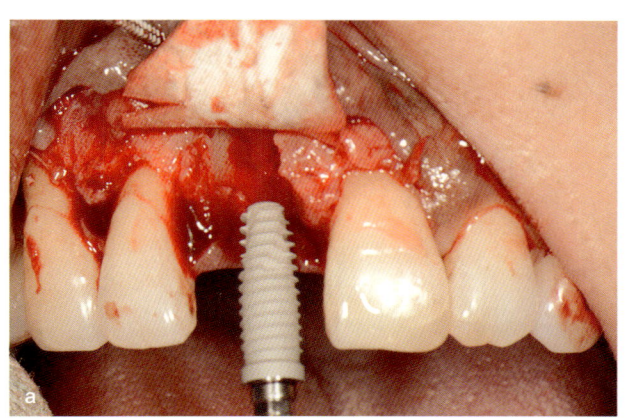
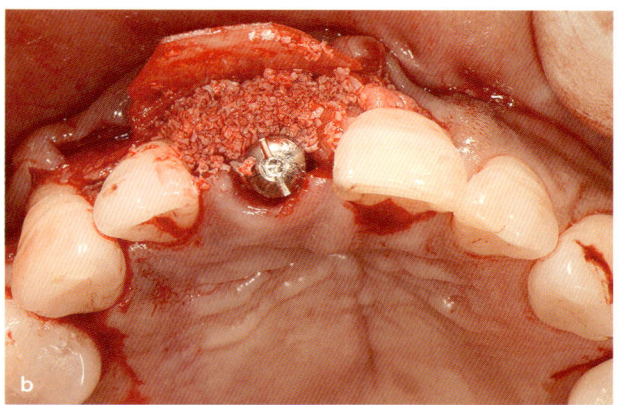
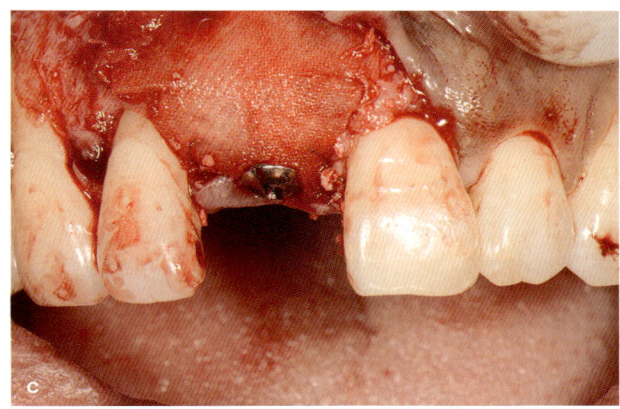

図4a〜c　インプラント埋入を行い，パウチ上のスペースに骨移植材（DBBM）を充填する．充填された移植材が完全に膜に被覆されるように，口蓋の歯肉と吸収性膜を縫合する．

プラント唇側面が露出すると思われる部位からさらに2〜3mm根尖側までを剥離し，パウチ状の形成を行う．その後，比較的吸収の遅い吸収性膜を形成されたパウチ状の形態に適合するように，トリミングを行う．その後，吸収性膜を骨膜下に挿入し，側方部は両隣在歯部位の骨膜下に設置し，吸収性縫合糸（Vicryl 6-0 P-1，Ethicon社製）を用い縫合する．このことにより，唇側部位に側方GBRを行うスペースが存在することになる（図3）．

4）インプラント埋入時と移植材の充填

通法に従いインプラント埋入を行う．抜歯即時埋入を行った症例では，歯肉縁上になる暫間アバットメントを装着する．露出頬側インプラントと吸収性膜とにできたパウチ上のスペースに骨移植材（DBBM）を充填する．インプラント頭頂部の被覆が上記の吸収性膜のみで不完全であれば，さらに吸収性膜を設置する．また充填された移植材が完全に膜に被覆されるように，口蓋の歯肉と吸収性膜を縫合する（図4）．

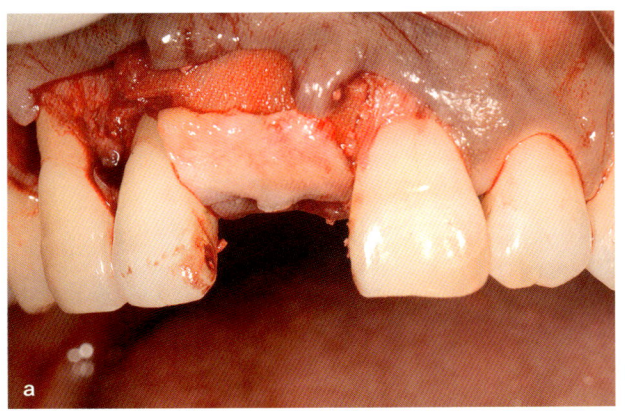
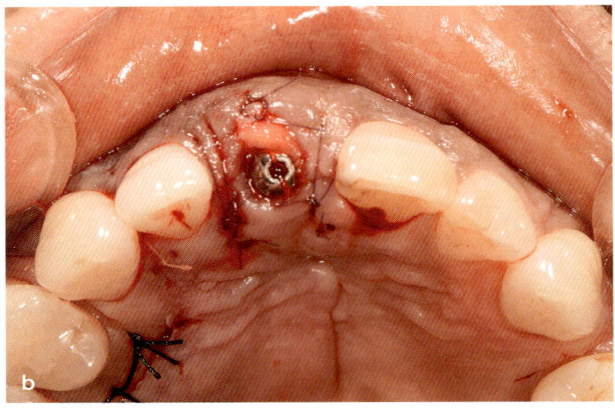

図5 a, b　口蓋部より採取した結合組織を，歯頸部付近に設置し縫合する．

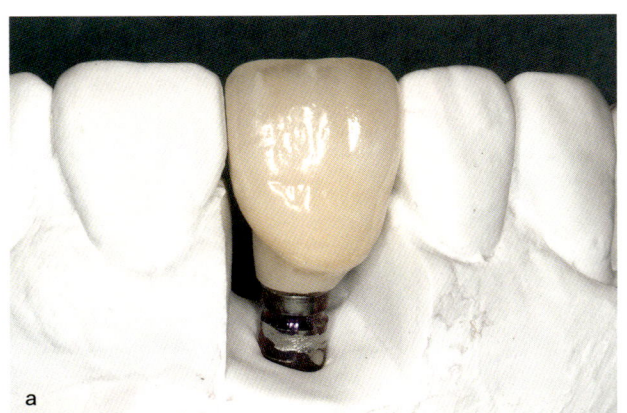
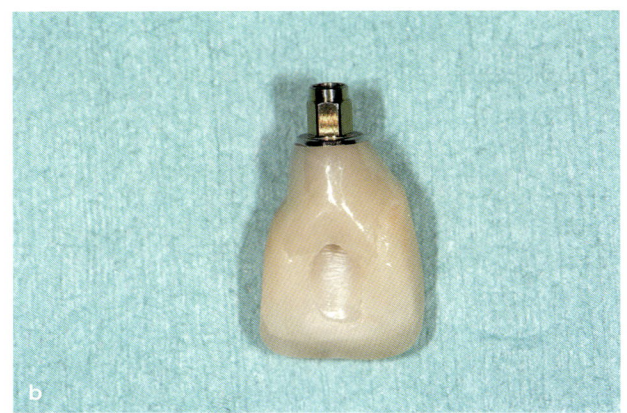

図6 a, b　インプラントレベル0.5～1mmまでジルコニアフレームを用い，歯肉縁下の形態を再現する．最終補綴装置は，既製アバットメントとレジンセメントで接着したスクリューリテイニングの補綴装置である．

5）結合組織移植と縫合

　口蓋部より採取した結合組織を両隣在歯上の骨膜と縫合するか，もしくはフラップの内側部と縫合する．最後に，吸収性縫合糸で歯槽頂部は待時埋入であれば水平マットレス縫合と単純縫合を用い，完全閉鎖を図る．抜歯即時埋入であれば，単純縫合で口蓋と歯肉弁と縫合する．天然歯周囲・縦切開部位は，単純縫合で縫合する（図5）．

3　本術式の特徴と留意点

　従来の手法では，全層弁で剥離することによって前歯部隣在歯の唇側骨は非常に薄いため[31]，骨膜と歯槽骨は分断され血液供給が遮断された結果，吸収することが予測される[32,33]．一方，本法では，天然歯周囲も部分層弁で行っているため，天然歯周囲の骨膜は温存されており，全層弁で行う手法と比較して天然歯周囲にも愛護的な処置であることが期待できる．

　本法での部分層弁で行う主たる目的は，部分層弁自体が減張切開となり，低侵襲であることに加えて，インプラント埋入部位の骨膜を温存しパウチ状に骨と分離させ，吸収性膜を吸収性糸と縫合することである．また，吸収性膜の固定にタッグピンの使用・非吸収性膜の除去を必要としないことも利点に挙げることができる．この目的は，従来の全層弁での顆粒状の移植材を用いる手法では，造成がもっとも重要であるインプラントショルダー部位の骨造成を確実に行うことが難しい点にある．

　注意を要することは，部分層弁で行う点であり，部分層形成時の歯肉の穿孔である．この手法は天然歯周囲の部分層形成に熟練してから行うのが適切であろう．本手法では，天然歯周囲に歯肉の穿孔が起きても大きな問題とならないが，インプラント埋入部位に穿孔を認めた場合，縫合するだけではその直

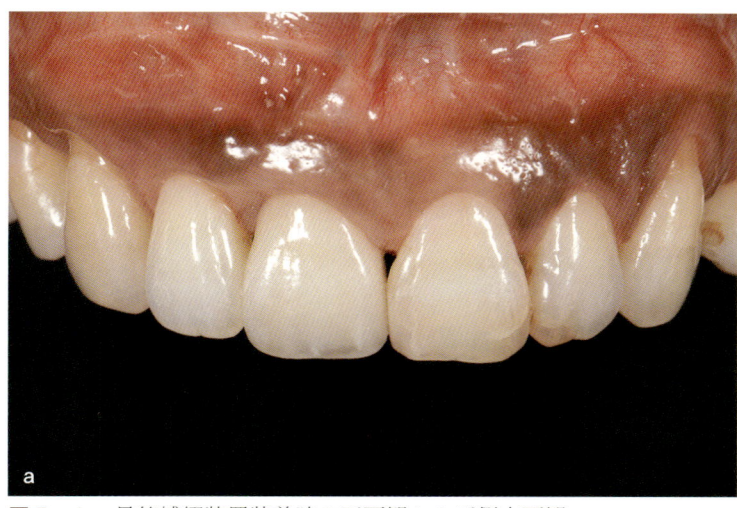
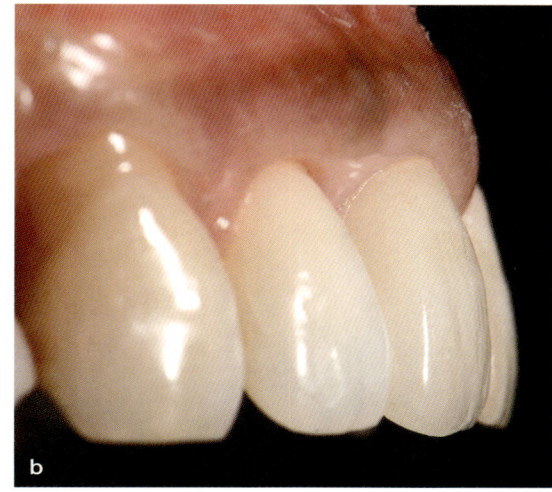

図7a, b　最終補綴装置装着時の正面観および側方面観.

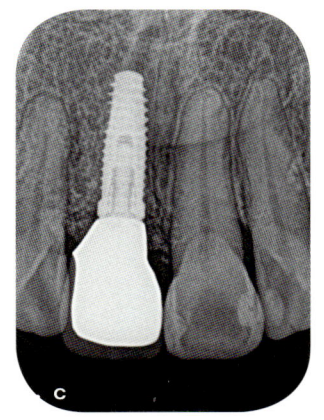

図7c　最終補綴装置装着時のデンタルエックス線写真.

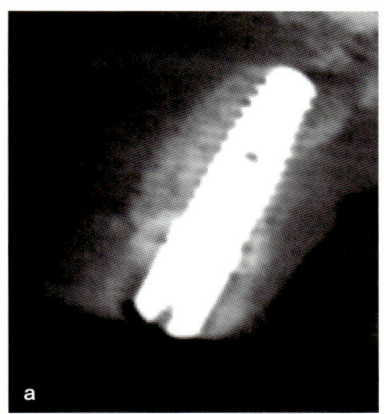
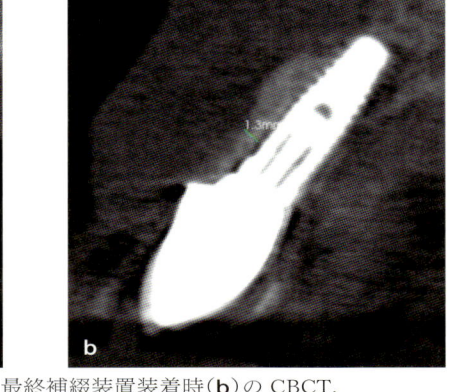

図8a, b　インプラント埋入時(a)と最終補綴装置装着時(b)のCBCT.

下に吸収性膜が存在するため歯肉の裂開をともなうリスクが存在する．そのような場合は，裂開部位も含めるように，結合組織移植を行うことを推奨する（**症例3**）．

　本術式は，内側性GBRと結合組織移植を同時に行い，1回の手術で終えることを目的としているが，上記の2症例のCBCTの比較からもわかるように，チタンメッシュ，非吸収性膜を使用していないこと，また同時に結合組織移植を行っているため，唇側の骨造成にカントゥアオギュメンテーションとしては不十分であるかもしれない．しかしながら，審美的結果を十分に得られていることから，その骨組織量不足は軟組織が補償しており，術者の経験から十分な長期的予後は期待できると思われる．もしその骨組織量不足を懸念されるようであれば，この術式を用い骨造成のみを行い，従来どおり段階的に軟組織移植を行うほうが，よりよい結果がもたらされると予測される．

症例3 **Resorbable membrane Pouch Technique を用い，待時埋入で行った症例**

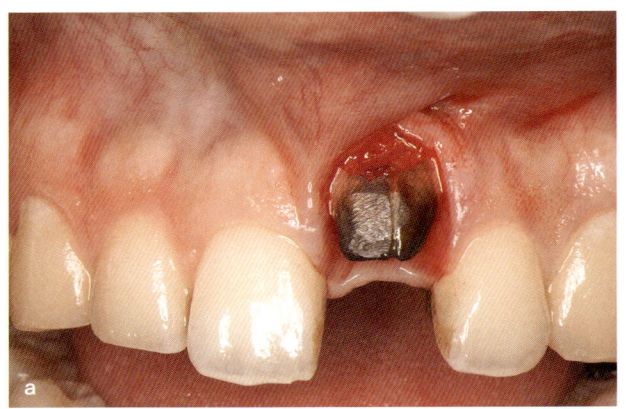
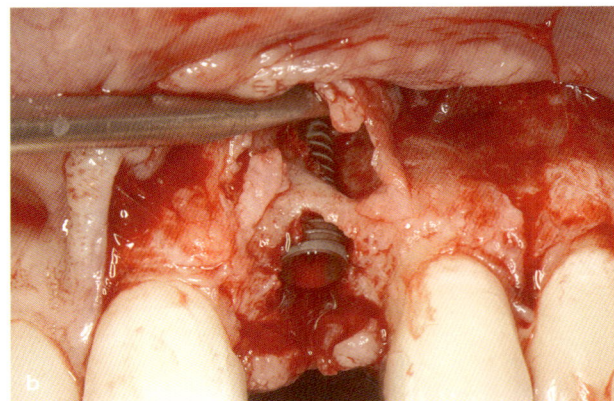

図9 a, b　⊥1 はアンキローシスしていたため抜歯を行い，24週後にインプラント埋入を行った．

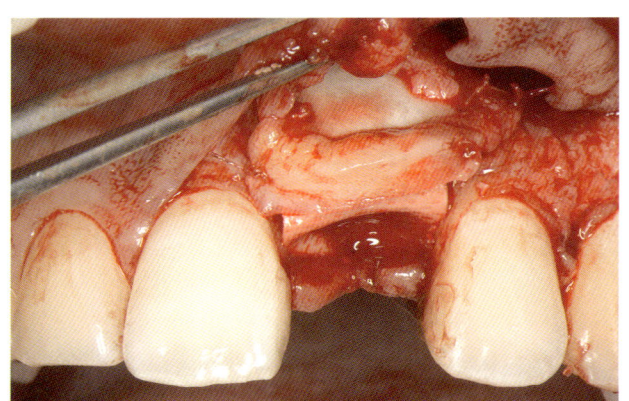

図9 c　パウチ状に形成された骨膜と吸収性膜を縫合し，さらに結合組織移植片を隣在歯の骨膜と縫合した．

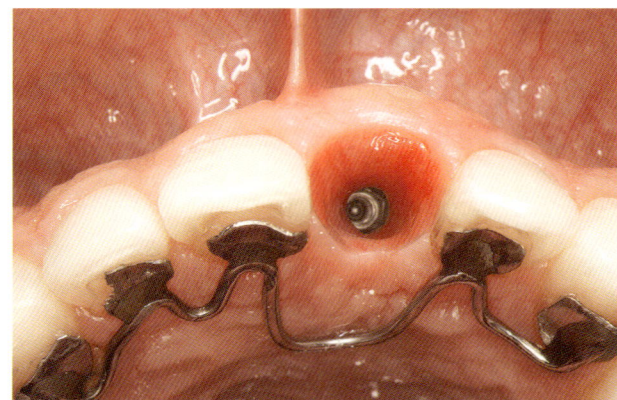

図9 d　12週後にパンチアウトを行い，ティッシュスカルプティングを行い，最終補綴装置へ移行した．

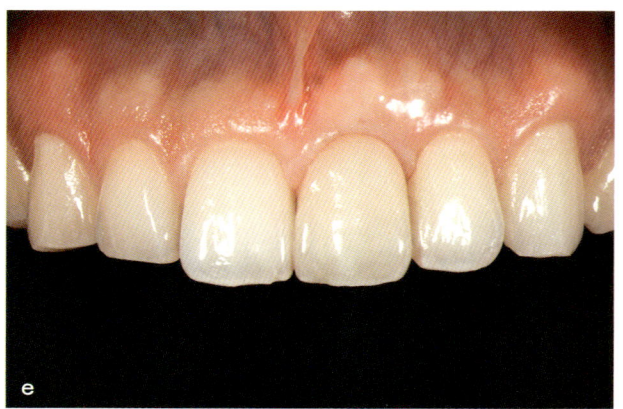
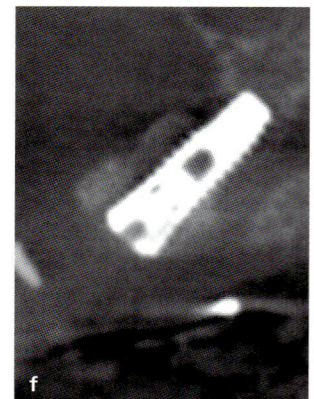
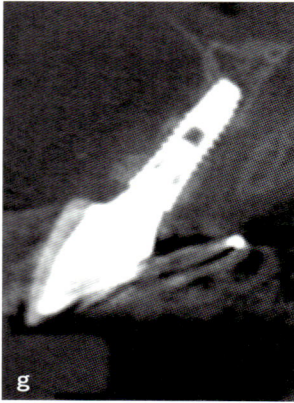

図9 e〜g　最終補綴装置装着後の正面観（e）および CBCT での埋入直後（f）と補綴装置装着後（g）の比較．CBCT の比較では，術後の吸収が見てとれる．

Chapter 5　GBR の進化とその臨床的意義

> **症例4**　審美領域で抜歯即時埋入時に Resorbable membrane Pouch Technique を行い，後に RST を行い2回の外科手技で処置した症例

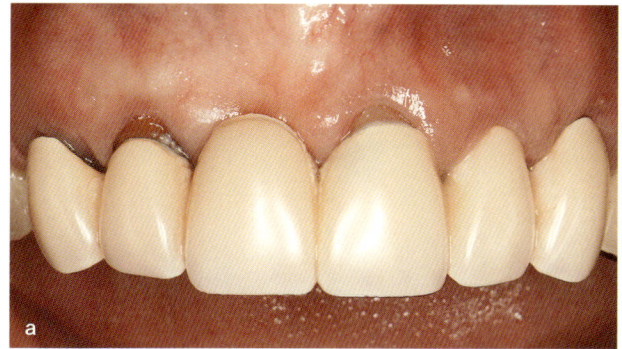
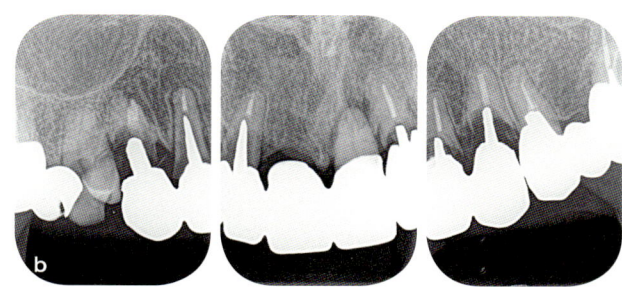

図10a, b　上顎前歯部ブリッジは縁下う蝕を認め，脱離した状態であった．

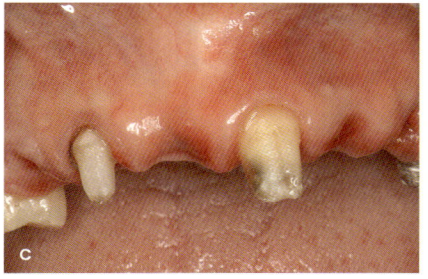
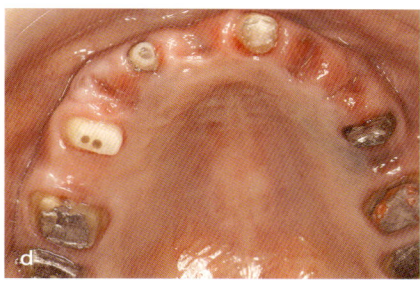

図10c, d　3|23 は歯肉縁下まで及んでいたため，抜歯をせずに，歯肉がある程度被覆するまで放置した．

図10e　部分層弁で弁の形成を行い，インプラント埋入した．3|3 部は結果として抜歯即時埋入（Class 3），1|は待時埋入となる．残存歯が存在するため，内側性 GBR と評価できる．

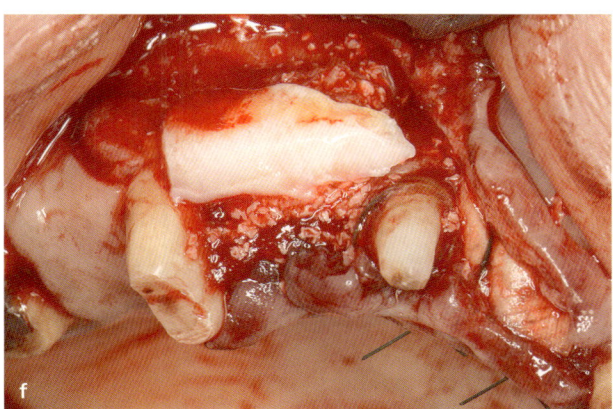
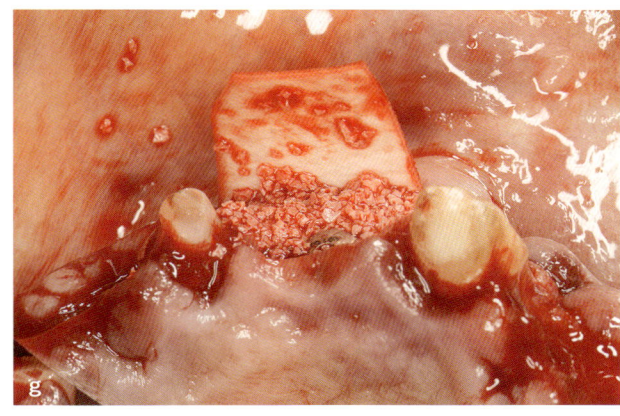
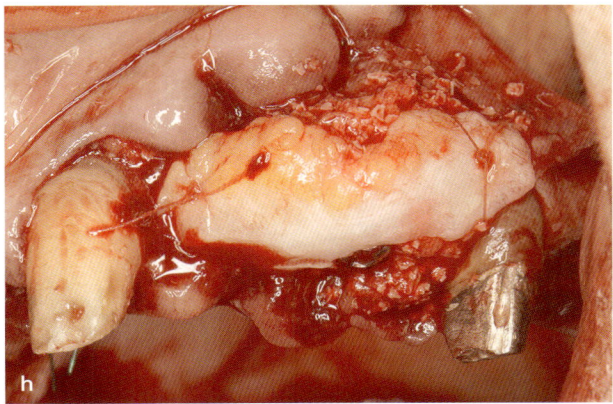
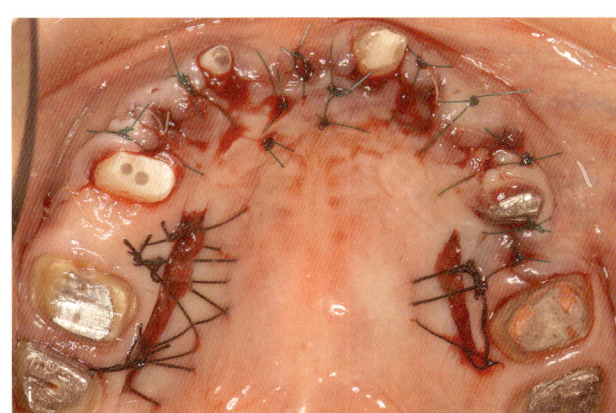

図10f〜i　3本のインプラントには，2〜3 mm の暫間アバットメント装着後に，犬歯部は移植材（DBBM）を充填し結合組織のみで被覆，1|は Resorbable membrane Pouch Technique で GBR を行った（結合組織移植は行っていない）．

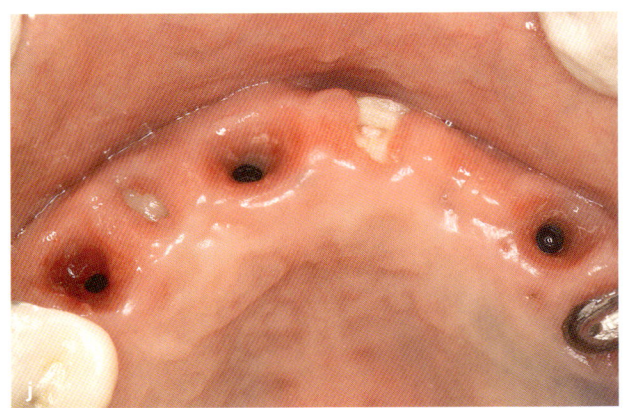
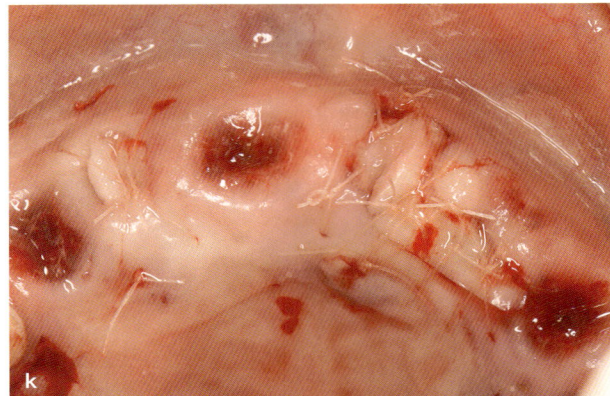

図10j, k　4か月後にスカルプティングを開始．残存歯を歯肉縁下まで削合した後，RST を行った．

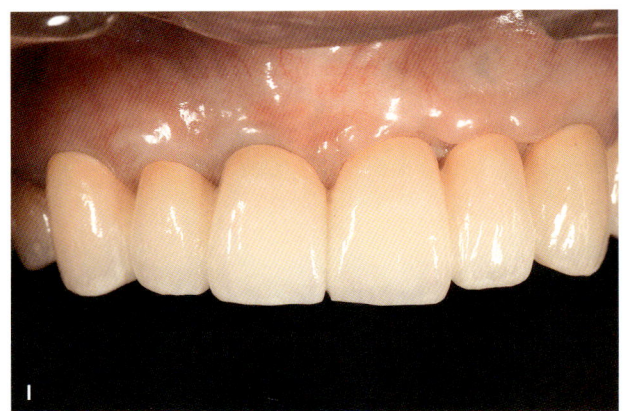
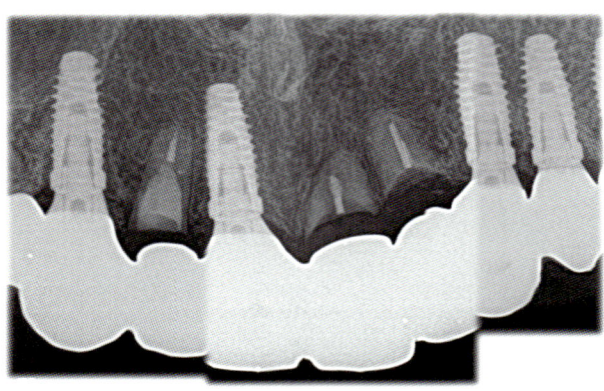

図10l　多少の歯頸ラインの不調を認めるものの，2回の手術のみで十分な審美的結果を得ることができた．

図10m　最終補綴装置装着後のデンタルエックス線写真．

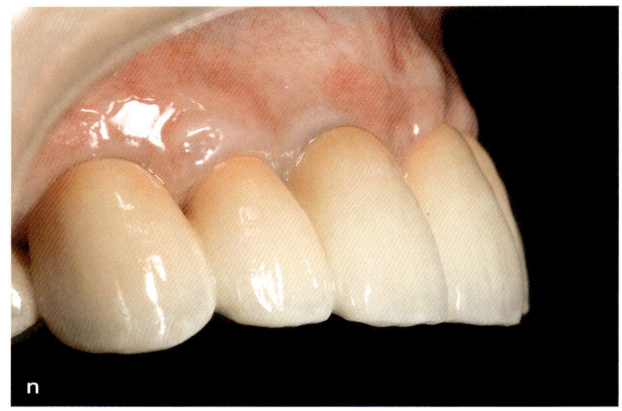

図10n　最終補綴装置装着後の側方面観．

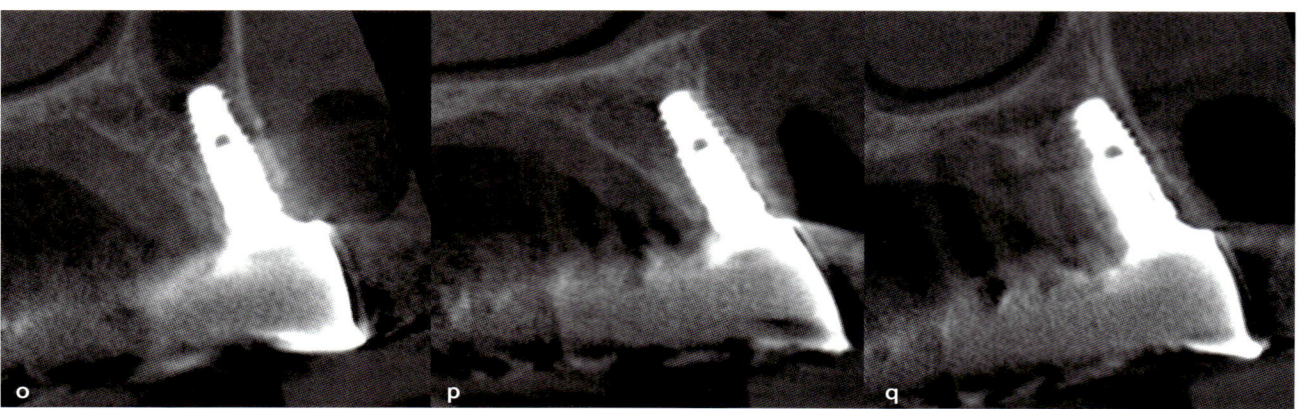

図10o〜q　最終補綴装置装着後の CT（右から右側犬歯部，中切歯部，左側犬歯部）．

150

6. 外側性 GBR の目的

　Healed site や抜歯窩でも骨壁の吸収が進行した状況で外側性に歯槽堤を再建することは難易度が高い．保存的な要素が高い内側性の GBR に比べ，外側性の GBR は再建的な意味をもつ処置である．外側性 GBR を行う際に，内側性の GBR と同じ手技を用いた場合，意図した外側への骨造成を達成できない場合も少なくない（**症例5**，**図11**）．

外側性 GBR の目的として，
- インプラント埋入可能な骨量を獲得し適応症を拡大する
- 萎縮した歯槽堤を増大し審美性を獲得する
- 補綴装置を残存歯と調和させ快適性を高める

が挙げられる．

> **症例5** ソケットプリザベーション，外側性の GBR が効果を示さなかった症例

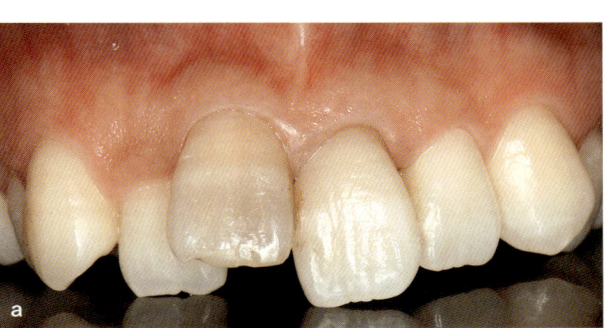
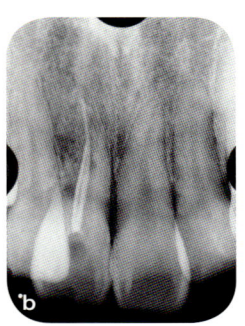

図11a, b　29歳，女性．|1|にインプラント治療予定で矯正治療期間中にソケットプリザベーションを行った．

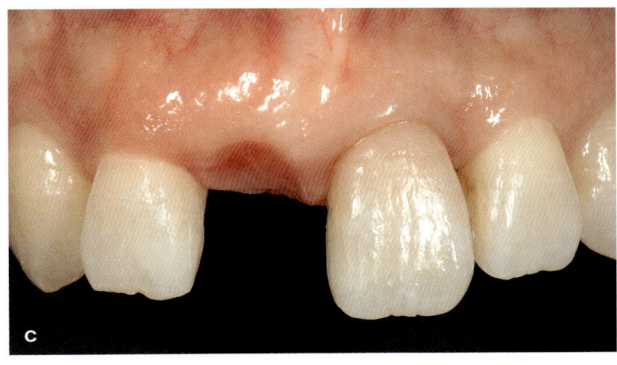
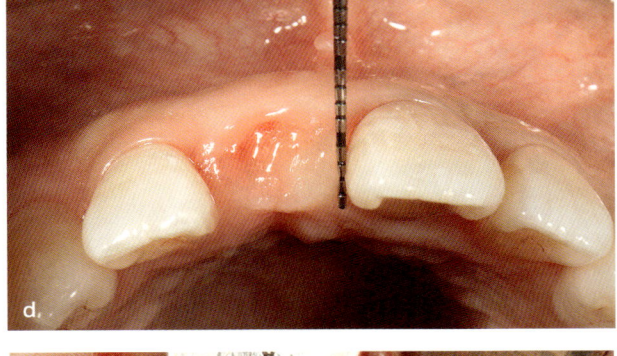
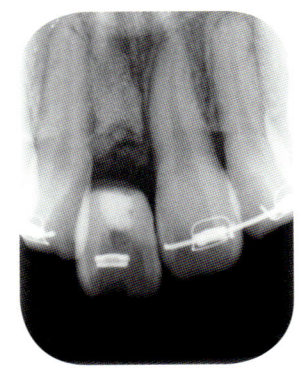
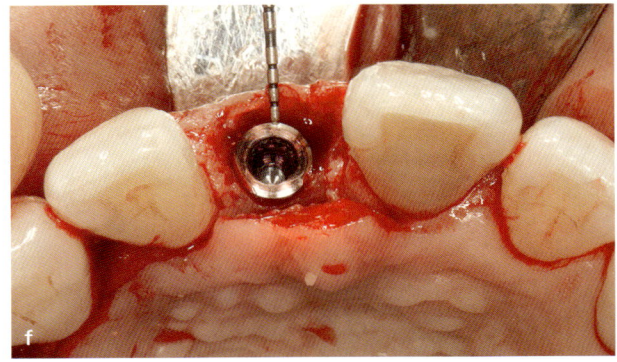

図11c〜f　ソケットプリザベーションを行って3年後にインプラント埋入．外形は十分保存されていて理想的な形態を維持しているが，エックス線的には移植材の粒子が同化せずに認められている．フラップを展開すると唇側の骨壁は維持されていたが，socket 内は移植材が軟組織に被包されていたため，内側性の骨欠損が生じた．もしフラップレスで埋入していれば，インプラント表面の多くは軟組織とそれに取り込まれた移植材によって被覆されていたと思われる．

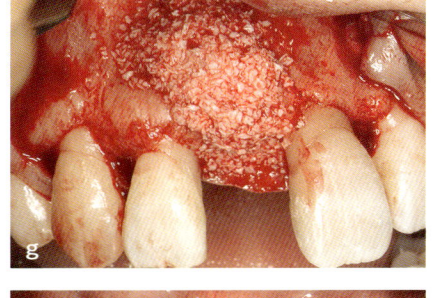
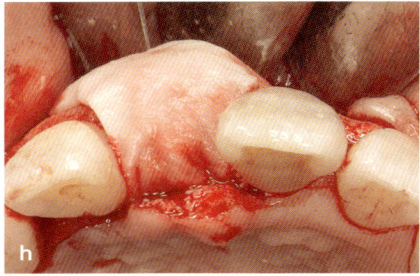

図11g, h　予測される唇側板の吸収を補償し審美性を獲得するため DBBM と native collagen membrane によって外側性に GBR を行った．膜の固定は行われていない．

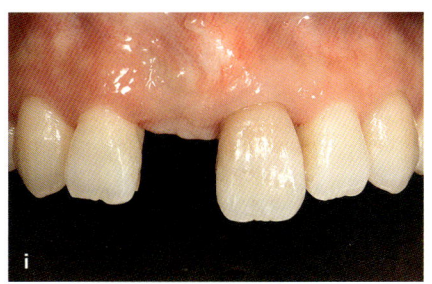
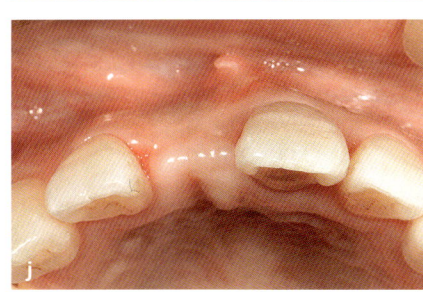

図11i, j　7か月後，オーバーコレクションの効果がみられない．

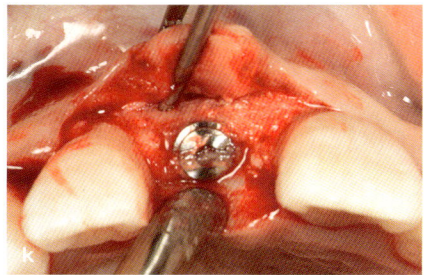
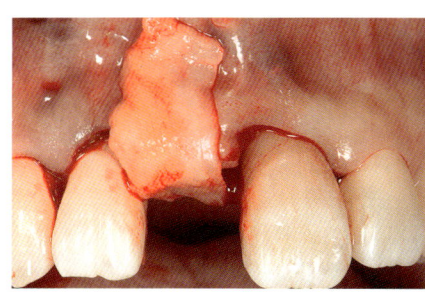

図11k, l　7か月後，内側性の欠損は骨で満たされていたが，外側性に増大を目指して行った GBR はほとんど効果を示していない．スペースメインテインの効果が低いマテリアルの組み合わせでは外側性の増大が困難であった．結合組織移植によって軟組織による増大が行われた．

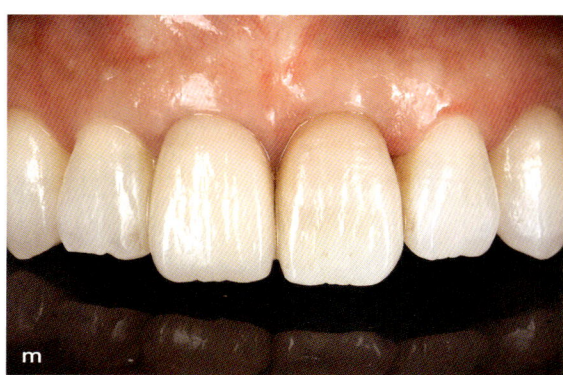
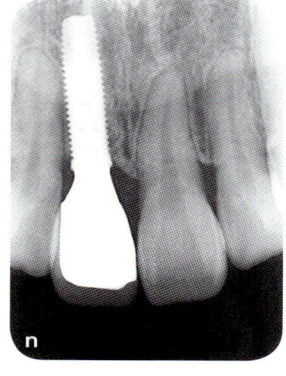

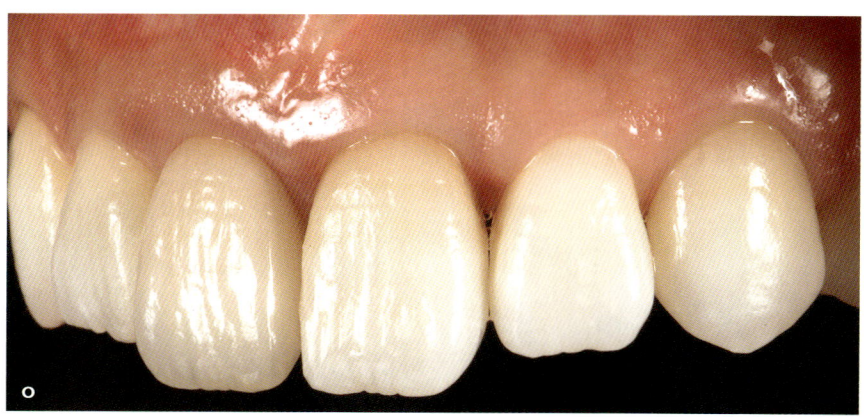

図11m〜o　術後4年．最終的には天然歯と同様の審美性が達成されている．

Chapter 5　GBRの進化とその臨床的意義

> **症例6**　再生された骨のみでインプラントを長期的に支持している症例

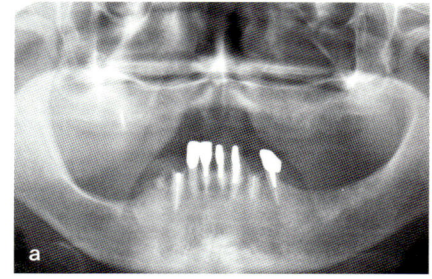
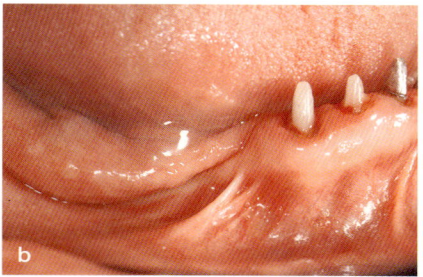
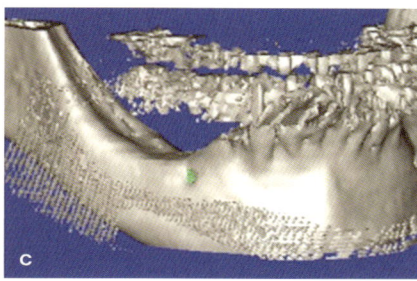

図12a〜c　患者は62歳，女性．固定性補綴装置を希望し来院されたが，顎堤がほとんど吸収しているのがわかる．

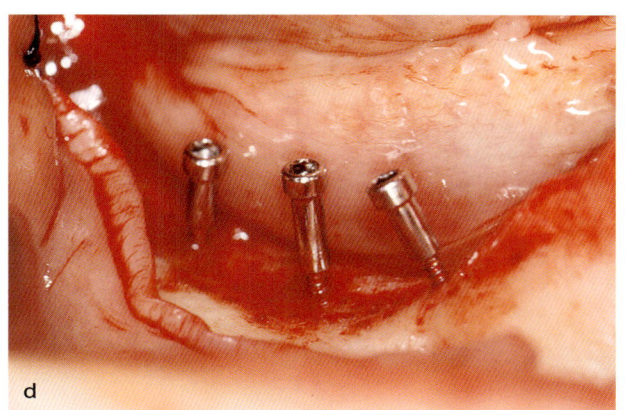
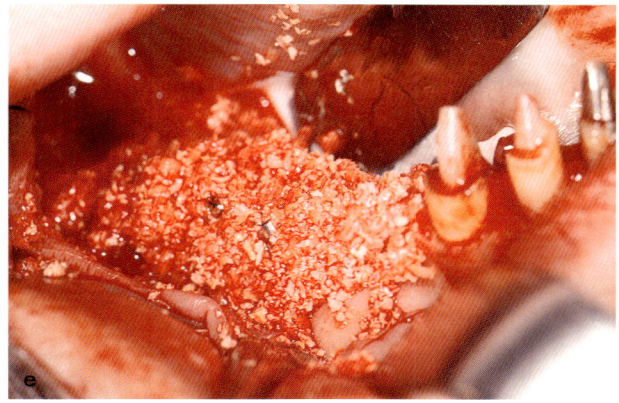

図12d, e　既存の骨ではインプラントを固定することが困難なため，ステージドアプローチとした．

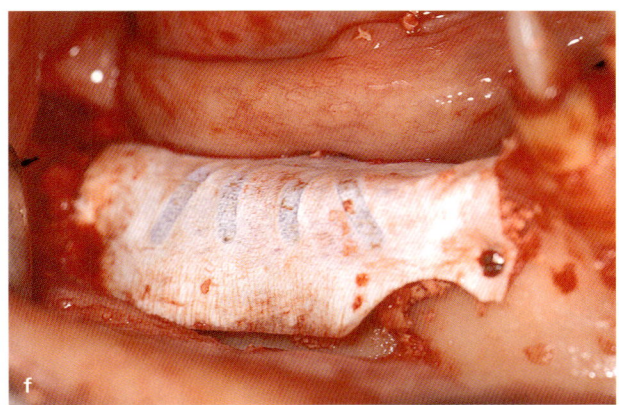
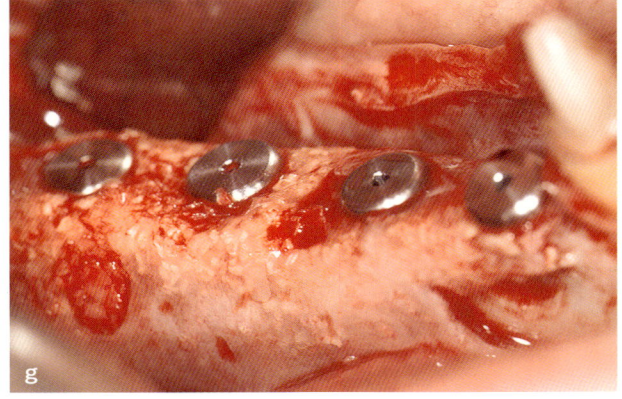

図12f, g　10か月後，インプラントは補綴的に理想的な部位に埋入された．

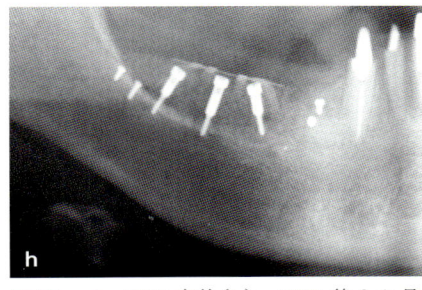
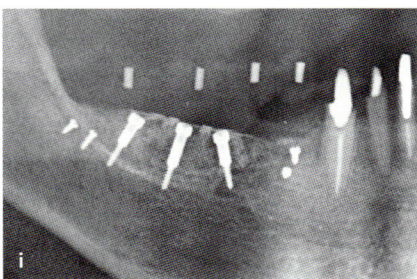
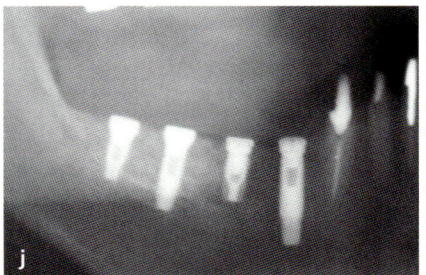

図12h〜j　GBR直後(h)，GBR後9か月(i)，インプラント埋入後(j)のデンタルエックス線写真．

1　適応症の拡大

臼歯部においては，インプラント治療の最大の目的は機能回復である．これまでにGBRによって水平的，垂直的な歯槽骨再生が達成され，その骨によって長期的にインプラントが支持されうることが示さ

153

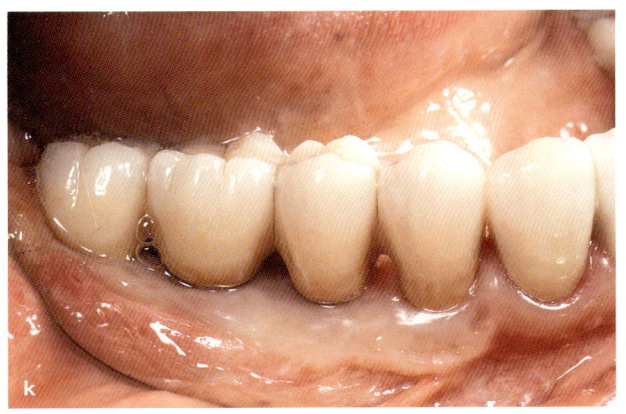
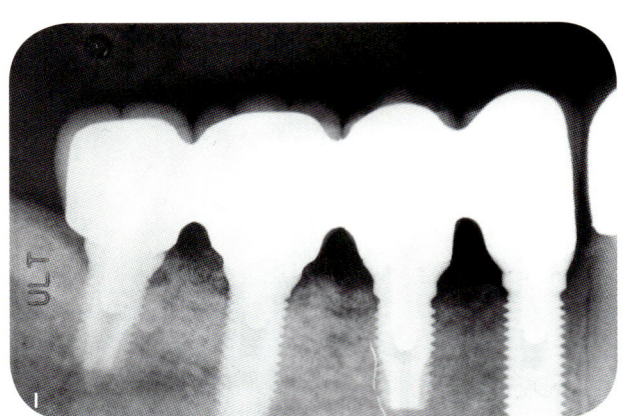
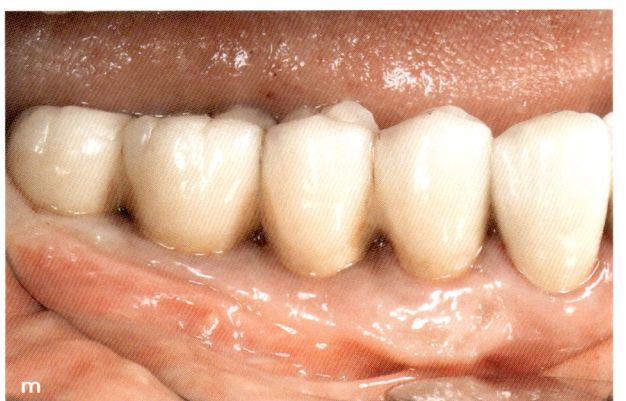
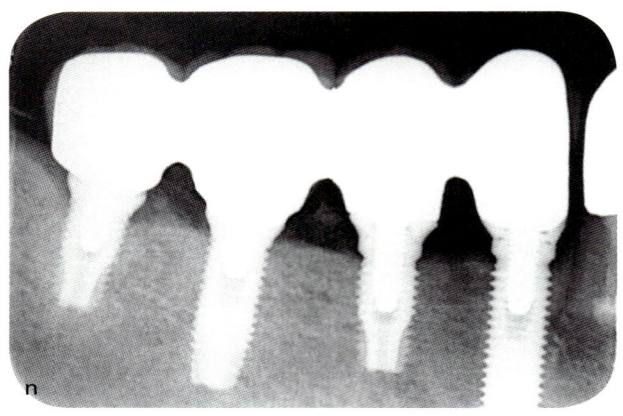

図12k〜n 最終補綴装置装着後（k, l）および10年後（m, n）の状態.

症例7 外科用テンプレートを用いて前歯部歯槽堤を三次元的に再建した症例

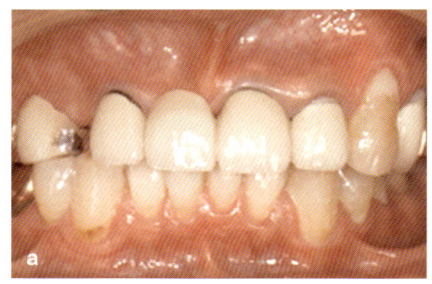
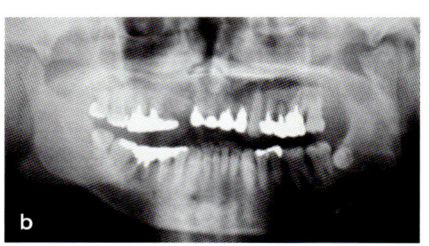
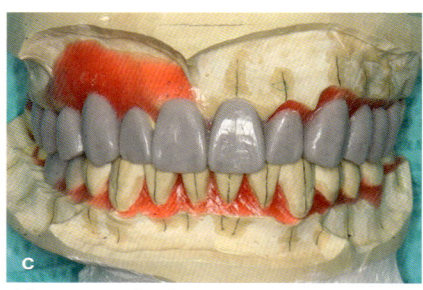

図13a〜c 患者は56歳，男性．審美的・機能的改善を目的に来院された．顎位の修正，矯正による歯列の改善，欠損部に対してインプラント治療が計画された．

れている．外側性のGBRによってインプラントを埋入困難であった部位へのインプラント治療が可能となる[34〜42]．われわれは経験上，再生された骨のみで，インプラントを長期的に支持することが可能と考えている（**症例6**）．

2 審美性の獲得

前歯部において，すでに組織の喪失が進行し，審美性が失われている場合，外科用テンプレートで示される形態にGBRによって三次元的に再建できれば，インプラント補綴装置に審美性を与え，それを長期的に維持することが可能と考えている[43,44]（**症例7**）．

3 補綴装置を残存歯と調和

臼歯部においてインプラントが埋入できる状態においても骨造成を行うことによって，より天然歯に近似した補綴装置を提供できるようになる．

Chapter 5 GBRの進化とその臨床的意義

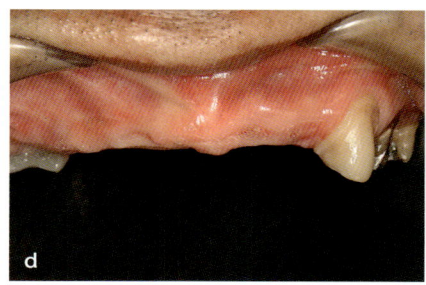
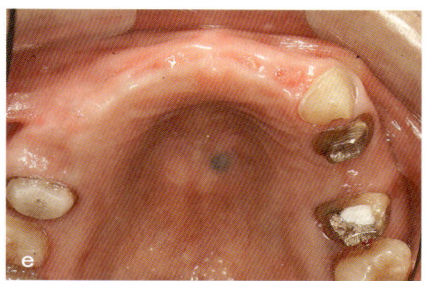
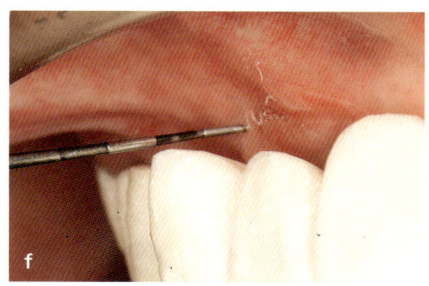

図13d〜f 上顎歯槽堤をGBRにて三次元的に再建するために，外科用テンプレートを製作．

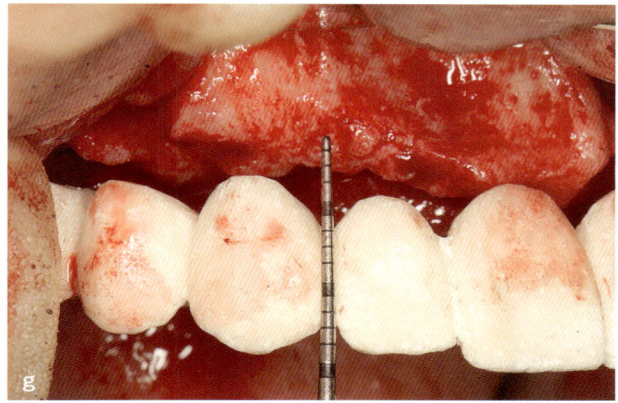
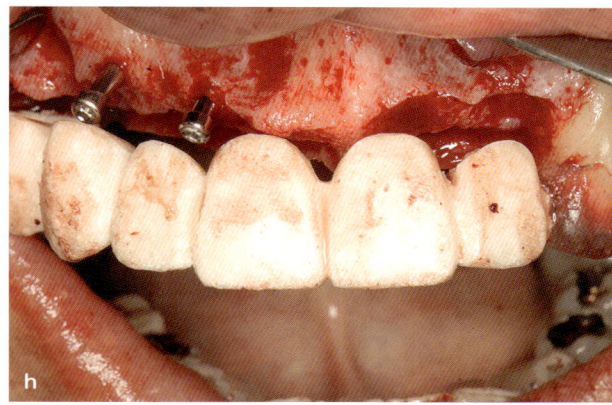
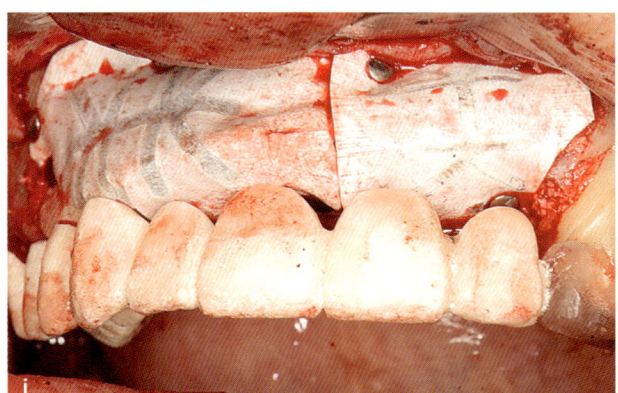
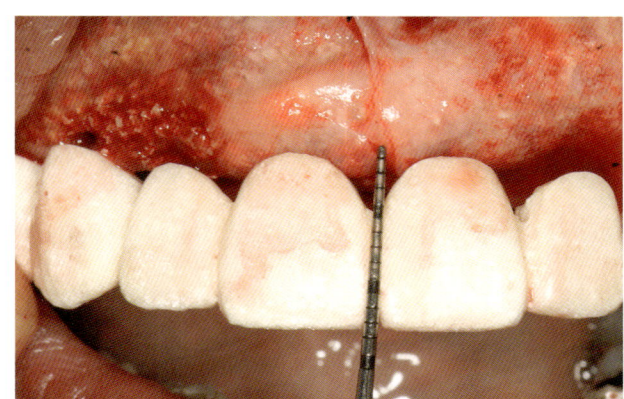

図13g〜i 外科用テンプレートで示される形態にGBRで三次元的に再建を行う．SalamaらのIHB分類はClass 2，Class 3である．

図13j GBRによりIHB Class 2＆3からClass 1まで増大された．

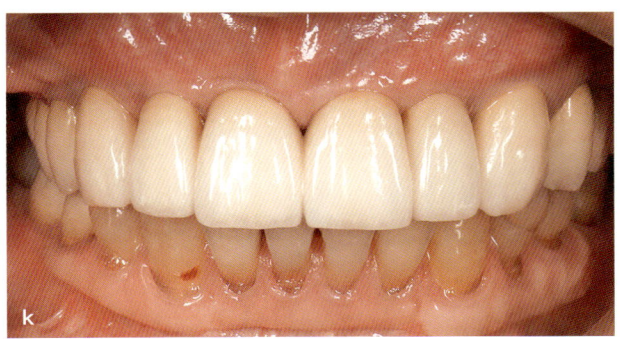
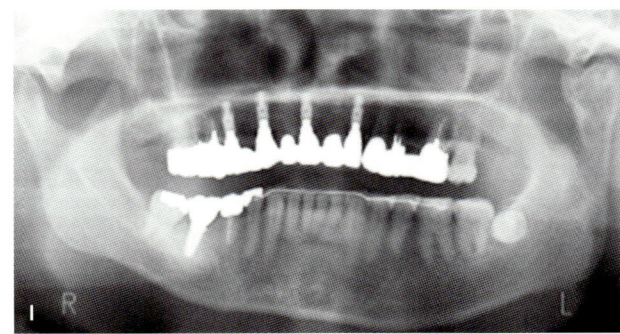

図13k, l GBR後11年，最終補綴装置装着後7年の正面観およびパノラマエックス線写真．

　このように組織をマネージすることによって歯槽堤からクラウンは自然に立ち上がるようになり，歯頸部付近に食渣がたまりにくく，より快適に使用できるようになる．患者のセルフケアも残存歯と同様の方法で行えるであろう．つまりインプラント治療の質は向上すると考えられる（**症例8**）．

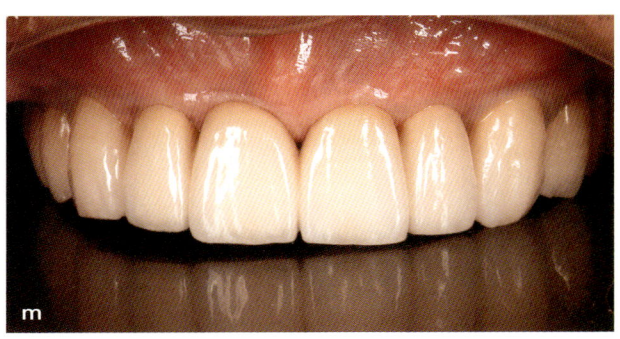
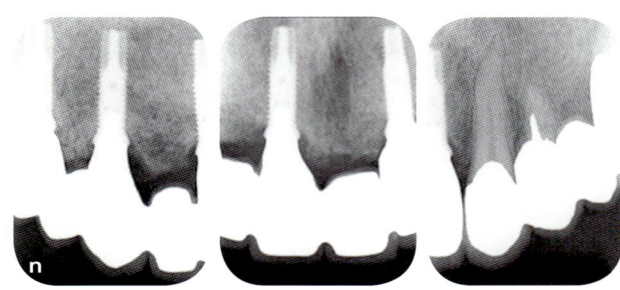

図13m, n GBR 後11年，最終補綴装置装着後7年の正面観およびデンタルエックス線写真（治療後3年時に|2 3 に結合組織移植を行っている）．

症例8 下顎臼歯部歯槽堤を三次元的に再建した症例

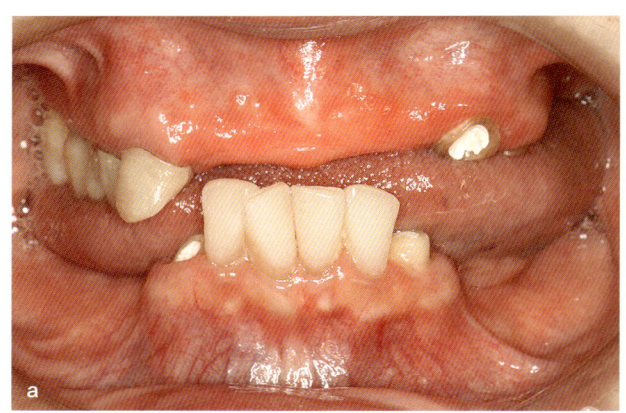
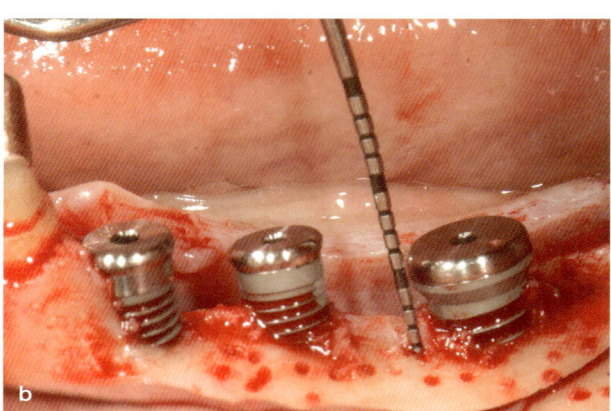
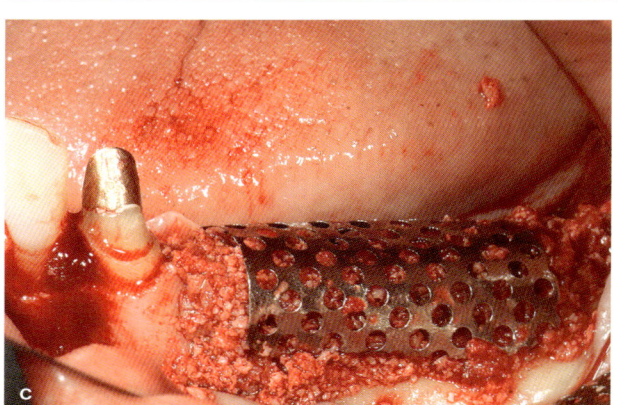
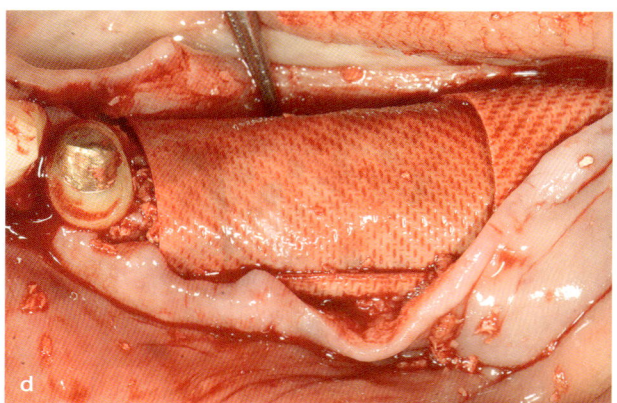
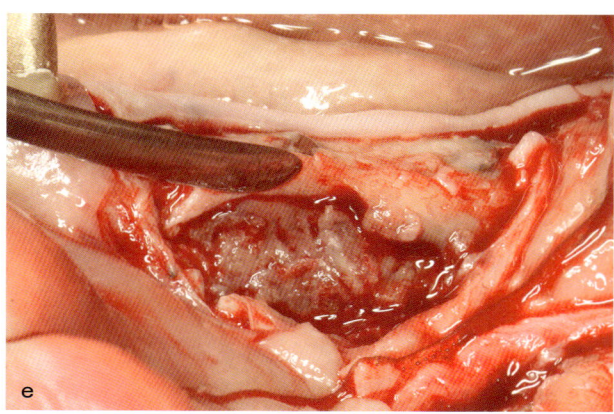

図14a〜e 患者は57歳，女性．下顎左右臼歯部に著しい歯槽堤吸収が認められる．インプラント埋入と同時に GBR を行った．

156

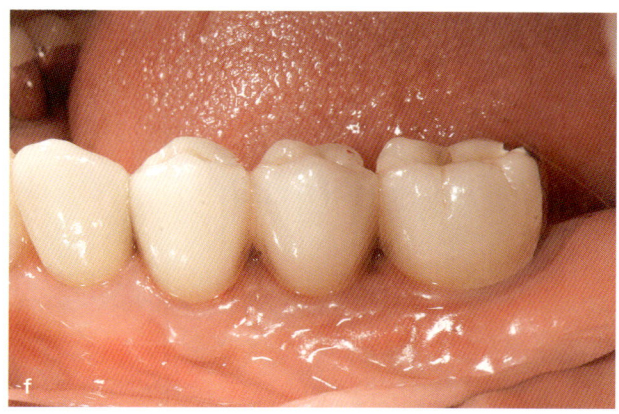 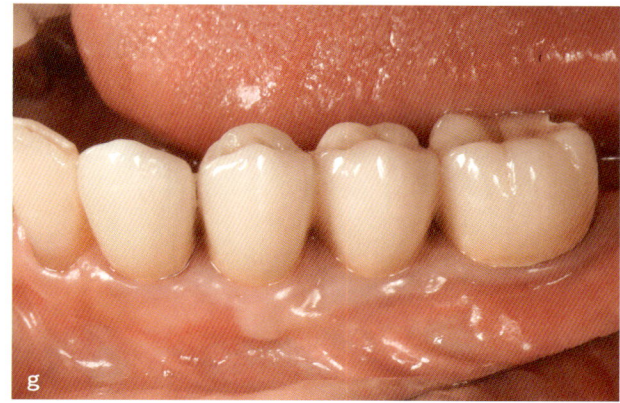

図14f, g 最終補綴装置装着時（f）および装着後6年（GBR後7年）（g）の口腔内写真．

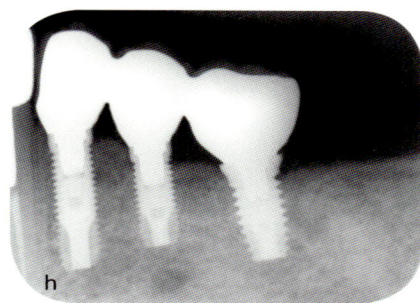 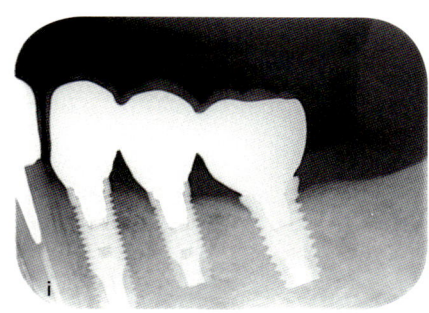

図14h, i 最終補綴装置装着時（h）および装着後6年（GBR後7年）（i）のデンタルエックス線写真．

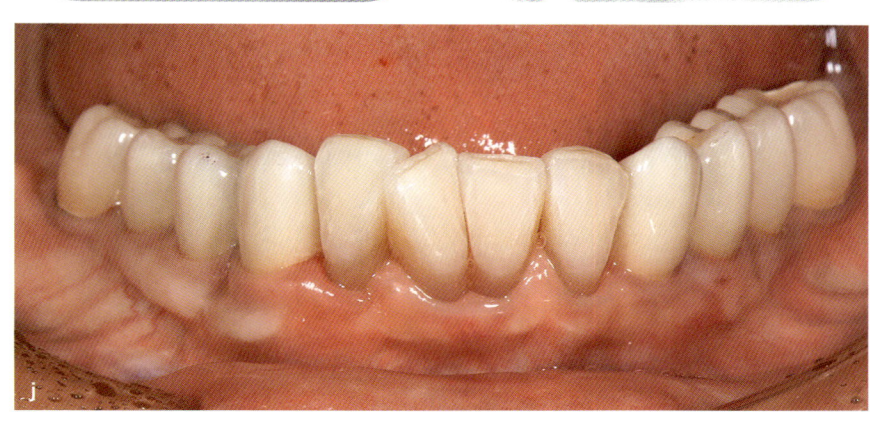

図14j 最終補綴装置装着後6年（GBR後7年）の下顎正面観．右側も同様の処置を行っている．残存歯と調和した補綴装置とそれを支持する歯槽堤の形態に注目．

　しかし近年ショートインプラントの有効性が示されるようになり，有効な骨高径が8mm以下でもインプラント治療が可能と考えられるようになった．機能回復のためだけであれば，より低侵襲に短期間で結果を得ることができる．快適性を得るためのGBRが患者にとってどれだけ負担となるか，その代償がフェアであるかは，患者ごと，また術者の経験によっても異なるため十分な協議が必要となる[45, 46]．

　歯周疾患は成人における歯の喪失の主たる原因となっているため，インプラント治療の対象となる患者が歯周病の既往をもっている可能性は高い．近年歯周病の既往はインプラント周囲炎のリスクであることが示されている[47]．

　われわれは，補綴装置のエマージェンスエリアに清掃器具が到達しやすいか，食渣が周囲に停滞しやすいかという見かけ上の清掃性と軟組織縁下の清掃器具の到達性の違いについて十分な配慮をすべきと考える．Katafuchiらは補綴装置のエマージェンスアングルが30°を超えるとインプラント周囲炎発生のリスクが有意に高くなることを報告している[48]．実際の臨床において，見かけ上の清掃性とインプラント周囲炎のリスクをコントロールする清掃性とは，必ずしも一致するとは限らないことを認識し，患者ごとに優先順位を配慮すべきであると考える（**症例9**）．

　このように外側性のGBRは，適応症を拡大する．

症例9 インプラント周囲炎発症後，エマージェンスカントゥアを修正した症例

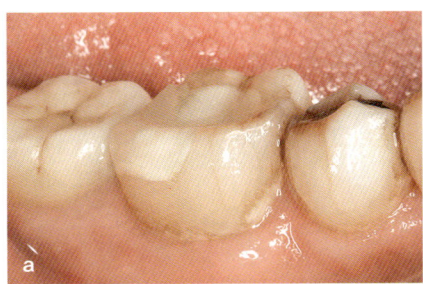
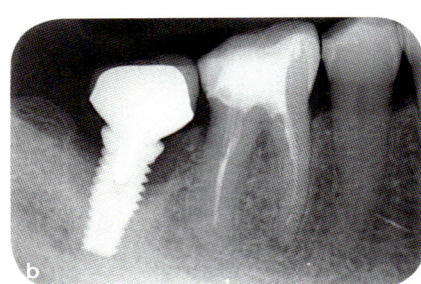

図15a, b　隣在残存歯である第一大臼歯と同様な形態，同様なエマージェンスプロファイルを有し食渣の停滞を低減させ，清掃器具の到達性も良好に思われる状態であるが，3年メインテナンスが途絶えた期間にインプラント周囲炎が進行した．過度にエマージェンスプロファイルが拡大され，水平的なポケットが増加している．歯肉縁下の清掃性はむしろ低下している．

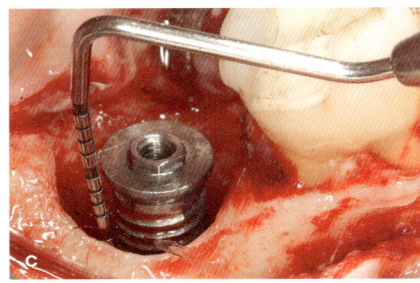
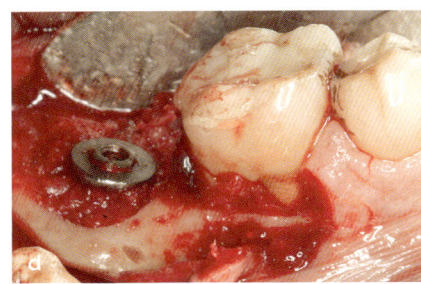

図15c, d　インプラント表面をデブライドメントし自家骨を移植しGBRを行った．

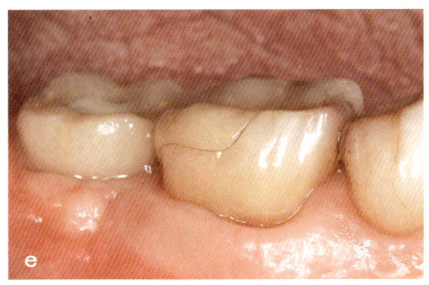
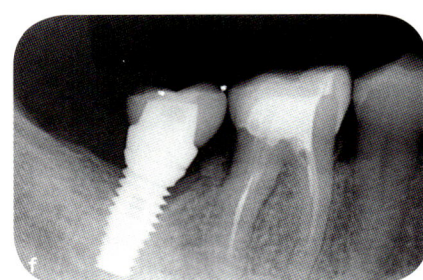

図15e, f　プラットフォームスイッチを解除し，軟組織縁下の水平的なポケットを可及的に減少させるようにストレートなエマージェンスプロファイルを与えた．スクリューリテインの補綴装置，エマージェンスプロファイルは隣在歯と調和せず，鼓形空隙も開大しているので食渣が停滞しやすく，見かけ上の清掃性は低下しているが，歯肉縁下の水平的なポケットは減少しインプラント周囲炎もコントロールされている．

また，審美性を獲得する補綴装置の質を高めるという目的を果たす．実際の臨床においては，患者にとって優先すべき事項は何かを考慮し，治療計画を立案することが重要となる．

4 外側性GBRのチャレンジ

外側性のGBRの難易度を高めているのは，次の2点といえる．
・スペースメイキング
・フラップマネジメント

骨の外側に向けて再生のスペースを創出しそれを維持すること，増加した容積を被覆し一次治癒を達成するためのフラップマネジメントである．

5 スペースメイキング

GBRの安全性を優先するにはnative collagen membraneと粒子状の骨移植材の組み合わせが第一選択となる．しかし，この組み合わせでは，たとえオーバーコレクションを行っても縫合操作によって移植材の移動がおこり意図した形態にスペースを維持できない可能性が示されている[48]．そのため，外側性に骨造成するためには，縫合時とその後の治癒過程に発生する圧力に耐え，骨再生のスペースを維持するための手段が必要となる．

現在，粒子状の骨移植材を応用する場合のGBRにおいて有効なスペースメイキングの手段は，図Dに示す3つがあると考える．

1) Sausage technique

生体親和性は高いが吸収が早く，また湿潤すると術野に密着する性質があり，操作性は高いがスペースを維持する機能が低いため，外側性のGBRには

図D GBRにおいて現在有効なスペースメイキングの3つの手段.

あまり適さないと考えられていた．native collagen membrane を根尖部にタックを利用して固定することによって，移植材の移動を減少させ，インプラントプラットフォーム周囲のスペースをより適切に維持できる可能性が示されている[49]．

Urban らによって提唱された sausage technique とはさらに native collagen membrane の高い伸展性を利用し，膜の周囲をボーンタックで固定し骨移植材の漏出を防ぎ，骨移植材を強く圧入することにより，粒子状の移植材であっても外部からの圧力に耐え形態を維持できるようにした方法である．自家骨と DBBM を 50％ずつ混ぜることにより，6週間のバリアー機能の膜であっても，より早期に骨の再生を図り，膜が吸収してからは骨膜からの栄養供給も期待する．これによって十分な水平的な増大を他の非吸収性マテリアルよりも低いリスクで達成できるとしている[50]．そのため，以下に示すようなリスクをともなう骨造成に適していると考えている．

- 糖尿病などの有病者
- 高齢者，喫煙者など治癒能力の低下が懸念される患者
- 失敗のリカバリー（軟組織の瘢痕化）
- 浅い口腔前庭，薄い軟組織など術野の条件が悪い部位

症例10 ボーンタックにより下顎管損傷のリスクがあった症例

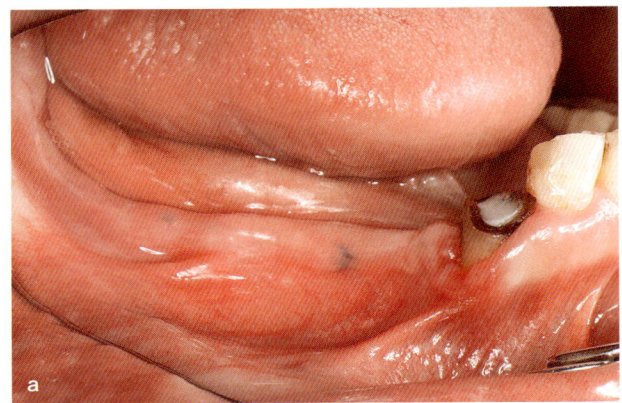
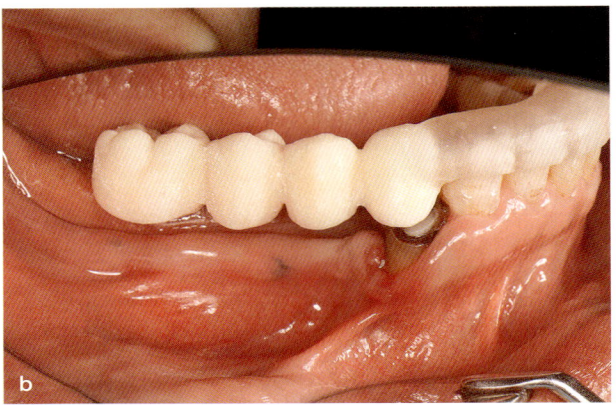

図16a, b　患者は55歳，女性．義歯装着による骨吸収を示す顎堤．

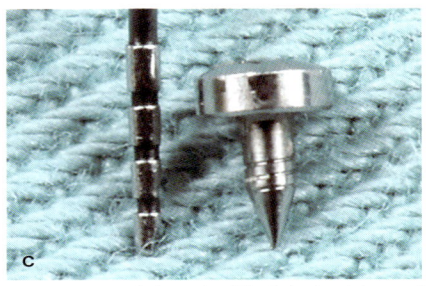
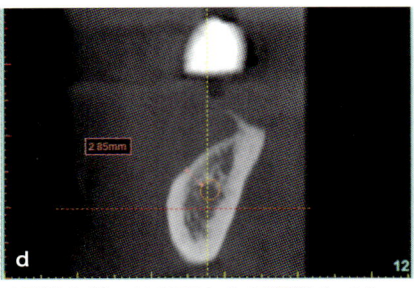
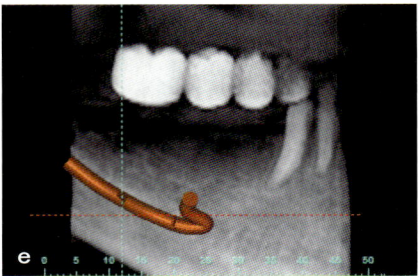

図16c〜e　重度な水平的吸収を示すCT像．6遠心部では骨面から下顎管まで3 mm以下の部位があり，3 mmのボーンタックあるいはスクリューで膜を固定する際，下顎管を損傷するリスクが生じる場合がある．

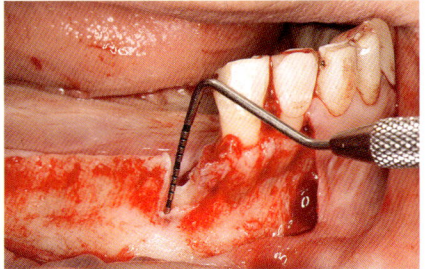
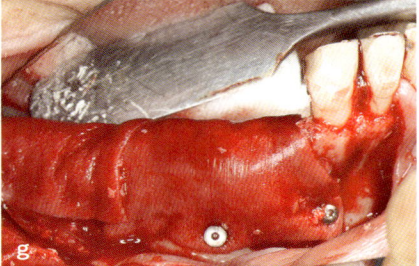
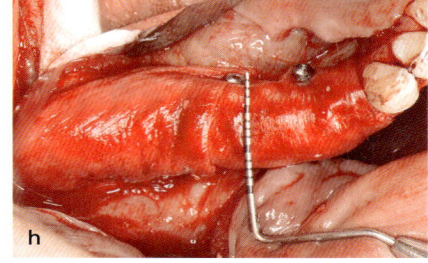

図16f　抜歯部位では頰舌側ともに壁が失われている．

図16g, h　自家骨，ABBMの混合移植材を膜にテンションがかかるように圧入しボーンタックで固定した．臼歯部ではボーンタックによる固定を行っていない．

　このようなハイリスクの患者や部位に対して利用価値が高い．ただ，吸収を見越してオーバーコレクションが大きくなると，自家骨の採取量は増加する可能性があり，また減張切開の量も大きくなり，侵襲が増加する傾向があるため注意を要する．またボーンタックを多数応用することによる残存歯，下顎管損傷のリスクもともなうことも忘れてはならない（**症例10**）．

2）チタン強化型非吸収性膜

　かつてe-PTFE membraneはチタンフレームで強化されることによって三次元的なスペースを形成することが可能なため，ゴールドスタンダードと考えられていた．しかしコラーゲン膜と比較してその生体親和性の低さ，また除去手術が必要なこと，そして軟組織が裂開し口腔内に露出した場合，バクテリアがマテリアルの中まで侵入し，感染源となってしまうリスクを有していた[51]．したがって非吸収メンブレンが露出した場合，とくにGBRにおいては再生量が大きく減少してしまうリスクがある[52]．

　その後，PTFEのdensityを高めた膜が開発された（d-PTFE膜）．0.2μmの孔を有し，組織再生に必要

Chapter 5　GBRの進化とその臨床的意義

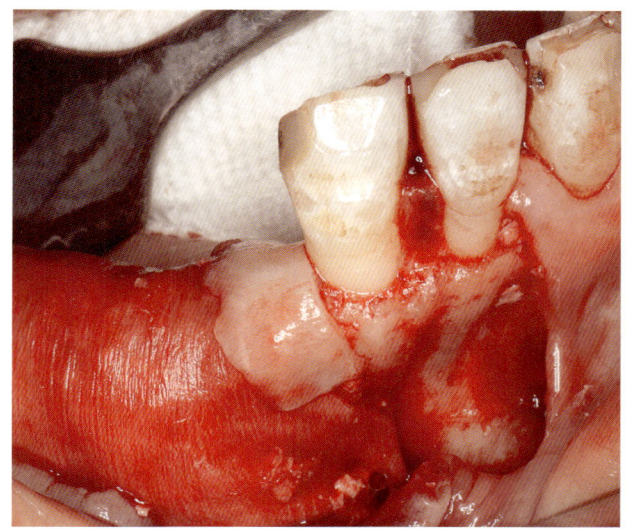

図16i　抜歯窩の部分には結合組織が位置づけられている．

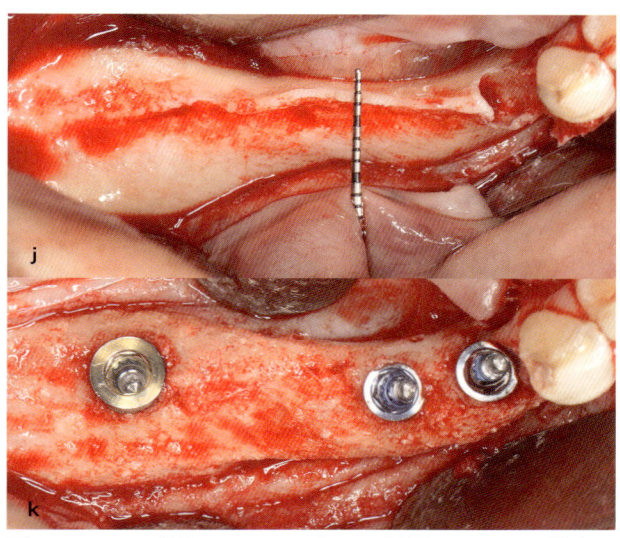

図16j, k　6か月後，1 mmであった幅径は7 mmに増大され，十分な初期固定をもってインプラントが埋入された．

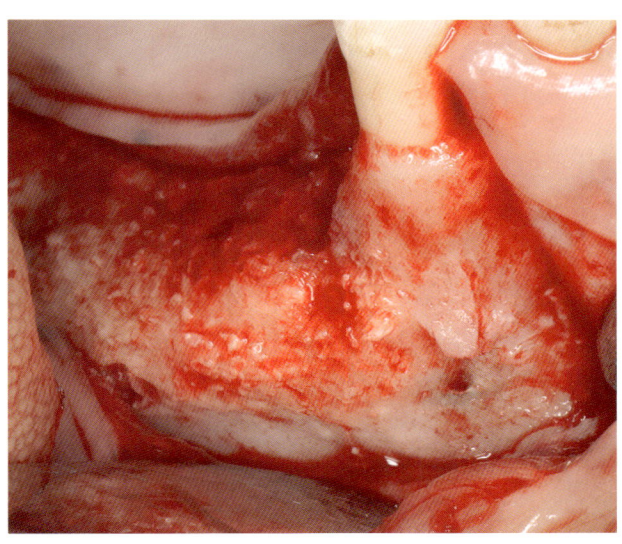

図16l　膜を固定したタックが骨内に埋没されている．

症例11　d-PTFE膜の感染例

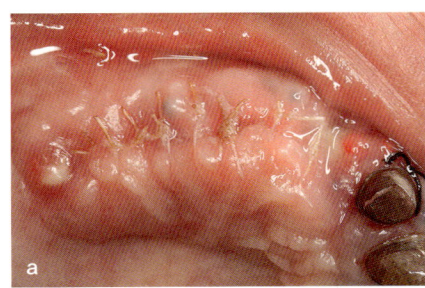
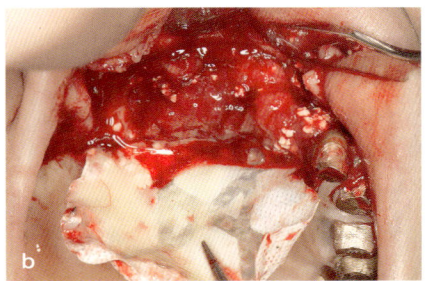
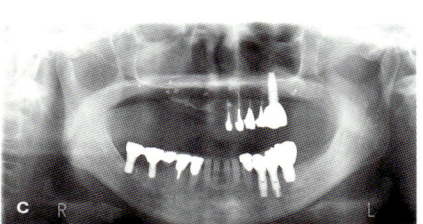

図17a〜c　2週間前に手術を受け，疼痛・排膿を自覚し精査を求めて来院．膜内に感染が波及し，上顎洞炎も併発していた．

な栄養素は通過させるが，細菌の侵入は許さない構造となっている．この膜を使用することによってソケットプリザベーション，歯槽堤増大において，良好な結果が報告されている[53〜55]．また，この膜はその特性上フラップを一次閉鎖する必要がなく，それにより，侵襲が低減され，またMGJの歯冠側への

161

症例12 非吸収性膜を使用し，長い治療期間を経った症例

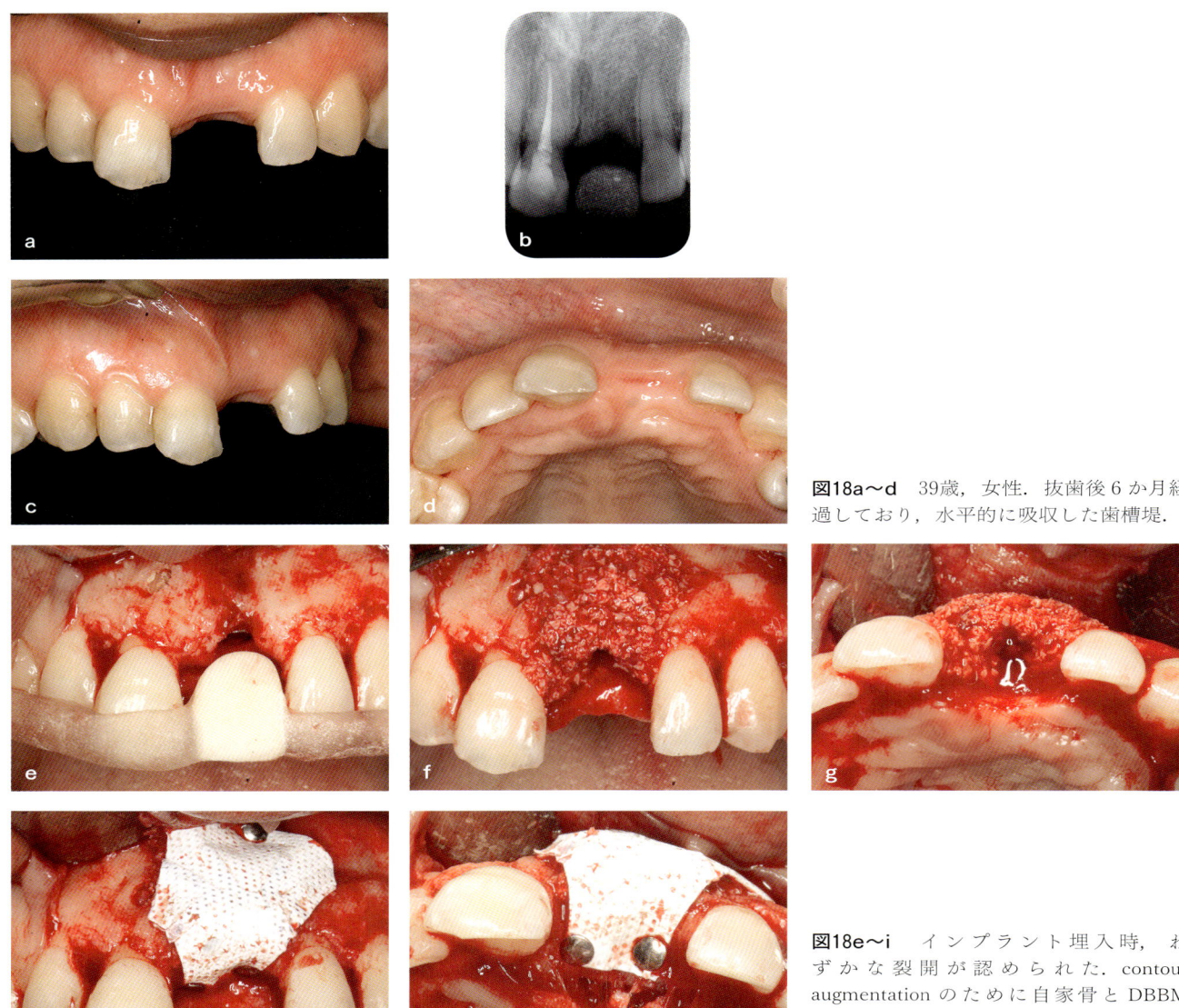

図18a〜d 39歳，女性．抜歯後6か月経過しており，水平的に吸収した歯槽堤．

図18e〜i インプラント埋入時，わずかな裂開が認められた．contour augmentationのために自家骨とDBBMを混合しチタン強化型非吸収性膜で被覆した．

移動も発生しないため，審美的にも良好な結果が得やすい．また，除去する際も組織と縫合することがないため容易に引き抜くことができるとされている[56]．しかし，たとえマテリアル内に細菌の侵入がなくても，辺縁から膜下に細菌感染が及べば，内部組織に破壊が及ぶ可能性は十分に考えられる（**症例11**）．

したがってわれわれは一次閉鎖を基本とし，もし裂開が生じても，e-PTFE membraneよりは多少リスクが軽減できると考えるほうが賢明と考えている．また，この膜はチタン強化されることにより垂直的なGBRをe-PTFE membraneと同等に達成するこ

とが示されている[57〜60]．そして，非吸収性であるため，治癒を長期間待つことにより，組織を成熟させることができる利点がある（**症例12**）．

近年，チタン製で厚さ20μmの膜が開発された．内側部では20μmの孔が付与されている．d-PTFE膜の孔は0.2μmのため100倍の大きさの孔となるが，d-PTFE膜と同様に細胞遮断能力をもちつつ，軟組織からの栄養供給は得られる．またチタンフレームによって強化され，三次元的な賦形性をもっていることも共通している．厚さが薄く，しなやかなので，ハンドリングは優れていると思われる（**症例13**）．

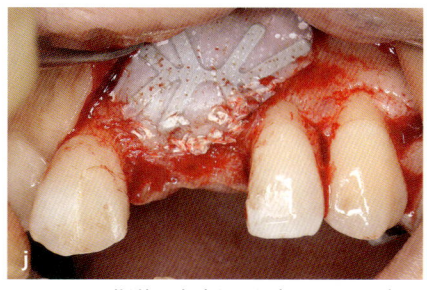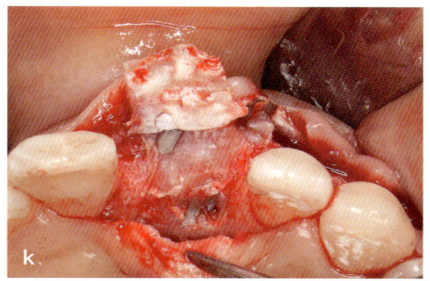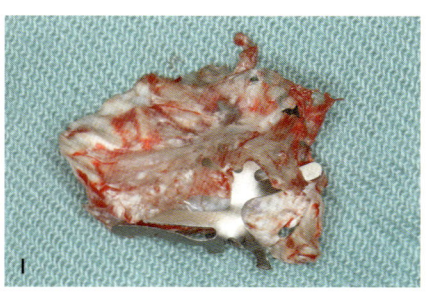

図18j〜l 術後，妊娠・出産のため2年4か月の治癒期間となった．膜は組織と強固に密着し，d-PTFE膜であっても除去が困難であった．

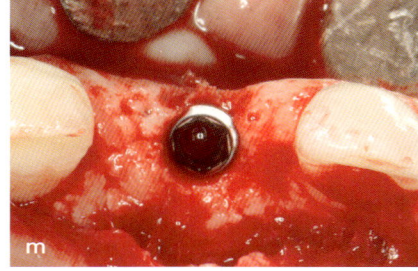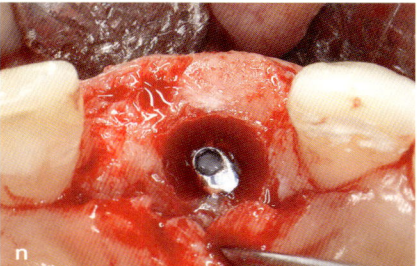

図18m, n ほとんど軟組織を介さず，カバースクリューを露出する際，骨様組織の再生が確認された．

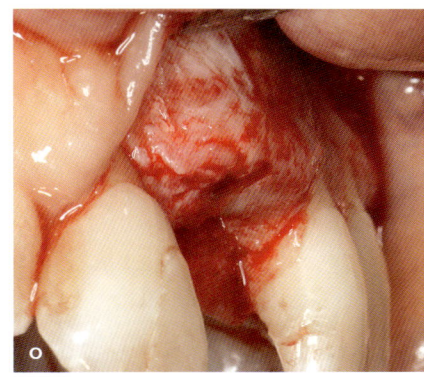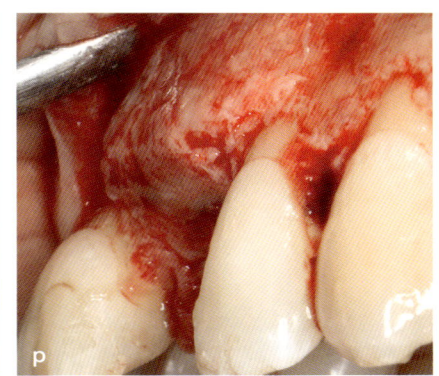

図18o, p 隣在歯の歯槽骨と比較し十分な幅径が得られていることがわかる．

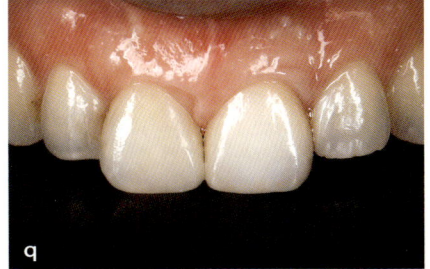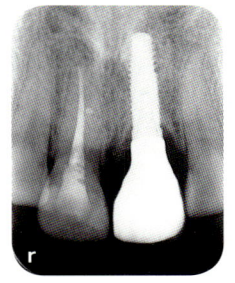

図18q, r 最終補綴装置装着後の正面観およびデンタルエックス線写真．

3）チタンメッシュ

チタンメッシュと粉砕自家骨による歯槽堤の再建はBoyneらによって1971年より開始され，1985年に10年の経過をもって報告された．厚さ0.38mmのメッシュと腸骨からの採取した自家骨により上下顎の全顎の再建が行われた[61]．チタンメッシュはチタン強化膜よりもさらに強固なフレームワークとして機能する可能性をもっている．また，マテリアル内に細菌が侵入することもないため口腔内に露出しても，感染源になりにくい[62]．ケースの50％に露出があっても感染がなかったとする報告もある[63]．比較的小規模な範囲の骨造成から重度な垂直性の全顎的な欠損に至るまで応用範囲が広い[64〜66]．吸収性膜との併用も報告されている[67]（**症例14**）．

近年のシステマティックレビューでは17の論文が抽出され，平均的な垂直的増大量は4.91mm(range：2.56〜8.6)，水平的増大量は4.36mm(range：3.75〜5.65)であり，平均露出頻度は16.1％であった．し

症例13 チタンにハニカム構造のμm孔を付与した非吸収性膜を用いたGBR

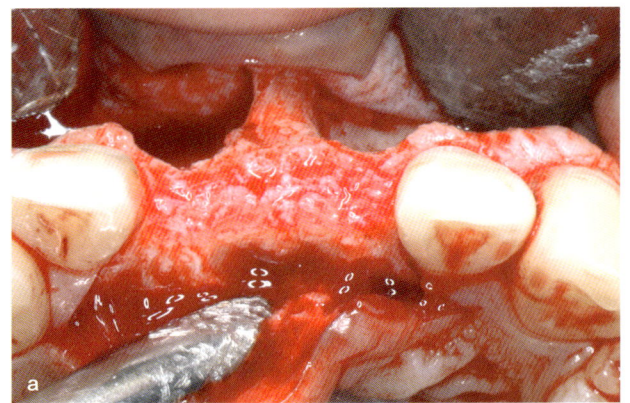

図19a 21歳，男性．外傷により両側中切歯を喪失．

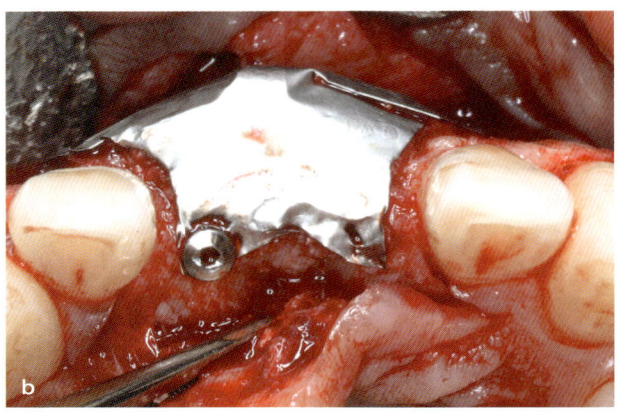

図19b チタンハニカムメンブレンを三次元的に調整し外側性のスペースを形成した．

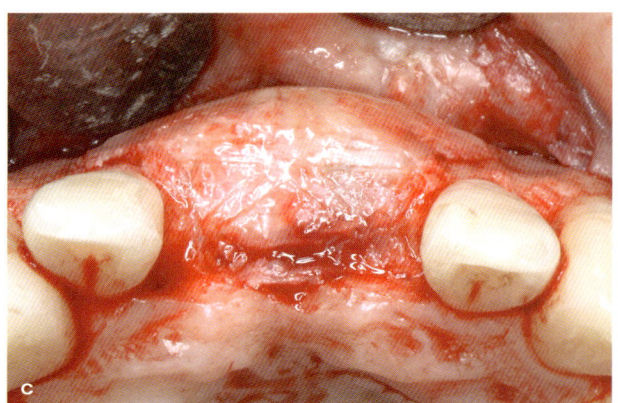

図19c 6か月後，欠損部歯槽堤は良好な形態に増大されている．

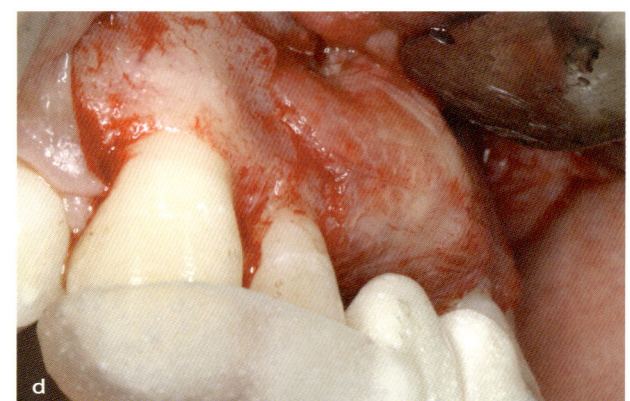

図19d 外科用テンプレートによって正中の歯間乳頭を支持する組織が再建されていることが確認される．

	No. of Patients					Mean ± SD				
	Total	Maxillary Anterior	Maxillary Molar	Mandibular Anterior	Mandibular Molar	Age(y)	DD1(mm)	Healing time(mo)	VHAB(mm)	VHAB/DD1(%)
Nonexposure	17	8	4	2	3	49.5±15.1	9.8±3.8	8.0±1.5	8.8±4.2	87.3±25.0
Exposure	2	2	0	0	0	55.5±6.4	11.1±5.4	7.8±0.7	7.2±0.2	73.4±37.7
Total	19	10	4	2	3	50.2±14.4	10.0±3.8	8.0±1.4	8.6±4.0	85.8±25.6

図19e われわれはrh-PDGF，自家骨とDBBMを混合した移植材を併用して19人の患者を治療し，その結果を報告した．2例に露出を認めたが，平均治癒期間8か月（±1.4か月），平均垂直的増大量は8.6 ± 4.0 mmであった[69]．

かし，すべての症例でインプラントは埋入可能で平均成功率は89,9%，生存率は100%であり，失敗は0%であったと報告されている[68]．

われわれはrh-PDGF，自家骨とDBBMを混合した移植材を用い，チタンメッシュとクロスリンクの吸収性膜を用いたStaged Vertical GBRの結果を報告した．2例に露出を認めたが，平均治癒期間8か月（±1.4か月），平均垂直的増大量は8.6±4.0 mmであった[69]（**図19e**）．この増大量は，他の手法と比較しても遜色ない結果と思われる．

7. コラーゲン膜とチタンメッシュによる GBR

われわれのチタンメッシュの応用法は他の報告と若干異なっている．高い生体親和性をもつコラーゲン膜の利点を生かしつつ，スペース維持の機能を与えるために，チタンメッシュを部分的にフレームワークとして使用することが考えられる．つまり多くのチタンメッシュを応用する骨造成の報告に見ら

症例14 コラーゲン膜とチタンメッシュによる GBR

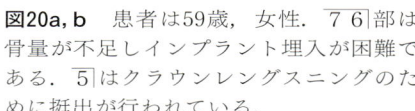
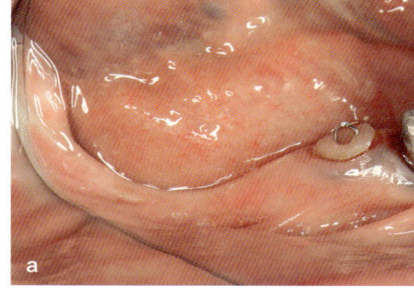
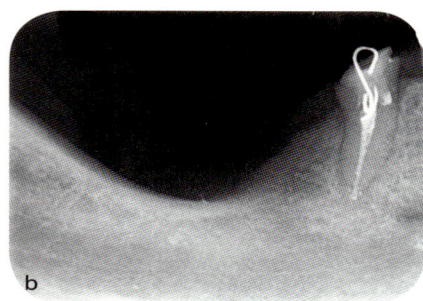

図20a, b 患者は59歳，女性．7̄6̄部は骨量が不足しインプラント埋入が困難である．5̄はクラウンレングスニングのために挺出が行われている．

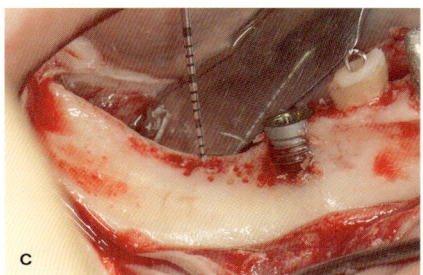
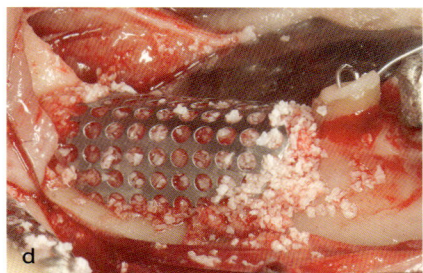

図20c, d 骨整形された5̄の遠心歯槽頂に合わせて6̄部のインプラントが埋入された．PRPに浸漬されたABBMを移植しチタンメッシュで被覆した．メッシュは固定されていないが，遠心の歯槽頂とインプラントによって支持され安定している．

図20e PRPに浸漬されたnative collagen membraneで移植材を完全に被覆した．

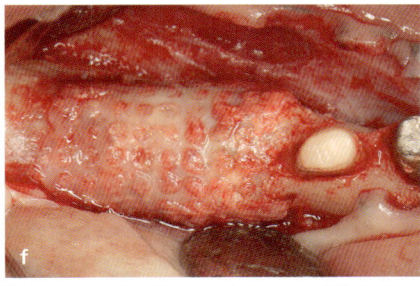
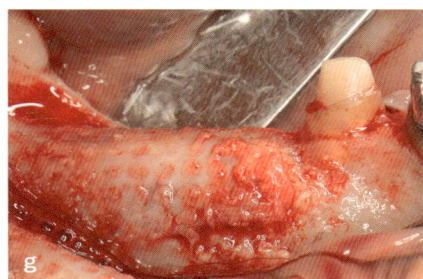
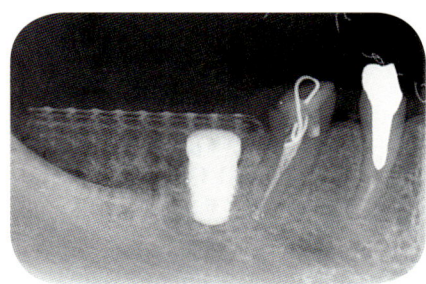

図20f, g 10か月後，十分な初期固定をもって7̄部にインプラントが埋入された．

図20h GBR直後，移植部とオリジナルの歯槽頂は明確に識別できる．

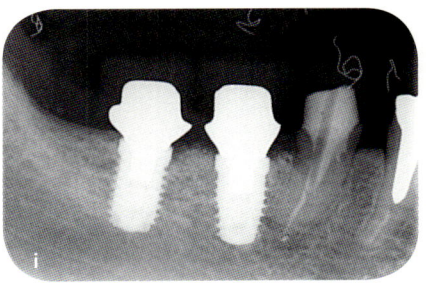
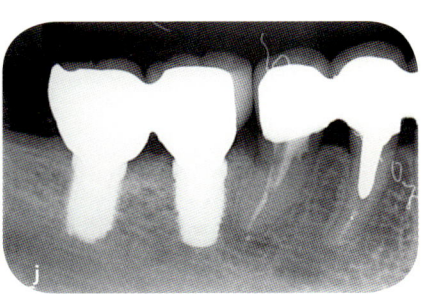
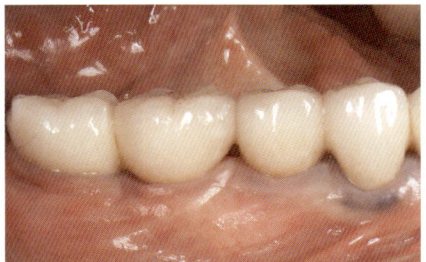

図20i, j 1年後（i）および4年後（j）のデンタルエックス線写真．経年的にリモデリングが進み，再建された歯槽堤とオリジナルの骨との境界は不明瞭となっている．

図20k 術後4年の補綴装置．

チタンメッシュの三次元的調整

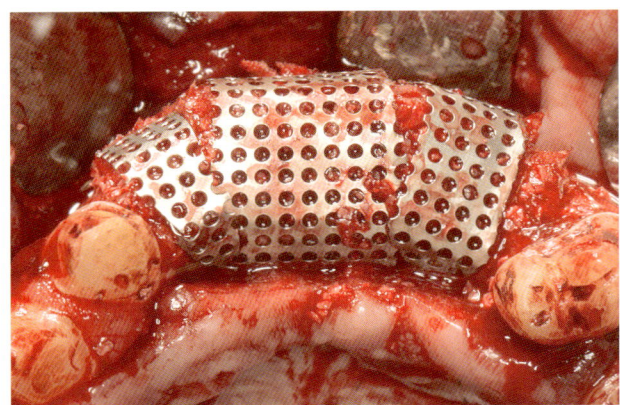

図 E　歯槽堤のカーブに沿って複数のメッシュを設置する．できるだけ広い面積を覆うようにする．

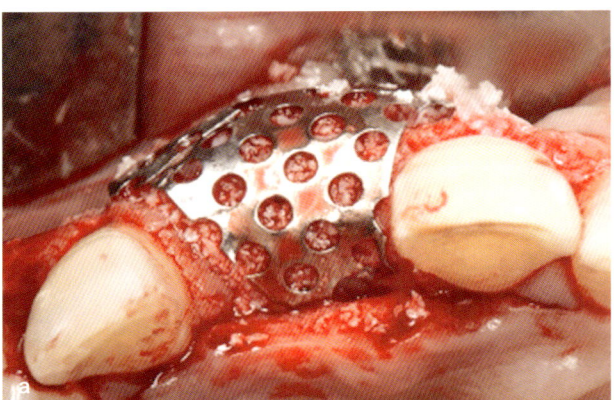
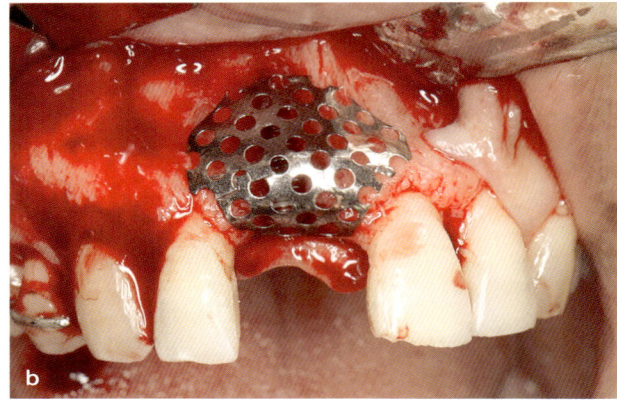

図 Fa，b　頬舌的に曲げたメッシュにラインアングルに沿ってスリットを入れ重ね合わせることにより，さらに近遠心的な湾曲を与えることで歯槽堤に適合するようになる．

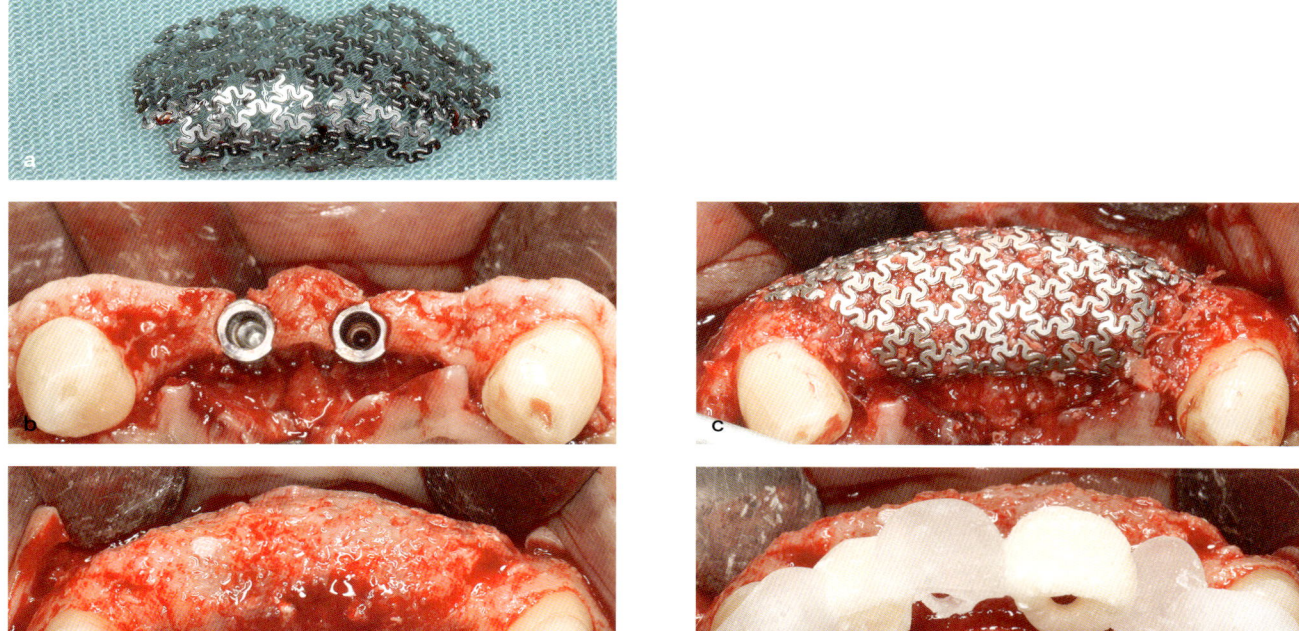

図 Ga〜e　ウルトラフレックスメッシュは特殊な構造により三次元的な調整が可能になる．唇側ラインアングル部は折りたたまれ，精密に顎堤に適合していることに注目．

Chapter 5　GBRの進化とその臨床的意義

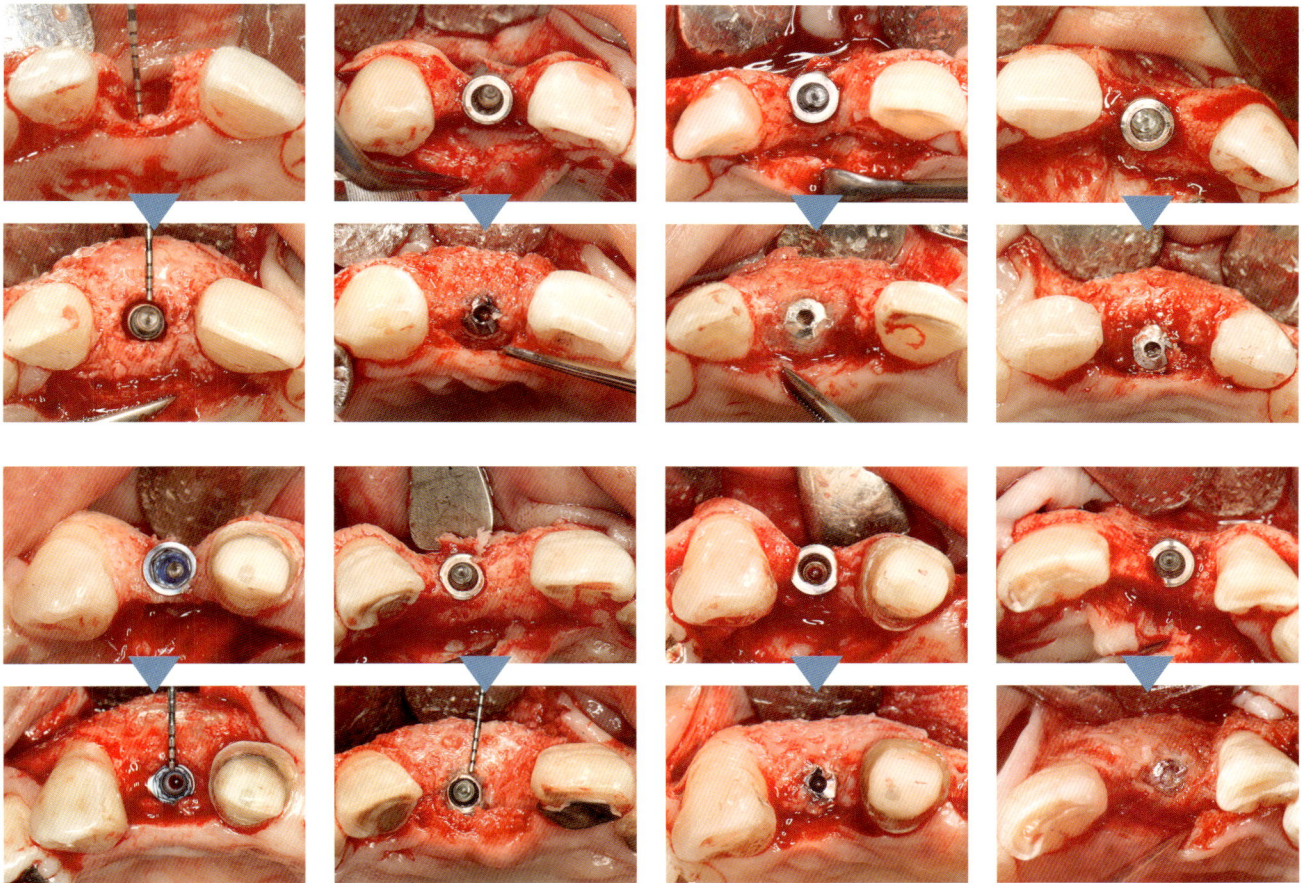

図H　メッシュを固定せずに実施された外側性GBRの術前・術後．隣在歯の骨レベルを結んだラインより外側性に組織が再生していることに注目．

れるように，メッシュで術野のすべてを被覆するのではなく，コラーゲン膜の下に必要な部分にメッシュを位置づける．そうすることにより，粒子状の移植材とコラーゲン膜のみではスペースを維持が困難な外側性の骨造成が可能となる（**図14**）．

1　3-D adjustment of titanium mesh：チタンメッシュの三次元的な調整

　チタンメッシュ応用における1つのハードルとして，求められるスペースに適合するように三次元的にベンディングする点が挙げられる．とくに前歯部では顎堤がカーブしているため，頬舌的，近遠心的に2方向に曲げる必要がある．1方向であれば容易に曲げられるが，同時に2方向に曲げることは不可能である．対応策として3つの方法が考えられる．

- 独立した一方向に曲げられたメッシュを顎堤のカーブに合わせて配置する（**図E**）．
- ラインアングルに沿ってスリットを入れ重ね合わせる：われわれは厚さ0.1mmの比較的柔らかく，操作性の高いメッシュを使用している（**図F**）．
- 三次元に曲げられる特殊なメッシュを使用する：厚さ0.15mmであるが，非常にフレキシブルで，スリットを入れなくてもある程度三次元的に調整できる．必要に応じて重ね合わせてベンディングすることにより，さらに強い湾曲を与えることが可能になる（**図G**）．

　骨造成処置において，移植骨，移植材を安定化させることが重要と考えられている．組織の再生には血餅の安定が必要である．インプラントのオッセオインテグレーションはマイクロモーションによって阻害される可能性をもっている[70]．そして動揺の大きさは100μm程度になると問題になることが示唆されている[71]．

　またラットにおいて1日に30秒間の間に0.5mmの動揺を20回起こすことによりチタンチャンバー内への骨の再生が阻害されることが示されている[72]．微少の動揺が骨再生にとって不利であることは明らかだが，GBRにおける膜またはチタンメッシュの

167

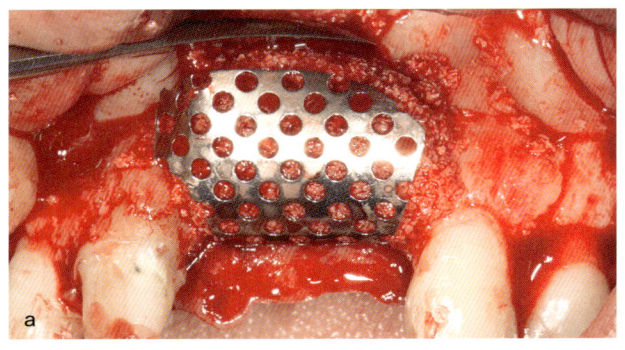
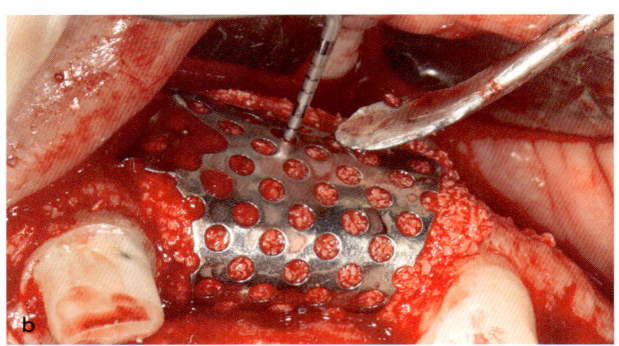
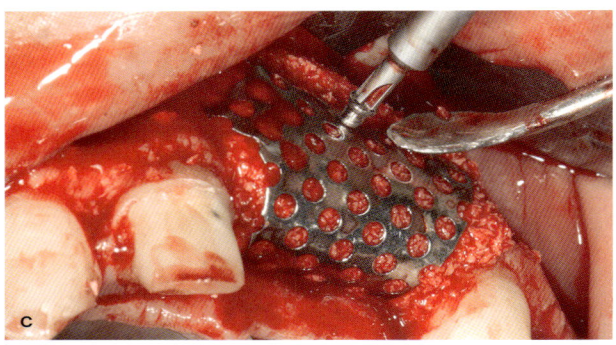

図1a〜c メッシュから骨面までの距離を計測し，それより3 mm長いスクリューで任意の場所に挿入する．複数箇所行えばより安定する．

固定を行わなかった場合，実際の臨床においてどれだけ骨再生に影響するかは，筆者らの知る限り明らかにされていない．

われわれは経験上，メッシュを三次元的に調整し，骨移植材を介在させて設置することで安定が得られれば，ピンやスクリューで完全に固定しなくても良好な結果が得られると考えている．これは術式を単純化し，その汎用性を高めることに大きく貢献する．

メッシュの適合が不十分で安定が得られにくい時は固定が必要となる．メッシュが骨面と接触していなくても固定することが可能である(**図1**)．

メッシュを固定せずに垂直的な欠損を治療する場合は，メッシュを内部からサポートする構造が必要になる．その方法として，
- メッシュ内部にテンティングスクリューを設置する
- インプラントを埋入し，そのカバースクリュー，もしくはヒーリングアバットメントを垂直的なサポートとする

ことが考えられる．

もちろん，外側からメッシュを骨面に適合するようにメッシュを調整し，外側から固定するのが，もっとも確実な方法であることは疑う余地がない．チタンメッシュのデメリットは，メッシュの孔内に軟組織が入り込むこと，メスにより鋭的にフラップを形成し除去する必要が生じること，また骨がメッシュの外側にまで形成されることにより骨性に埋没することがあり，その場合は，骨を削合し摘出する必要や，もしくは一部は骨内に残留させる場合もあることである．

以上3つのスペースメイキング方法の特長について検討したが，実際の臨床では，局所の状態(骨欠損形態，軟組織)，患者の条件，術者の技術を考慮し最善の方法を選択する．

2 コラーゲン膜とチタンメッシュを応用したGBRによる適応症拡大

インプラント埋入に必要な骨高径が得られない場合，上顎臼歯部ではサイナスフロアエレベーションによってそれを獲得できるが，下顎臼歯部は下顎管の存在によって根尖側のスペースに限界があるため，安全にインプラント治療を行うためには，歯槽頂側に垂直的に骨を増大する以外手段がない．義歯の使用によって下顎は上顎よりも骨吸収が進行しやすいため，下顎臼歯部の垂直的な骨造成は比較的応用頻度が高い．幸いこの部位はフラップの減張，伸展が比較的容易で一次閉鎖が達成しやすい[73]．そのため，スペースメイキングさえ適切になされれば，目的を達成でき，GBRの効果が高い(**症例15**)[12, 57, 65, 70]．

Chapter 5　GBRの進化とその臨床的意義

> 症例15　**コラーゲン膜とチタンメッシュを応用したGBRによる適応症拡大**

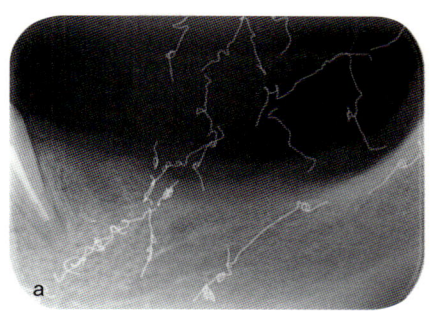
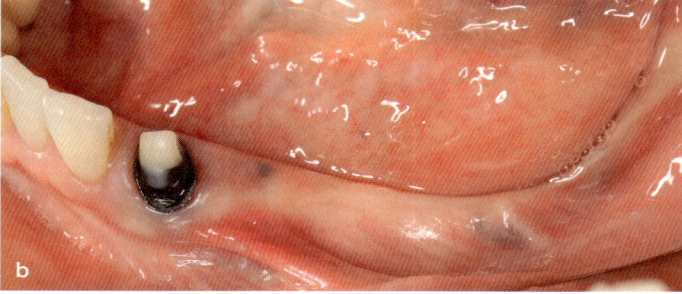

図21a, b　患者は57歳，女性．長期間の遊離端義歯装着により重度な骨吸収を示す．

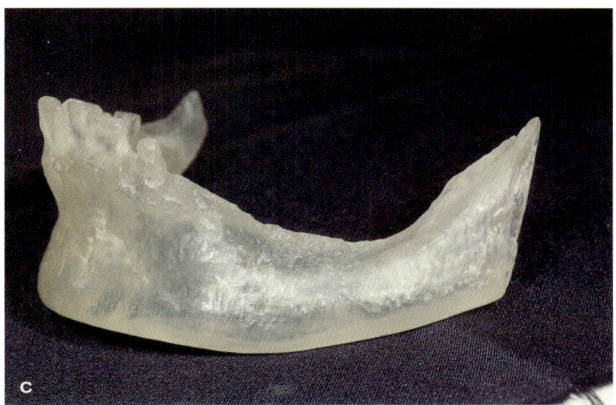
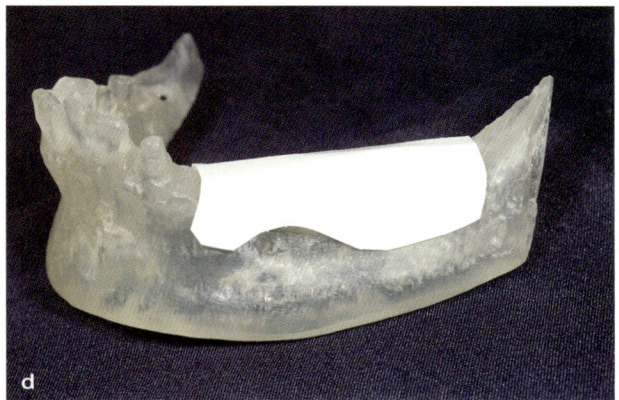

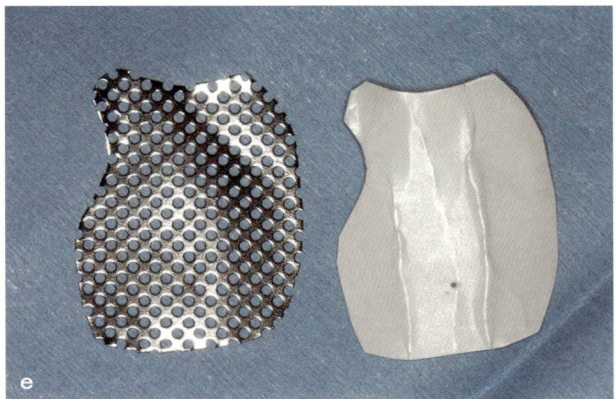

図21c～e　光造形骨モデル上で，チタンメッシュを精密に調整することにより，手術を単純化し，時間短縮，治療結果の向上につながる．事前に型紙を作製すると安心してメッシュをトリミングすることができる．

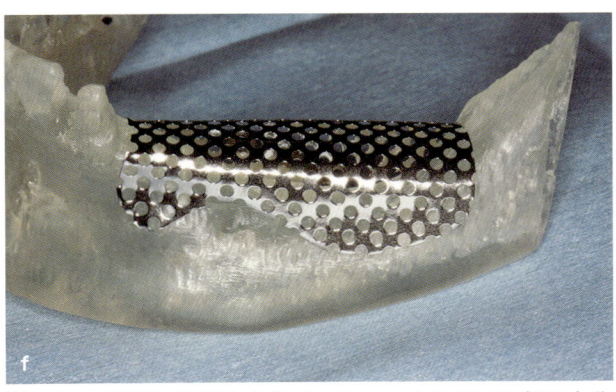
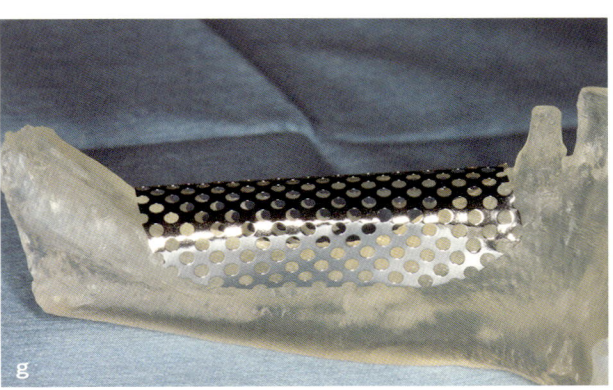

図21f, g　精密に調整されたメッシュ．オトガイ孔部は十分にトリミングされ，舌側は顎舌骨筋付着部を被覆していないことに注目．

169

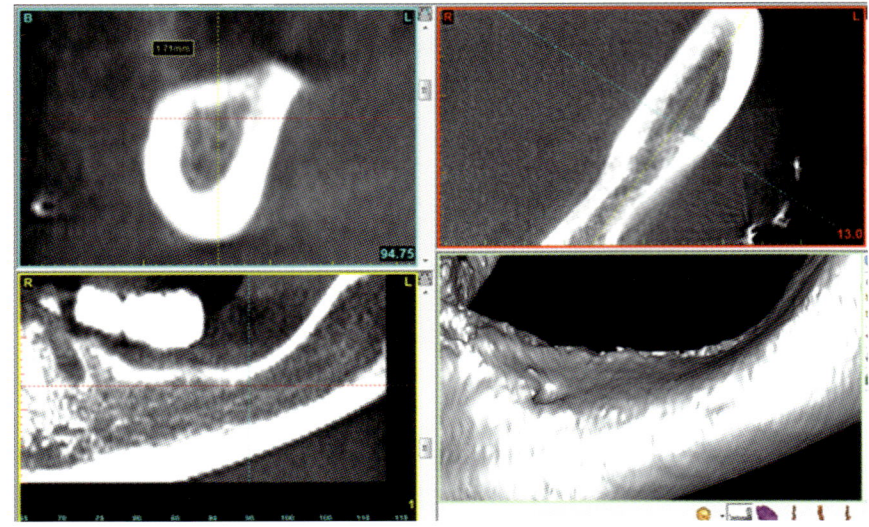

図21h　CT像では歯槽頂から下顎管までの距離が2mm未満で，インプラント埋入が不可能であることがわかる．

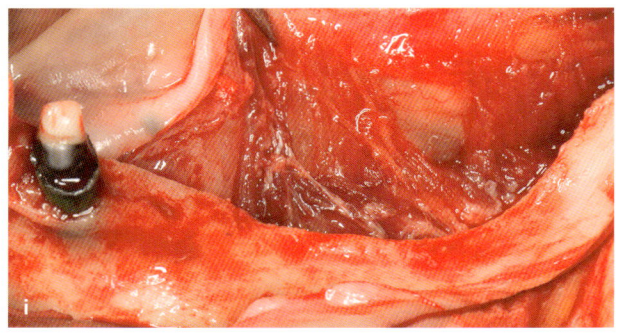

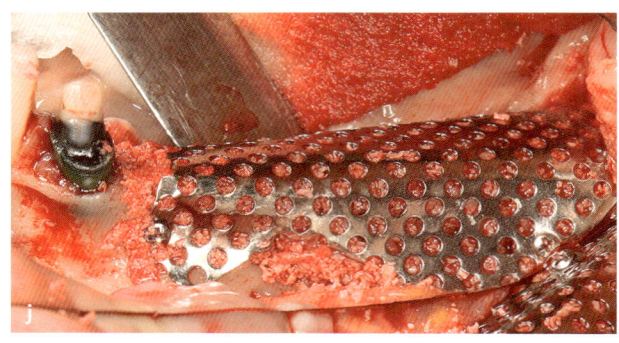

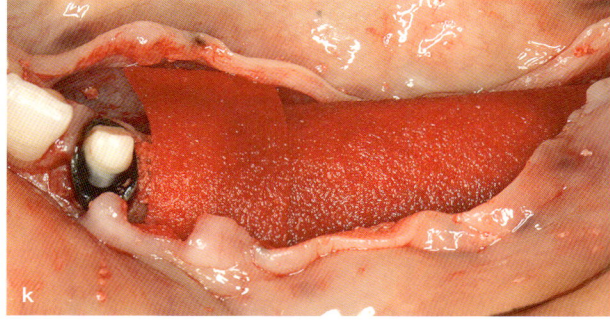

図21i～k　顎舌骨筋上の剥離を行い舌側のフラップが大きく伸展されている．スクレイパーで採取された自家骨とDBBMの混合移植材をメッシュ内に填入し，計画どおりの位置に固定された．クロスリンクコラーゲン膜によって完全に被覆された．

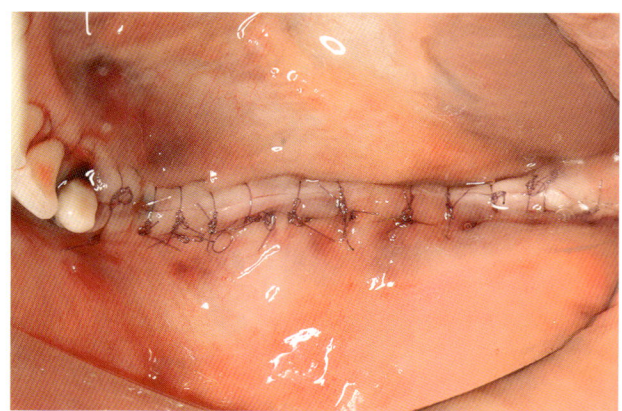

図21l　テンションフリーで一次閉鎖された．

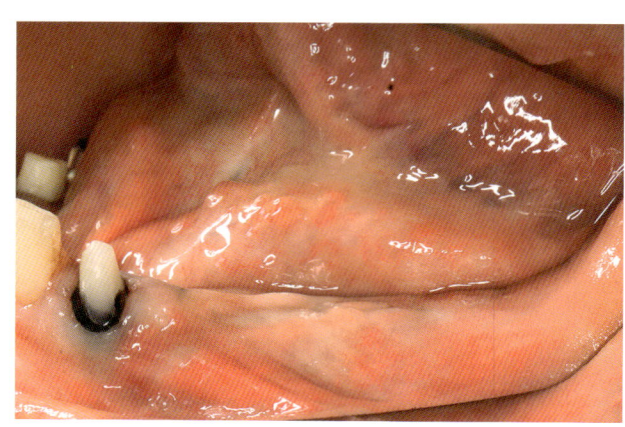

図21m　10か月後．

Chapter 5　GBRの進化とその臨床的意義

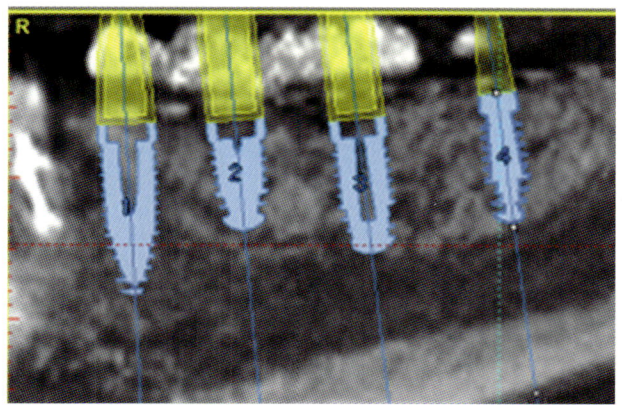

図21n　10か月後のCT画像では安全にインプラントが埋入されることが確認された.

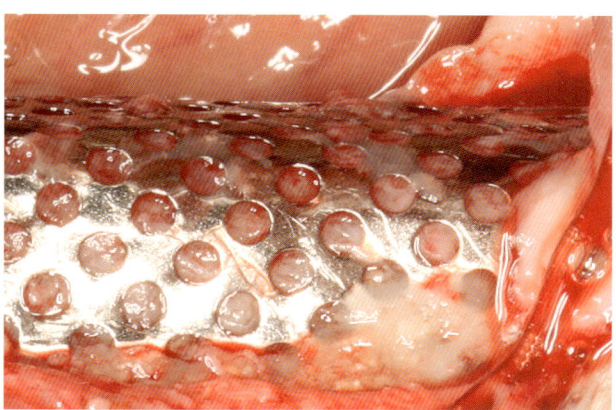

図21o　基底部ではメッシュ上に骨が増殖している.

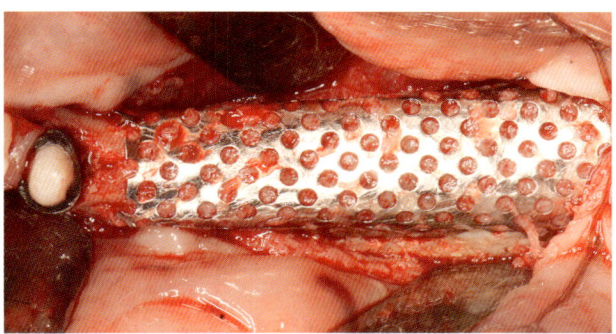

図21p　フラップをメスによって鋭的に剥離し,メッシュを露出した.

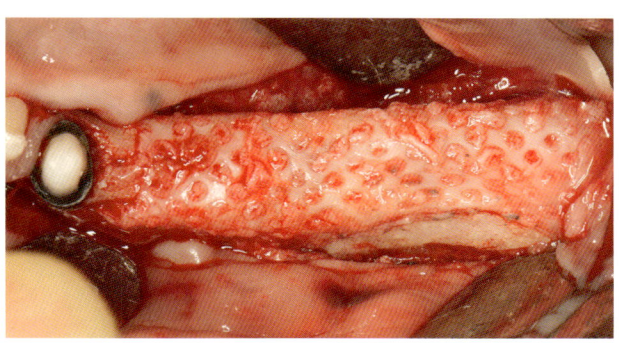

図21q　メッシュを除去すると軟組織が認められる.

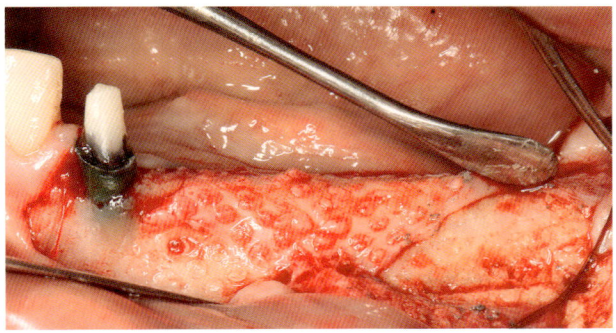

図21r　軟組織を剥離すると皮質骨様の組織が露出された.

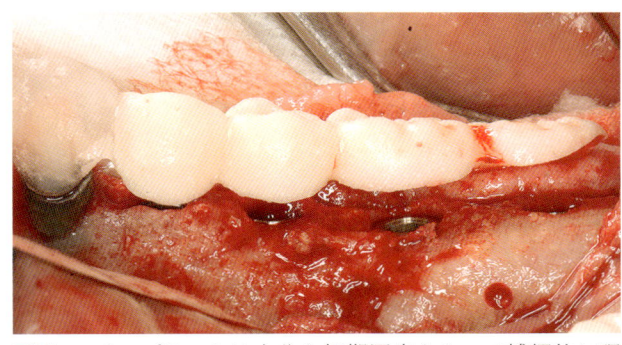

図21s　インプラントは十分な初期固定をもって補綴的に理想的な部位に埋入された.

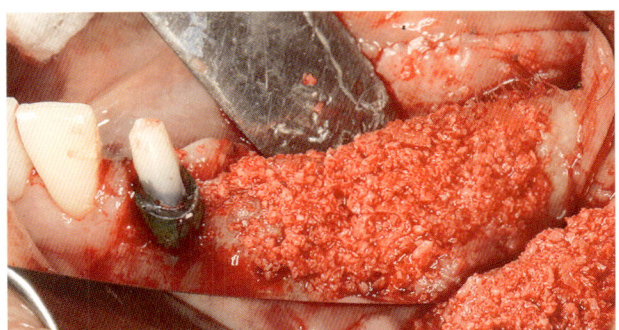

図21t　インプラント埋入後,追加のGBRが行われた.

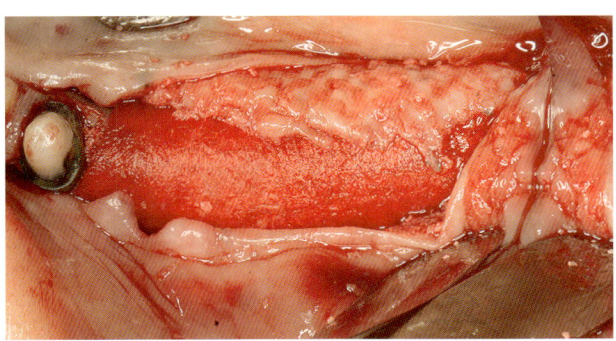

図21u　クロスリンクコラーゲン膜で被覆後,剥離したメッシュ下の軟組織を復位させテンションフリーでフラップを閉鎖した.

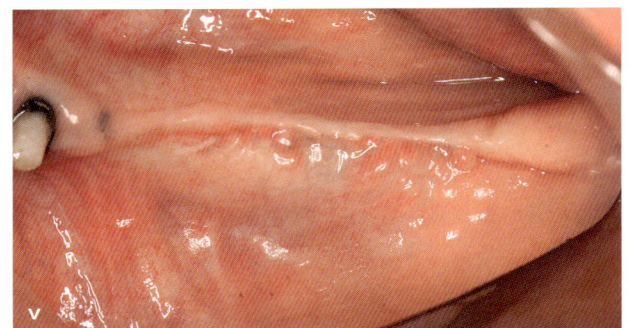
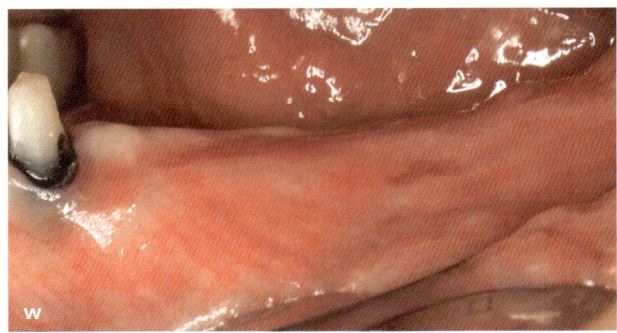

図21v, w　4か月後，角化組織が不足している．

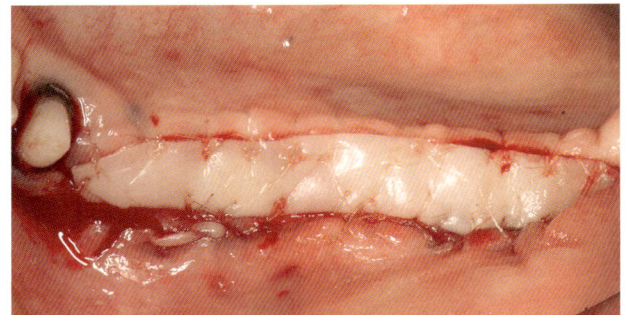
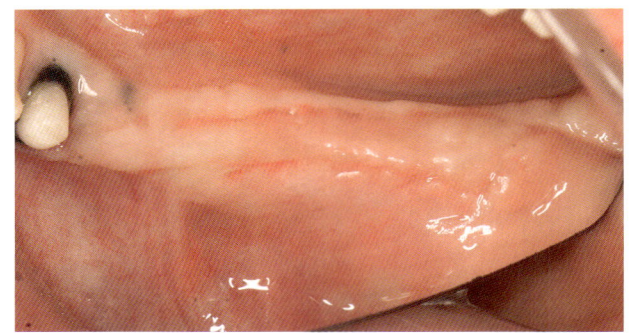

図21x　口蓋から遊離歯肉を採取し移植した．

図21y　2か月後の状態．十分な厚さの角化粘膜が獲得されている．

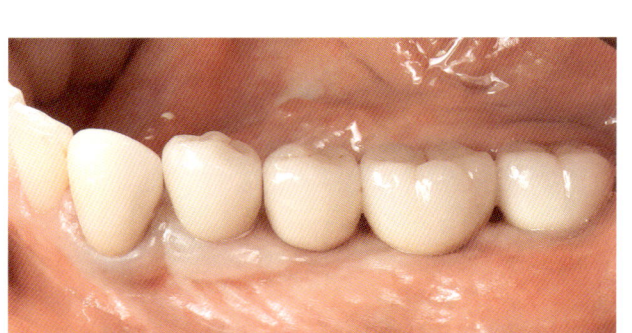
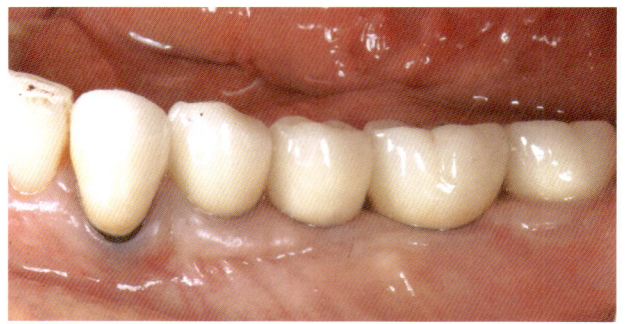

図21z　最終補綴装置装着後の状態．

図21aa　治療終了後2年，機能開始後4年の状態．

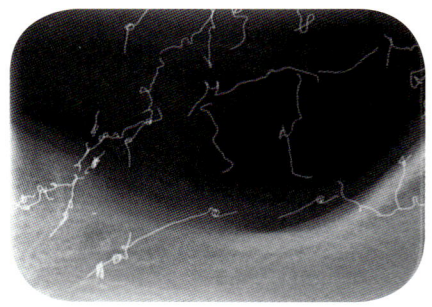
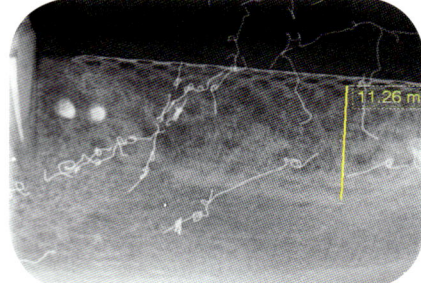
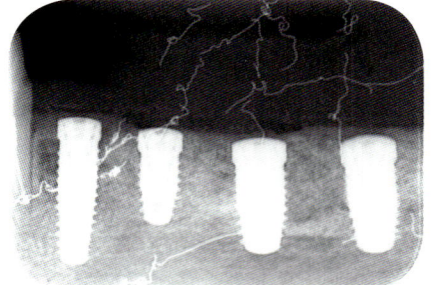

図21bb　術前のデンタルエックス線写真．

図21cc　GBR後9か月のデンタルエックス線写真．

図21dd　GBR後9か月，インプラント埋入後のデンタルエックス線写真．

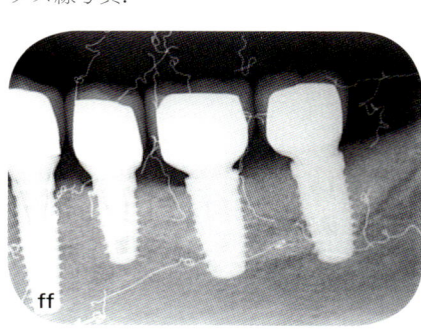
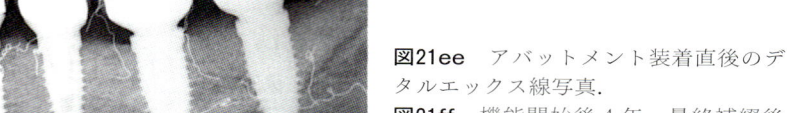

図21ee　アバットメント装着直後のデンタルエックス線写真．

図21ff　機能開始後4年，最終補綴後2年のデンタルエックス線写真．再生した骨は安定している．

Chapter 5 GBRの進化とその臨床的意義

参考症例1 インターデンタルスマイルラインによる補綴デザインの選択

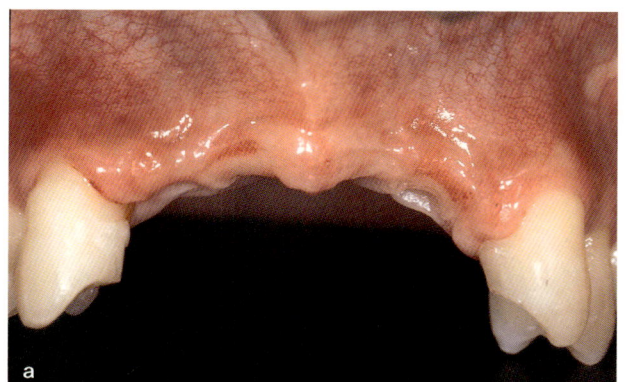
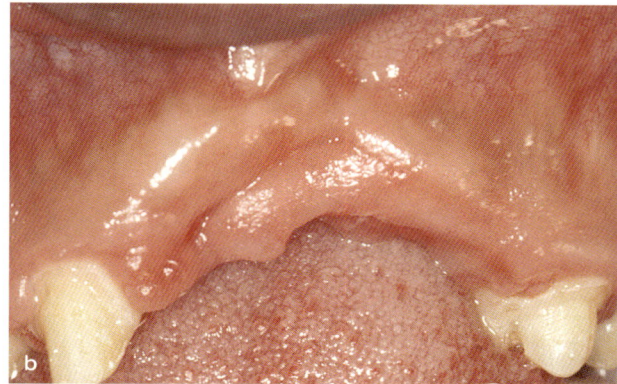
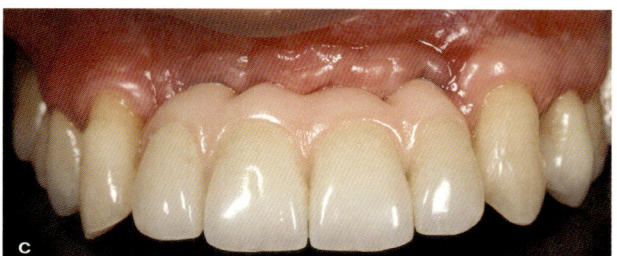
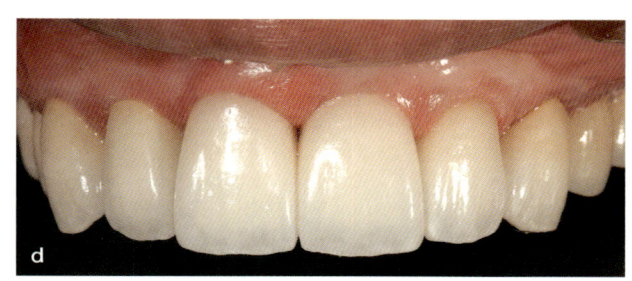
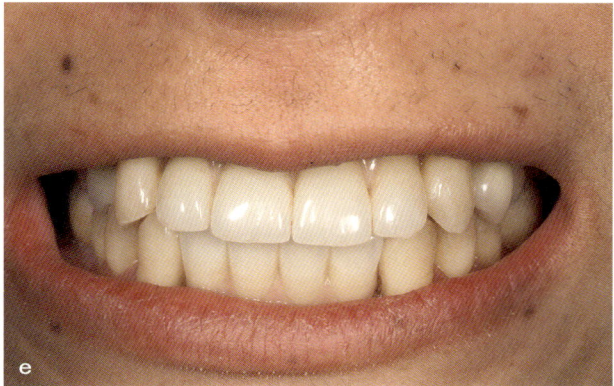
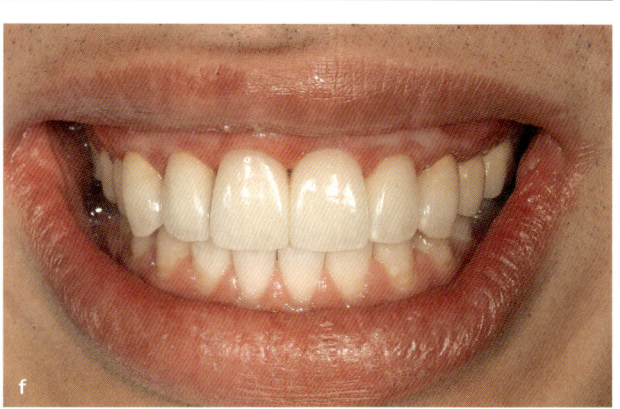

図22a〜f インターデンタルスマイルラインによる補綴デザインの選択．同様な垂直的・水平的な組織欠損を示す同年代の患者であるが，スマイルライン等の考慮によって治療計画が大きく異なる．ピンクマテリアルを使用した患者においてスマイル時にわずかに露出し歯の形態に自然感を与える．このような高い歯間乳頭を外科的に再建するのは不可能である．また，クラウンブリッジで対応した患者においては，もしピンクマテリアルを使用した場合，この患者のハイスマイルは補綴装置と歯肉の境界線をすべて露出し，自然感を与えることは困難をともなうであろう．

3 コラーゲン膜とチタンメッシュを応用したGBRによる前歯部における審美性の獲得

　前歯を周囲組織とともに喪失することは，発音，咀嚼機能が低下するばかりではなく，患者の社会生活に大きな影響を及ぼす．とくに欠損が多数歯にわたると，より深刻となる．したがって前歯部におけるインプラント治療は審美性の獲得が必須条件となる．単独歯欠損の場合，歯間乳頭は隣在歯によって支持されるため，インプラントのポジションが適切で，その唇側に十分な組織が獲得されれば，天然歯と同様な審美性が得られる．

　しかし，多数歯を周囲組織とともに喪失した場合，PETの章（Chapter 4）でも述べたが，天然歯がもつ骨縁上の付着器官は失われているため，健全な軟組織のフレームを再現することは極めて困難となる．

　症例によっては，スマイルライン，インターデンタルスマイルラインを考慮すると，むしろピンクマテリアルを選択したほうが審美的な場合も少なくない（参考症例1）[74]．つまり，ロースマイルの患者に

参考症例2　多数歯欠損症例における増大

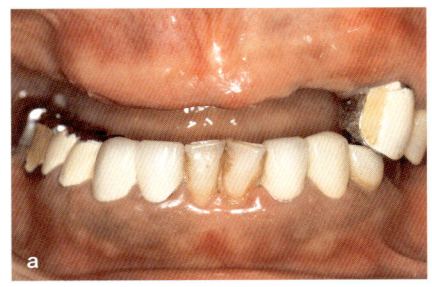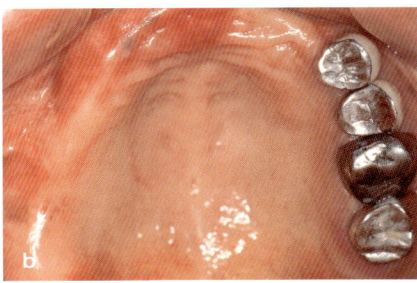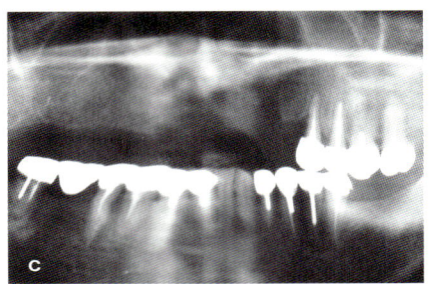

図23a～c　上顎に審美インプラント治療を希望して来院．初診時正面観および咬合面観，パノラマエックス線写真．

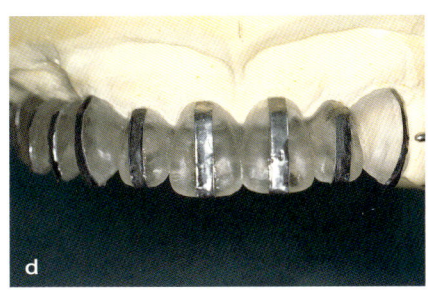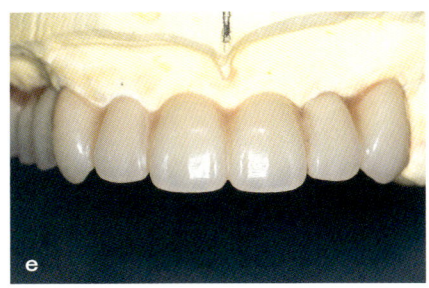

図23d, e　診断用ワックスアップとそれに基づいたサージカルステントを製作した．

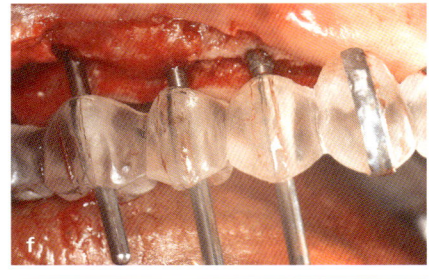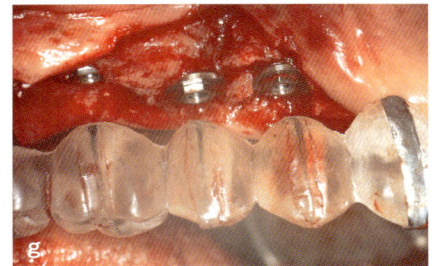
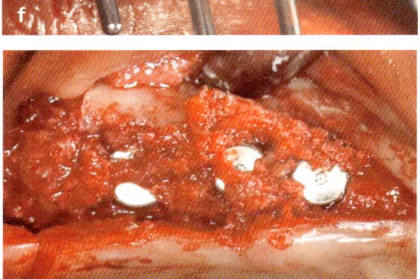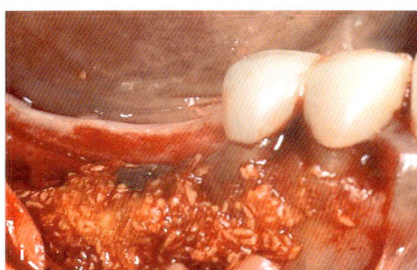

図23f～i　6 5|はオステオトームテクニックを用い上顎洞を挙上し埋入を行い，6 5 4|，|6 に水平的増大を目的としてGBRを行った．

おいては外科的に再建した歯頸ラインが人目に触れることがないが，そのような場合でも本来健全な歯周組織を有していれば，歯間乳頭の一部は露出し，自然な歯冠形態が露出される．そのような高い歯間乳頭を外科的に再現することはほぼ不可能である．したがって，その点について患者ともよく協議する必要がある．さらにたとえピンクマテリアルを使用したとしてもリップサポート，清掃性を向上させるために骨造成が必要となることが多い（**Chapter 8 参照**）．

患者のスマイルライン，インターデンタルスマイルライン等を考慮しクラウンブリッジタイプの補綴装置を選択した場合，診断用テンプレートによって示される基準に向けて硬組織，軟組織を増大する必要がある（**参考症例2**）．

Chapter 5　GBRの進化とその臨床的意義

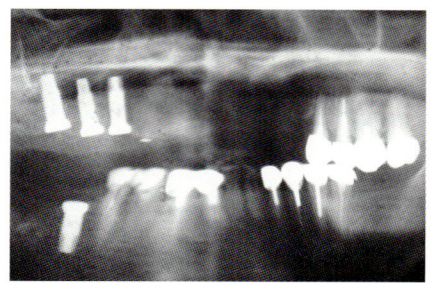

図23j　右側インプラント埋入時のパノラマエックス線写真．

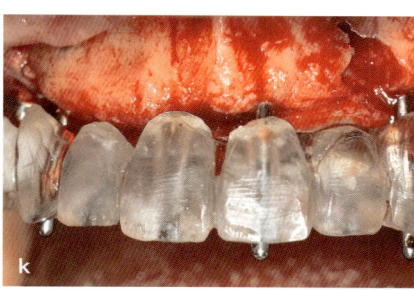

図23k, l　3⎯1⎯, ⎯3に2710バーを用い，インプラントを適切な位置に埋入した．⎯3は抜歯即時埋入を行った．

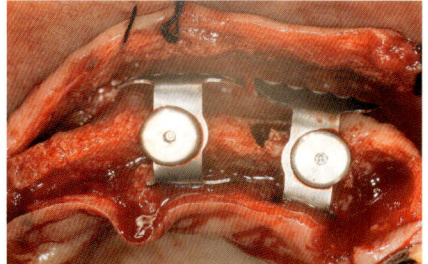

図23m　審美的な組織のフレームワークを再構築するためには，唇側に最低限2mmの骨幅と，高さは2〜3mmの歯槽骨の再生が求められる．

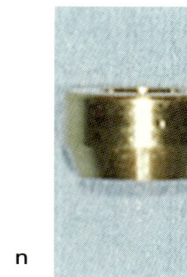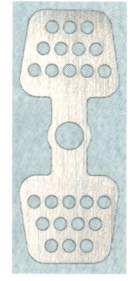

図23n, o　特別に試作したエクスターナルインプラント用アバットメント(FT abutment 純金製，高さ3mm)をインプラントに装着し，さらにFT wingをその上に装着し，カバースクリューで固定した．

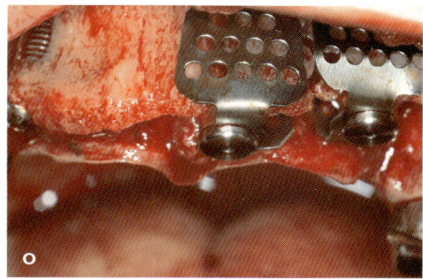

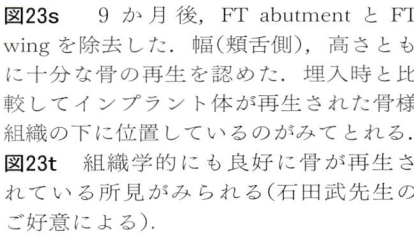

図23p　FT abutment ＋ FT wing 装着時の咬合面観．

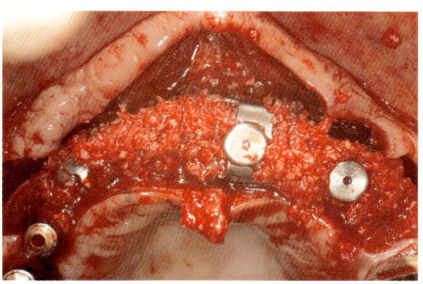

図23q　異種骨と自家骨をインプラント・自家骨とFTwingの間に填入した．

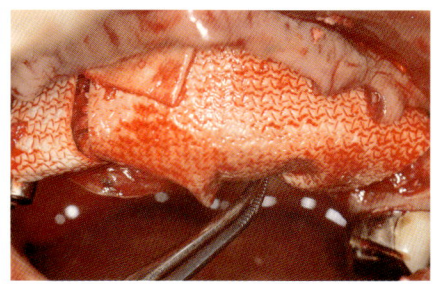

図23r　その後，吸収性膜で被い，縫合した．

図23s　9か月後，FT abutmentとFT wingを除去した．幅(頬舌側)，高さともに十分な骨の再生を認めた．埋入時と比較してインプラント体が再生された骨様組織の下に位置しているのがみてとれる．

図23t　組織学的にも良好に骨が再生されている所見がみられる(石田武先生のご厚意による)．

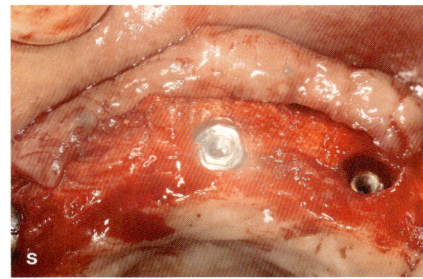
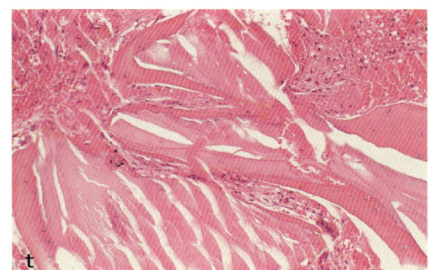

4　水平的増大の基準：
Horizontal standard

　水平的にはインプラント周囲に裂開状の骨欠損が残存すると，歯肉退縮や炎症が発生しやすいとする報告もある[75]．Grunderらは，インプラントの唇側に2mm以上の骨が存在する，つまりテンプレートで示される将来の歯頸線よりも唇側に骨造成が達成されることがインプラント-アバットメントジャンクション周囲に起こるリモデリングが生じても，歯肉退縮，ディスカラレーションを防ぎ，インプラント間においても歯間乳頭を獲得する可能性を高める

175

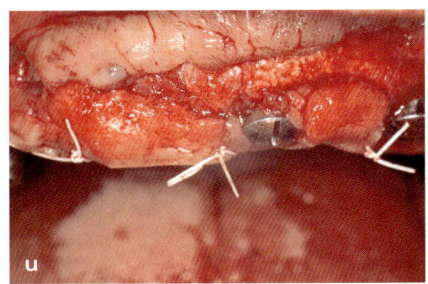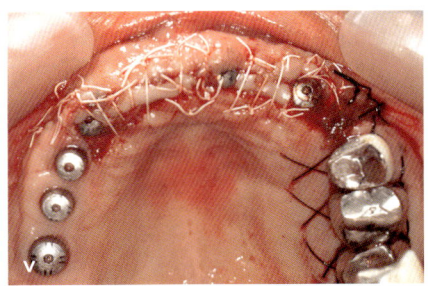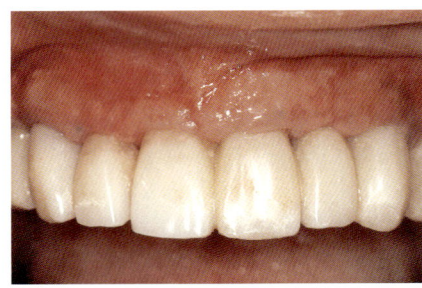

図23u, v　その後，インプラント間に上皮付きのCTGを併用し，角化歯肉の高位付着を是正した．

図23w　その後，スクリューリテイン様式のプロビジョナルレストレーションを用いティッシュスカルプティングを行った．このプロセスは1本のインプラント治療と何ら変わることはない．

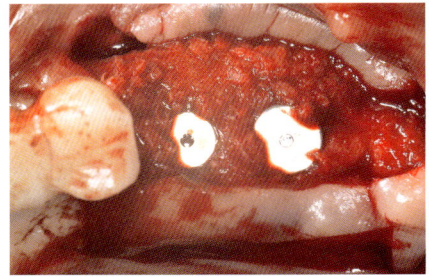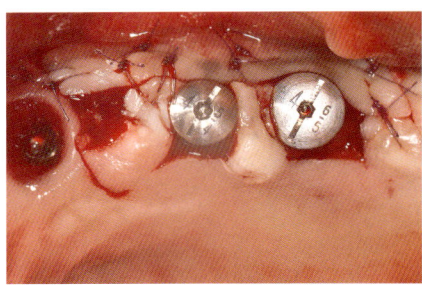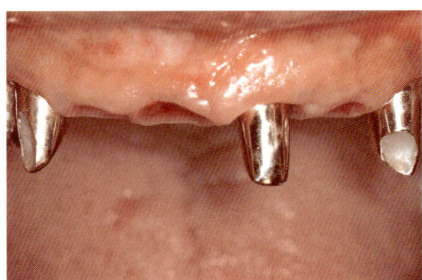

図23x　上顎左側は抜歯2か月後にGBRを併用して埋入を行った．

図23y　上顎左側インプラント埋入より約6か月後に上下顎の二次手術を行った．

図23z　G-UCLAアバットメントを口腔内に装着し，一般的には約6か月，プロビジョナルレストレーションで経過観察を行う．理由はインプラント周囲のsupracrestal tissue attachmentの確立はおよそ半年程度であるといわれ，それにともなう歯肉の反応（歯肉退縮）がどのように起きる可能性があるかを経過を追う必要があるからである．場合によっては，マージン部の露出が認められればいったん外してマージンの再形成を行う場合もある．

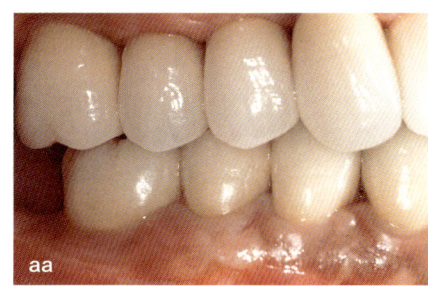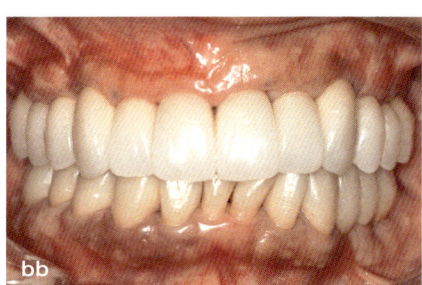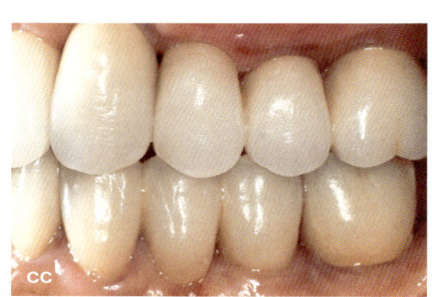
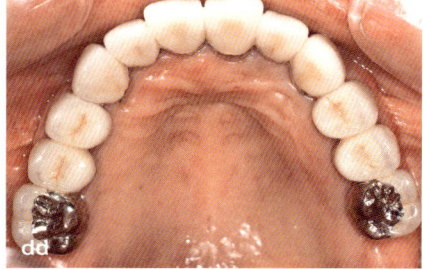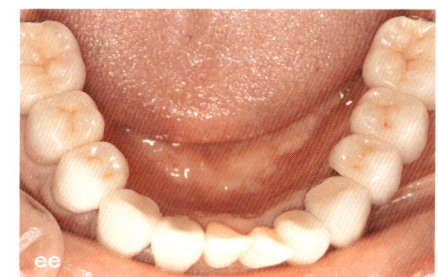

図23aa〜ee　最終補綴装置装着時の口腔内写真．

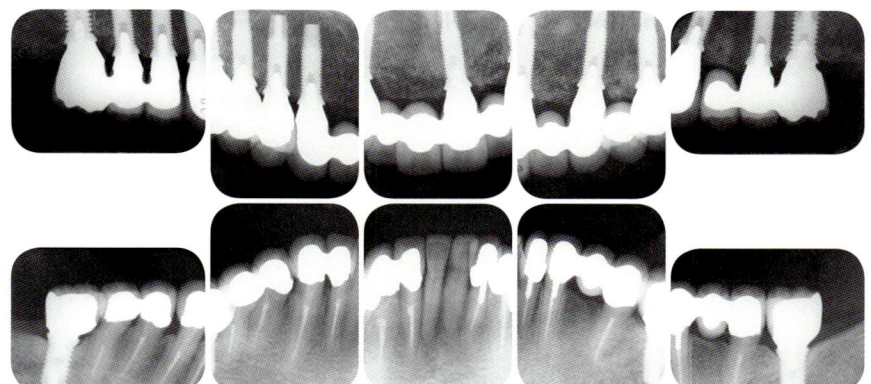

図23ff 本症例ではインプラント体すべてにプラットフォームスイッチングコンセプトを応用した．幸いにして良好にインプラント頭頂部の骨は保存されている．

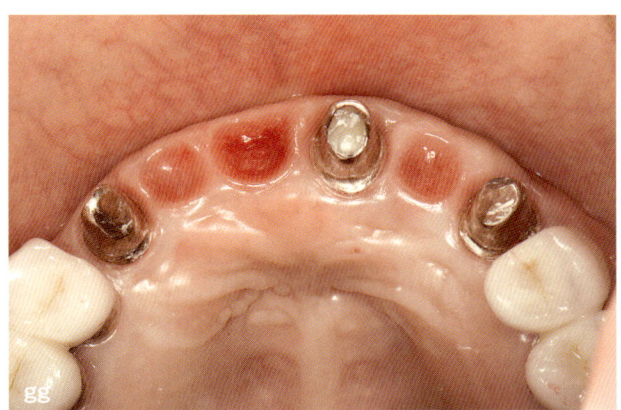
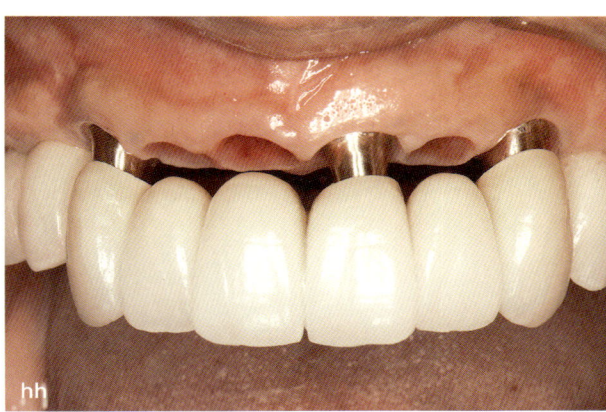

図23gg，hh ややもすれば単にインプラント埋入のみで終える症例であっても，4-D Strategies&Principles を応用することにより，硬軟組織の増大によって審美的な組織のフレームワークを再構築することができた．

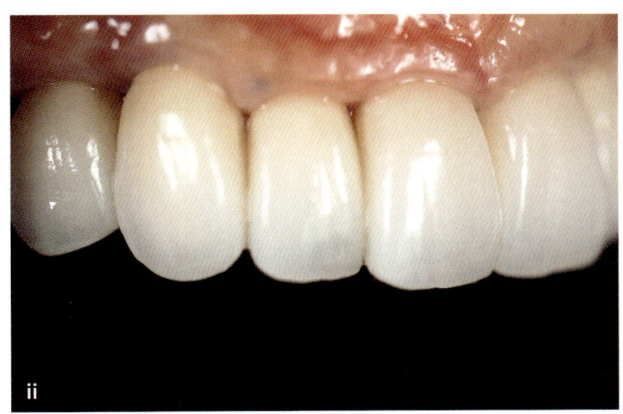
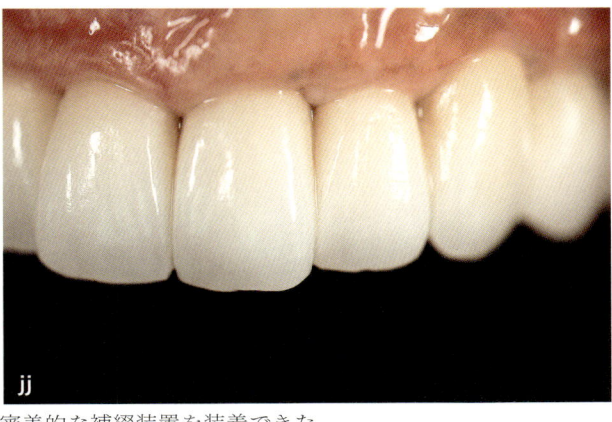

図23ii，jj ポンティックの応用と必要十分な組織を再生した結果，審美的な補綴装置を装着できた．

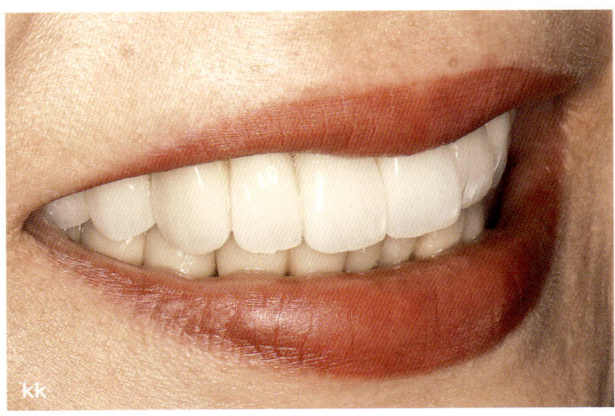
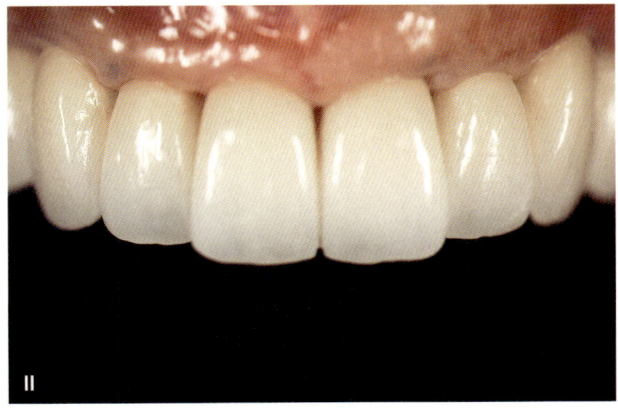

図23kk，ll 自然な微笑を与えることができた．4-D コンセプトに基づいた審美インプラント治療の象徴的な症例であろう．

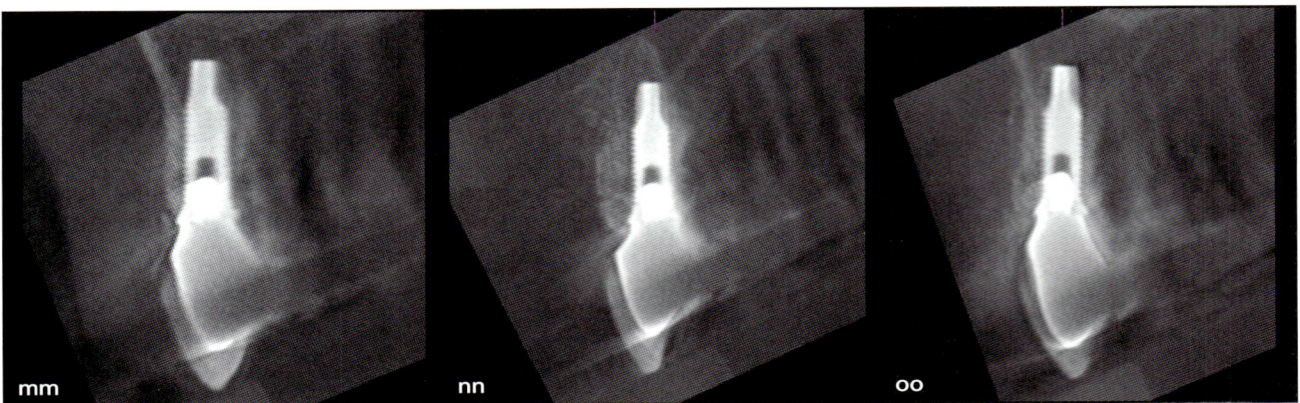

図23mm〜oo 補綴装置装着2年後のCBCT(左から右側犬歯,左側中切歯,左側犬歯部).造成された骨は安定していると思われる.左側中切歯部位はインプラントの上方まで維持されている.

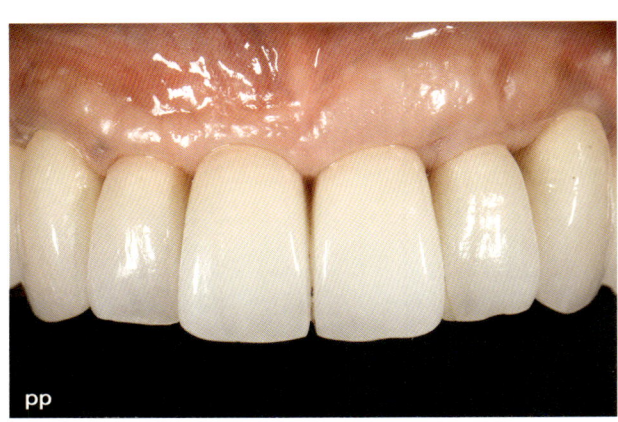

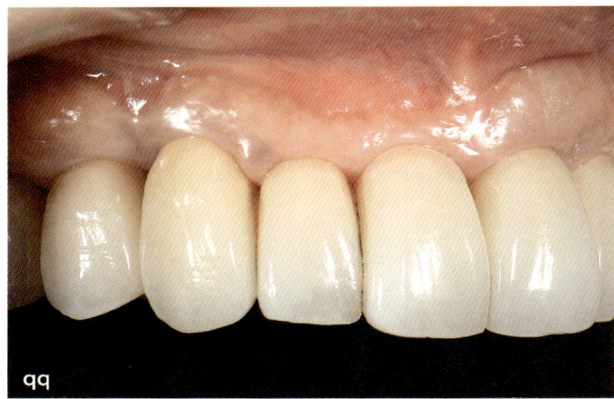

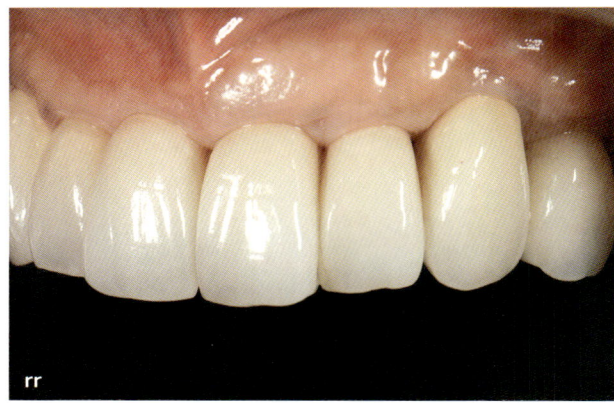

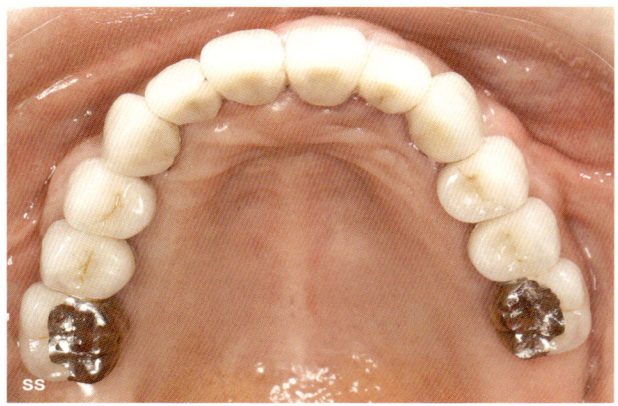

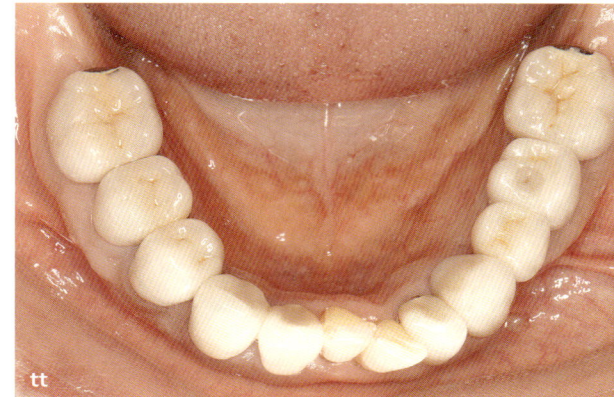

図23pp〜tt 治療終了10年後の口腔内所見.

178

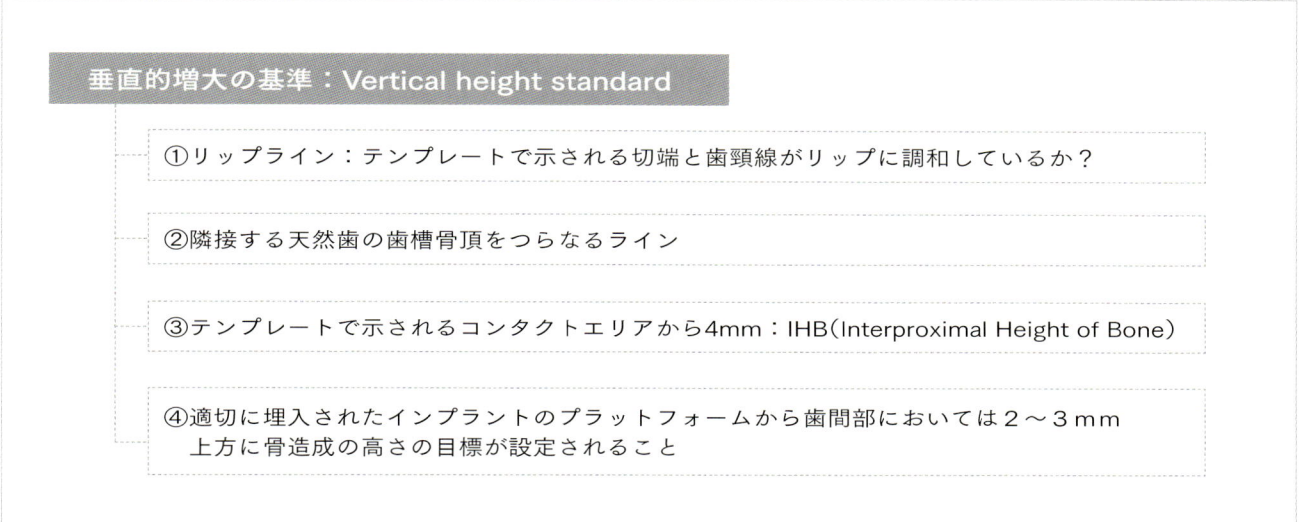

図J　水平的増大の基準：Horizontal standard．

図K　垂直的増大の基準：Vertical height standard[79]．

と報告した[76]．近年，軟組織を増大することによって骨に裂開のある場合でも良好な結果が維持される可能性も示されている[77]が，われわれはGrunderらの考えを支持して2mm以上を水平的な目標として骨造成を行い，結果を評価し，状況に応じた軟組織増大を行うべきだと考えている（図J）．

5　垂直的増大の基準：Vertical height standard

垂直的増大の基準として，
- 垂直的には隣接する天然歯の歯槽骨頂
- テンプレートで示されるコンタクトエリアから4mm[78]
- 適切に埋入されたインプラントのプラットフォームから歯間部においては2～3mm上方に骨造成の高さの目標が設定される

以上の3つの目標はすべて一致しているはずであり，もし不一致が見られる場合は，テンプレートで示されるゴールが非現実的であることを示している．そして，このような三次元的な骨造成の基準を満たすためには，患者が本来有していた骨の枠組みよりも外側に骨造成を行う可能性が生ずる．欠損が大きくリスクが高い場合は増大を優先し，インプラント埋入，二次的な増大を段階的に行うことを考慮する（図K）[79]．

以下に，症例を通して前歯部における骨造成の基準を示す（**症例16**，**症例17**）[79]．

症例16 前歯部における骨造成の基準を示す症例

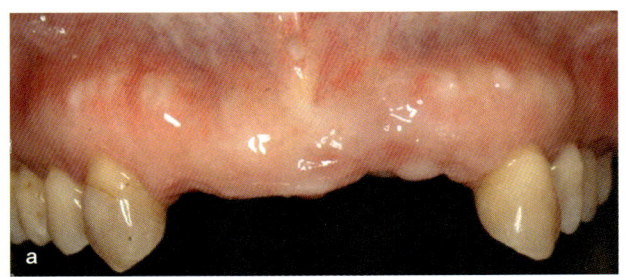
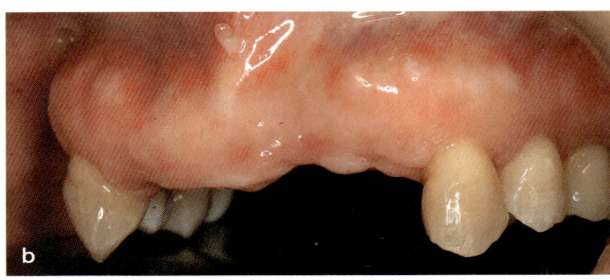

図24a, b 初診時44歳，女性．歯周治療後，矯正治療によりスペースが調整された．GBR前の状態．欠損部歯槽堤には水平的な吸収が認められ，|1 2部には高さの不足も認められる．

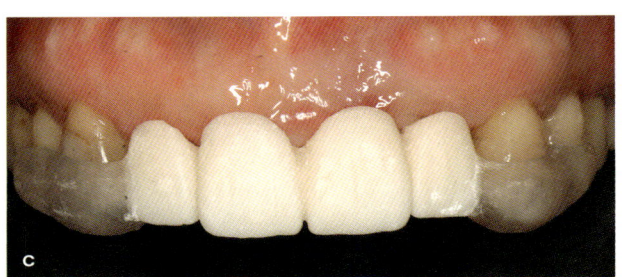
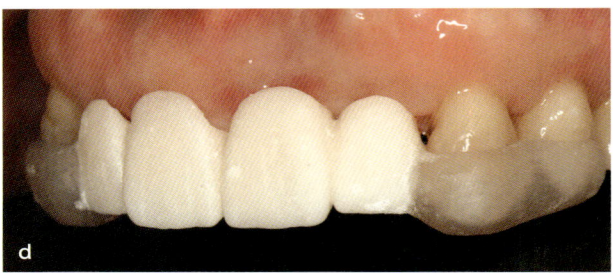

図24c, d テンプレートで再現されるコンタクトエリアは長く歯間乳頭は低く見積もられている．

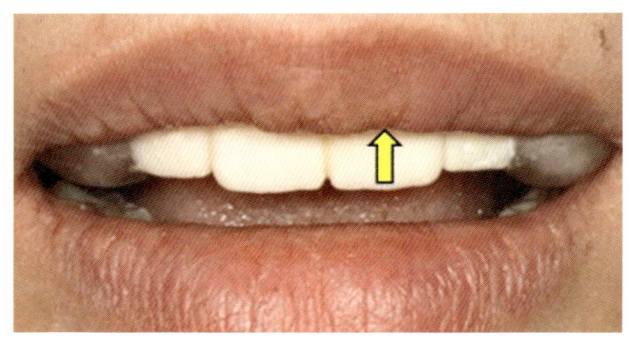

図24e 最終的に顔貌に調和した自然な外観，スマイルを獲得するために，診断用テンプレートによって，骨組織を顔貌と関連づけて評価する必要がある．

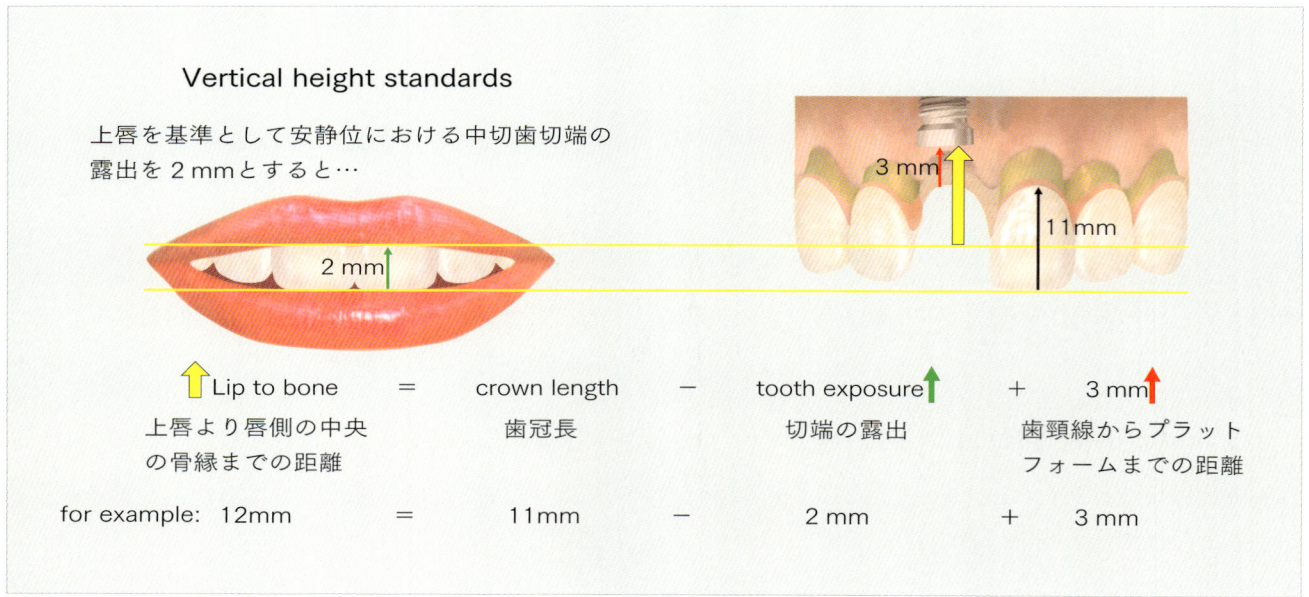

図24f 口唇を基準として骨レベルを評価すると，たとえば中切歯切端の露出を安静位で2mmとし，歯冠長を11mmとすれば，歯冠中央部において骨レベルの位置は上口唇より12mm上方となるべきだということがわかる．歯間部においてはさらに2〜3mm高い位置が目標となる．

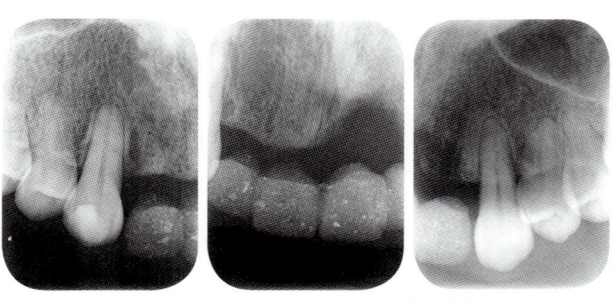

図24g エックス線診査では軟組織表面で観察されるよりも重度な骨欠損が認められる．正中と|1 2間の IHB（inter proximal height of bone）は class 3 である．

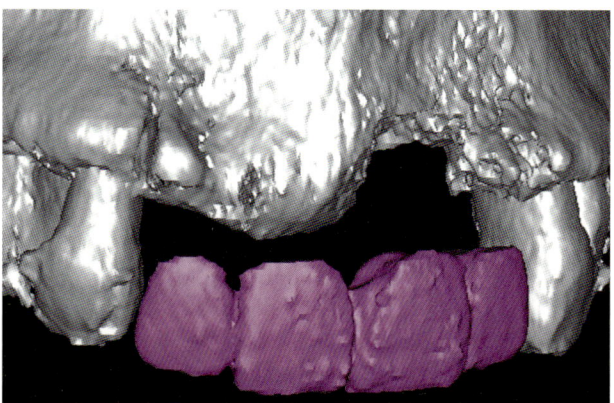

図24h CT の 3 D イメージでも三次元的な骨欠損が認められる．

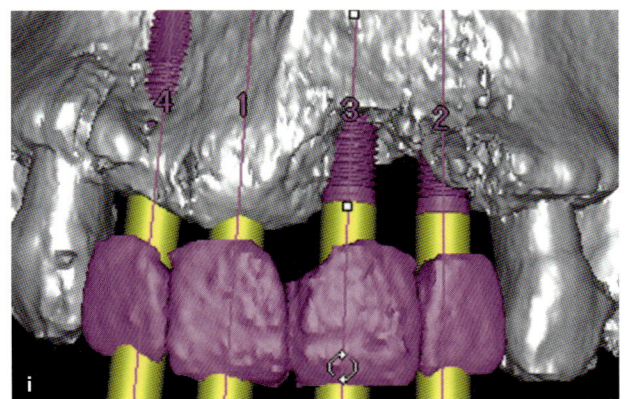

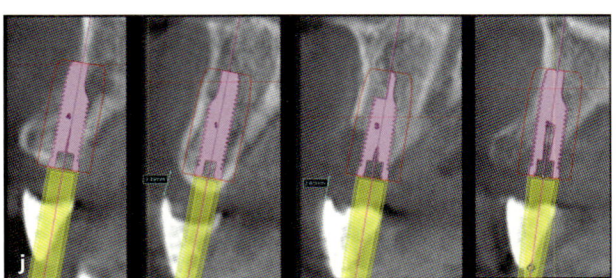

図24i, j インプラントをできるだけ既存の骨内に埋入し，ポンティックを配置する．このルールを満たすため1|，|2 を埋入部位とする計画を立てた．

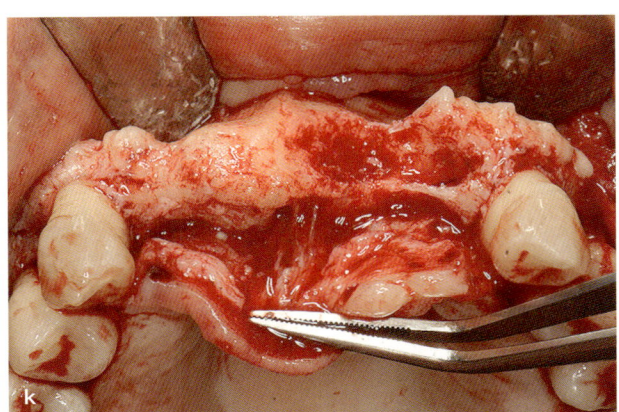

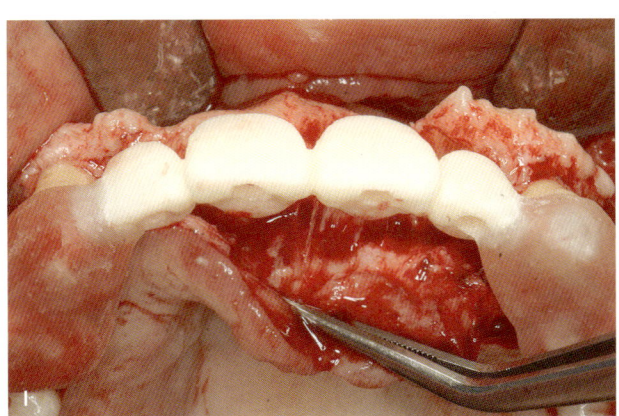

図24k, l 術中に骨欠損を評価することは非常に重要であるが，精密に評価を行うには目標となるテンプレートが不可欠である．本症例ではテンプレートで示される目標には両側中切歯において水平的な増大が必要であることがわかる．|2 においては削合して，自家骨片を採取できることがわかる．

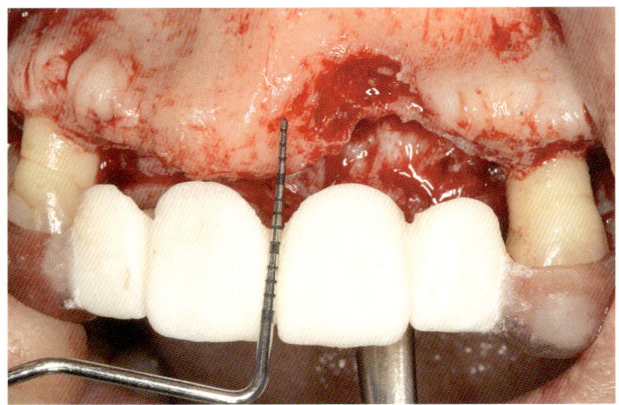

図24m 垂直的に正中から左側にかけて重度の骨欠損が認められる．

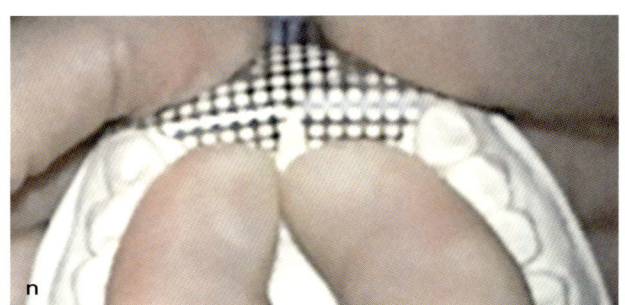 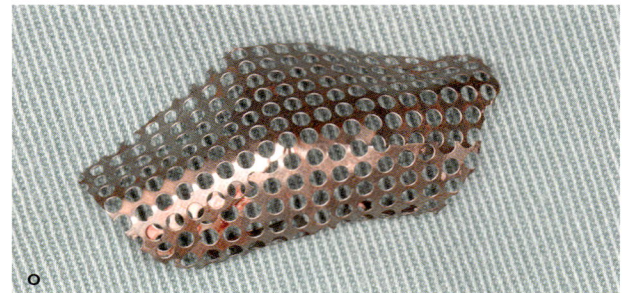

図24n, o スタディモデル上でチタンメッシュをベンディングしておく．ラインアングルに沿ってスリットを入れ，重ね合わせることにより歯槽堤に沿った湾曲を作る．

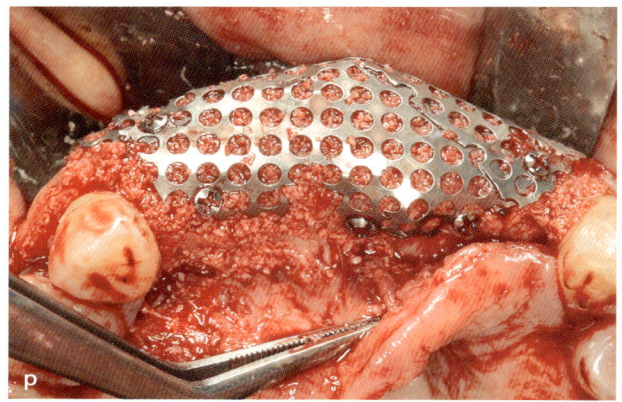 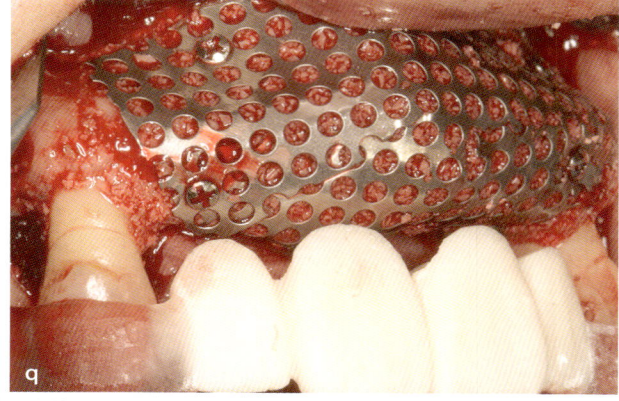

図24p, q ABBM，スクレイパーで採取された自家骨の混合移植材を移植し，チタンメッシュで被覆した．テンプレートにより増大される形態をチェックする．

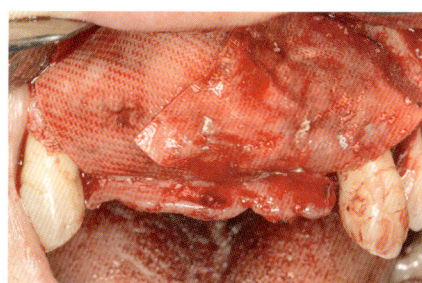 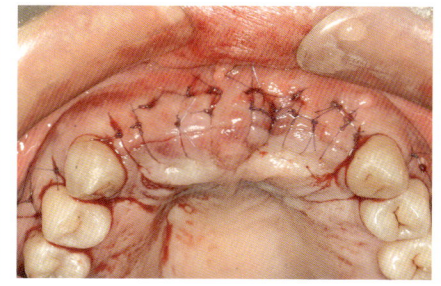 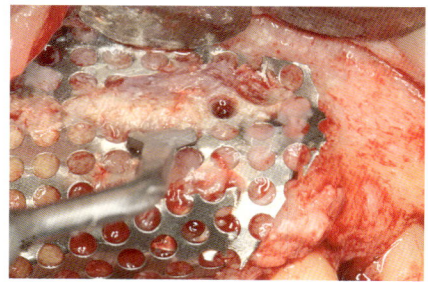

図24r クロスリンクコラーゲン膜によってすべてを被覆している．

図24s 十分な減張後，テンションフリーで一次閉鎖が達成された．

図24t 根尖側ではメッシュ上に骨の再生が認められる場合がある．

182

Chapter 5　GBRの進化とその臨床的意義

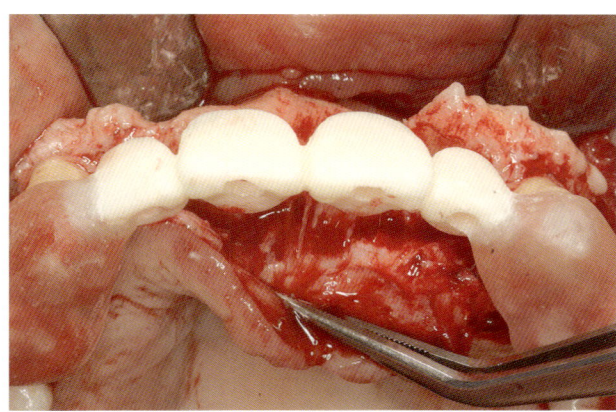

図24u　GBR前の状態.

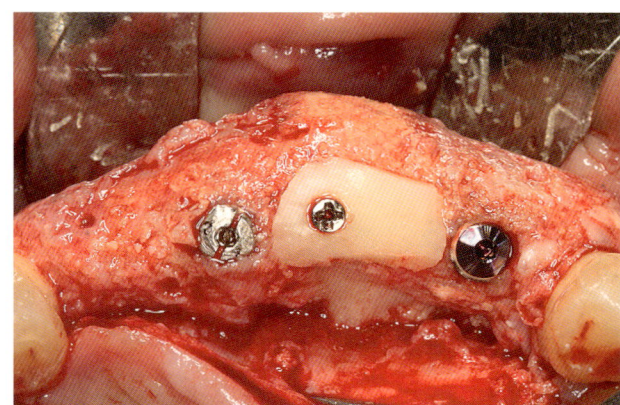

図24v　インプラント埋入後の状態.

図24w　GBR前の水平面（図24u）と比較し歯槽堤が基準どおりに再建されている．正中歯間乳頭を支持する骨形態が獲得されていることに注目．

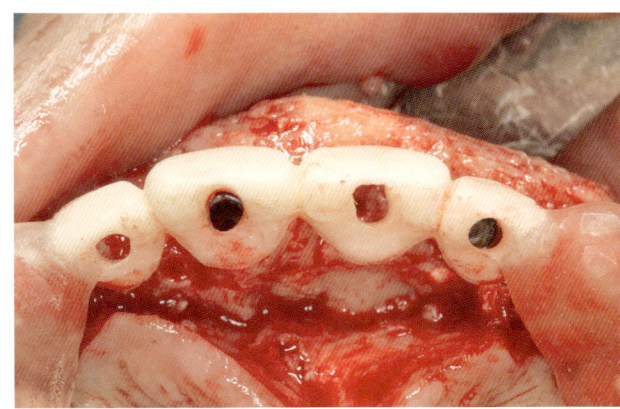

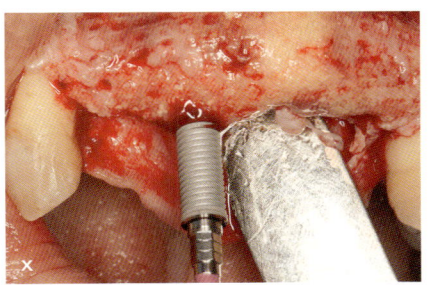
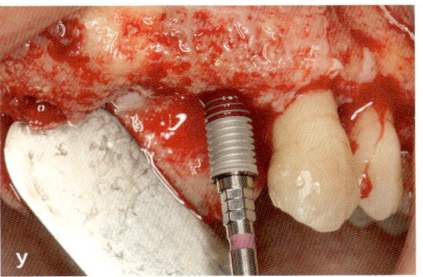

図24x, y　インプラントは十分な初期固定をもって埋入された．

図24z　除去手術を回避するため，自家骨ブロックを再生された歯槽頂にスクリューで固定した．

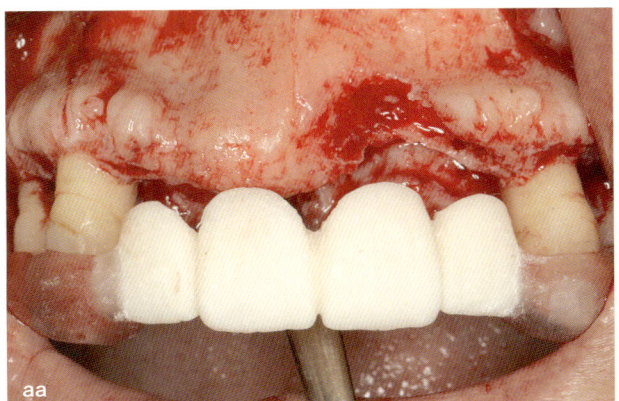
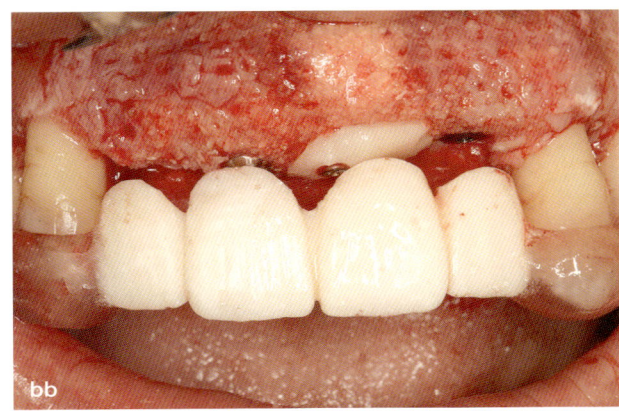

図24aa, bb　垂直的な増大目標はほぼ達成されているが，|1 2|間では若干の不足が認められる．

183

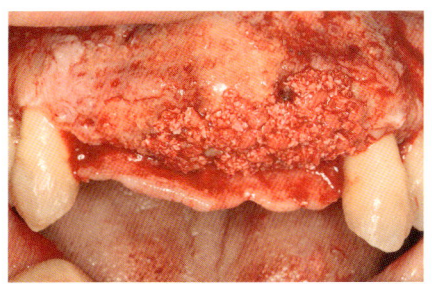
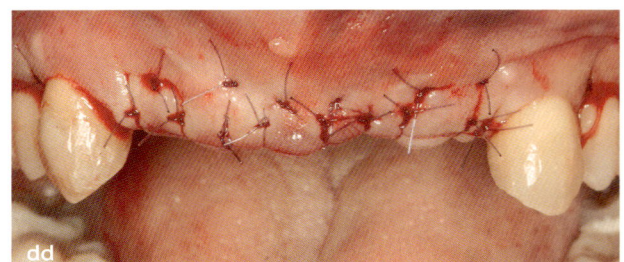
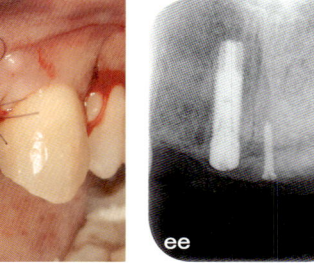

図24cc 造成が不十分な上顎左側を中心に骨移植を行った後，クロスリンクコラーゲン膜によって被覆した．

図24dd, ee 骨造成が終了した状態．エックス線的には理想的な増大がなされている．

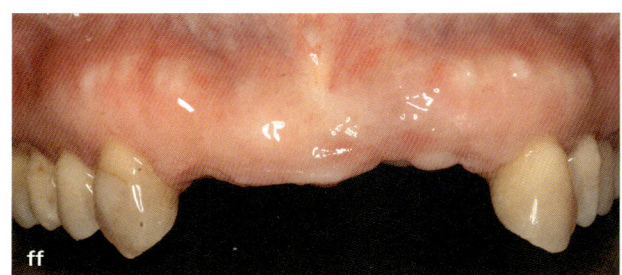
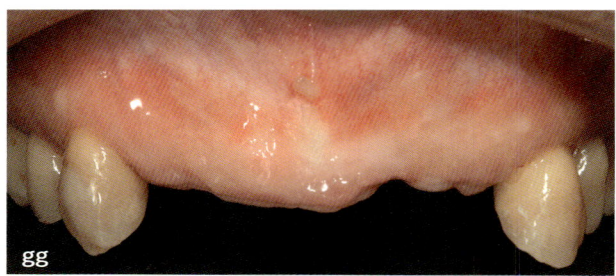

図24ff, gg 術前（ff）と2回のGBR，インプラント埋入後7か月（gg）の状態との比較．切歯部において歯槽堤の形態が三次元的に歯間乳頭頂を連ねるラインに調和して改善されていることに注目．ただし1 2間は理想的ではない．

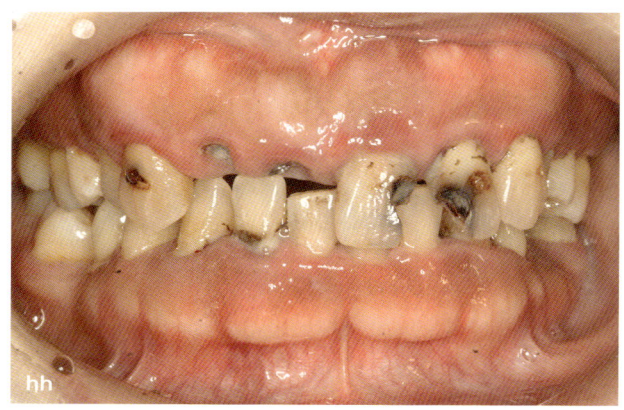

図24hh, ii 初診時（44歳女性：hh）と治療終了時（ii）の比較．歯周治療，矯正治療，インプラント治療によって審美と機能が回復された．

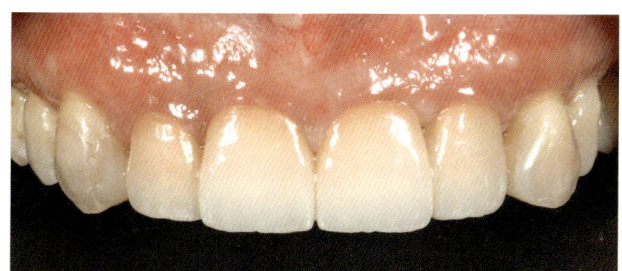
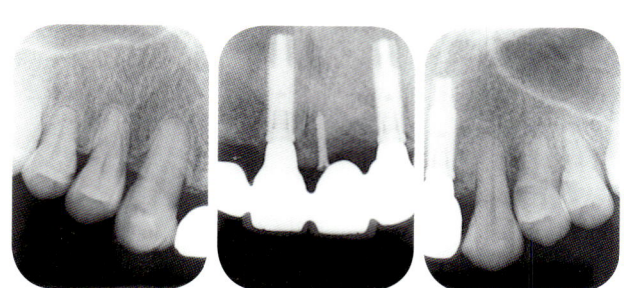

図24jj 最終補綴装置は自然な外観が得られている．適切な位置にポンティックを配置したことで，1 2間の歯間乳頭は完全ではないが，良好な軟組織形態が達成された．

図24kk 治療後のデンタルエックス線写真．術直後（ee）と比較して，追加的増大をした部分に吸収が見られる．しかし正中部の増大が正中の歯間乳頭を支持していると考えられる．

Chapter 5 GBRの進化とその臨床的意義

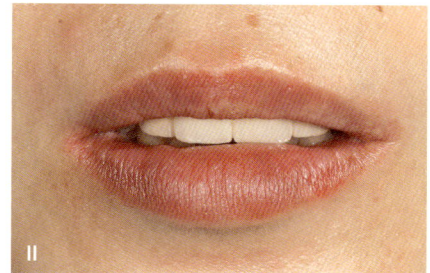
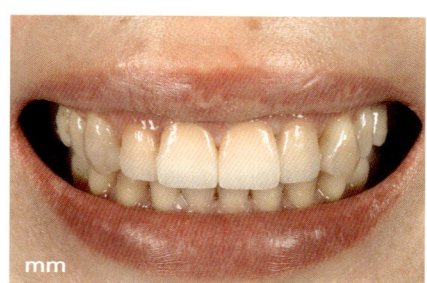

図24ll 安静位における適切な歯冠露出量．
図24mm 自然なスマイルが得られている．

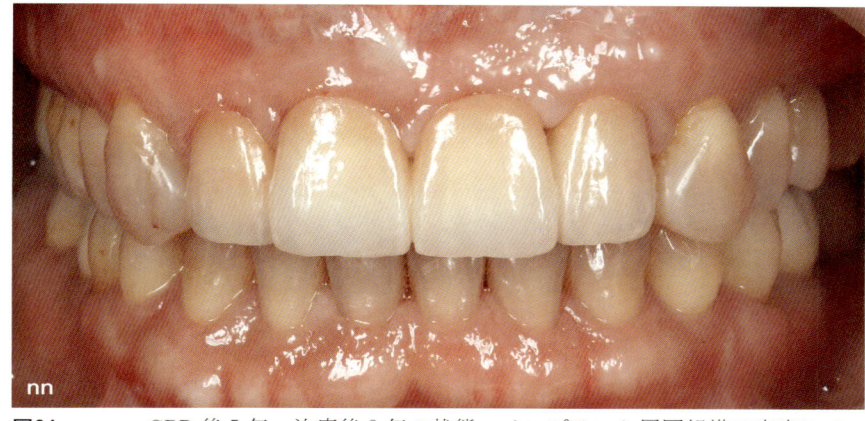
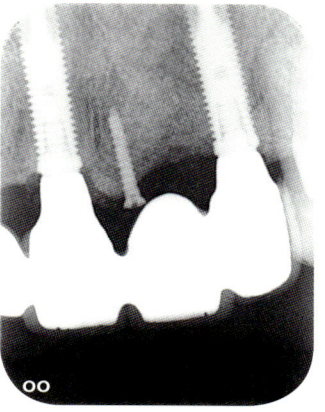

図24nn, oo GBR後5年，治療後3年の状態．インプラント周囲組織は安定している．エックス的にも治療後と比較して大きな変化はない．

症例17　重度垂直的欠損を段階的なGBRによって対応した症例

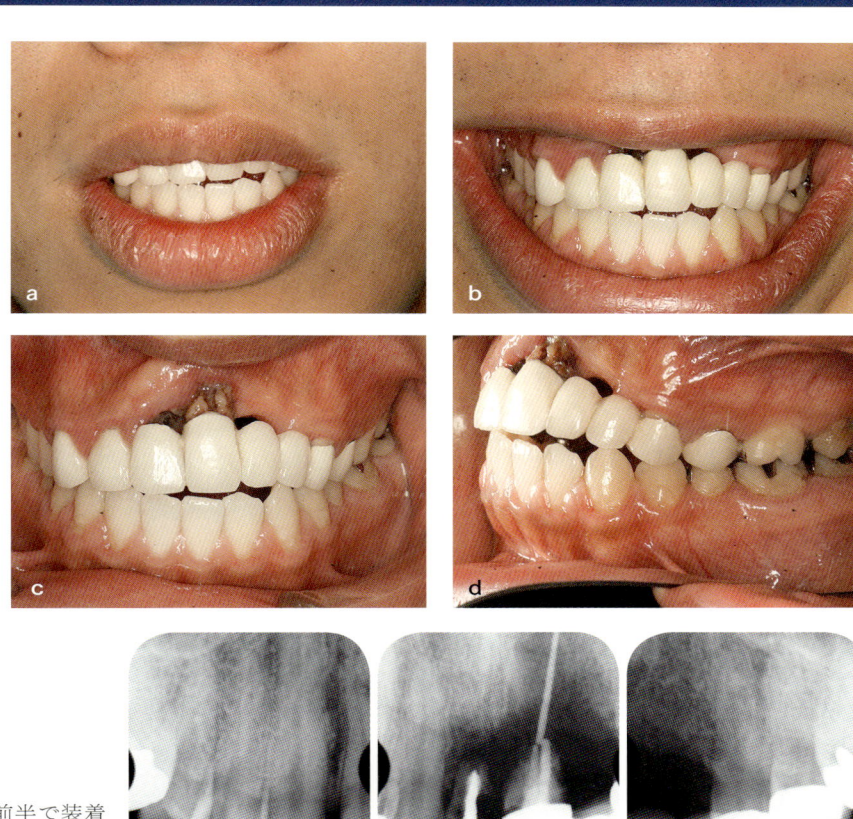

図25a〜e 患者は交通外傷によって10代前半で装着されたブリッジによって萌出が制限され，感染による重度の骨欠損に加えオープンバイトを引き起こしている．

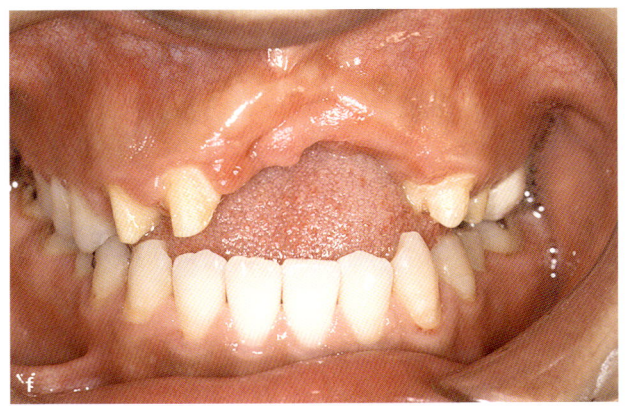
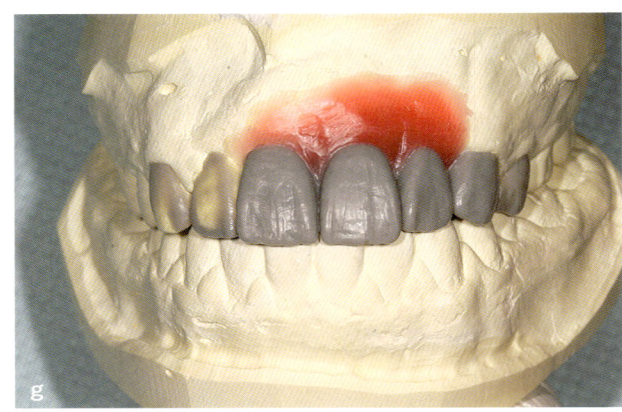

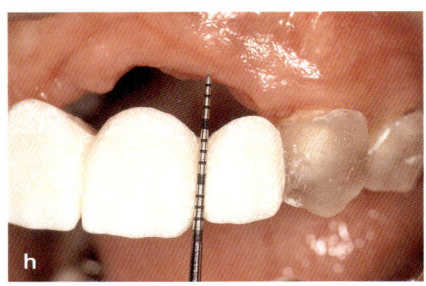
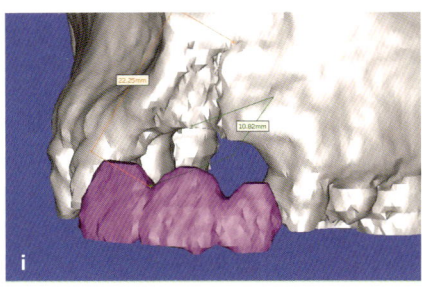
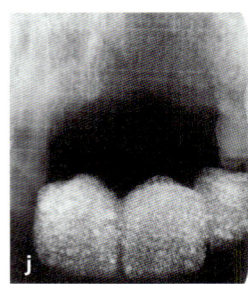

図25f〜j 予後不良歯を抜歯後に生じた欠損を三次元的に評価し，4歯欠損であるが，3歯欠損として扱い，|4を|3の代行として使用することでスペースマネジメントが可能であることがわかった．CTによる診査では重度な三次元的な組織の欠損が確認された．

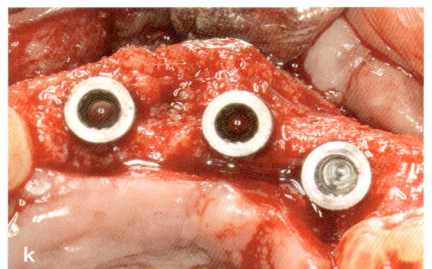
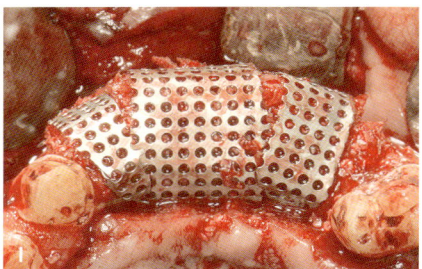
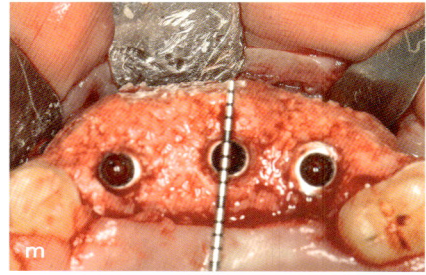

図25k〜m 独立した3枚のメッシュで唇側のラインアングルを被覆し新たな歯槽堤の形態を再現した．7か月後，インプラント唇側に約4mmの十分な硬組織が再生された．これによってリモデリングが起きても唇側で歯槽堤の形態が維持される．

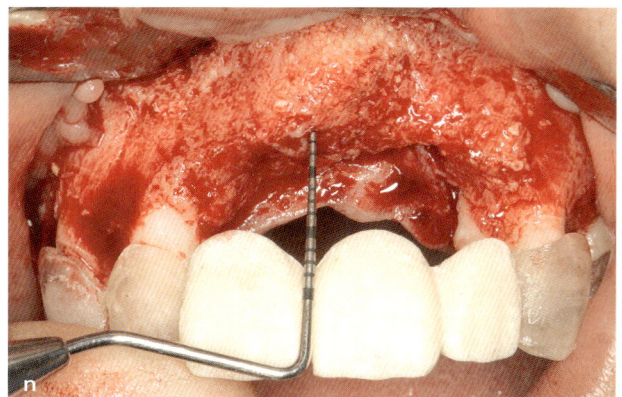
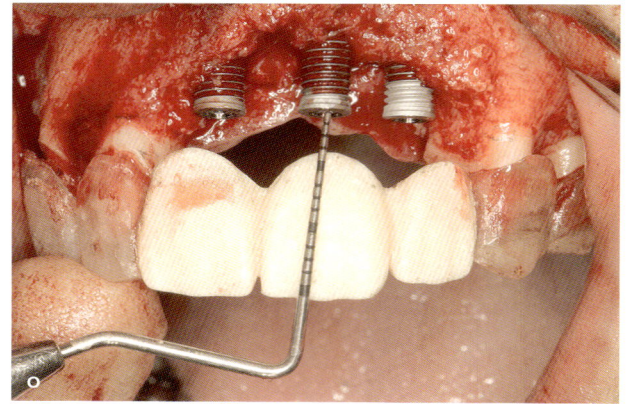

図25n, o 隣在歯の骨頂を結ぶラインとコンタクトエリアから4mmの位置にあり，テンプレートが示すFGMの位置とも一致する，つまりインプラントから約3mm上方にある．骨造成の垂直的な基準はどれも一致するはずであり，そうでなければテンプレートが示す形態は非現実的なゴールを示していることになる．

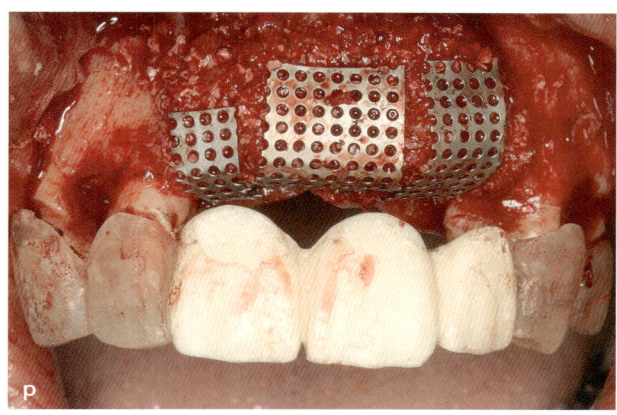
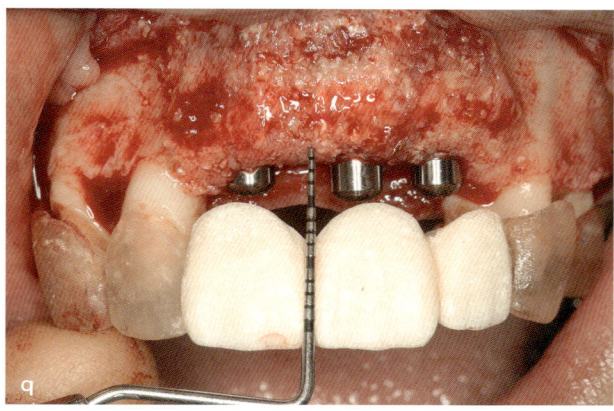

図25p, q　チタンメッシュはインプラントのカバースクリューを支持としているため前述のvertical standardを満たしていない．7か月後，インプラントは完全に再生した組織によってカバーされているが，審美性を獲得するためには不十分である．3mmの垂直的な増大が必要である．

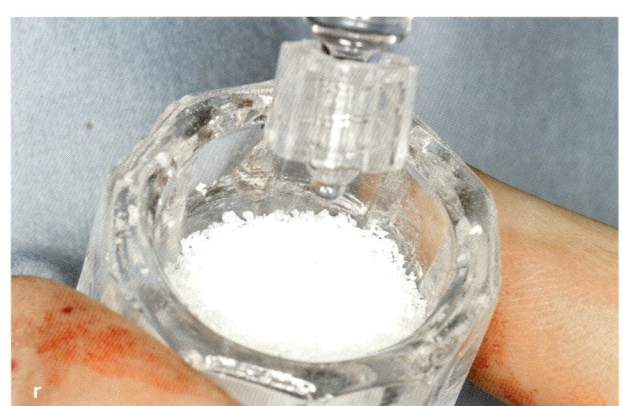
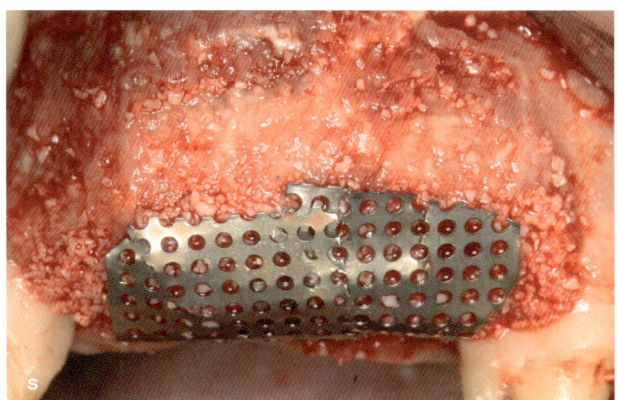

図25r, s　3mmのヒーリングアバットメントを支持としてrh-PDGFを浸漬したDBBM，チタンメッシュとコラーゲン膜を使用して二次的なGBRを行った．

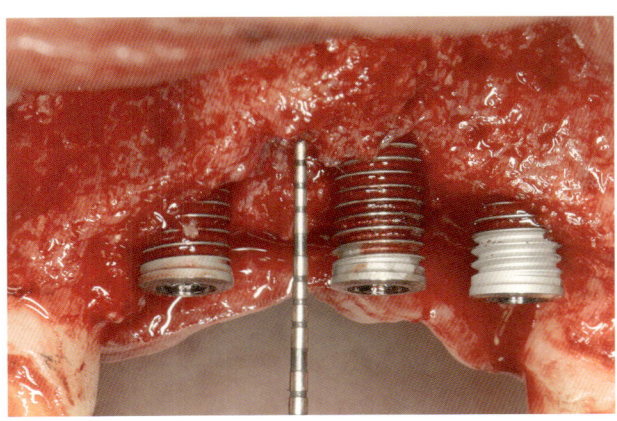
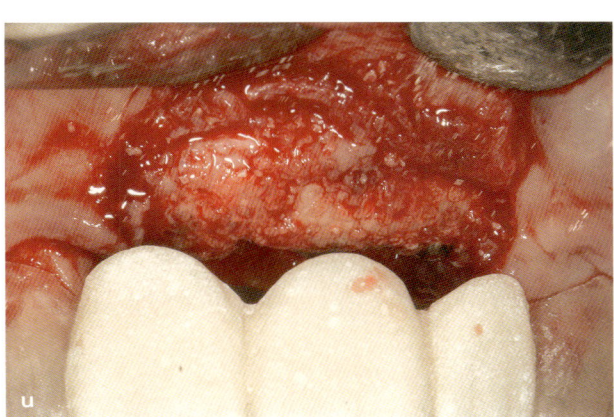

図25t, u　7か月後，同一のテンプレートによって垂直的骨造成のvertical standardが達成されていることが確認できる．2回のGBRで約9mmの純粋な垂直的骨造成が達成されている．

187

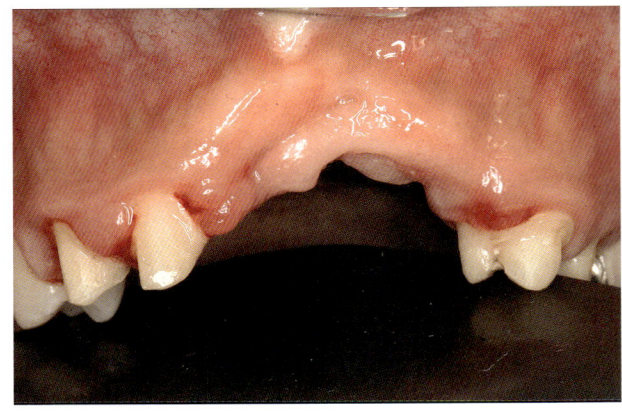

図25v 術前の正面観．重度な垂直的な欠損を認めた．

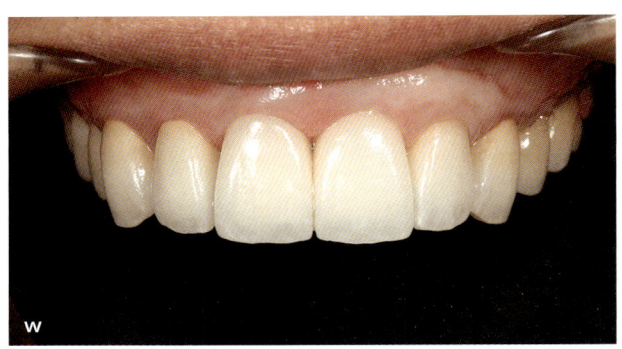
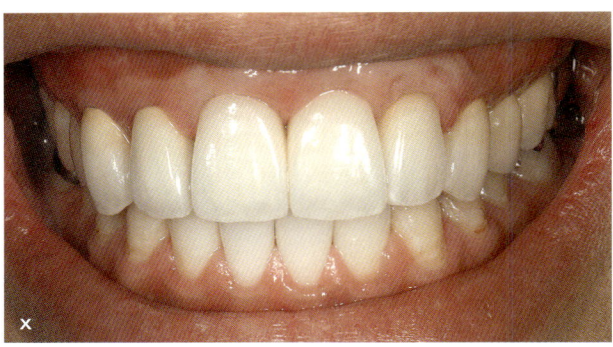

図25w, x 補綴装置は審美的な形態となり，患者の満足が得られた．

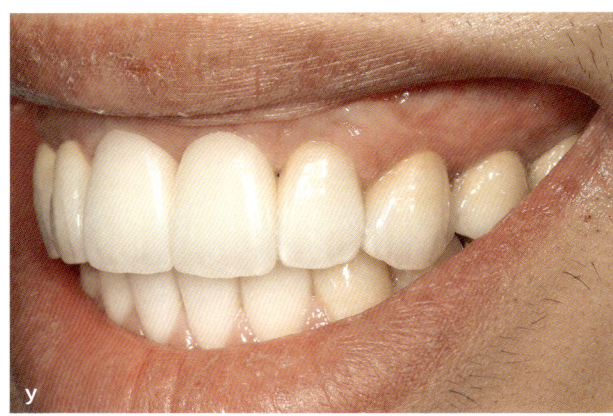
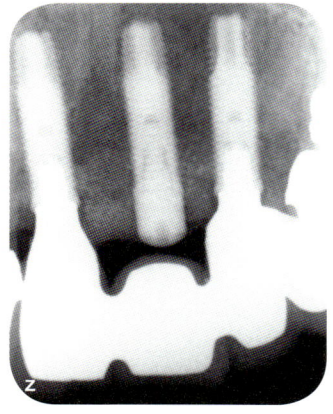
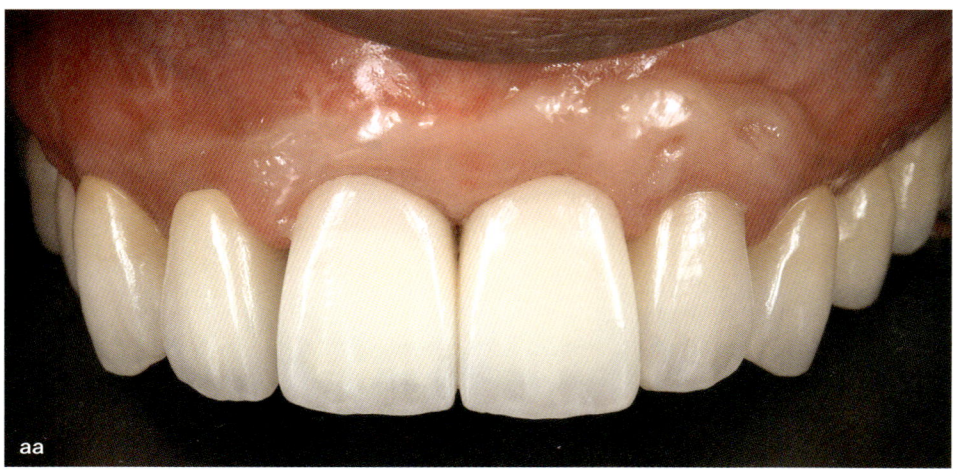

図25y〜aa 治療終了後6年．軟組織に増殖傾向と若干のインフラオクルージョンが見られるが良好に経過している．

参考症例3 前歯部多数歯欠損に対する審美インプラント治療例

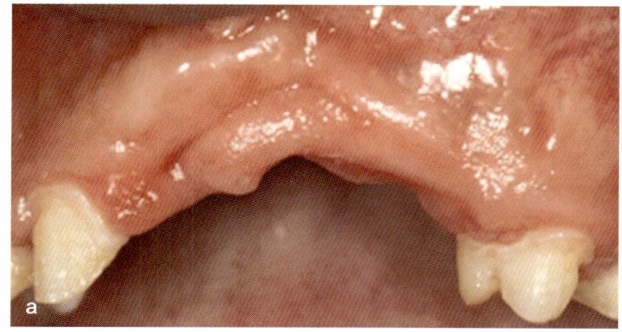
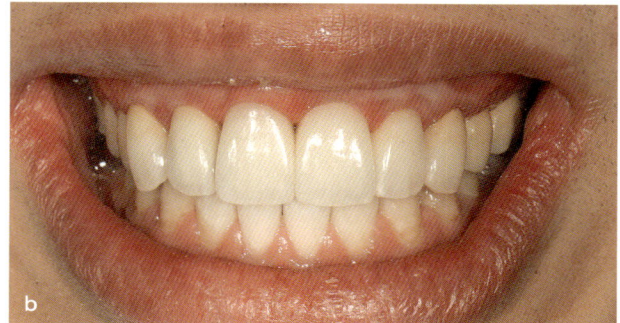
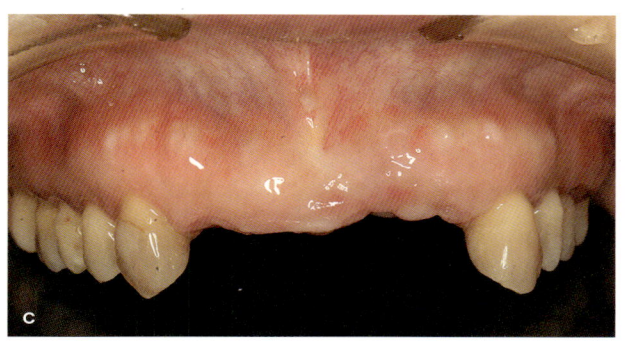
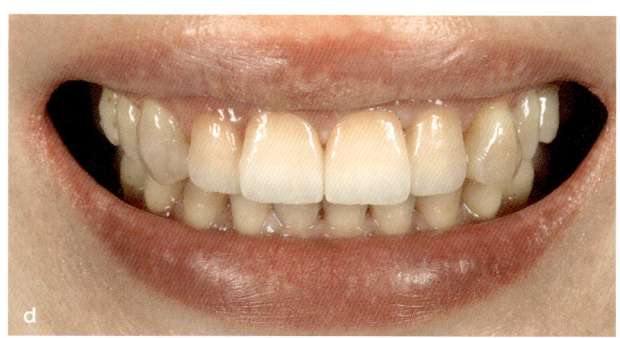
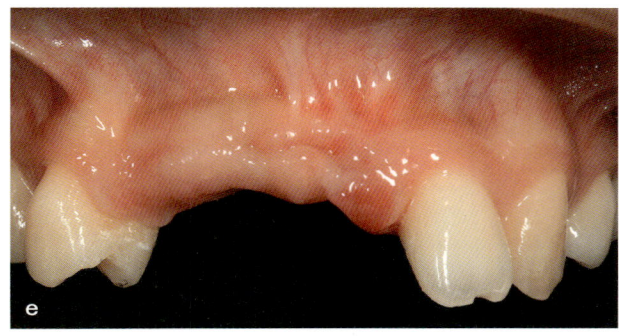
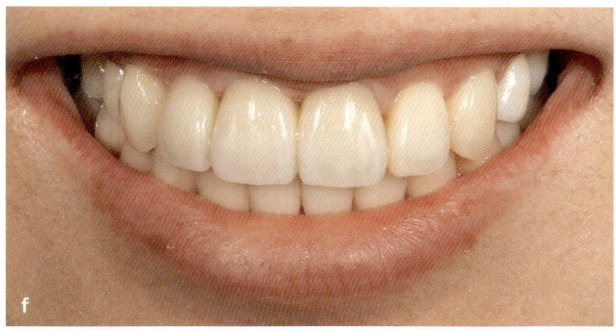

図26a〜f 前歯部における重度組織欠損．再建された組織とスマイルの調和に注目．

　前歯部における周囲組織をともなった多数歯欠損は，患者の社会生活に大きな影響を及ぼす．そして，組織を三次元的に再建し審美と機能を回復することは，インプラント治療のなかでも大きなチャレンジである．しかし，必要なステップを着実にこなして，その都度再評価し，調整を加え，最終的に満足できる結果が達成され，自然な外観に自信をもてるようになれば，患者にとって大きな福音となる（**参考症例3**）．

8．まとめ

　臨床応用が開始されておよそ30年が経過しているGBRは，インプラントの埋入計画を骨の形態が支配した外科主導インプラント埋入から補綴主導のインプラント埋入へと変換する原動力になった．それは骨移植材を併用し比較的低い侵襲で三次元的な骨造成を達成できるという利点による．近年，GBR成功の重要なファクターであるスペースメイキングの方法はチタンメッシュとコラーゲン膜，細菌の膜内への侵入を許さないチタン強化型の非吸収性膜，生体親和性が高い弾性膜を利用したsausage techniqueなど改善がなされ，フラップマネジメントに関するテクニックもより詳細に報告されている．

　ますます適応症を拡大，審美性の獲得，補綴装置の快適性の向上に寄与するチャンスが増加すると思われる．患者にとっての長期的な治療の成功を達成するためには，症例ごとに優先順位を見定め，補綴装置のデザイン，期間，費用，侵襲を考慮し術式を選択し実施することが，GBRの進化を享受するために必須となる．

参考文献

1. Tan WL, Wong TL, Wong MC, Lang NP. A systematic review of post-extractional alveolar hard and soft tissue dimensional changes in humans. Clin Oral Implants Res 2012；23 Suppl 5：1-21.
2. Benic GI, Hämmerle CH. Horizontal bone augmentation by means of guided bone regeneration. Periodontol 2000 2014；66(1)：13-40.
3. Jensen SS, Terheyden H. Bone augmentation procedures in localized defects in the alveolar ridge：clinical results with different bone grafts and bone-substitute materials. Int J Oral Maxillofac Implants 2009；24 Suppl：218-236.
4. Chiapasco M, Abati S, Romeo E, Vogel G. Clinical outcome of autogenous bone blocks or guided bone regeneration with e-PTFE membranes for the reconstruction of narrow edentulous ridges. Clin Oral Implants Res 1999；10(4)：278-288.
5. Gultekin BA, Bedeloglu E, Kose TE, Mijiritsky E. Comparison of Bone Resorption Rates after Intraoral Block Bone and Guided Bone Regeneration Augmentation for the Reconstruction of Horizontally Deficient Maxillary Alveolar Ridges. Biomed Res Int 2016；2016：4987437.
6. Rocchietta I, Simion M, Hoffmann M, Trisciuoglio D, Benigni M, Dahlin C. Vertical Bone Augmentation with an Autogenous Block or Particles in Combination with Guided Bone Regeneration: A Clinical and Histological Preliminary Study in Humans. Clin Implant Dent Relat Res 2016；18(1)：19-29.
7. Costa Mendes L, Sauvigné T, Guiol J. Morbidity of autologous bone harvesting in implantology：Literature review from 1990 to 2015. Rev Stomatol Chir Maxillofac Chir Orale 2016；117(6)：388-402.
8. Raghoebar GM, Meijndert L, Kalk WW, Vissink A. Morbidity of mandibular bone harvesting: a comparative study. Int J Oral Maxillofac Implants 2007；22(3)：359-365.
9. Cremonini CC, Dumas M, Pannuti C, Lima LA, Cavalcanti MG. Assessment of the availability of bone volume for grafting in the donor retromolar region using computed tomography：a pilot study. Int J Oral Maxillofac Implants 2010；25(2)：374-378.
10. Zerbo IR, de Lange GL, Joldersma M, Bronckers AL, Burger EH. Fate of monocortical bone blocks grafted in the human maxilla：a histological and histomorphometric study. Clin Oral Implants Res 2003；14(6)：759-766.
11. Mordenfeld A, Johansson CB, Albrektsson T, Hallman M. A randomized and controlled clinical trial of two different compositions of deproteinized bovine bone and autogenous bone used for lateral ridge augmentation. Clin Oral Implants Res 2014；25(3)：310-320.
12. Canullo L, Malagnino VA. Vertical ridge augmentation around implants by e-PTFE titanium-reinforced membrane and bovine bone matrix：a 24- to 54-month study of 10 consecutive cases. Int J Oral Maxillofac Implants 2008；23(5)：858-866.
13. Raghoebar GM, Meijndert L, Kalk WW, Vissink A. Morbidity of mandibular bone harvesting：a comparative study. Int J Oral Maxillofac Implants 2007；22(3)：359-365.
14. Proussaefs P, Lozada J. The use of intraorally harvested autogenous block grafts for vertical alveolar ridge augmentation：a human study. Int J Periodontics Restorative Dent 2005；25(4)：351-363.
15. Pallesen L, Schou S, Aaboe M, Hjorting-Hansen E, Nattestad A, Melsen F. Influence of particle size of autogenous bone grafts on the early stages of bone regeneration: a histologic and stereologic study in rabbit calvarium. Int J Oral Maxillofac Implants 2002；17(4)：498-506.
16. Zaffe D, D'Avenia F. A novel bone scraper for intraoral harvesting：a device for filling small bone defects. Clin Oral Implants Res 2007；18(4)：525-533.
17. Miron RJ, Gruber R, Hedbom E, Saulacic N, Zhang Y, Sculean A, Bosshardt DD, Buser D. Impact of bone harvesting techniques on cell viability and the release of growth factors of autografts. Clin Implant Dent Relat Res 2013；15(4)：481-489.
18. Saulacic N, Bosshardt DD, Jensen SS, Miron RJ, Gruber R, Buser D. Impact of bone graft harvesting techniques on bone formation and graft resorption：a histomorphometric study in the mandibles of minipigs. Clin Oral Implants Res 2015；26(4)：383-391.
19. Moradi Haghgoo J, Arabi SR, Hosseinipanah SM, Solgi G, Rastegarfard N, Farhadian M. Comparison of the effect of three autogenous bone harvesting methods on cell viability in rabbits. J Dent Res Dent Clin Dent Prospects 2017；11(2)：73-77.
20. Atari M, Chatakun P, Ortiz O, Mañes A, Gil-Recio C, Navarro MF, Garcia-Fernández DA, Caballé-Serrano J, Mareque J, Hernández-Alfaro F, Ferrés Padró E, Giner-Tarrida L. Viability of maxillary bone harvesting by using different osteotomy techniques. A pilot study. Histol Histopathol 2011；26(12)：1575-1583.
21. Caballé-Serrano J, Bosshardt DD, Buser D, Gruber R. Proteomic analysis of porcine bone-conditioned medium. Int J Oral Maxillofac Implants 2014；29(5)：1208-1215d.
22. Aghaloo TL, Moy PK. Which hard tissue augmentation techniques are the most successful in furnishing bony support for implant placement? Int J Oral Maxillofac Implants 2007；22 Suppl：49-70.
23. Urban IA, Jovanovic SA, Lozada JL. Vertical ridge augmentation using guided bone regeneration (GBR) in three clinical scenarios prior to implant placement：a retrospective study of 35 patients 12 to 72 months after loading. Int J Oral Maxillofac Implants 2009；24(3)：502-510.
24. Araújo MG, Linder E, Lindhe J. Bio-Oss collagen in the buccal gap at immediate implants：a 6-month study in the dog. Clin Oral Implants Res 2011；22(1)：1-8.
25. Benic GI, Mokti M, Chen CJ, Weber HP, Hämmerle CH, Gallucci GO. Dimensions of buccal bone and mucosa at immediately placed implants after 7 years: a clinical and cone beam computed tomography study. Clin Oral Implants Res 2012；23(5)：560-566.
26. Caneva M, Botticelli D, Pantani F, Baffone GM, Rangel IG Jr, Lang NP. Deproteinized bovine bone mineral in marginal defects at implants installed immediately into extraction sockets: an experimental study in dogs. Clin Oral Implants Res 2012；23(1)：106-112.

27. Artzi Z, Nemcovsky CE, Tal H, Weinberg E, Weinreb M, Prasad H, Rohrer MD, Kozlovsky A. Simultaneous versus two-stage implant placement and guided bone regeneration in the canine: histomorphometry at 8 and 16 months. J Clin Periodontol 2010；37(11)：1029-1038.

28. Christensen DK, Karoussis IK, Joss A, Hämmerle CH, Lang NP. Simultaneous or staged installation with guided bone augmentation of transmucosal titanium implants. A 3-year prospective cohort study. Clin Oral Implants Res 2003；14(6)：680-686.

29. Hämmerle CHF, Jung RE, Sanz M, Chen S, Martin WC, Jackowski J; this multicenter study group, Ivanoff CJ, Cordaro L, Ganeles J, Weingart D, Wiltfang J, Gahlert M. Submerged and transmucosal healing yield the same clinical outcomes with two-piece implants in the anterior maxilla and mandible：interim 1-year results of a randomized, controlled clinical trial. Clin Oral Implants Res 2012；23(2)：211-219.

30. Schenk RK, Buser D, Hardwick WR, Dahlin C. Healing pattern of bone regeneration in membrane-protected defects: a histologic study in the canine mandible. Int J Oral Maxillofac Implants 1994；9(1)：13-29.

31. Huynh-Ba G, Pjetursson BE, Sanz M, Cecchinato D, Ferrus J, Lindhe J, Lang NP. Analysis of the socket bone wall dimensions in the upper maxilla in relation to immediate implant placement. Clin Oral Implants Res 2010；21(1)：37-42.

32. Heitz-Mayfield LJ, Trombelli L, Heitz F, Needleman I, Moles D. A systematic review of the effect of surgical debridement vs non-surgical debridement for the treatment of chronic periodontitis. J Clin Periodontol 2002；29 Suppl 3：92-102; discussion 160-162.

33. Blanco J, Nuñez V, Aracil L, Muñoz F, Ramos I. Ridge alterations following immediate implant placement in the dog: flap versus flapless surgery. J Clin Periodontol 2008；35(7)：640-648.

34. Jung RE, Fenner N, Hämmerle CH, Zitzmann NU. Long-term outcome of implants placed with guided bone regeneration (GBR) using resorbable and non-resorbable membranes after 12-14 years. Clin Oral Implants Res 2013；24(10)：1065-1073.

35. Beretta M, Cicciù M, Poli PP, Rancitelli D, Bassi G, Grossi GB, Maiorana C. A Retrospective Evaluation of 192 Implants Placed in Augmented Bone: Long-Term Follow-Up Study. J Oral Implantol 2015；41(6)：669-674.

36. Urban IA, Monje A, Lozada JL, Wang HL. Long-term Evaluation of Peri-implant Bone Level after Reconstruction of Severely Atrophic Edentulous Maxilla via Vertical and Horizontal Guided Bone Regeneration in Combination with Sinus Augmentation：A Case Series with 1 to 15 Years of Loading. Clin Implant Dent Relat Res 2017；19(1)：46-55.

37. Simion M, Ferrantino L, Idotta E, Zarone F. Turned Implants in Vertical Augmented Bone: A Retrospective Study with 13 to 21 Years Follow-Up. Int J Periodontics Restorative Dent 2016；36(3)：309-317.

38. Roccuzzo M, Savoini M, Dalmasso P, Ramieri G. Long-term outcomes of implants placed after vertical alveolar ridge augmentation in partially edentulous patients：a 10-year prospective clinical study. Clin Oral Implants Res 2017；28(10)：1204-1210.

39. Urban IA, Jovanovic SA, Lozada JL. Vertical ridge augmentation using guided bone regeneration (GBR) in three clinical scenarios prior to implant placement：a retrospective study of 35 patients 12 to 72 months after loading. Int J Oral Maxillofac Implants 2009；24(3)：502-510.

40. Keestra JA, Barry O, Jong Ld, Wahl G. Long-term effects of vertical bone augmentation：a systematic review. J Appl Oral Sci 2016；24(1)：3-17.

41. Simion M, Fontana F, Rasperini G, Maiorana C. Long-term evaluation of osseointegrated implants placed in sites augmented with sinus floor elevation associated with vertical ridge augmentation: a retrospective study of 38 consecutive implants with 1- to 7-year follow-up. Int J Periodontics Restorative Dent 2004；24(3)：208-221.

42. Simion M, Jovanovic SA, Tinti C, Benfenati SP. Long-term evaluation of osseointegrated implants inserted at the time or after vertical ridge augmentation. A retrospective study on 123 implants with 1-5 year follow-up. Clin Oral Implants Res 2001；12(1)：35-45.

43. Jensen SS, Bosshardt DD, Gruber R, Buser D. Long-term stability of contour augmentation in the esthetic zone: histologic and histomorphometric evaluation of 12 human biopsies 14 to 80 months after augmentation. J Periodontol 2014；85(11)：1549-1556.

44. Urban IA, Monje A, Wang HL. Vertical Ridge Augmentation and Soft Tissue Reconstruction of the Anterior Atrophic Maxillae：A Case Series. Int J Periodontics Restorative Dent 2015；35(5)：613-623.

45. Karthikeyan I, Desai SR, Singh R. Short implants: A systematic review. J Indian Soc Periodontol 2012；16(3)：302-312.

46. Srinivasan M, Vazquez L, Rieder P, Moraguez O, Bernard JP, Belser UC. Survival rates of short (6 mm) micro-rough surface implants：a review of literature and meta-analysis. Clin Oral Implants Res 2014；25(5)：539-545.

47. Wen X, Liu R, Li G, Deng M, Liu L, Zeng XT, Nie X. History of periodontitis as a risk factor for long-term survival of dental implants: a meta-analysis. Int J Oral Maxillofac Implants 2014；29(6)：1271-1280.

48. Katafuchi M, Weinstein BF, Leroux BG, Chen YW, Daubert DM. Restoration contour is a risk indicator for peri-implantitis: A cross-sectional radiographic analysis. J Clin Periodontol 2018；45(2)：225-232.

49. Mir-Mari J, Wui H, Jung RE, Hämmerle CH, Benic GI. Influence of blinded wound closure on the volume stability of different GBR materials: an in vitro cone-beam computed tomographic examination. Clin Oral Implants Res 2016；27(2)：258-265.

50. Urban IA, Nagursky H, Lozada JL, Nagy K. Horizontal ridge augmentation with a collagen membrane and a combination of particulated autogenous bone and anorganic bovine bone-derived mineral：a prospective case series in 25 patients. Int J Periodontics Restorative Dent 2013；33(3)：299-307.

51. Simion M, Trisi P, Maglione M, Piattelli A. Bacterial penetration in vitro through GTAM membrane with and without topical chlorhexidine application. A light and scanning electron microscopic study. J Clin Periodontol 1995；22(4)：321-331.

52. Machtei EE. The effect of membrane exposure on the outcome of regenerative procedures in humans: a meta-analysis. J Periodontol 2001；72(4)：512-516.

53. Walters SP, Greenwell H, Hill M, Drisko C, Pickman K, Scheetz JP. Comparison of porous and non-porous teflon membranes plus a xenograft in the treatment of vertical osseous defects：a clinical reentry study. J Periodontol 2003；74(8)：1161-1168.

54. Hoffmann O, Bartee BK, Beaumont C, Kasaj A, Deli G, Zafiropoulos GG. Alveolar bone preservation in extraction sockets using non-resorbable dPTFE membranes：a retrospective non-randomized study. J Periodontol 2008；79(8)：1355-1369.

55. Bartee BK, Carr JA. Evaluation of a high-density polytetrafluoroethylene (n-PTFE) membrane as a barrier material to facilitate guided bone regeneration in the rat mandible. J Oral Implantol 1995；21(2)：88-95.

56. Barber HD, Lignelli J, Smith BM, Bartee BK. Using a dense PTFE membrane without primary closure to achieve bone and tissue regeneration. J Oral Maxillofac Surg 2007；65(4)：748-752.

57. Ronda M, Rebaudi A, Torelli L, Stacchi C. Expanded vs. dense polytetrafluoroethylene membranes in vertical ridge augmentation around dental implants: a prospective randomized controlled clinical trial. Clin Oral Implants Res 2014；25(7)：859-866.

58. Urban IA, Lozada JL, Jovanovic SA, Nagursky H, Nagy K. Vertical ridge augmentation with titanium-reinforced, dense-PTFE membranes and a combination of particulated autogenous bone and anorganic bovine bone-derived mineral: a prospective case series in 19 patients. Int J Oral Maxillofac Implants 2014；29(1)：185-193.

59. Urban IA, Jovanovic SA, Lozada JL. Vertical ridge augmentation using guided bone regeneration (GBR) in three clinical scenarios prior to implant placement：a retrospective study of 35 patients 12 to 72 months after loading. Int J Oral Maxillofac Implants 2009；24(3)：502-510.

60. Urban I, Caplanis N, Lozada JL. Simultaneous vertical guided bone regeneration and guided tissue regeneration in the posterior maxilla using recombinant human platelet-derived growth factor: a case report. J Oral Implantol 2009；35(5)：251-256.

61. Boyne PJ, Cole MD, Stringer D, Shafqat JP. A technique for osseous restoration of deficient edentulous maxillary ridges. J Oral Maxillofac Surg 1985；43(2)：87-91.

62. Schopper CH, Goriwoda W, Moser D. Long-term results after guided bone regeneration with resorbable and microporous titanium membranes. J Oral Maxillofac Surg Clin North Am 2001；13：449.

63. von Arx T, Hardt N, Wallkamm B. The TIME technique: a new method for localized alveolar ridge augmentation prior to placement of dental implants. Int J Oral Maxillofac Implants 1996；11(3)：387-394.

64. Roccuzzo M, Ramieri G, Spada MC, Bianchi SD, Berrone S. Vertical alveolar ridge augmentation by means of a titanium mesh and autogenous bone grafts. Clin Oral Implants Res 2004；15(1)：73-81.

65. Louis PJ, Gutta R, Said-Al-Naief N, Bartolucci AA. Reconstruction of the maxilla and mandible with particulate bone graft and titanium mesh for implant placement. J Oral Maxillofac Surg 2008；66(2)：235-245.

66. Corinaldesi G, Pieri F, Sapigni L, Marchetti C. Evaluation of survival and success rates of dental implants placed at the time of or after alveolar ridge augmentation with an autogenous mandibular bone graft and titanium mesh：a 3 - to 8 -year retrospective study. Int J Oral Maxillofac Implants 2009；24(6)：1119 - 1128.

67. Degidi M, Scarano A, Piattelli A. Regeneration of the alveolar crest using titanium micromesh with autologous bone and a resorbable membrane. J Oral Implantol 2003；29(2)：86 - 90.

68. Rasia-dal Polo M, Poli PP, Rancitelli D, Beretta M, Maiorana C. Alveolar ridge reconstruction with titanium meshes：a systematic review of the literature. Med Oral Patol Oral Cir Bucal 2014；19(6)：e639 - 646.

69. Funato A, Ishikawa T, Kitajima H, Yamada M, Moroi H. A novel combined surgical approach to vertical alveolar ridge augmentation with titanium mesh, resorbable membrane, and rhPDGF-BB：a retrospective consecutive case series. Int J Periodontics Restorative Dent 2013；33(4)：437 - 445.

70. Gao SS, Zhang YR, Zhu ZL, Yu HY. Micromotions and combined damages at the dental implant/bone interface. Int J Oral Sci 2012；4 (4)：182 - 188.

71. Brunski JB. Avoid pitfalls of overloading and micromotion of intraosseous implants. Dent Implantol Update 1993; 4 (10):77 - 81.

72. Aspenberg P, Goodman S, Toksvig-Larsen S, Ryd L, Albrektsson T. Intermittent micromotion inhibits bone ingrowth. Titanium implants in rabbits. Acta Orthop Scand 1992；63(2)：141 - 145.

73. Ronda M, Stacchi C. Management of a coronally advanced lingual flap in regenerative osseous surgery: a case series introducing a novel technique. Int J Periodontics Restorative Dent 2011；31(5)：505 - 513.

74. Hochman MN, Chu SJ, Tarnow DP. Maxillary anterior papilla display during smiling：a clinical study of the interdental smile line. Int J Periodontics Restorative Dent 2012；32(4)：375 - 383.

75. Schwarz F, Sahm N, Becker J. Impact of the outcome of guided bone regeneration in dehiscence-type defects on the long-term stability of peri-implant health: clinical observations at 4 years. Clin Oral Implants Res 2012;23(2):191 - 196.

76. Grunder U, Gracis S, Capelli M. Influence of the 3 -D bone-to-implant relationship on esthetics. Int J Periodontics Restorative Dent 2005；25(2)：113 - 119.

77. Stefanini M, Felice P, Mazzotti C, Marzadori M, Gherlone EF, Zucchelli G. Transmucosal Implant Placement with Submarginal Connective Tissue Graft in Area of Shallow Buccal Bone Dehiscence：A Three-Year Follow-Up Case Series. Int J Periodontics Restorative Dent 2016；36(5)：621 - 630.

78. Salama H, Salama MA, Garber D, Adar P. The interproximal height of bone: a guidepost to predictable aesthetic strategies and soft tissue contours in anterior tooth replacement. Pract Periodontics Aesthet Dent 1998；10(9)：1131 - 1141；quiz 1142.

79. Ishikawa T, Salama M, Funato A, Kitajima H, Moroi H, Salama H, Garber D. Three-dimensional bone and soft tissue requirements for optimizing esthetic results in compromised cases with multiple implants. Int J Periodontics Restorative Dent 2010；30(5)：503 - 511.

80. Urban IA, Monje A, Wang HL. Vertical Ridge Augmentation and Soft Tissue Reconstruction of the Anterior Atrophic Maxillae：A Case Series. Int J Periodontics Restorative Dent 2015；35(5)：613- 623.

インプラント周囲軟組織のマネジメント

Management of Implant Soft Tissue

　吸収した顎堤が骨を失っていることは，容易に想像がつく．しかし骨造成処置の後，喪失していたのは硬組織だけではなく，軟組織も不足していることが明らかとなる．もともとの患者固有の軟組織の量と性質は個人差が大きく，インプラントサイトにおける軟組織の状態もさまざまである．したがって，インプラント治療における軟組織のマネジメントは骨組織を対象とする処置よりも，複雑で考慮することが多い．本章では，術式，タイミングを部位，状況に応じて適切に選択するためのアイデアをまとめてみたい．

1. 軟組織マネジメントの必要性

インプラントに支持される最終補綴装置がどのような審美性と機能性を発揮するかは，そのフレームとなるインプラント周囲軟組織の形態，質，色，表面性状に依存する[1]．つまり，適切なポジションに適切な形態の補綴装置を設置するためには，その位置にそれを可能とする軟組織が存在していなければならない．

吸収が進行した歯槽堤は，骨だけではなく軟組織も喪失していると考えられる．骨造成による歯槽堤増大が成功しても，補綴装置が軟組織から立ち上がる部分，エマージェンスプロファイルの周辺組織の不足を補うことはできないことが多い．それは，単独歯でも多数歯欠損においても認められる．

代表的な骨造成処置であるGBRや骨移植は，増加した体積を頬側あるいは舌側のフラップを減張することによって一次閉鎖することで達成される．この場合，減張される部位は歯槽粘膜部であり，角化粘膜部は歯冠側に引き上げられ，raw to raw surfaceで縫合されることにより，場合によってはその幅をさらに減少させられる可能性がある．その結果，骨が存在する部位では形態は十分に回復されるが，骨の存在しないエマージェンスプロファイル周辺，つまり歯槽頂上ではインプラント周囲角化粘膜は不足することになる（**症例1，2**）．

このように，臨床的な観察から軟組織増大の必要性は明らかだが，インプラントの審美性と健康を維持するために必要な軟組織の質・量に関しては明確なコンセンサスが得られていない[2]．

かつてBerglundhらはビーグル犬を使い，アバットメント結合時に意図的にフラップの厚さを，結合組織層を切除して2mm以下にした場合，6か月後には骨頂が吸収したが，4mmの厚さを示していたコントロール群では6か月後も軟組織が骨頂で安定していたことから，インプラント周囲の骨を維持するためには一定の厚さの軟組織が必要であることが示された[3]．

近年，Linkeviciusらによって，歯槽頂における軟組織の厚さが2mm以下である場合，インプラントを2mm歯槽頂上に埋入しても，約1.45mmの骨吸収が起こり，2.5mmより厚い場合の骨吸収は

> **症例1** GBRおよびCTGが必要だった症例（単独歯欠損）

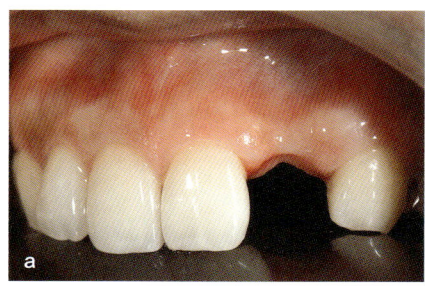
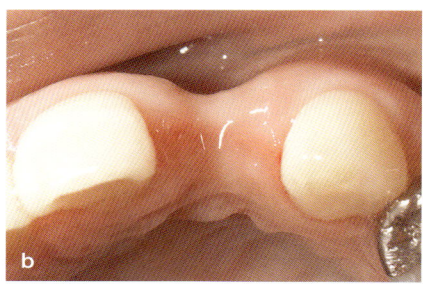

図1a, b 患者は35歳，女性．歯槽堤は水平的，垂直的に吸収している．

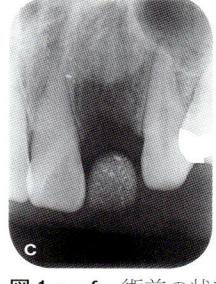
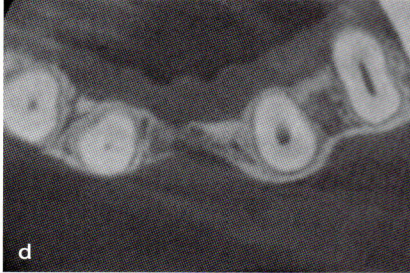
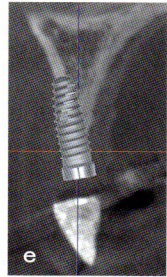
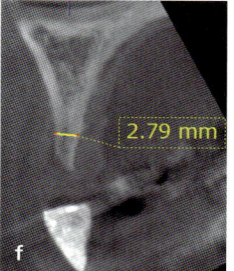

図1c〜f 術前の状態．デンタルエックス線写真，CT像の所見から骨組織の不足は明らかである．このような場合，実際は軟組織も不足している．

Chapter 6　インプラント周囲軟組織のマネジメント

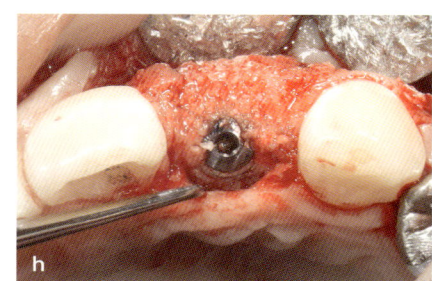

図1 g, h　GBRの術前（g）および術後（h）．骨組織は三次元的に十分に再建されている．

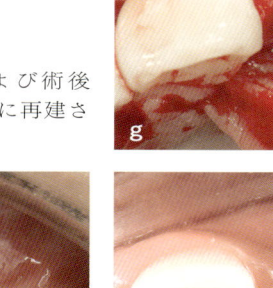
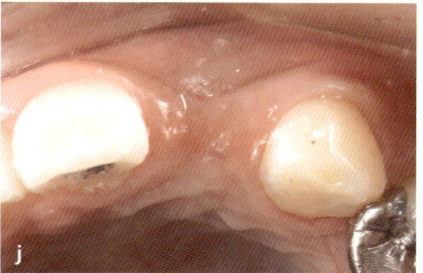
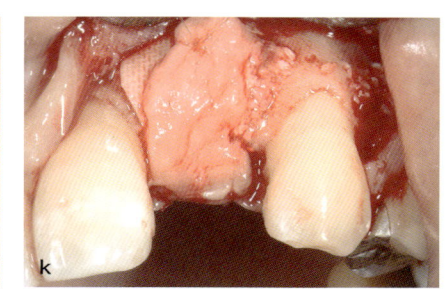

図1 i, j　GBR後の正面観（i）と咬合面観（j）．術前と比較し，歯槽部では増大されているが，歯槽頂付近や補綴装置が立ち上がる部分においては形態が不十分である．この部位には歯槽骨は存在しない．つまり軟組織の不足に起因している．

図1 k　上顎結節から採取された結合組織が歯槽頂から唇側に移植された．

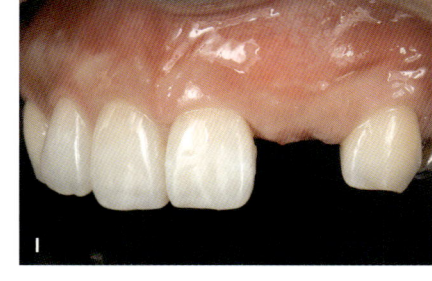
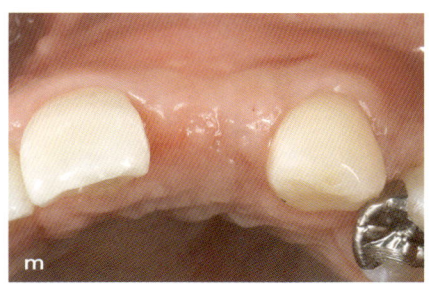

図1 l, m　軟組織増大後の正面観（l）と咬合面観（m）．エマージェンスプロファイルの周辺において理想的な顎堤が再建されている．

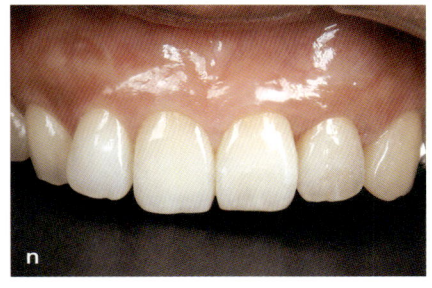
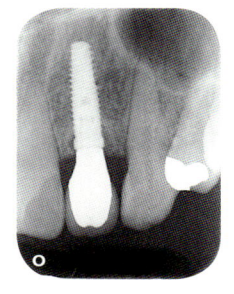

図1 n, o　歯槽部，エマージェンスプロファイルの周辺ともに十分な増大がなされ，自然な形態となっている．

0.175mm程度に抑制されることを報告され，その後，軟組織が薄いとプラットフォームスイッチングの効果が現れないこと[4]，また軟組織が薄くても増大することにより，骨吸収を抑制できることの可能性を示している[5]．

　その後，Eekerenらも，軟組織の厚さが2mm以下であってもインプラントを2.5mm骨縁上に埋入することで骨吸収を－0.1±0.5 mmに抑制でき，2mmより厚い場合の－0.2±0.4 mmと比較して有意差がないとしたが，骨レベルに埋入した場合はそれぞれ－0.6±0.5 mmと，－0.2±0.4 mmで薄い場合のほうがより骨吸収量が大きいことを報告している[6]．

　軟組織の高さが不十分であると，アバットメント連結後，骨喪失がより大きいため，歯槽頂の骨を維持するためには高さを確保することが重要であることがわかる．そしてGBRによって軟組織の厚さが減少する可能性があることがこれまでに報告されている[7〜9]．実際の臨床においても，GBRの治癒期間中に軟組織が薄くなり，内部のメッシュが透過す

195

症例2　多数歯欠損における審美性回復に軟組織マネジメントの必要性を示す症例

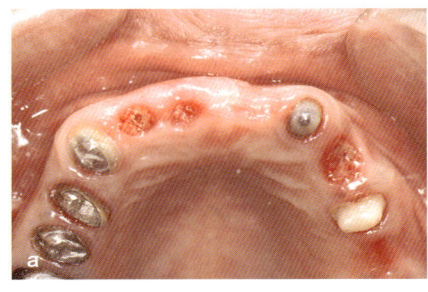
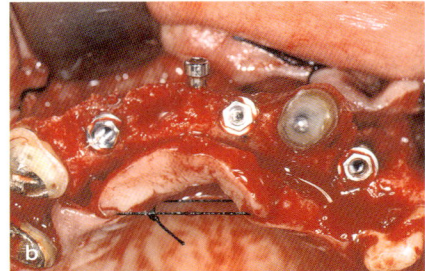

図2 a, b　患者は56歳，女性．ソケットプリザベーションを行ったが，十分な骨化が起こらなかった．

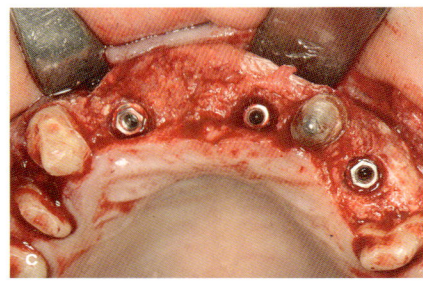
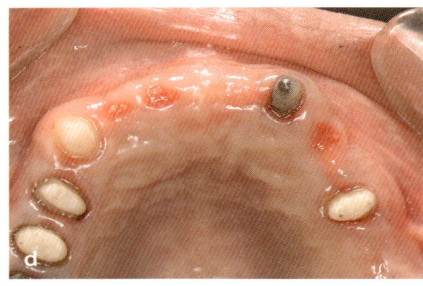
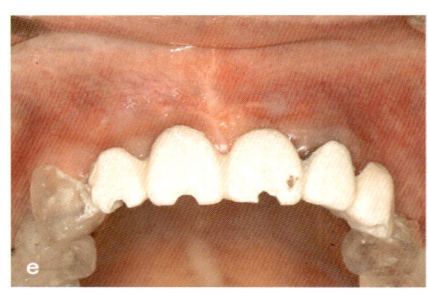

図2 c～e　GBRによって歯槽堤は再建されている．しかし，サージカルテンプレートで示されるように歯槽頂部，つまりエマージェンスエリアにおいては形態的に不足が認められる．

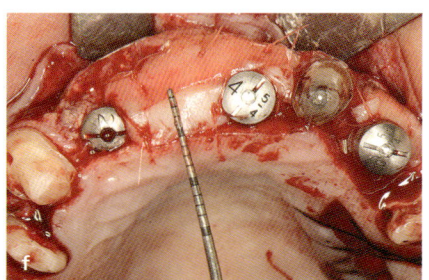
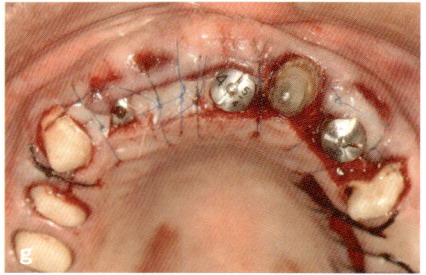
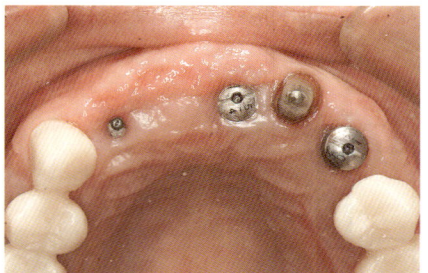

図2 f, g　軟組織の不足に起因しているため，interpositional graftによる軟組織増大が行われた．

図2 h　2か月後，理想的な形態となった．

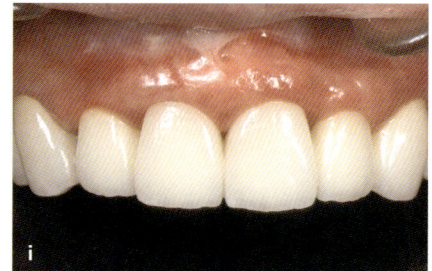
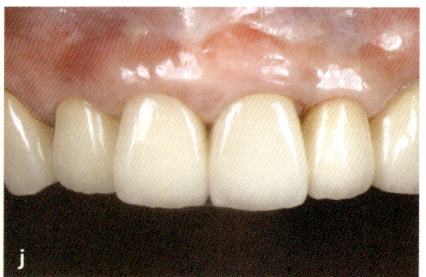

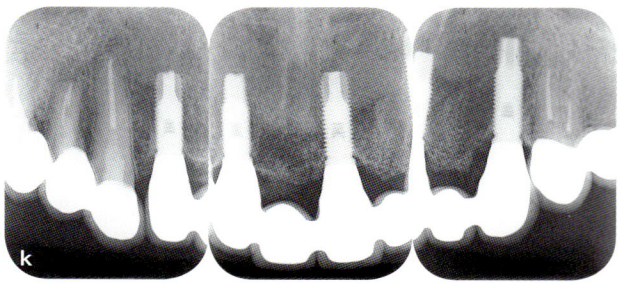

図2 i～k　治療終了後1年（i）および11年（j）の正面観とデンタルエックス線（k）．良好な審美性が維持されている．

る現象を経験する（**症例3**）．このような場合，GBRによって再生した骨を維持するためにも軟組織の増大が検討されるようになる．

野澤らは，治療終了後平均3年5か月経過した14人の患者の模型を用い，頰側におけるインプラント周囲軟組織の高さと幅を計測した結果，平均高さ

Chapter 6 インプラント周囲軟組織のマネジメント

> **症例3** GBR後の治癒期間中に内部のメッシュが透過した症例

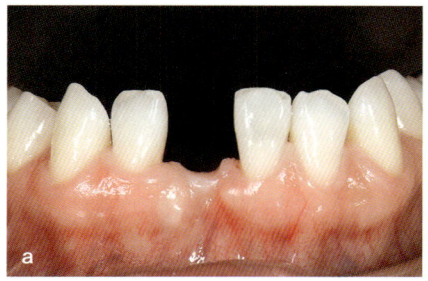
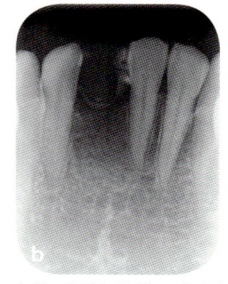
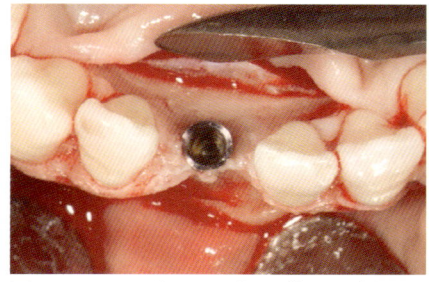

図3a, b　患者は32歳, 女性. 1̄の欠損補綴を希望して来院. 硬軟組織の欠損を認める.

図3c　インプラント埋入後, 唇側の骨量が大きく不足していたので, チタンメッシュを応用したGBRを行った.

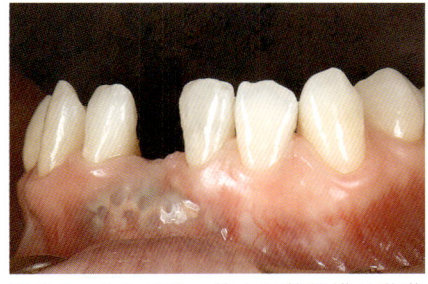
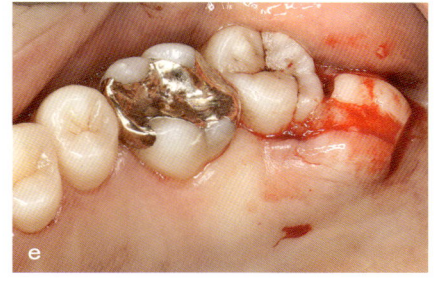
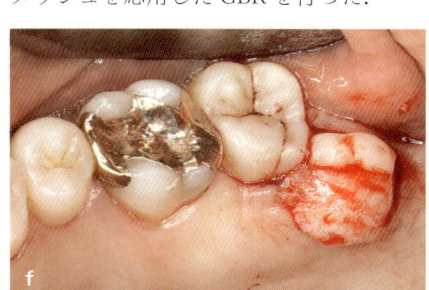

図3d　6か月後, 徐々に軟組織は菲薄化し, メッシュが透過するようになった.

図3e, f　上顎結節から結合組織を採取.

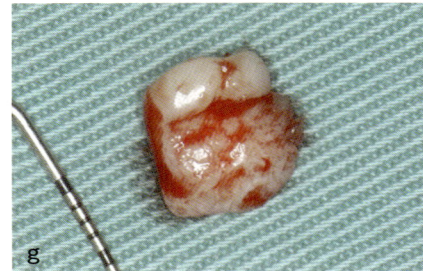
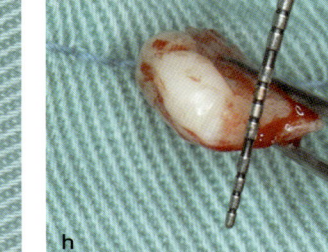
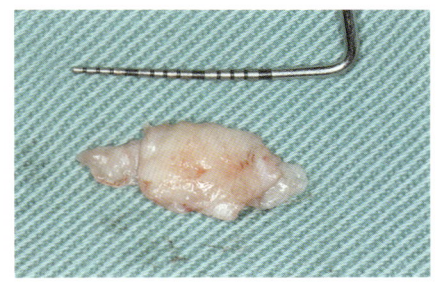

図3g, h　上顎結節からの組織は良質であるが, ほとんどの場合, 形態を修正する必要がある.

図3i　上皮成分を取り除き, 歯槽堤に適合するように調整する.

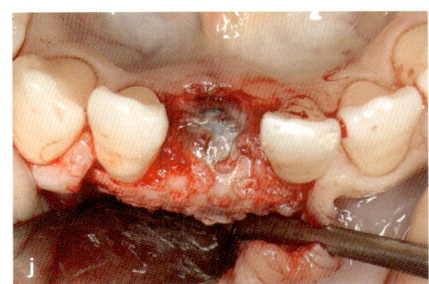
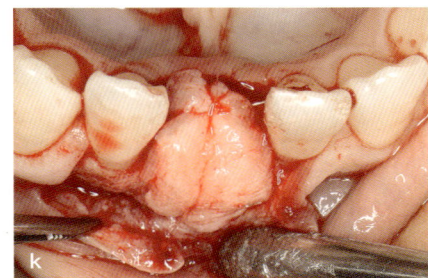
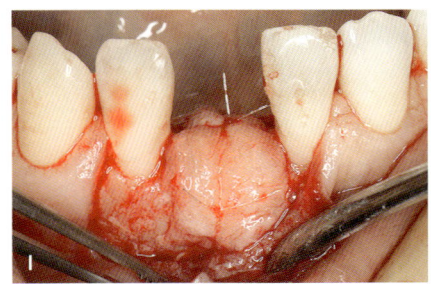

図3j〜l　メッシュ下には良好に組織が再生していた. 骨膜縫合によって, 適切な位置に結合組織を固定した.

2.17mm, 幅3.44mmで, つねに高さより幅の値が大きく, 平均比率は1：1.58であったとしている[10].

また, Cardaropoliらは超音波によって組織の厚さを計測し, クラウン装着後1年のインプラント周囲軟組織の高さと厚さは平均2.4mmと2.2mmで, その比率は1.1：1, 隣在歯の1.8：1と比較して厚みに対する高さの割合が低いことを示している[11].

天然歯において遊離歯肉の高さと厚さの比率は1.5：1であり, 歯のポジションが歯槽外から歯槽内へ移動し軟組織の厚さが増すと高さも増加し, 臨床歯冠が短くなることが示されている[12].

またKan, Umezuらは, 平均30か月以上経過し

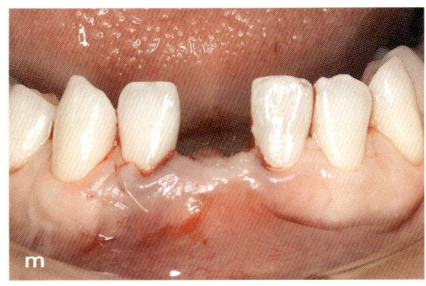
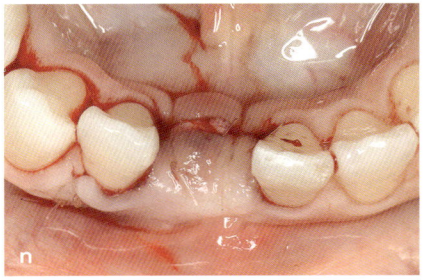
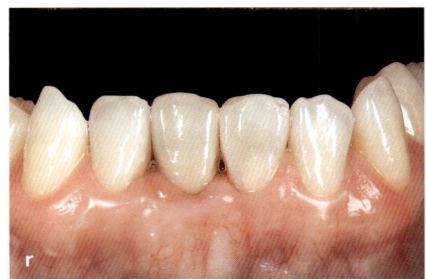

図3 m, n　チタンメッシュを除去するために縦切開を2|遠心に設置．MGJ の変移を防ぐために不完全に閉鎖している．

図3 o　術後のデンタルエックス線写真．

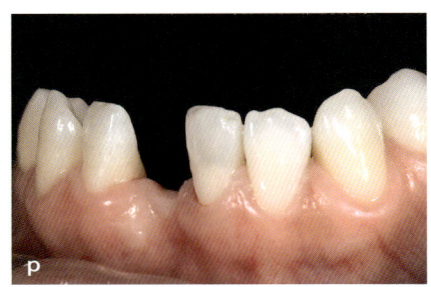
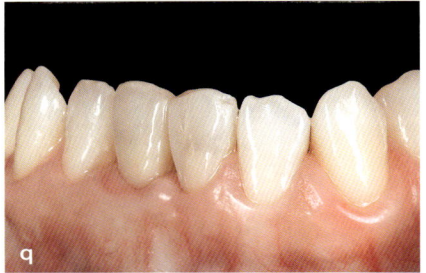

図3 p〜r　歯間乳頭は再建できていないが頬舌的には良好な結果が得られ，患者は十分に満足されている．

た45本の前歯部インプラントの軟組織の高さを計測し，thick biotype のほうが，thin biotype よりもすべての計測点でより高い値を示したと報告している[13]．

軟組織の厚みが 2 mm より薄ければ，チタンアバットメントの色が透過しやすく，また退縮も起こしやすくなる．色調の変化を起こさないようにするためには 3 mm の厚さが必要となる可能性が示されている[14,15]．また軟組織が薄ければ，外傷やプラークによる炎症が起きた時，アバットメント周囲軟組織の全層が炎症に取り込まれてしまい，元どおりの高さに回復できない可能性も生じる．

Wiesner らは結合組織移植によるインプラント周囲軟組織の厚みの 1 年後の増加量をスプリットマウスデザインによって調べ，コントロール群に比べ1.3mm 増加し，平均3.2±0.42mm であり，Fürhauser らの pink esthetic score[1] もより高い値を示したと報告している[16]．

これまでに結合組織移植によってインプラント周囲軟組織の質的・量的な改善がなされることが報告されている[17,18]．われわれもインプラント補綴装置に審美性を与え，維持するためには，コンポーネントによって形態を調整できるように十分な厚さの軟組織を獲得することが必要になると考えている．

また，インプラントの長期的成功に，インプラント周囲角化組織が必要かについては明確なコンセンサスは得られていないが[19〜21]，これまでに角化組織が不足している部位では BOP，歯肉退縮のリスクが高まることが示唆されており[22,23]，角化組織の存在がインプラント周囲組織の健康を維持するために有利に働く可能性が示されている[24]．

このように，インプラント周囲軟組織マネジメントの目的は，補綴様式，部位，患者の希望によっても影響を受けるが，以下のようにまとめられると考える．

①現存する歯槽骨もしくは再建された歯槽骨をインプラント周囲の supracrestal tissue attachment 形成のための骨吸収から保護する．
②患者，術者にとってメインテナンスしやすい環境を整え，インプラント周囲炎を予防する．
③補綴装置に審美性を与える．
④組織の厚みを増加し，ディスカラレーション，退縮を予防する．
⑤歯間乳頭を獲得して審美性を向上させる（**症例 4**）．
⑥骨増生の不足を補い，良好な形態を得る（**症例 5**）．
⑦メインテナンス期に発生した，組織の退縮による審美性の低下，清掃性の低下を改善する（**症例 6**，**症例 7**）．

Chapter 6 インプラント周囲軟組織のマネジメント

> 症例4 軟組織マネジメントがインプラント間乳頭の獲得に有効だった症例

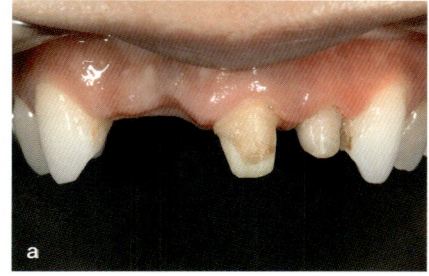
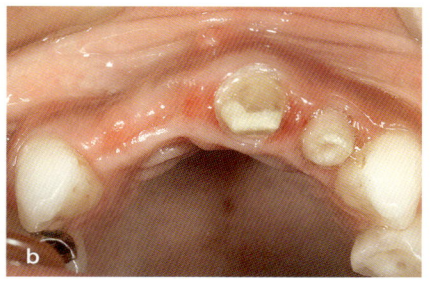
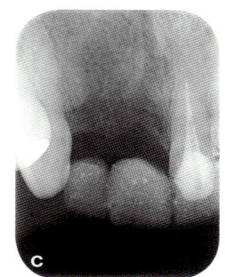

図 4 a～c　患者は35歳，女性．2 1｜欠損に対しインプラント治療を行った．

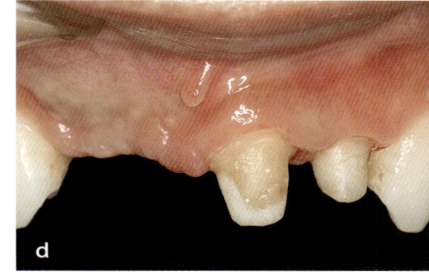
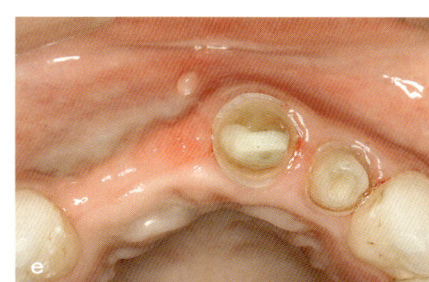

図 4 d, e　GBR 後 8 か月．歯槽頂で軟組織の不足が認められる．

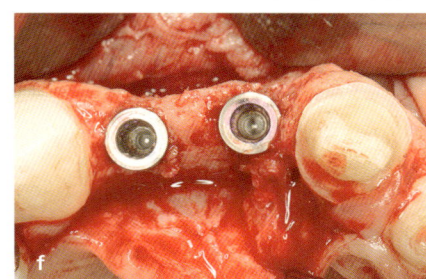
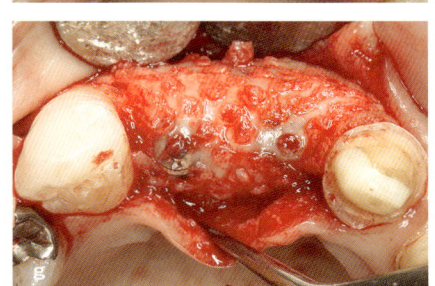

図 4 f, g　チタンメッシュ除去後には十分な組織が再生されていた．

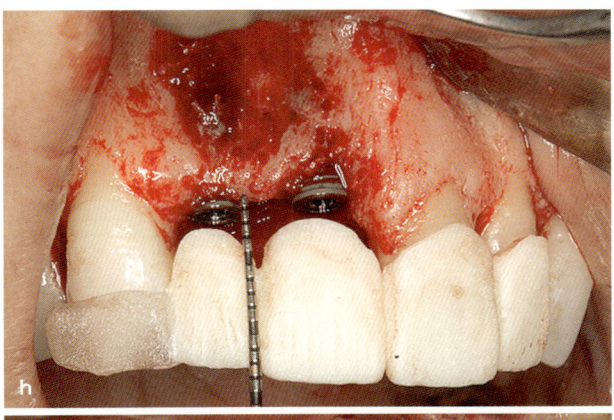
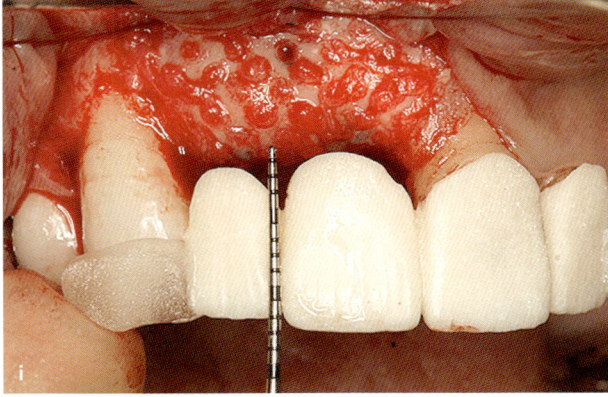
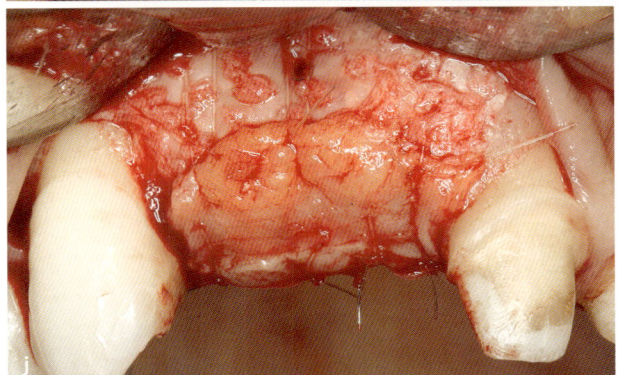
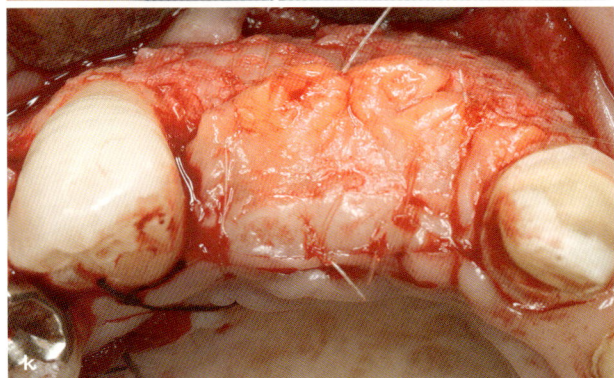

図 4 h～k　インプラント間乳頭を獲得するために歯槽頂上に結合組織を固定している．インプラントポジションは比較的浅いことに注目．

199

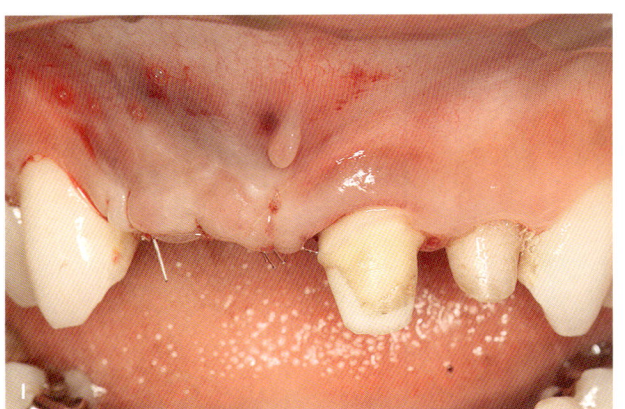
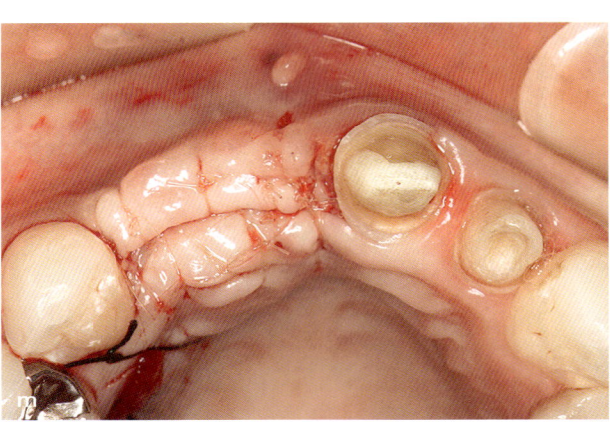

図4 l, m　Interpositional graft によって高さと幅が改善されている．

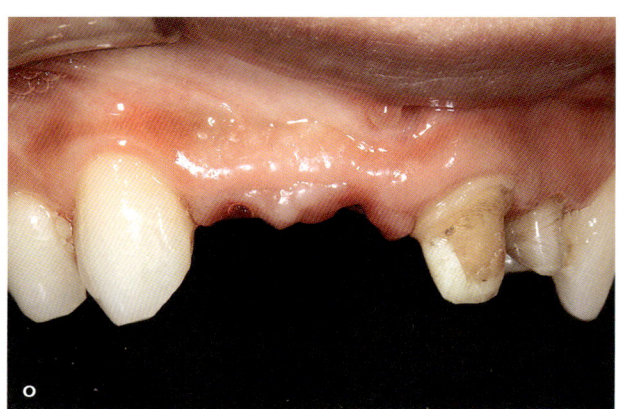

図4 n　結合組織移植後3か月．GBR 後と比較し，MGJ の変移が改善されている．ここからポンティックを利用して軟組織のリモデリングを開始した．

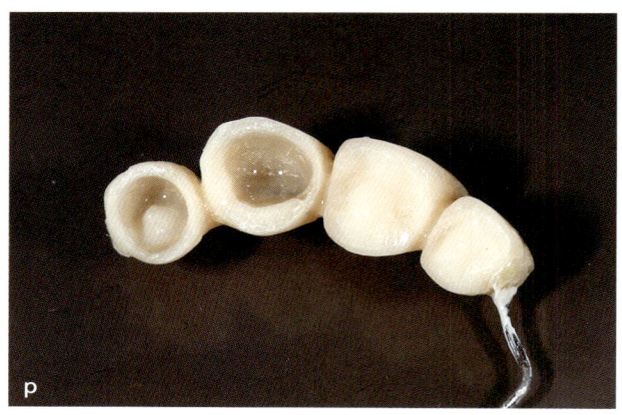

図4 o〜q　3か月でポンティック先端がカバースクリューに到達したため，ファイナルアバットメントの印象を行った．

Chapter 6 インプラント周囲軟組織のマネジメント

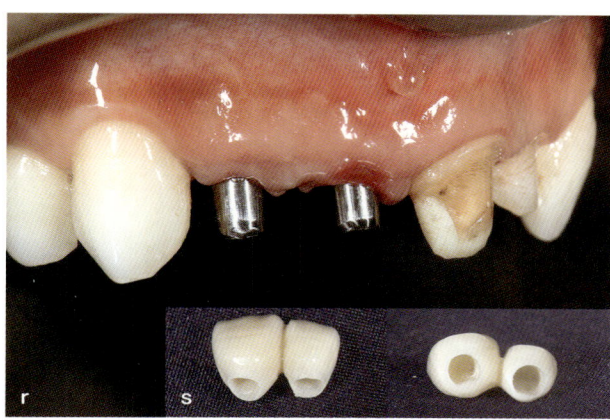
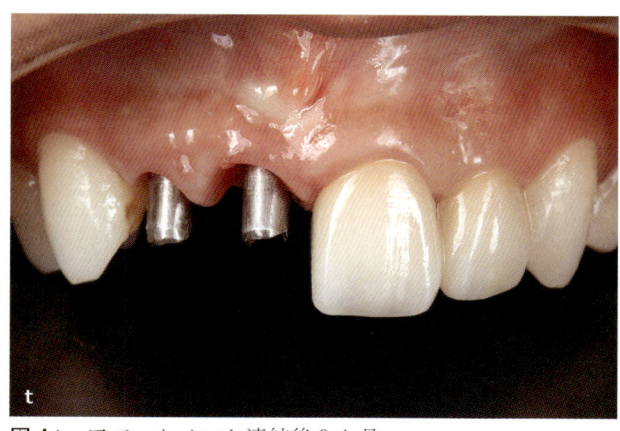

図4 r, s　ファイナルアバットメント装着時の状態．プロビジョナルレストレーションでさらに軟組織の調整を行った．

図4 t　アバットメント連結後9か月．

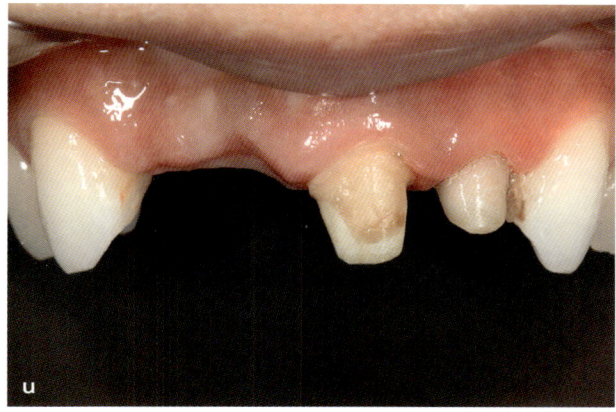
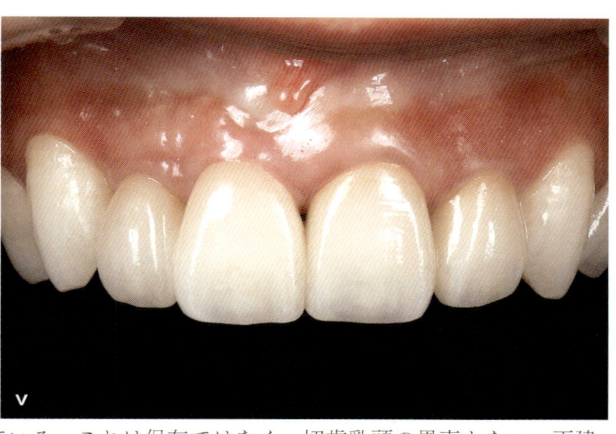

図4 u, v　インプラント間の乳頭は反対側と調和した形態が得られている．これは保存ではなく，切歯乳頭の恩恵もない，再建によって獲得された形態である．

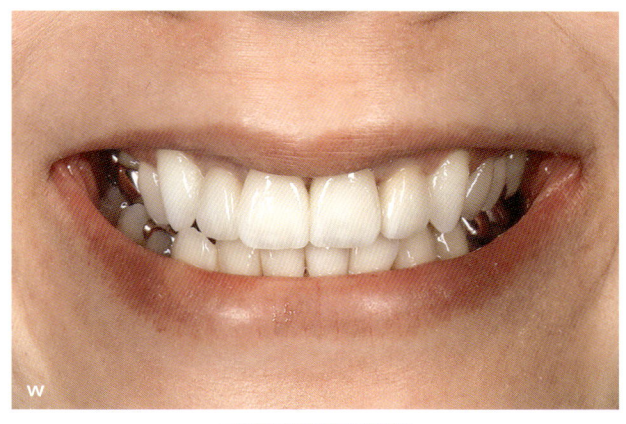

図4 w　自然なスマイルが得られ，患者の満足度も高い．2 1|間の乳頭の重要性がわかる．

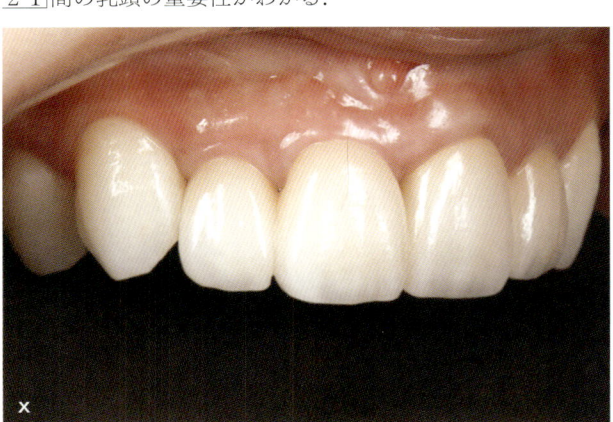
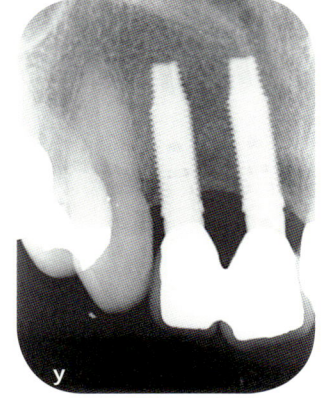

図4 x, y　この症例の場合，インプラント間での骨は十分な再建が得られていないが，軟組織の増大によって良好な審美性が得られている．

201

症例5 骨造成の不備を軟組織でリカバリーした症例

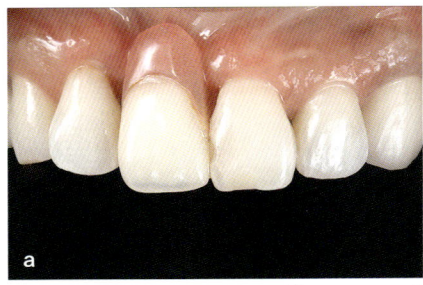
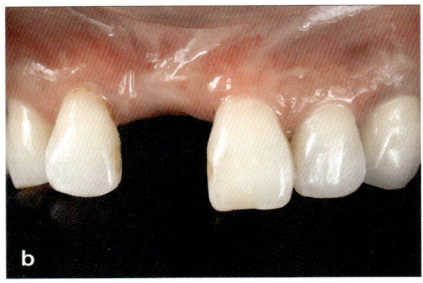
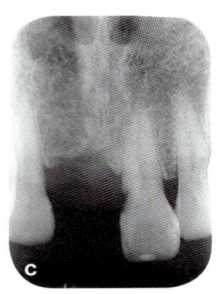

図5 a〜c　54歳，女性．長期にわたり義歯を装着してきた．審美的な固定性の補綴を希望された．

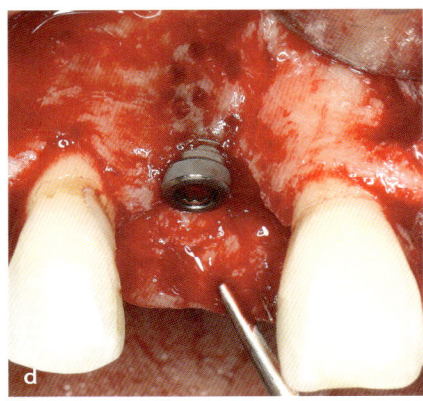
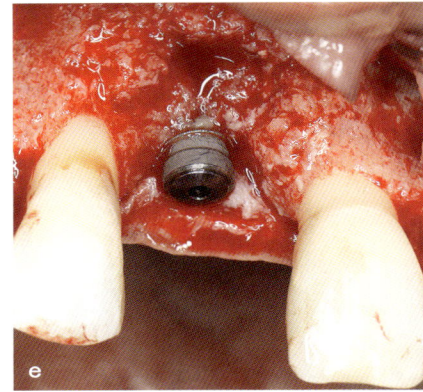

図5 d, e　コラーゲン膜と自家骨，DBBMの骨移植材でGBRを行ったが，4か月後，逆行する結果となった．

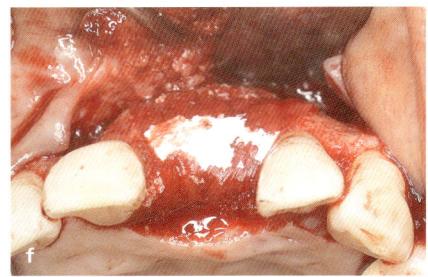
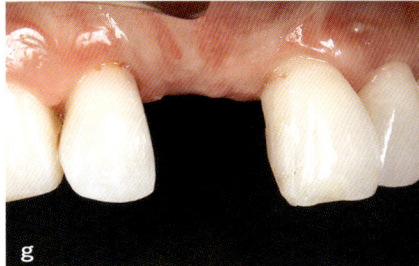

図5 f　十分な掻爬の後，エムドゲイン，骨移植材，コラーゲン膜によって再度GBRを行う．

図5 g, h　3か月後，十分な改善が得られていない．

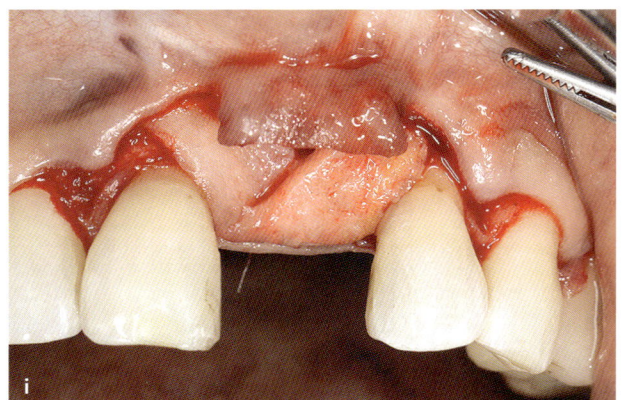
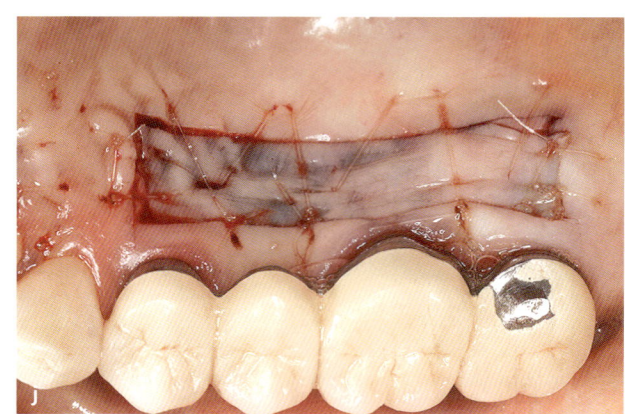

図5 i, j　再度 De-epithelialized CTG を V 字に折りたたみ，術野の中央部で移植片の厚さを増大した．

Chapter 6　インプラント周囲軟組織のマネジメント

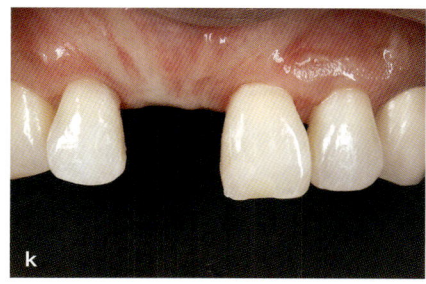
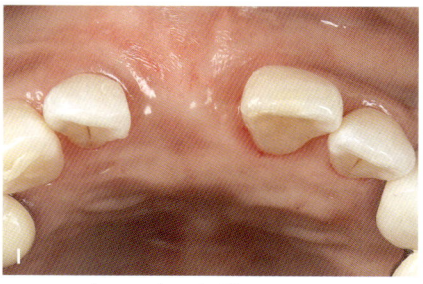
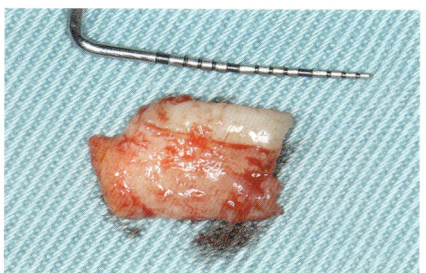

図5 k, l　4か月後，歯槽堤の幅は十分となったが，高さと角化組織が不足している．

図5 m　上顎結節から移植片を採取．

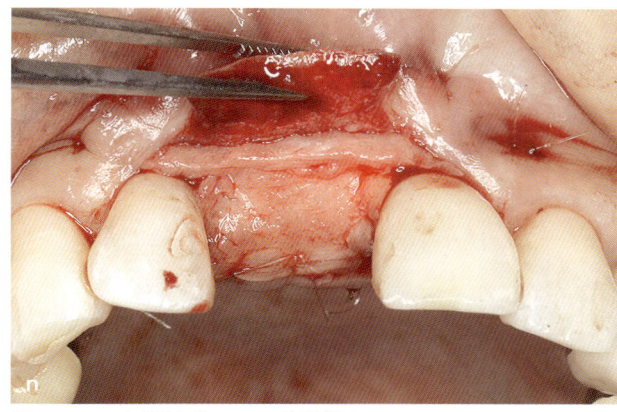
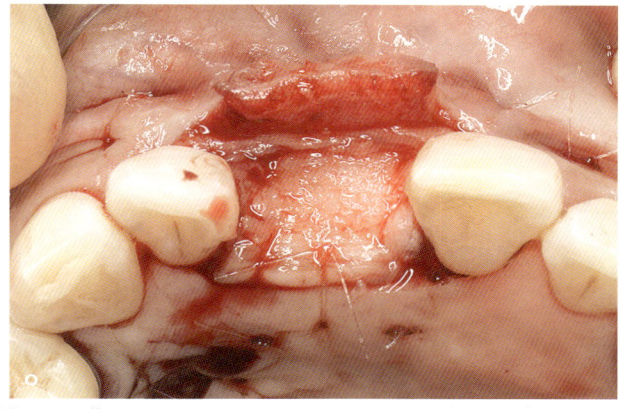

図5 n, o　上顎結節からの移植片を interpositional graft ととし歯槽頂に，口蓋からの de-epitherialized CTG を唇側に固定した．

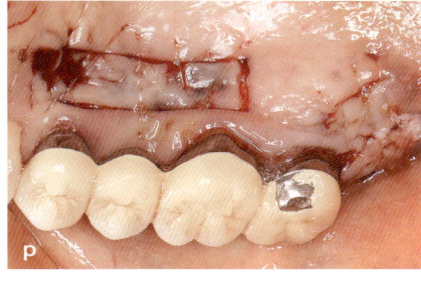
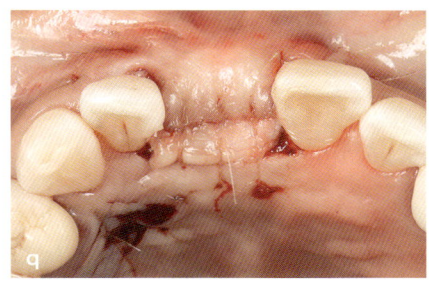

図5 p, q　フラップは唇側に移動させ，縫合した．これによって口蓋側に移動していたオリジナルの角化組織が本来の位置に復位することになる．

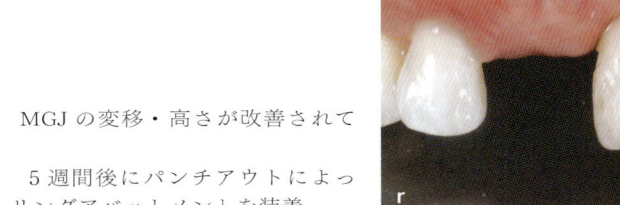
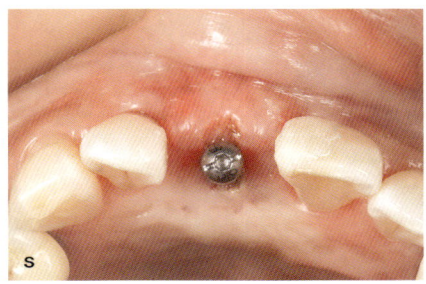

図5 r　MGJ の変移・高さが改善されている．

図5 s　5週間後にパンチアウトによってヒーリングアバットメントを装着．

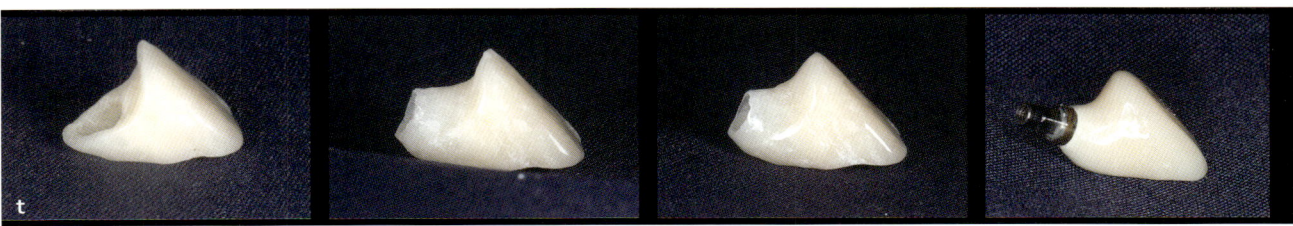

図5 t　ヒーリングアバットメント上でレジンを添加し，歯肉縁下形態を調整．スクリューリテイニングのプロビジョナルレストレーションに移行した．

203

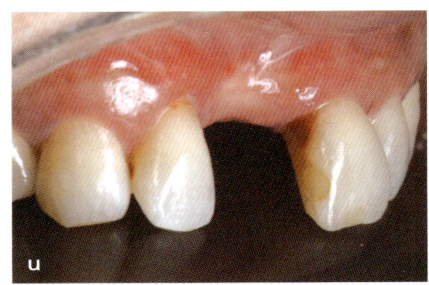
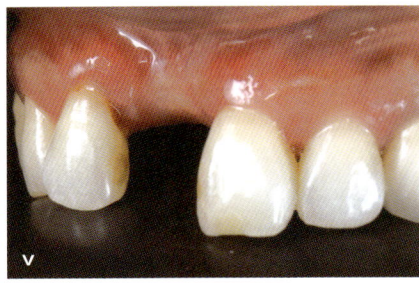

図 5 u, v 術前．長期にわたり可撤性義歯を装着していたため，重度に吸収した顎堤．|1 の近心面には根面う蝕が認められた．

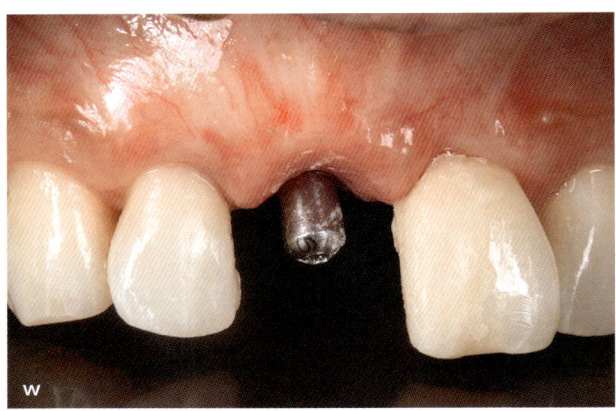
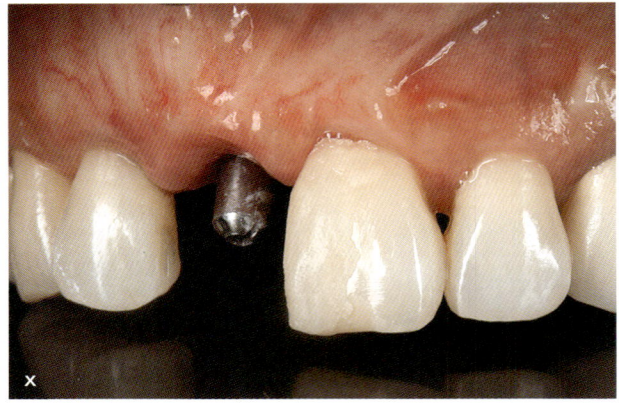

図 5 w, x アバットメント連結後3か月，歯間乳頭部も含め三次元的に改善されている．

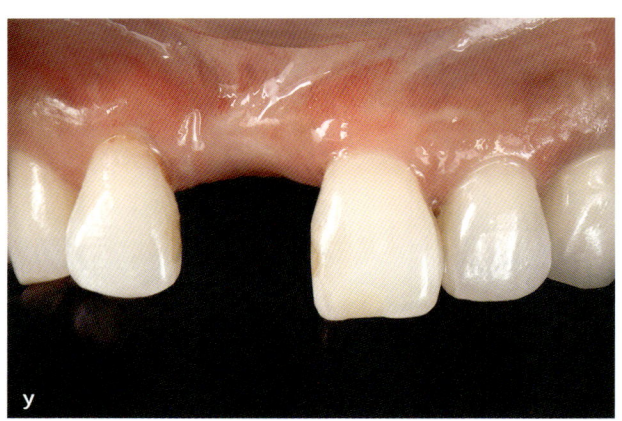
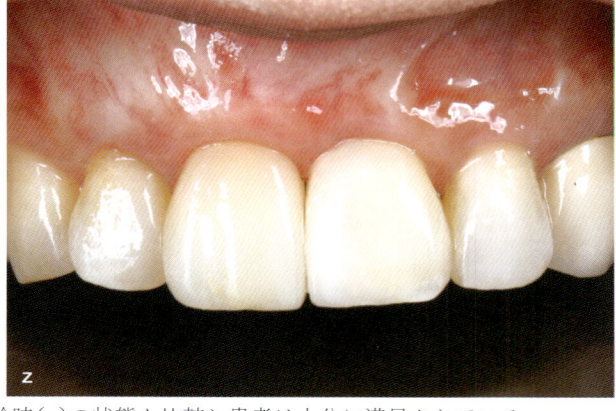

図 5 y, z 最終補綴装置装着時．歯間乳頭の形態は不完全だが，初診時(y)の状態と比較し患者は十分に満足されている．

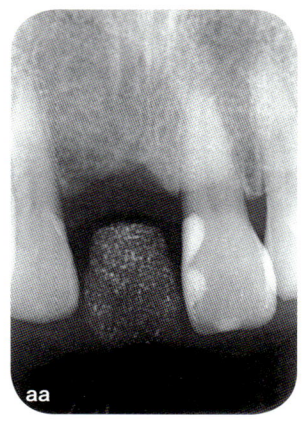
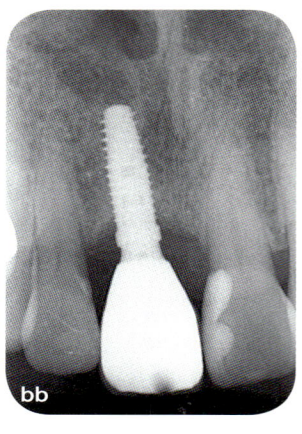

図 5 aa, bb 術前(aa)および最終補綴装置装着時(bb)のデンタルエックス線写真．

Chapter 6　インプラント周囲軟組織のマネジメント

症例 6　メインテナンス期間中に組織退縮が発生した症例（トンネリングテクニック）

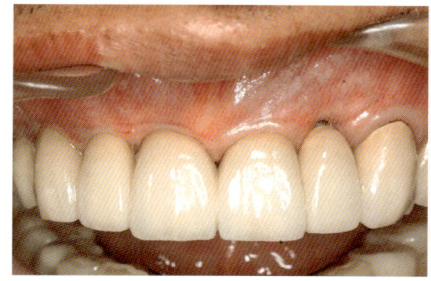
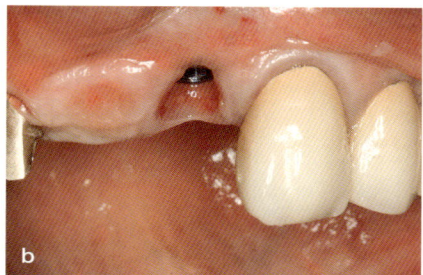
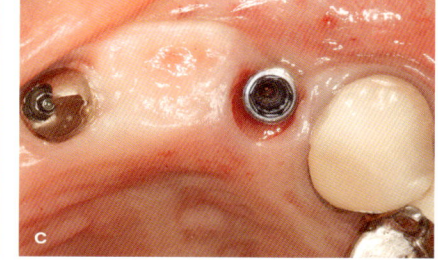

図 6 a　治療終了後 3 年で|2 に退縮が発生した患者．

図 6 b, c　インプラント体がわずかであるが露出している．|3 にも歯肉退縮が認められる．

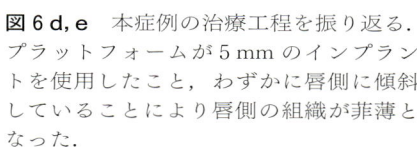
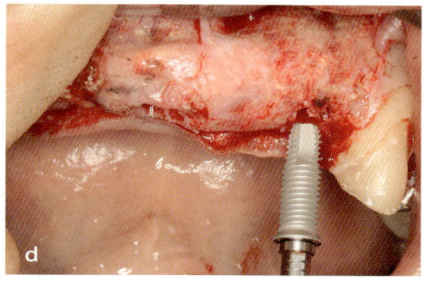
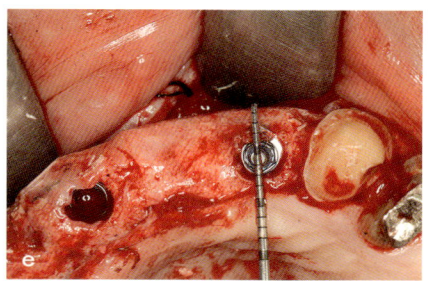

図 6 d, e　本症例の治療工程を振り返る．プラットフォームが 5 mm のインプラントを使用したこと，わずかに唇側に傾斜していることにより唇側の組織が菲薄となった．

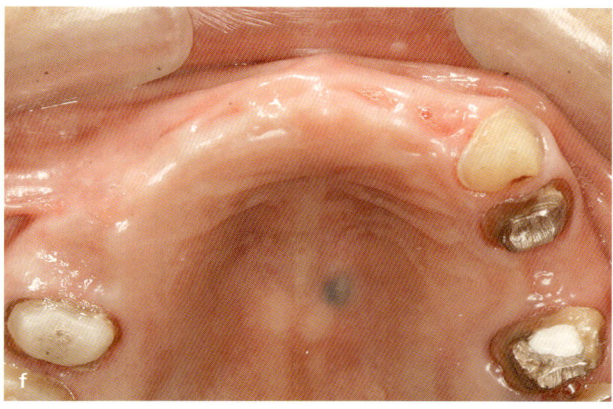
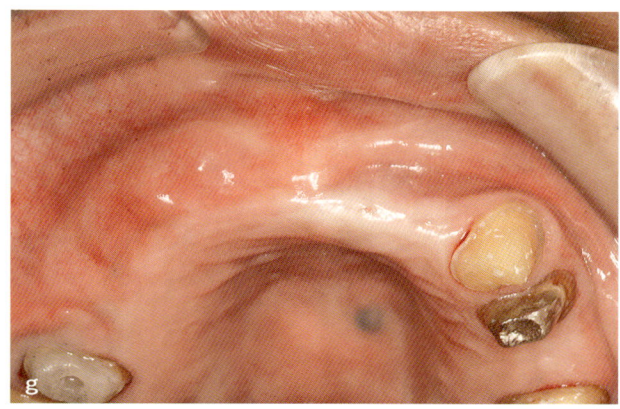

図 6 f, g　GBR 前（f），GBR およびインプラント埋入後（g）．骨形態は増大が得られているが軟組織が不足している．この後，interpositional graft の処置がなされた．

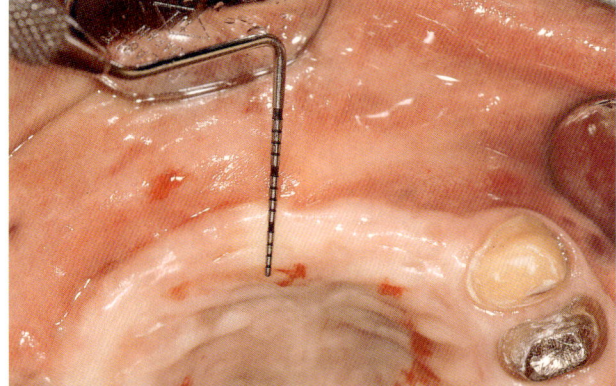
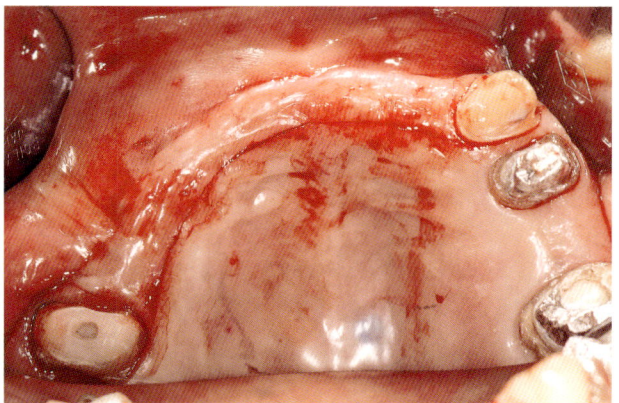

図 6 h　インプラント周囲に 5 mm の角化組織が獲得されることを目標とするため，MGJ よりも 5 mm 口蓋側に歯槽堤の形態に沿った切開を設ける．口蓋の断面と移植片の断面をバットジョイントになるように切開を行う．

図 6 i　歯槽堤はアーチを描いているため，頬側と口蓋側ではその大きさに違いが生じる．そのため，口蓋側から頬側へフラップが移動することにより，フラップの近遠心径が不足するようになる．そのため基底部をできるだけ狭くなるように逆台形に切開し，できるだけフラップ断端の近遠心径が長くなるように切開線を設定する．フラップは全層で剥離をはじめ，MGJ を越えてから部分層とする．もしくは角化部分をできるだけ厚い部分層とする．

205

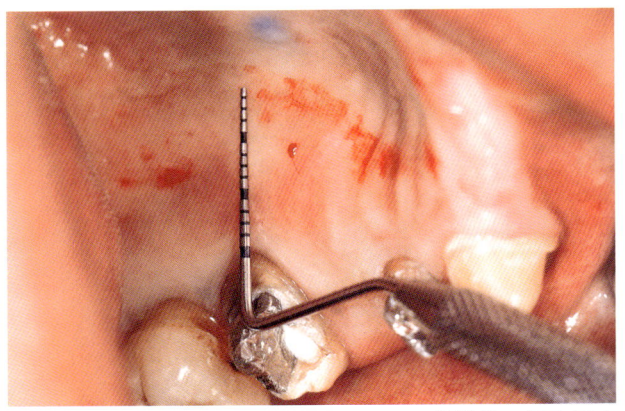

図 6 j　浸潤麻酔の際に注射針を利用し，移植片の採取予定部位の口蓋組織の厚みの計測，口蓋隆起の有無を確認し，採取可能な組織量を確認する．

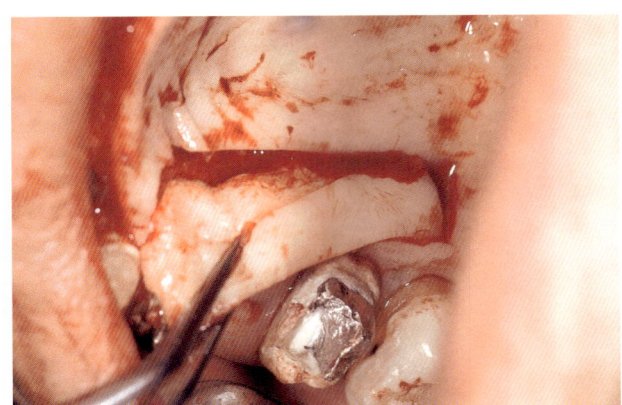

図 6 k　5 mm の上皮付きの結合組織移植片．

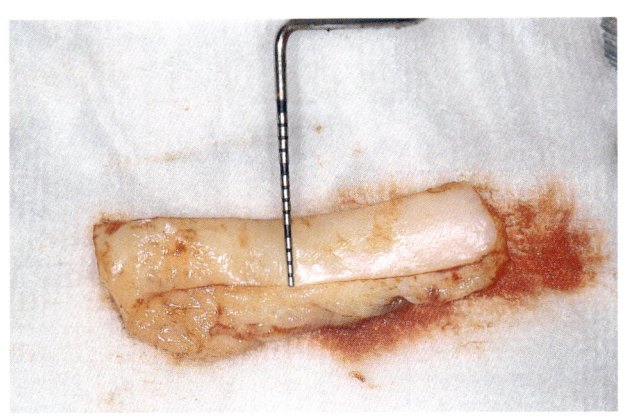

図 6 l　採取された組織片．

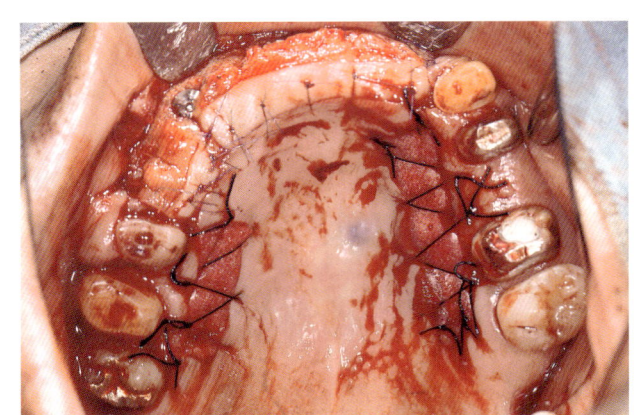

図 6 m　コラーゲン製剤を結合組織採取部に挿入し，上皮も含めて採取した部位はテルダーミスで保護し縫合する．口蓋側においてバットジョイントで移植片を固定する．

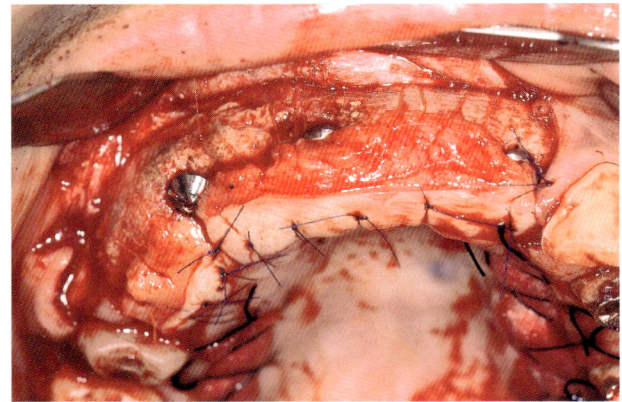

図 6 n　移植片を 6‐0 吸収性縫合糸にて，根尖側の骨膜床へ縫合固定する．

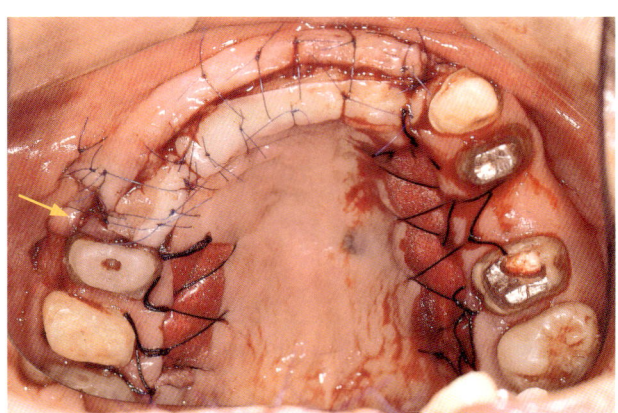

図 6 o　フラップを移植片の結合組織部分を被覆するように縫合固定する．フラップの近遠心径が不足し，インプラント周囲組織，とくに再生によって得られた組織が露出してしまう場合，隣在歯の頬側からフラップを形成し，近心へ側方移動することによって被覆し保護する（→）．組織の成熟を 2 か月待つ．

Chapter 6 インプラント周囲軟組織のマネジメント

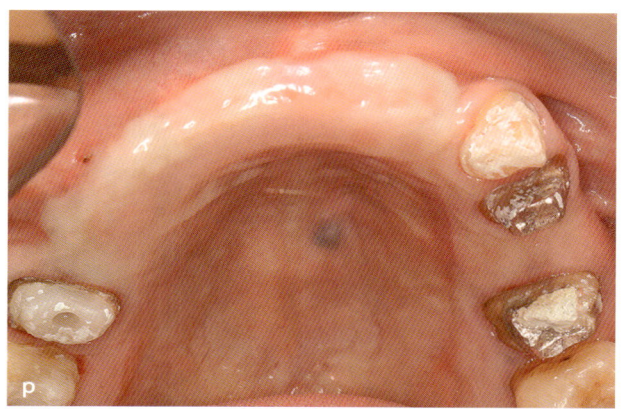
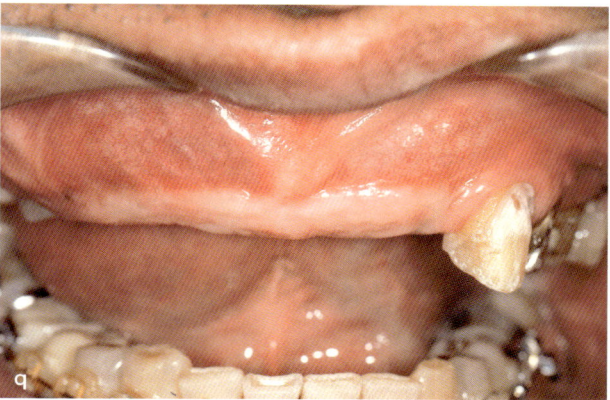

図6 p, q 2か月後，上顎右側は角化組織の獲得には成功したが，上顎右側犬歯に象徴されるように歯槽頂部では形態的に不十分な改善であった．両側縦切開部では角化組織の量的，形態的不足が認められる．

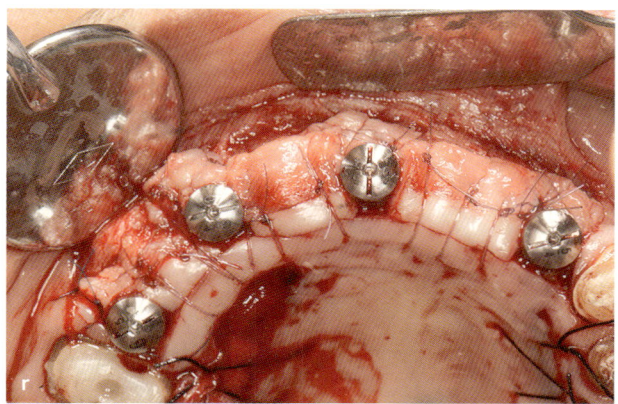
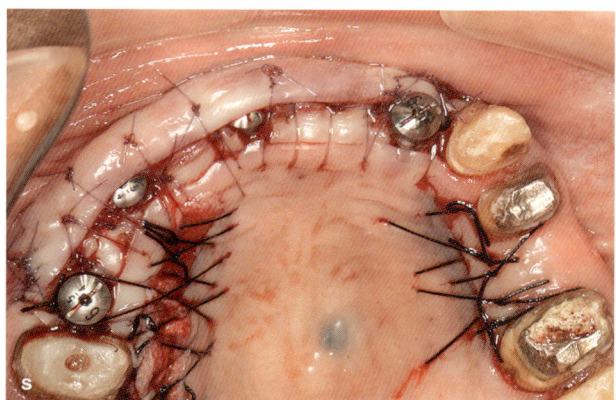

図6 r, s インプラントサイトでは buccally(apically)positioned flap，ポンティック部では interpositional graft が行われた．さらに，唇側に移動するフラップの厚さが十分ではないので，アバットメント唇側に 3| を優先しつつ結合組織を移植している．

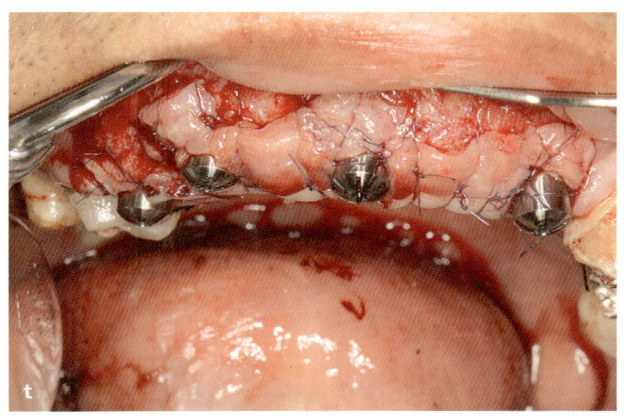
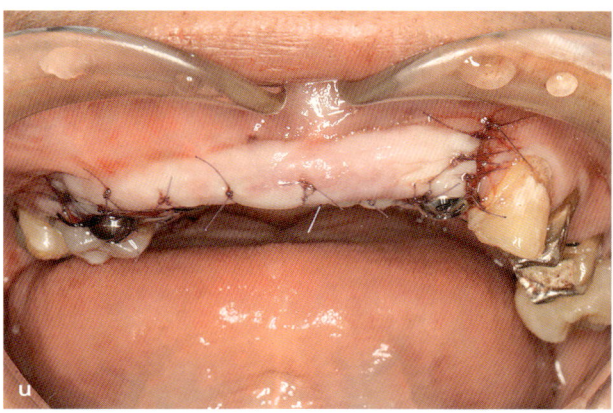

図6 t, u |2遠心部では移植された結合組織が小さく，またフラップの近遠心径が不足していることに注目（後述）．

207

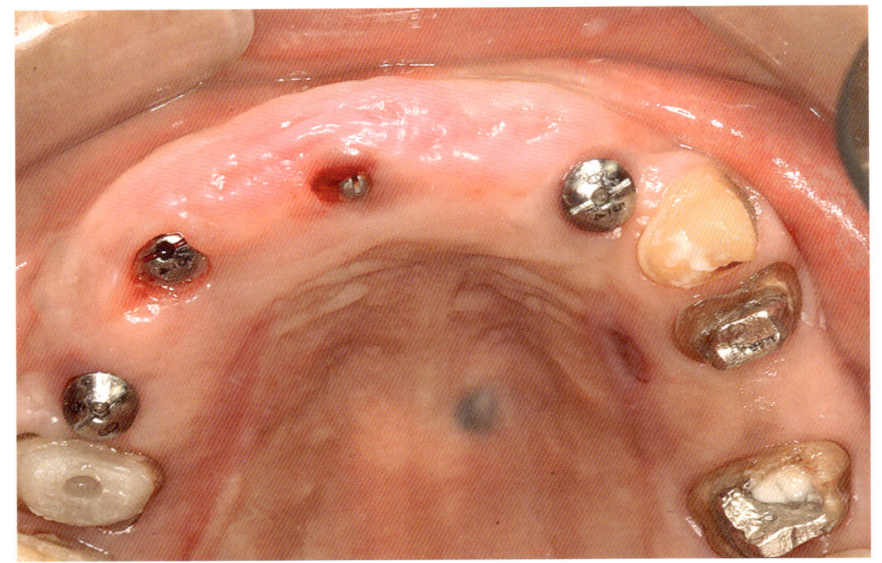

図6v　2か月後，図6gと比較し右側の歯槽堤の形態は改善され，プロビジョナルレストレーションによる形態の調整の準備が整えられた．しかし2回の軟組織増生にもかかわらず，|2部の組織量が不十分であることが認められる．これが最終補綴後のリセッションを招いている．

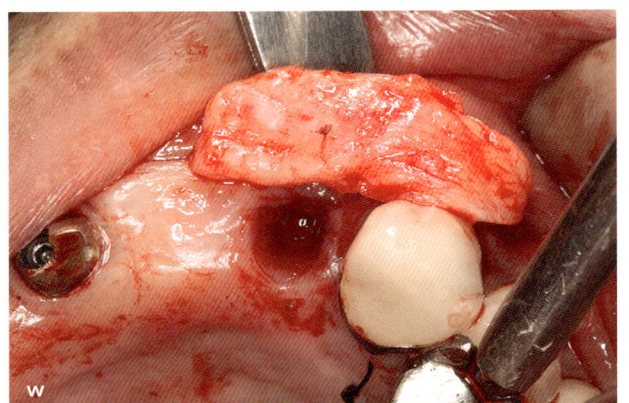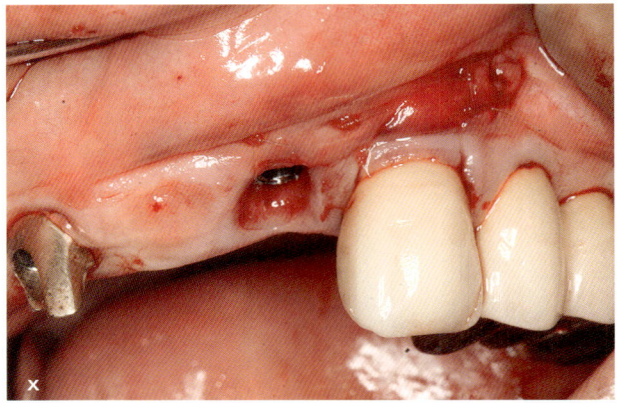

図6w, x　前手術から7年後，図6aのリセッションを改善するために|3遠心前庭部に縦切開を設置し，|1～3部にトンネルを形成して十分に減張し，歯冠側に移動できることを確認．口蓋から採取した十分な厚さと大きさの結合組織を移植．|2の唇側の歯冠側に軟組織の壁ができるように固定した．

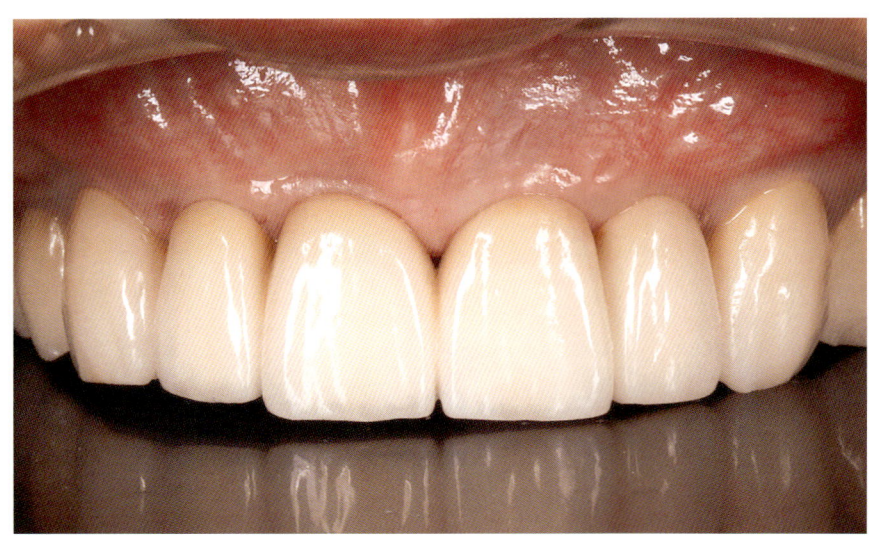

図6y　術後4年，GBRから12年，治療終了後6年の状態（インプラントを固定源にした矯正，顎関節の問題をコントロールするため，長期の治療期間となった）．多数歯欠損において審美性を回復するための硬軟組織の三次元的増大処置が容易ではないことを学んだ症例であった．患者に感謝したい（**Chapter 5** のP.154～155参照）．

Chapter 6 インプラント周囲軟組織のマネジメント

症例7 他医院で補綴装置装着後に審美的障害で来院

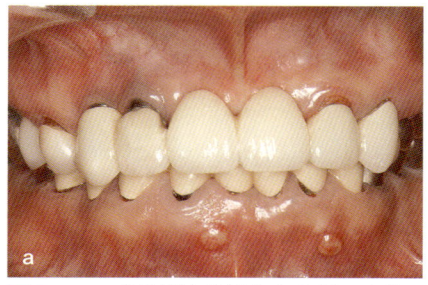
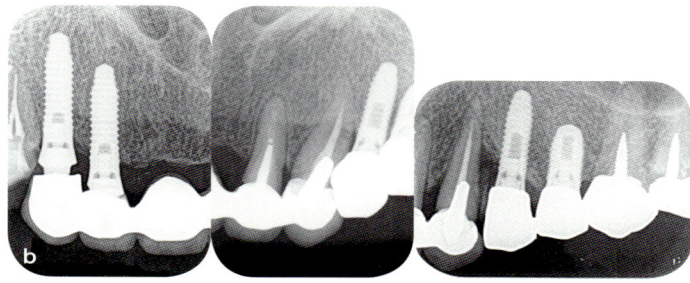

図7 a, b 前歯部審美障害を主訴に来院．右側インプラントと左側天然歯は連結された状態であった．また|3と|4部位には，骨縁下欠損を認めた．

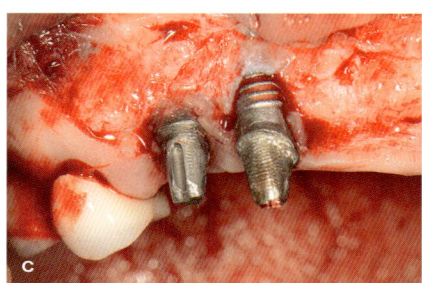
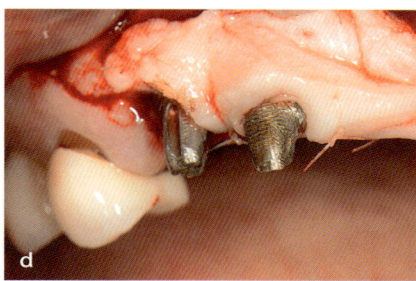
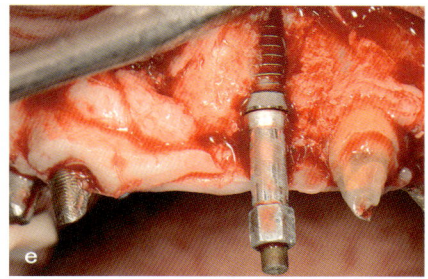

図7 c～e 右側インプラント露出部位にチタンブラシを用い，可及的にデブライドメントと結合組織移植を行い，|1部位に追加インプラント埋入とGBRを行った．

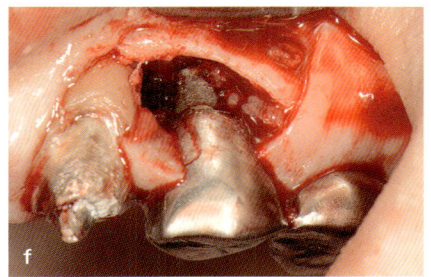
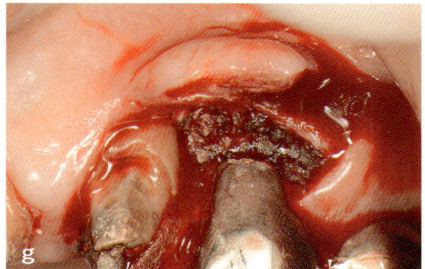
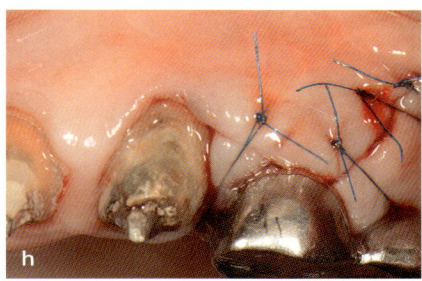

図7 f～h |3と小臼歯インプラント間の骨欠損に，チタンブラシおよびCO2レーザーを用いデブライドメントを行い，骨移植材を充填し，吸収性膜を設置し再生療法を行った．

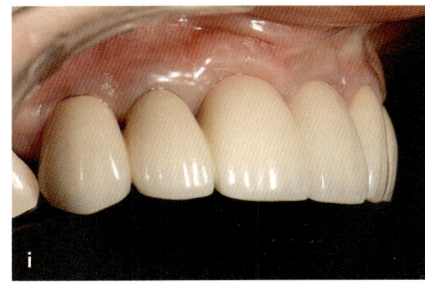
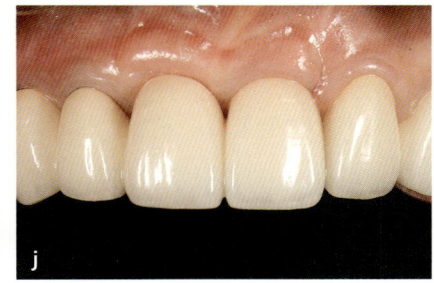
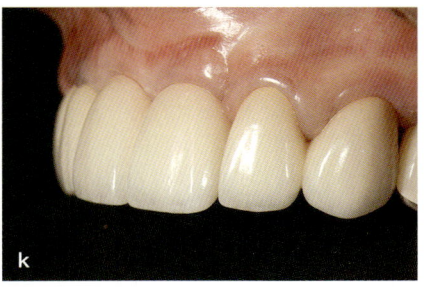
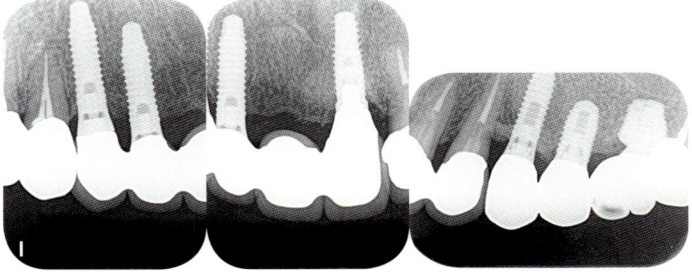

図7 i～l 補綴装置装着後の口腔内写真とデンタルエックス線写真．審美的結果は達成され，|3・小臼歯インプラント間には骨様組織の再生を認める．

209

次に，軟組織マネジメントのそれぞれの術式について，部位ごとの特性を踏まえて，その適応症と適応時期をイラストと症例を提示しながら検討する（表1，2）．

表1

4-D コンセプトに基づいた軟組織増大のタイミング	
タイミング①	抜歯時〜骨増大前
タイミング②	骨の増大時
タイミング③	インプラント埋入時
タイミング④	インプラント治癒期間中（単独処置）
タイミング⑤	二次手術時
タイミング⑥	プロビジョナルレストレーションの期間中（単独処置）
タイミング⑦	補綴装置装着後のメインテナンス中（単独処置）

表2

軟組織増大の各術式の主なタイミングと適応部位			
術式	主なタイミング	主な適応部位	症例番号
① free gingival graft（図A）	④インプラント治癒期間中（単独処置） ⑤二次手術時	下顎臼歯（前歯）部	症例8，17
② roll technique（図B）	⑤二次手術時	上顎前歯・小臼歯部	症例9
③ flap technique without vertical incision（envelop, pouch）or with vertical incision（図C）	①抜歯時〜骨増大前 ③インプラント埋入時 ④インプラント治癒期間中（単独処置） ⑤二次手術時	すべての部位	症例1，3，5，7，10，19，22，23，26，27
④ tunneling technique（with vestibular incision）（図D）	⑤二次手術時 ⑥プロビジョナルレストレーションの期間中（単独処置） ⑦補綴装置装着後のメインテナンス中（単独処置）	上下顎前歯・小臼歯部	症例6，11，28
⑤ buccally（apically）positioned flap（図E）	⑤二次手術時	上（下）顎臼歯部	症例12，18，20，21
⑥ interpositional graft（図F）	③インプラント埋入時 ④インプラント治癒期間中（単独処置） ⑤二次手術時（ポンティックサイト）	上下顎前歯・小臼歯部	症例2，4，5，6，12，13，24
⑦ pedicle connective tissue graft（図G）	①抜歯時〜骨増大前 ②骨の増大時 ③インプラント埋入 ④インプラント治癒期間中（単独処置）	上顎前歯・小臼歯部	症例14，Chapter 4の症例17
⑧ limited punch out（図H）	⑤二次手術時	すべての部位	症例15，16

1 free gingival graft

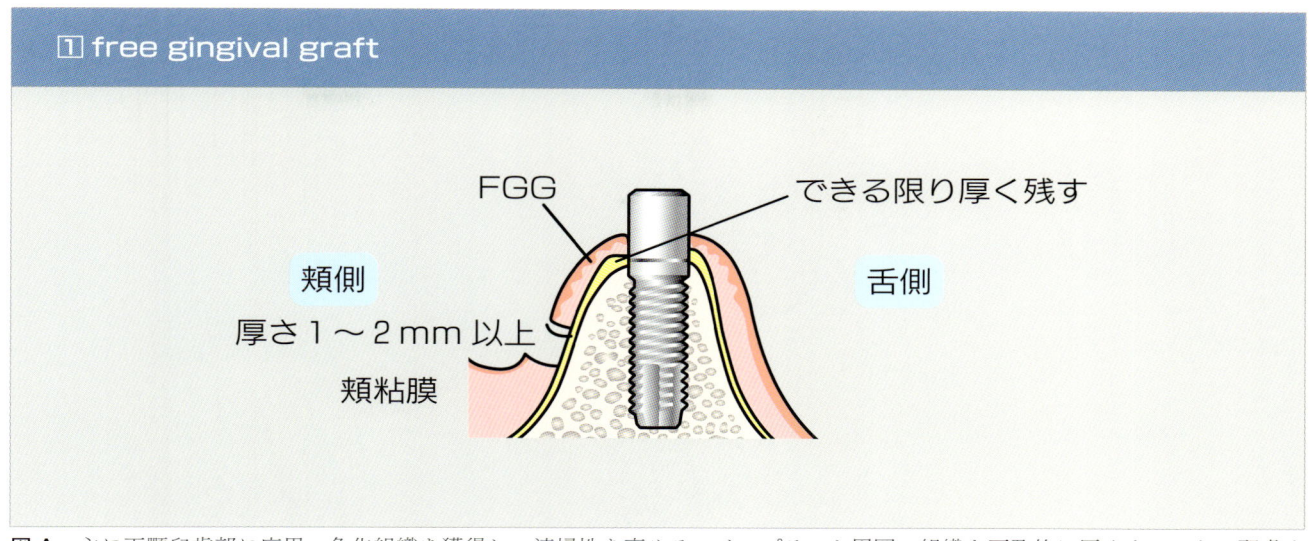

図A 主に下顎臼歯部に応用．角化組織を獲得し，清掃性を高める．インプラント周囲の組織を可及的に厚くするように配慮する（**症例8，17**）．

症例8　角化歯肉の獲得のために炭酸ガスレーザーを活用した症例

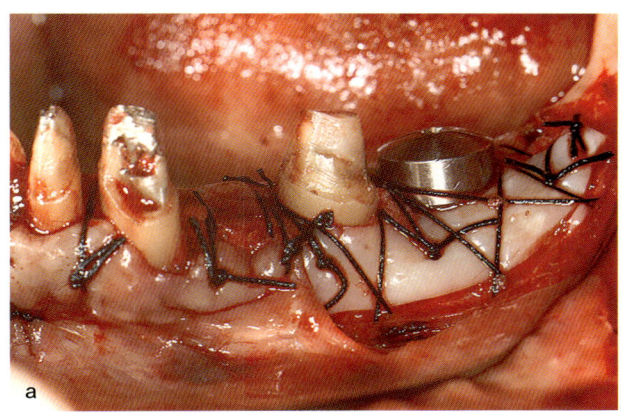 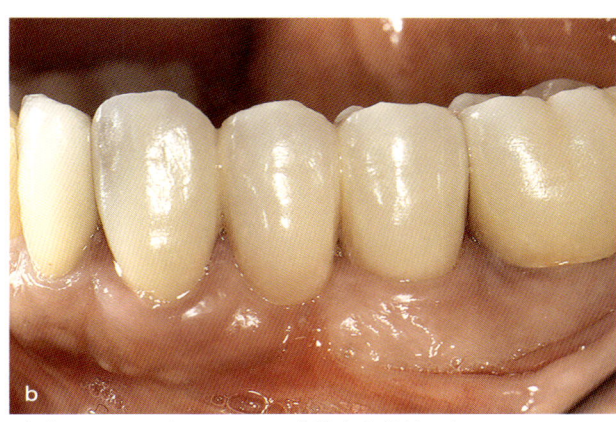

図8a, b　前方部の天然歯群には切除療法を，インプラント周囲には炭酸ガスレーザーを用いた遊離歯肉移植を行った．

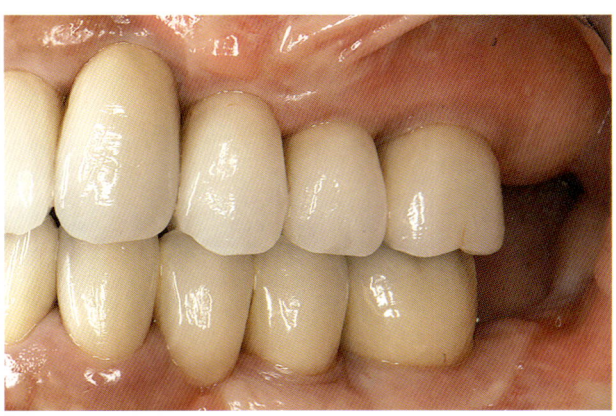

図8c　遊離歯肉移植後9年，最終補綴物装着後7.5年の側方面観．

2 roll technique

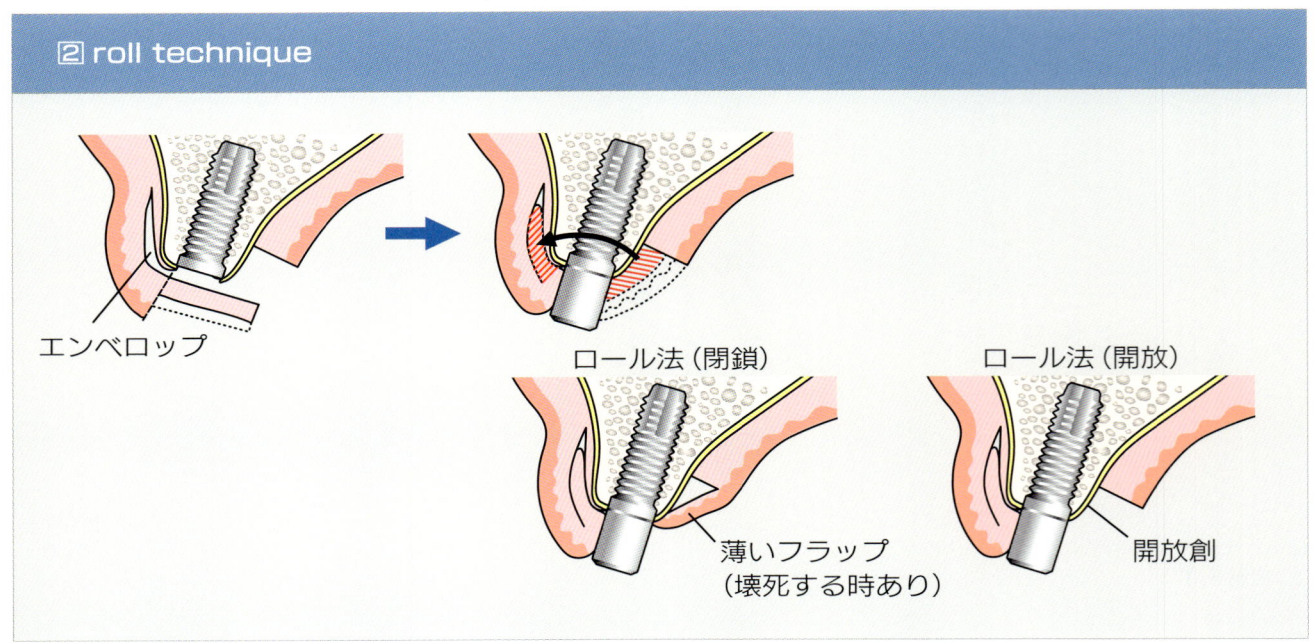

図B 上顎審美領域において同一部位の口蓋から小規模の有茎弁をロールして唇側に移植.1972年Abramsにより最初に報告された.一般的に口蓋側には十分な厚みの組織が存在しており,それを有茎弁を翻転する形で唇側に移動させる術式.供給側を必要とせず,角化組織が十分あり唇側のみの限定された形態の改善に適応される.唇側に縦切開を延長しないことが審美性を損なわないために重要である.タイミングは,二次手術時に行われる.さらに遊離結合組織移植と併用して,より大きな増大を行うことも可能(**症例9**).

症例9 roll technique

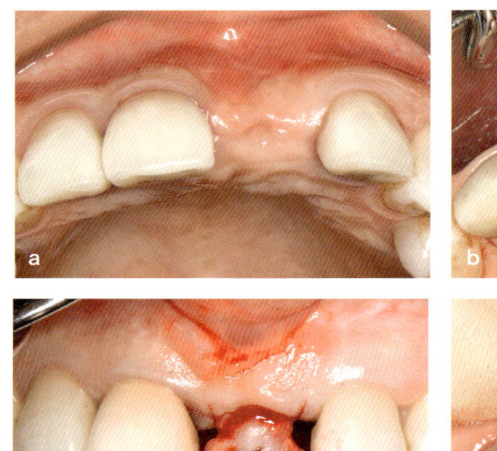
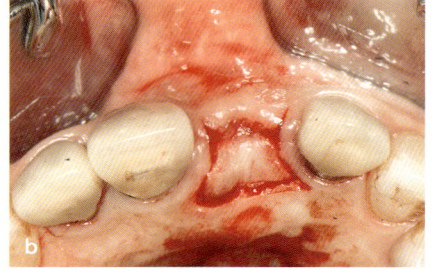
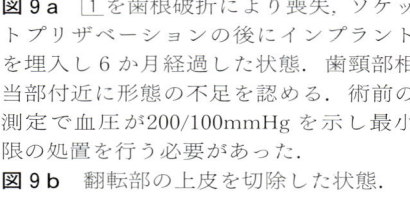

図9a 1|を歯根破折により喪失,ソケットプリザベーションの後にインプラントを埋入し6か月経過した状態.歯頸部相当部付近に形態の不足を認める.術前の測定で血圧が200/100mmHgを示し最小限の処置を行う必要があった.
図9b 翻転部の上皮を切除した状態.

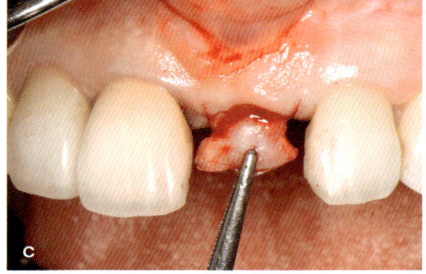
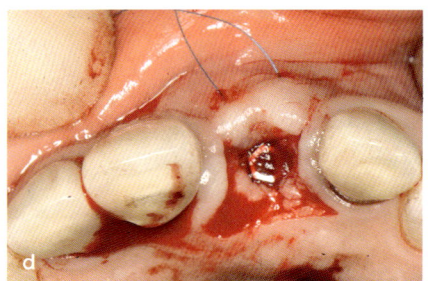

図9c 口蓋側よりフラップを形成,唇側にはエンベロップが形成されている.
図9d 唇側にフラップを折り込み,縫合によって固定する.切開線が唇側に達していないことに注目.

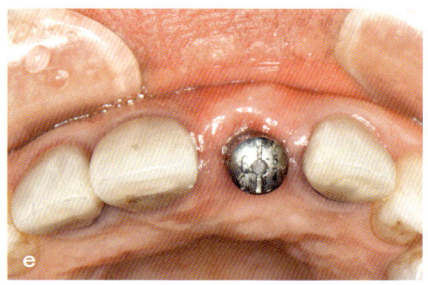
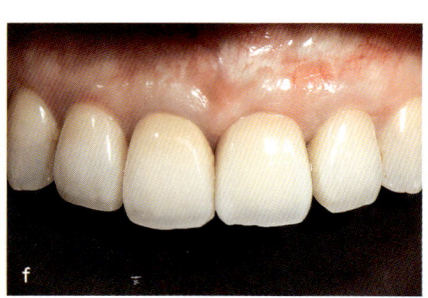

図9e 術後3か月の咬合面観.十分な軟組織形態が得られている.
図9f 最終補綴装置装着後5年の正面観.良好な軟組織形態を維持している.

③ flap technique without vertical incision(envelop, pouch) or with vertical incision

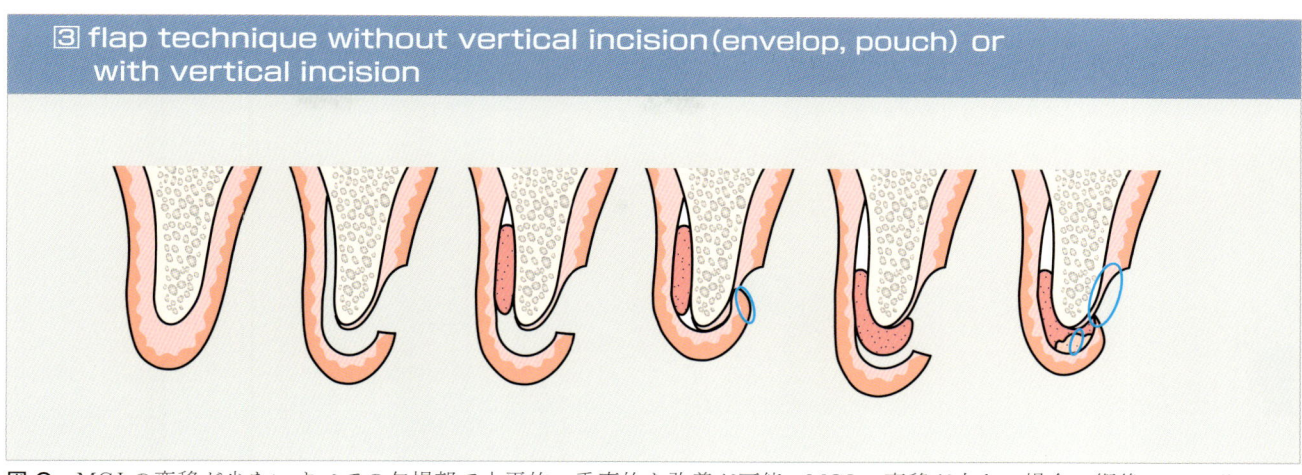

図C　MGJの変移が少ないすべての欠損部で水平的・垂直的な改善が可能．MGJの変移が大きい場合，術後にapically positioned flapによりMGJの修正を行う．Roll techniqueと併用可能（**症例1，3，5，7，10，19，22，23，26，27**）．

症例10　envelop technique

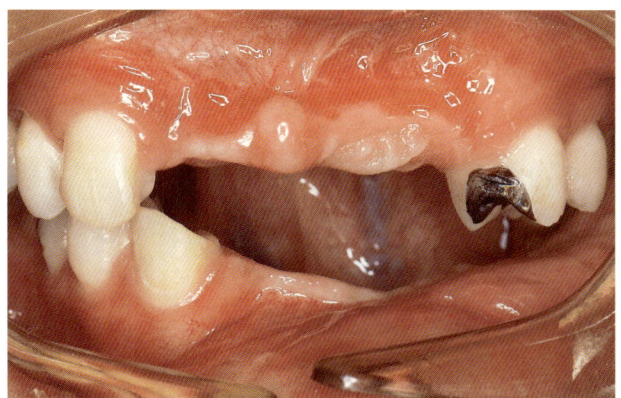

図10a　交通外傷で顔面多発骨折．歯槽骨をともなう多数歯欠損となった状態．

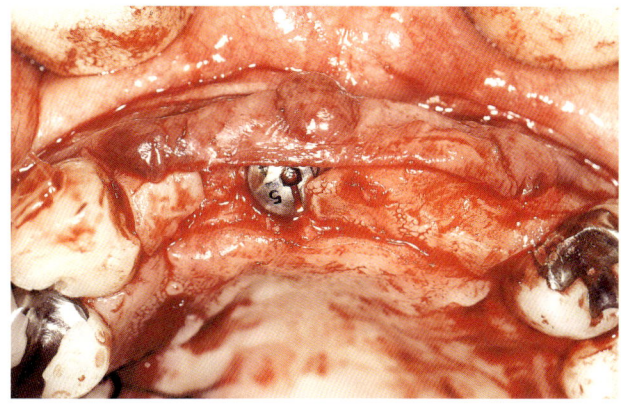

図10b　骨移植の後にインプラントが埋入され，二次手術時にポンティックサイトにおいてinterpositional graftが行われた．1̲のインプラントの唇側には増大がなされていない．唇側に移動されたフラップの厚みも薄い．

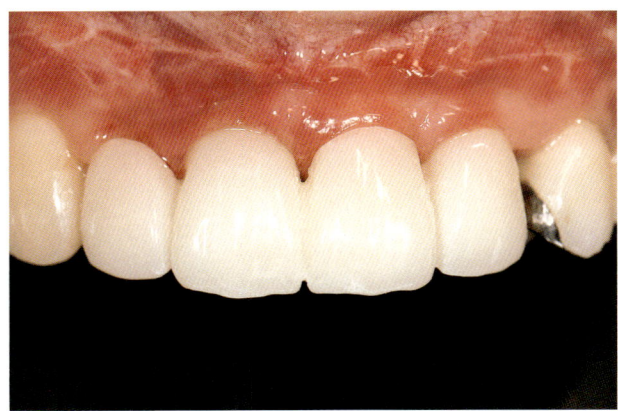

図10c　通法に従ってプロビジョナルレストレーションが装着され，8週後の状態．1̲唇側遠心部にパーフォレーションが発生した．

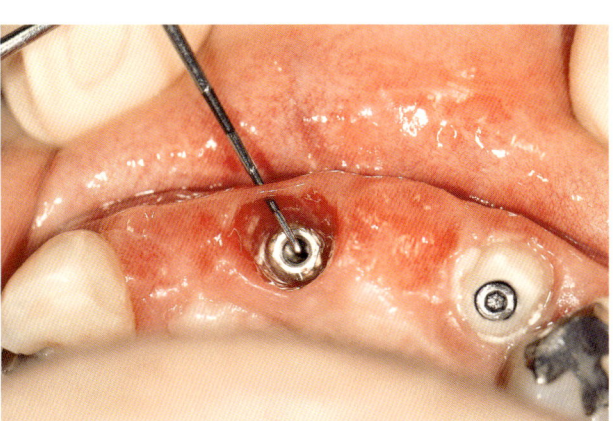

図10d　アバットメントを外した状態．唇側軟組織の厚みは1mm以下であった．

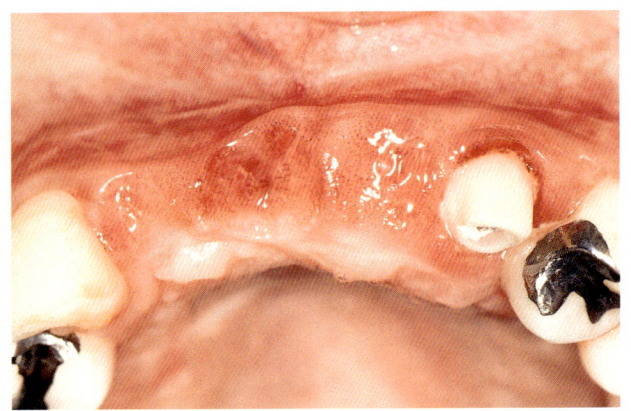

図10e アバットメントを外し，治癒を3週間待った状態．インプラントは軟組織により完全にカバーされた．歯槽堤の形態も不足している．

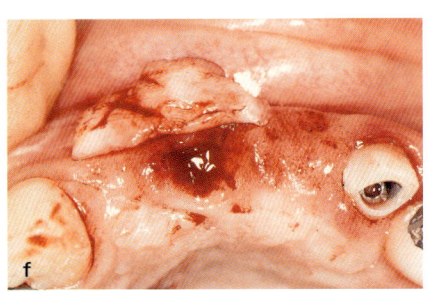 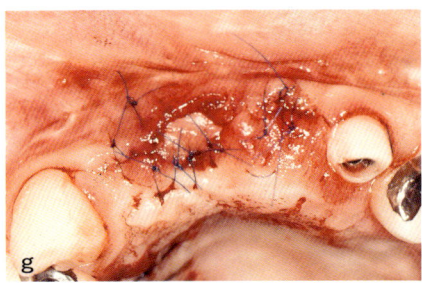 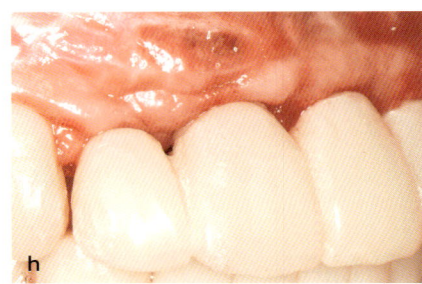

図10f, g Envelop technique にて結合組織移植を行った．

図10h 結合組織移植後2か月で再度カスタムのプロビジョナルアバットメントの唇側のみサブジンジバルカントゥアの形態修正を行い，同一のプロビジョナルレストレーションを装着した．アバットメントを一時的に外したことにより，以前形成された歯間乳頭は平坦化し歯肉縁下に設定されていたマージンが露出している．しかしポンティック部，隣接面部においては適切な圧が組織にかけられている．

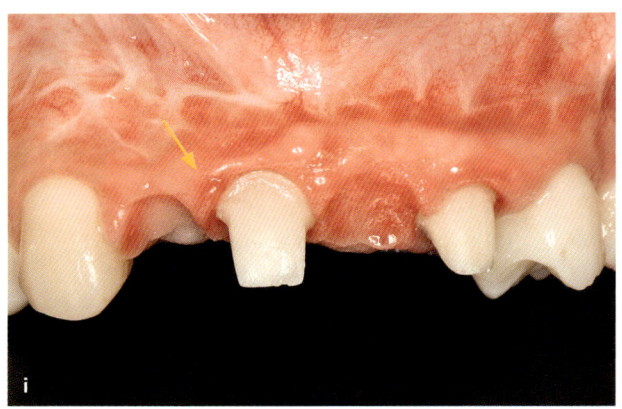 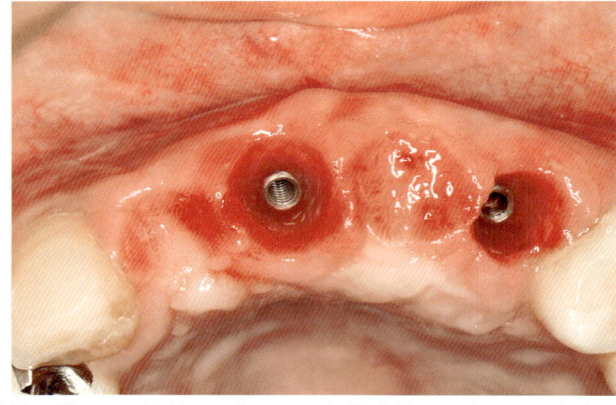

図10i, j プロビジョナルアバットメントを再装着して2週間後の状態．図10h と比較し，失われた組織形態が再建された（→）．マージンも適切な位置となっている点に注目．唇側も十分な厚みが確保されている．

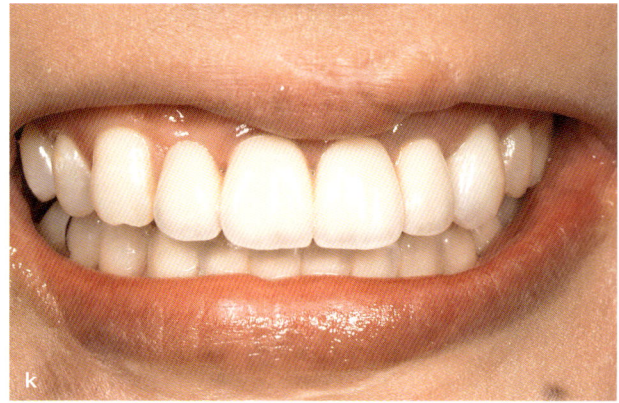 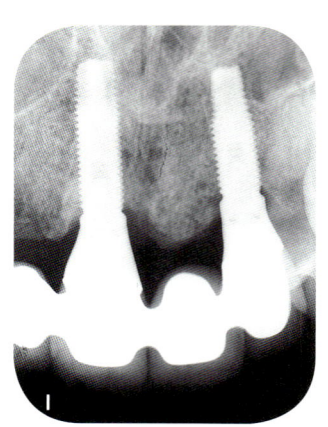

図10k, l 最終補綴装置装着後の状態．

Chapter 6 インプラント周囲軟組織のマネジメント

④ tunneling technique (with vestibular incision)

図D 全層で行う場合 Vestibular incision subperiosteal tunnel access (VISTA) として報告されている[29]．プロビジョナルレストレーション，ファイナルレストレーション後の審美エリアで用いる．既得された形態を壊さずに選択的に唇側の退縮の改善や乳頭の再建を行う（**症例6，11，28**）．

症例11 Tunneling technique with vertical incision（VISTA テクニック）を応用した前歯部両側中切歯の抜歯即時インプラント症例

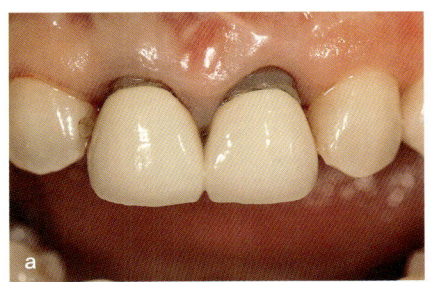
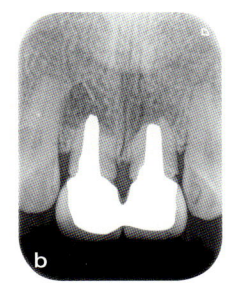
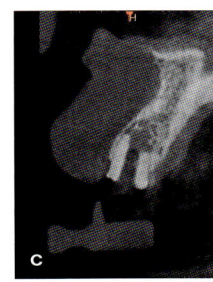
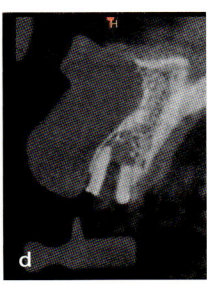

図11a〜d 患者は46歳，女性．初診の正面観（**a**）とデンタルエックス線写真（**b**），コア除去時の CBCT（**c, d**）．両側中切歯の根尖部違和感を主訴に来院．歯根も短く，インプラント治療を希望．

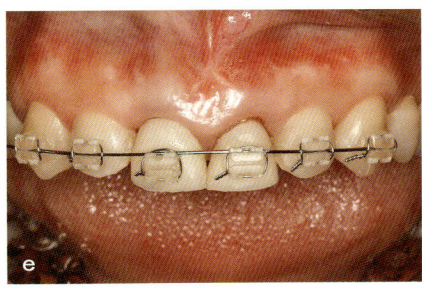
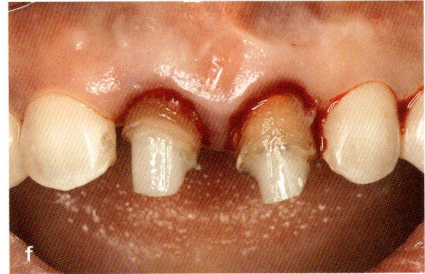
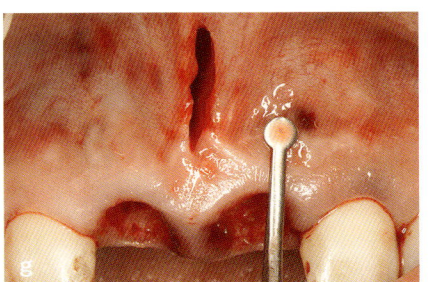
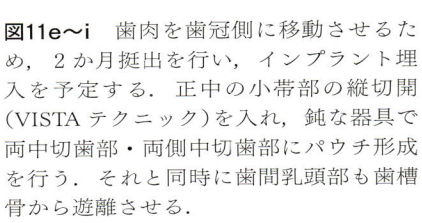
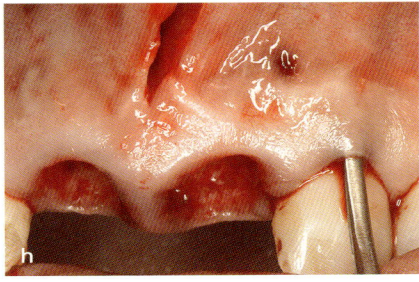
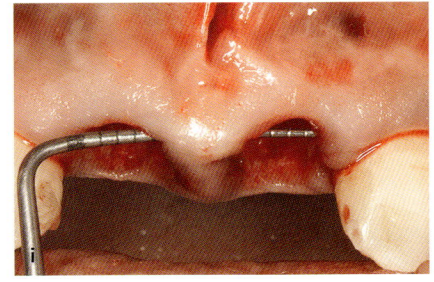

図11e〜i 歯肉を歯冠側に移動させるため，2か月挺出を行い，インプラント埋入を予定する．正中の小帯部の縦切開（VISTA テクニック）を入れ，鈍な器具で両中切歯部・両側中切歯部にパウチ形成を行う．それと同時に歯間乳頭部も歯槽骨から遊離させる．

215

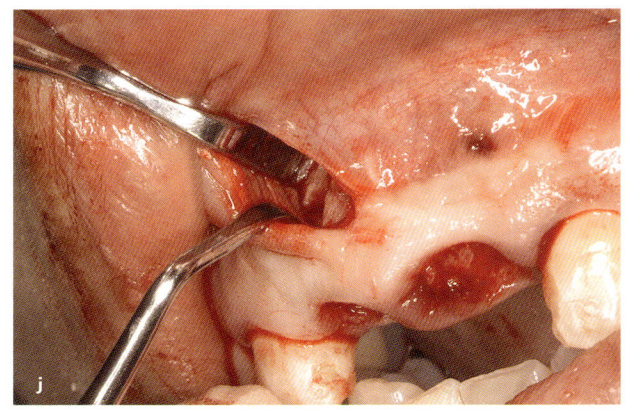
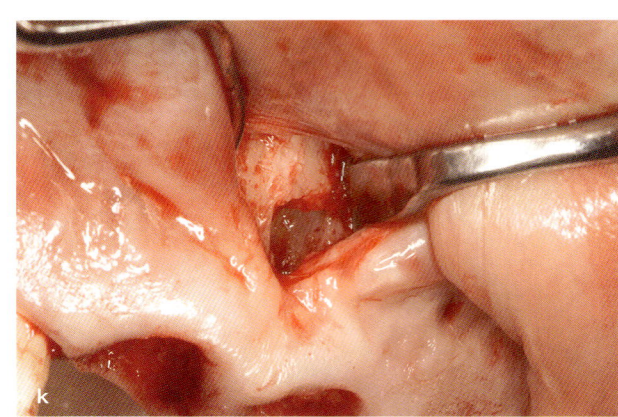
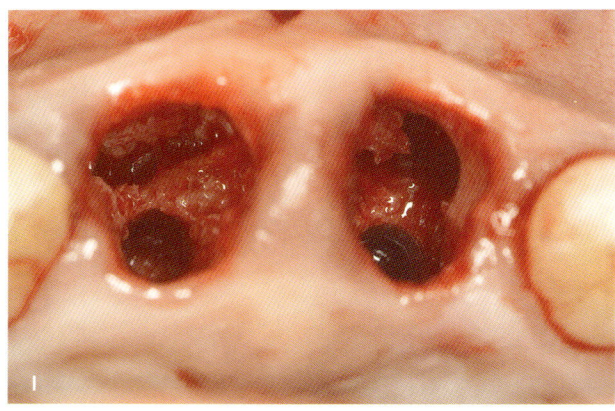

図11 j〜l その後，縦切開からアクセスし，不良肉芽組織の除去と骨面の明示を行う．インプラントホール形成後の咬合面観から，唇側の骨は喪失していることがわかる．

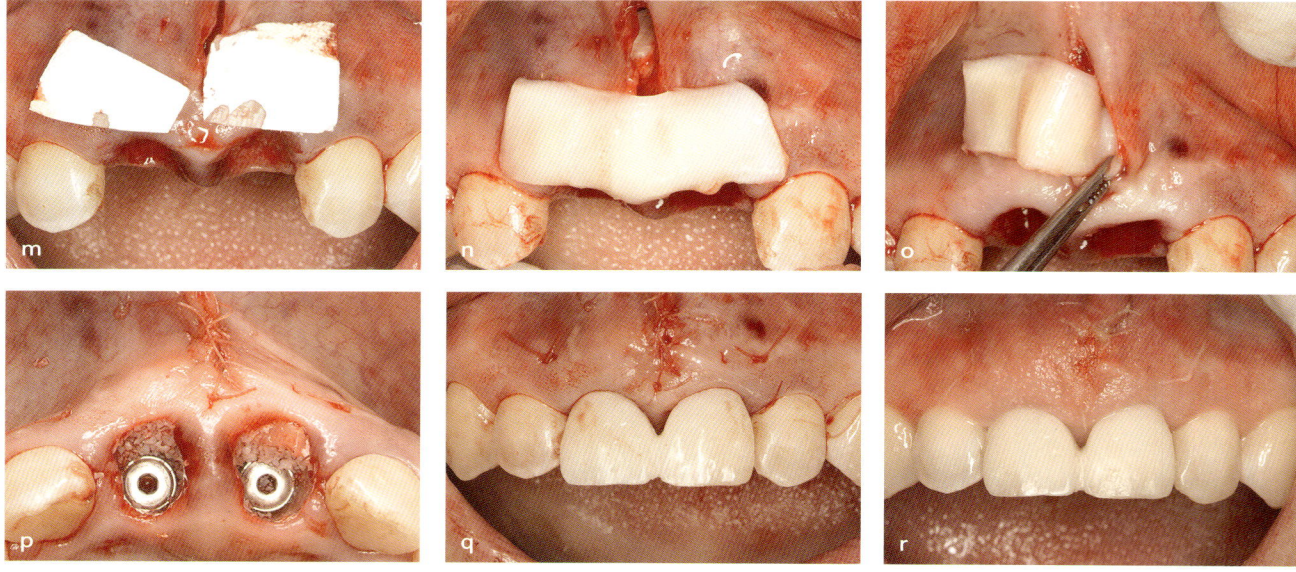

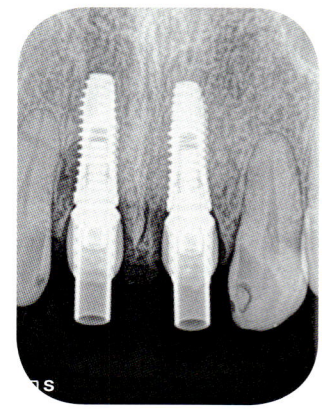

図11 m〜s インプラント埋入後，吸収性膜の設置・移植材の充填，縦切開部より結合組織の挿入を行い，即日プロビジョナルレストレーションを装着した．1週間後の状態では，歯間乳頭に切開を入れていないため，経過良好である．

216

Chapter 6 インプラント周囲軟組織のマネジメント

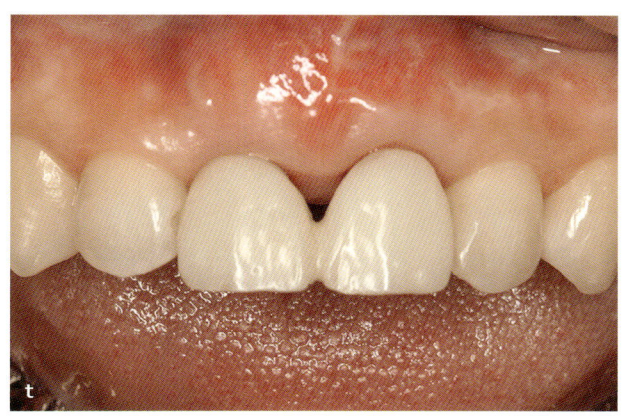

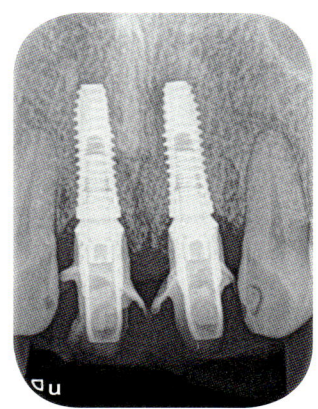

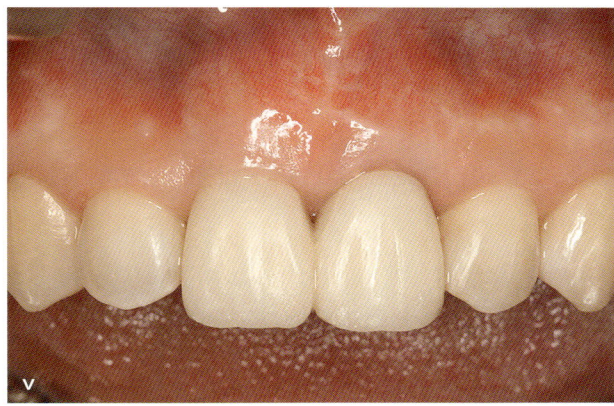

図11t〜v インプラント埋入10週後，骨結合を確認し，スカルプティングを行う．

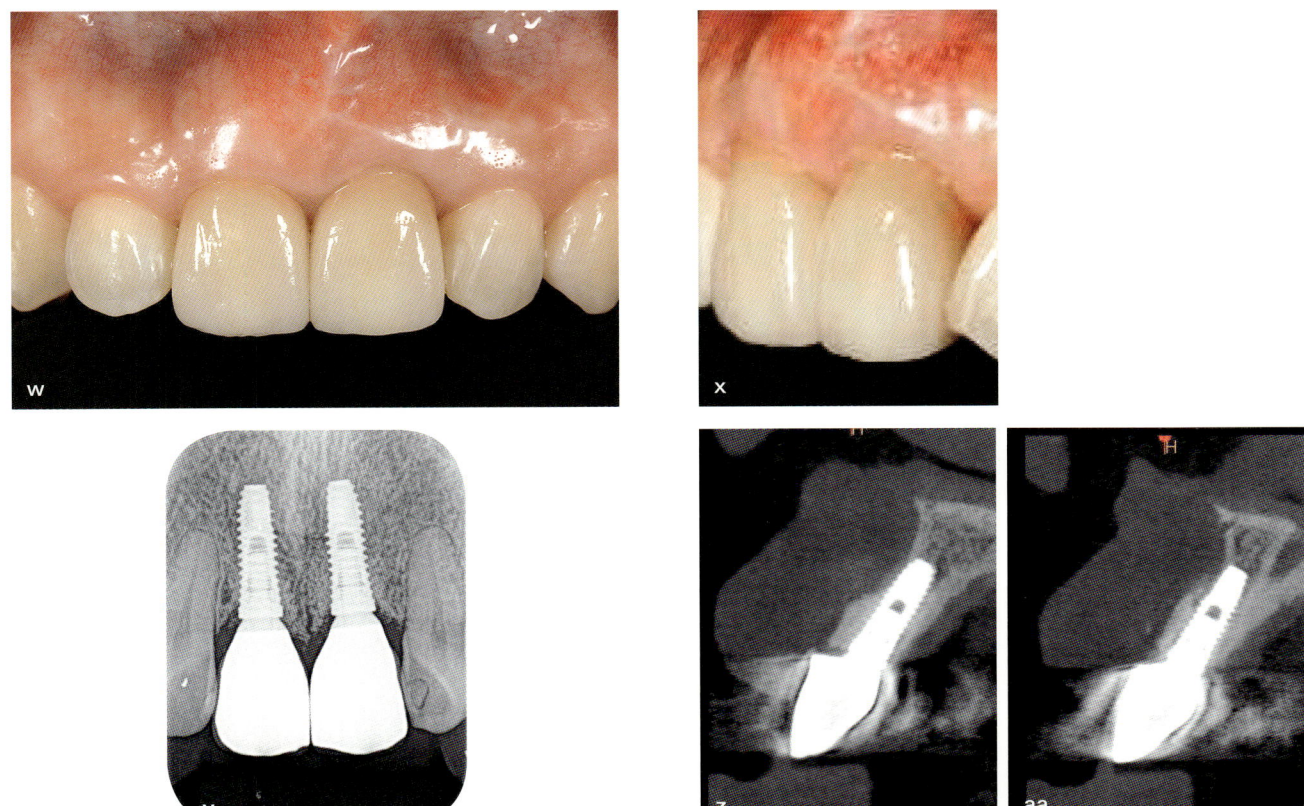

図11w〜aa 最終補綴装置装着時の正面観，デンタルエックス線写真，CBCT像．瘢痕形成も最小限に抑えられ，唇側の形態も獲得できている．

217

5 buccally (apically) positioned flap

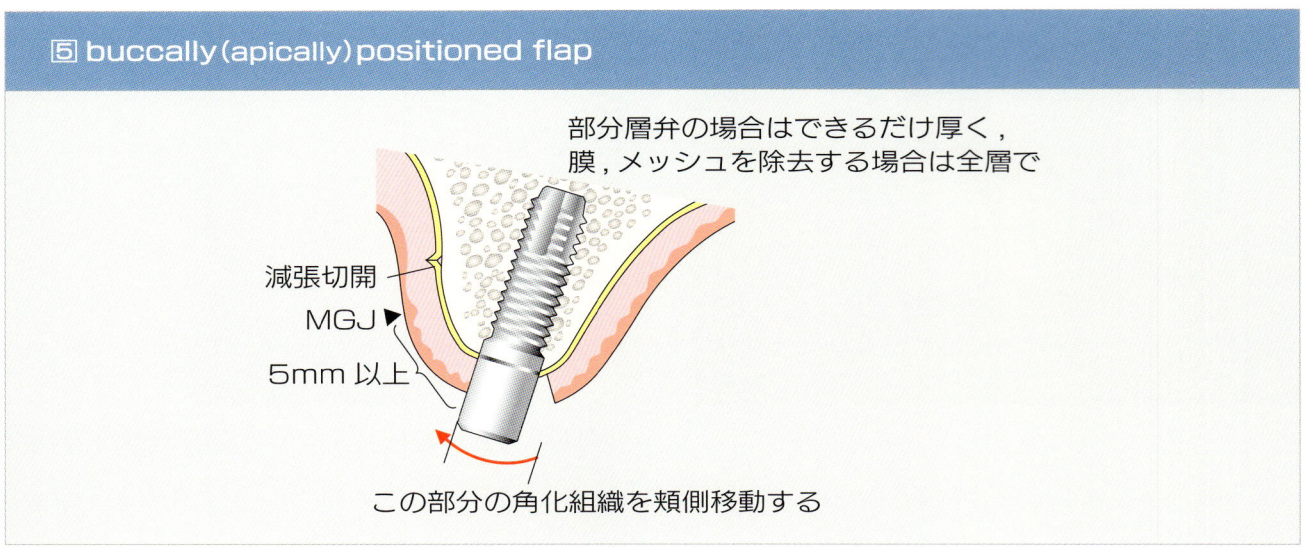

図 E　主として上顎臼歯部に応用．アバットメント連結と同時に行われる．口蓋側にある厚い組織を頬側に移動する（**症例12, 18, 20, 21**）．

症例12　buccally positioned flap と interpositional graft を併用した症例

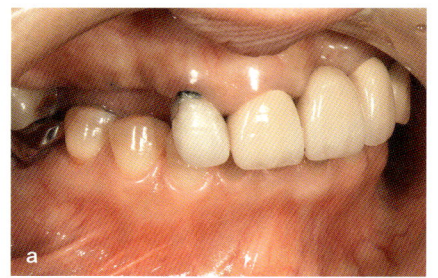
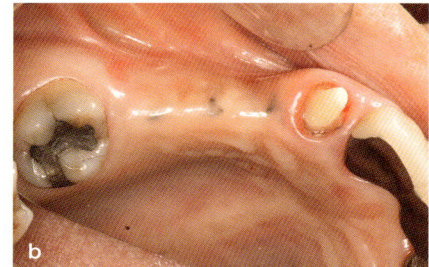
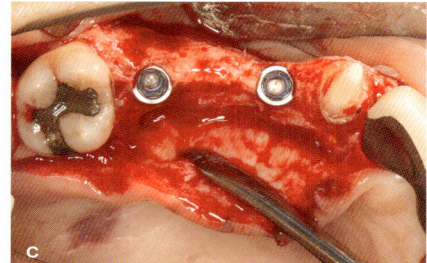

図12a〜c　患者は57歳，女性．5 4 3|部にインプラント埋入とチタンメッシュを応用してGBRを行った．

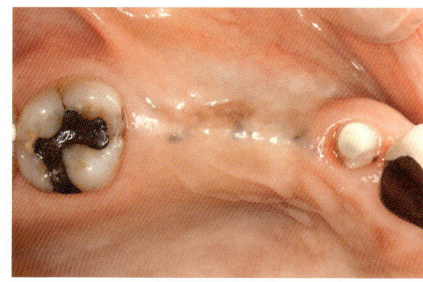
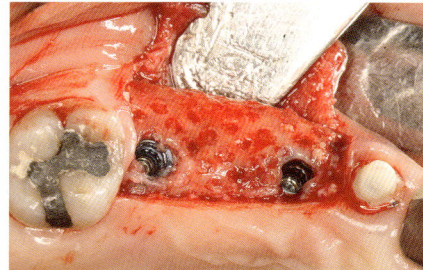
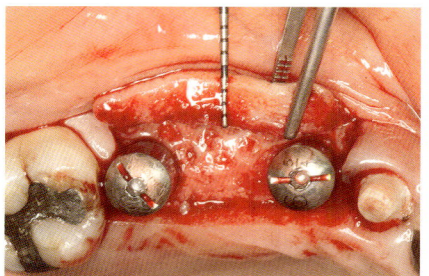

図12d　歯槽堤の幅は増大しているが，歯槽頂部では軟組織が不足している．

図12e　GBRの目的は十分に達成されている．

図12f　3|に相当する部位ではフラップの厚さが不十分であると判断された．

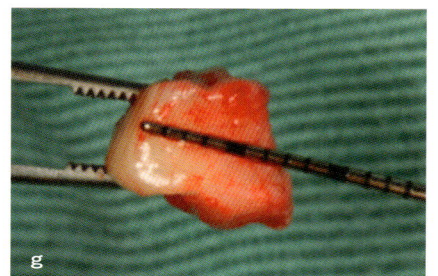
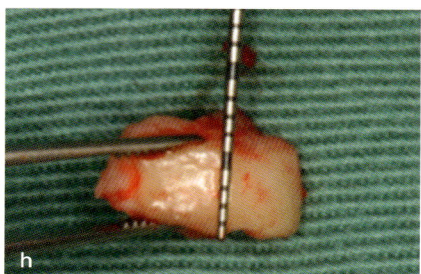
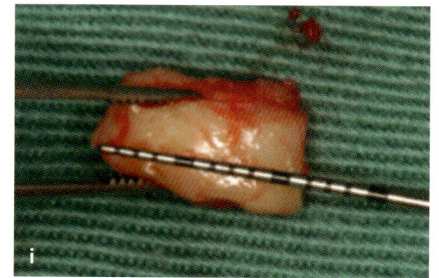

図12g〜i　上顎結節から密な結合組織が採取された．厚さは7mmあり，受容側にそのまま移植するには厚すぎる．

Chapter 6 インプラント周囲軟組織のマネジメント

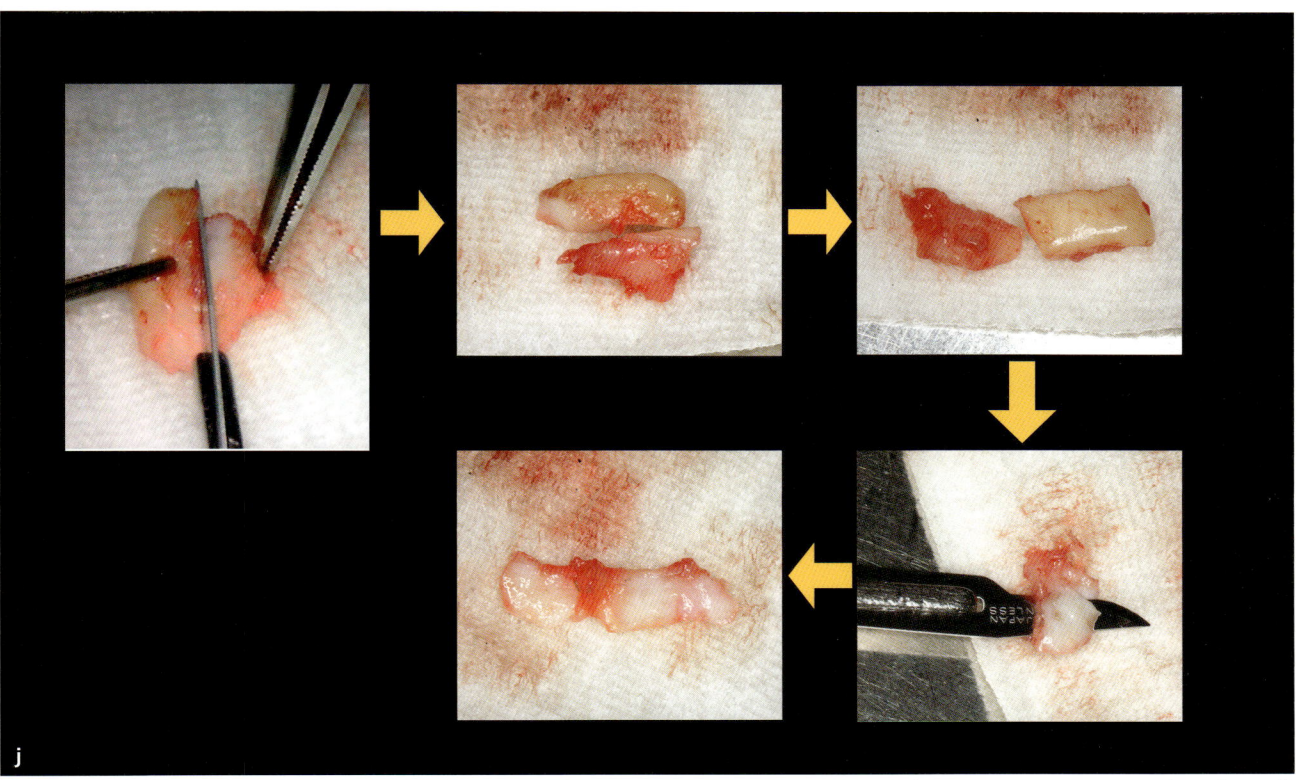

図12j 4 mmの上皮を含む部分と，3 mmの結合組織片に分割．さらに2つに不完全に分割をすることによって，倍の長さの移植片とした．

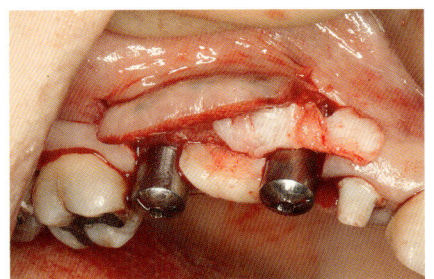 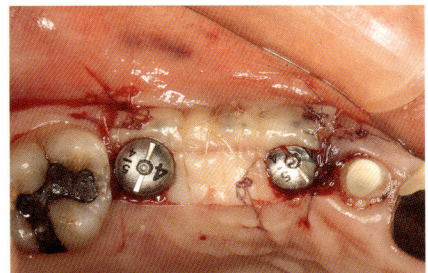 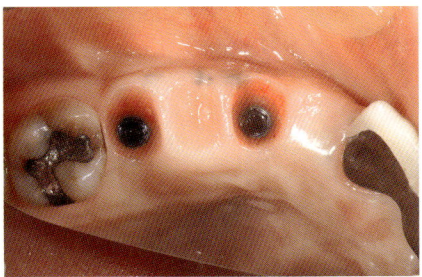

図12k 厚さ1.5mm程度の移植片を 3| 相当部のアバットメント頰側に設置． 2| 遠心からエンベロップを形成し，一部を挿入している．

図12l 4| ポンティック部には上顎結節からの interpositional graft, 3| 唇側には結合組織移植を併用した buccally positioned flap, 5| にはシンプルに buccally positioned flap を行った．

図12m 8か月後， 2| は RST が行われ，調整が終了した軟組織形態． 3| 部の豊隆が再現されている．

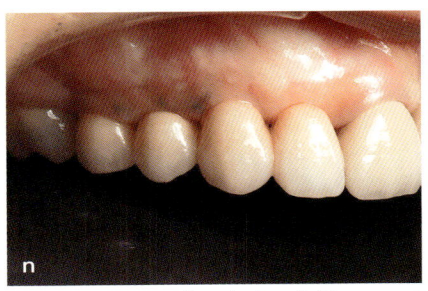 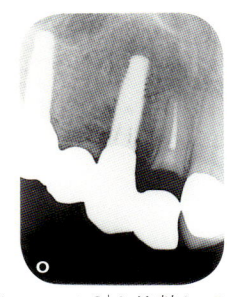 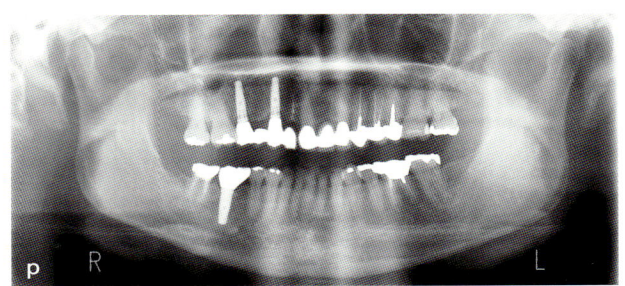

図12n〜p CTG後3年半の状態．RSTされている 2| と比較しても十分に形態が改善されている．

6 Interpositional graft[25〜28]

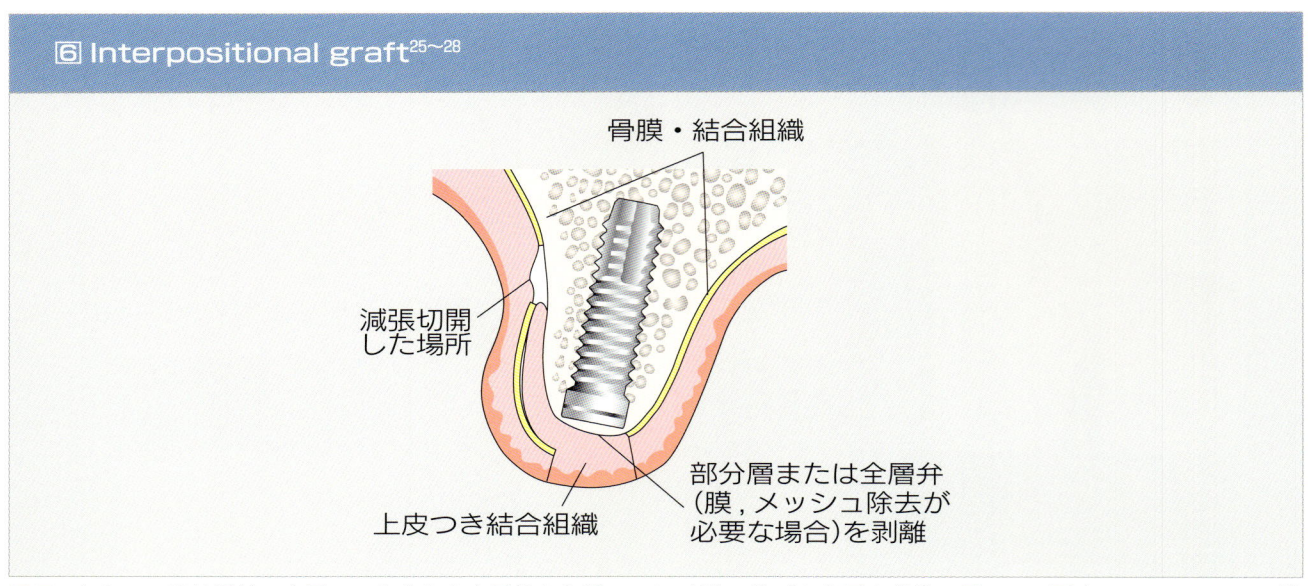

図F 主として審美領域に応用．より大きな水平的な欠損，MGJ変移の修正が必要な部位に用いる．同時にアバットメント連結は不可（**症例13**，**症例24**）．

症例13 前歯部における重度垂直的欠損への対応（interpositional graft）

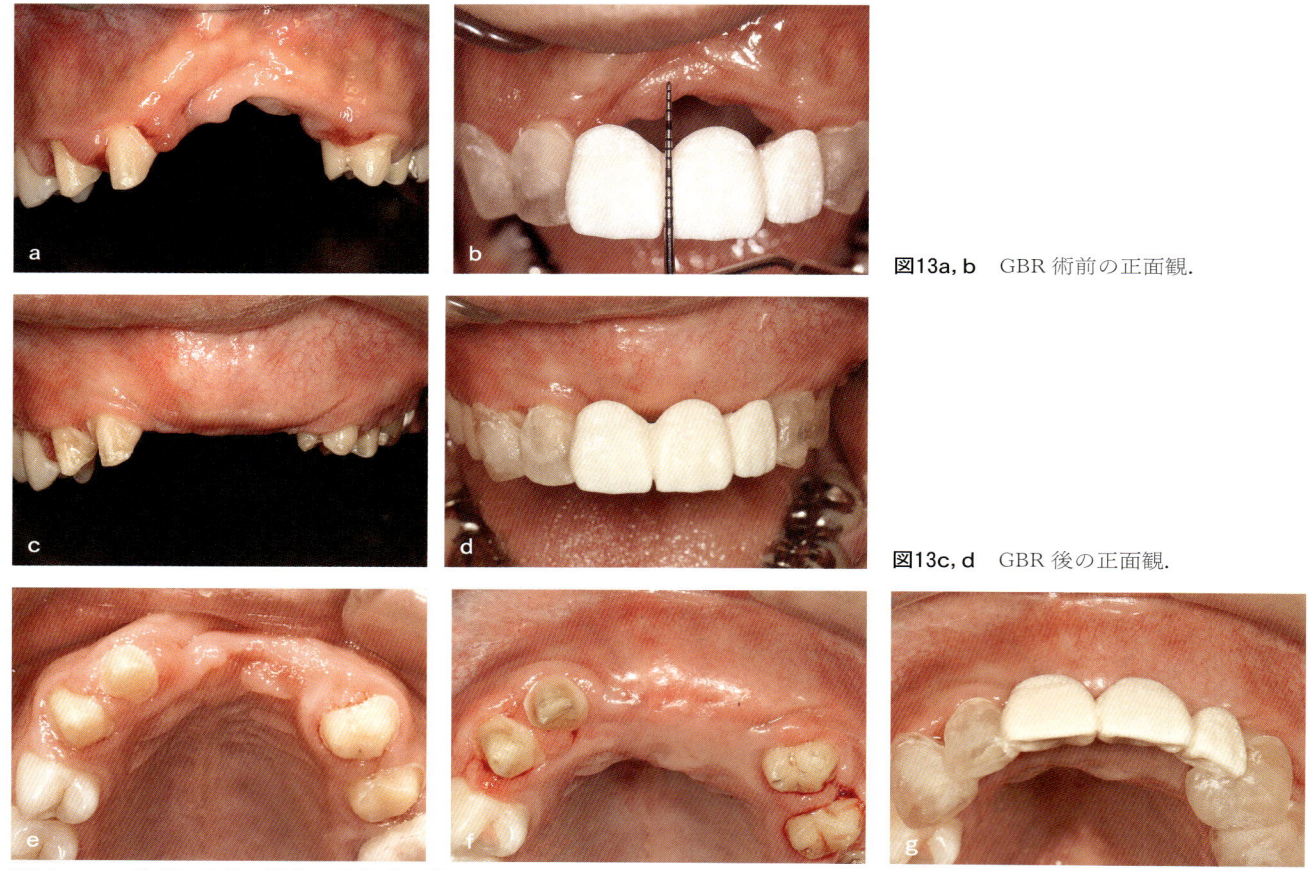

図13a, b　GBR術前の正面観．

図13c, d　GBR後の正面観．

図13e〜g　患者は23歳，男性．骨造成の量が大きいとその量に応じてMGJは歯冠側は移動する．唇側の半分は粘膜に覆われている．

Chapter 6 インプラント周囲軟組織のマネジメント

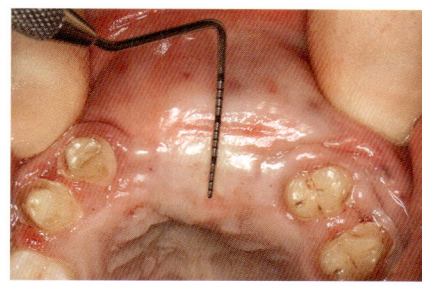
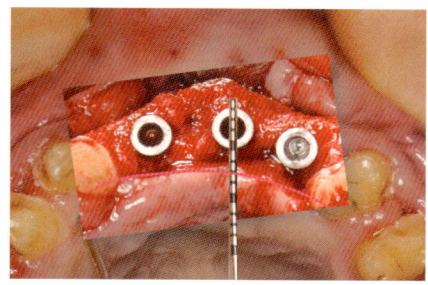
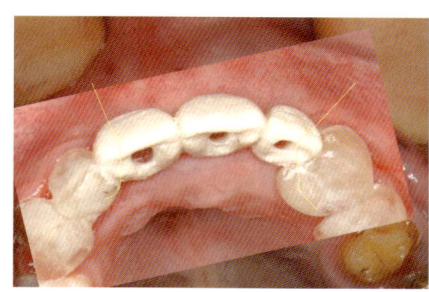

図13h MGJラインより5mm口蓋側の部位に切開線を設定し形成されたフラップをインプラントの唇側に設置できるように，また外科用テンプレートで示される将来のエマージェンスエリアよりも唇側に角化組織が獲得されるように移動させる．

図13i インプラントの位置をテンプレートによって確認すれば，およそのフラップの移動距離がわかる．この症例の場合7～8mmである．

図13j MGJの変移量が大きい場合，フラップの唇側への移動量も大きくなり，縦切開は避けられない．その際は，可及的に隣接面に乳頭の中央を避ける位置に設置する．

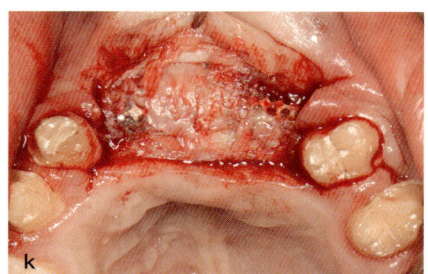
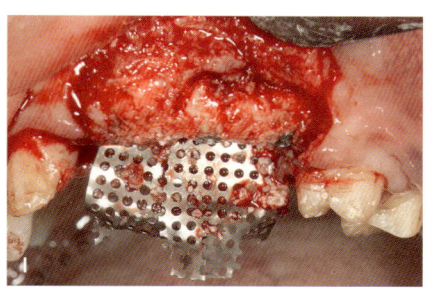
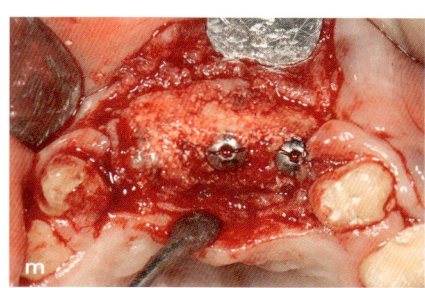

図13k～m 全層のフラップを形成し，非吸収性のマテリアル（チタンメッシュ）を除去する．

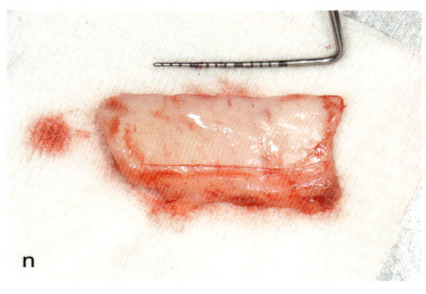
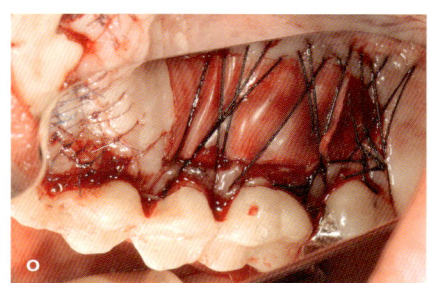

図13n, o 口蓋から，フラップの移動によって生じる開放創の形に合わせた上皮をもつ結合組織を採取．

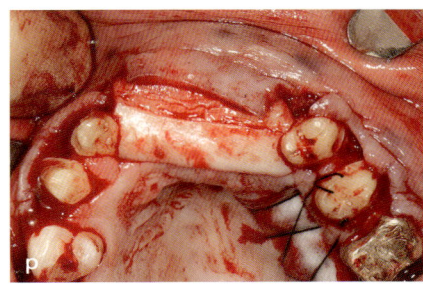
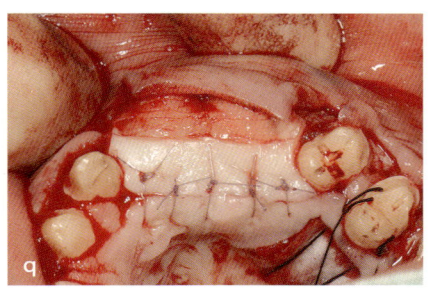
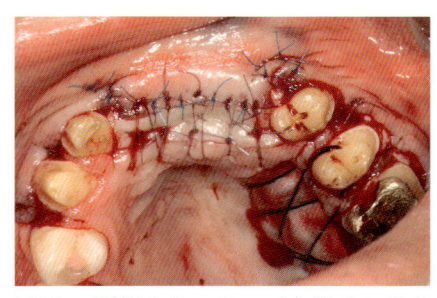

図13p, q 唇側は上皮部分を，舌側は結合組織を根尖側の骨膜に縫合し移植片をしっかりと固定する．唇側に移動したフラップは近遠心径が不足している．

図13r 両側よりフラップを形成し近心に移動，つまり側方移動を行い，唇側に移動させたフラップと縫合する．遠心側には開放創が形成される．

221

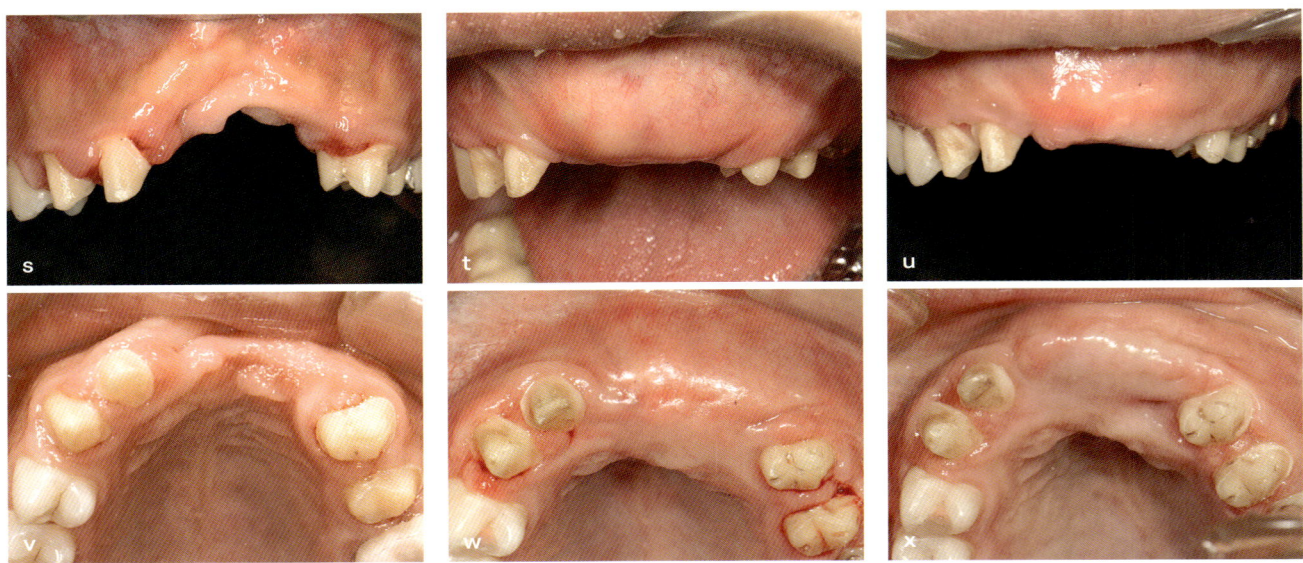

図13s〜x 術前(s, v),骨造成後(t, w),軟組織増大後(u, x)の唇側面観と咬合面観.硬軟組織のマネジメントが段階的に達成されたことを示す.

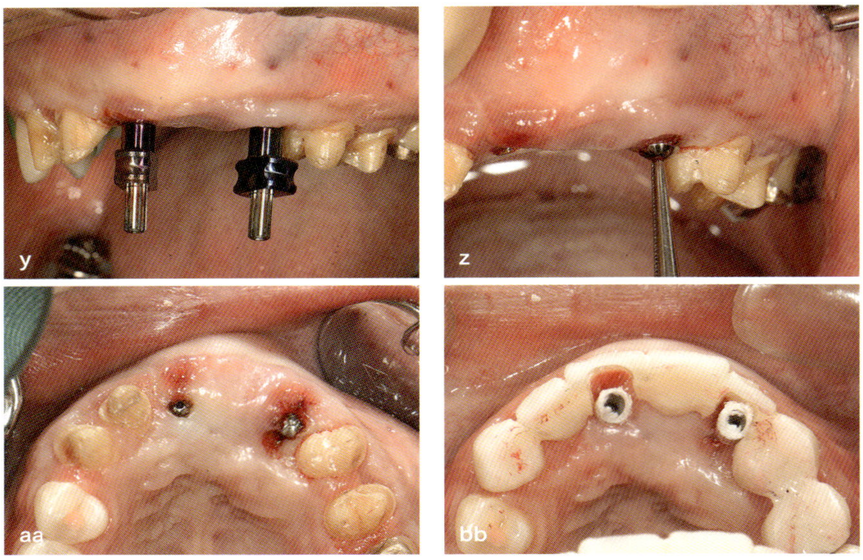

図13y〜bb 2か月後にパンチアウトを行い,アバットメントの連結とファイナルアバットメントの印象を行う.

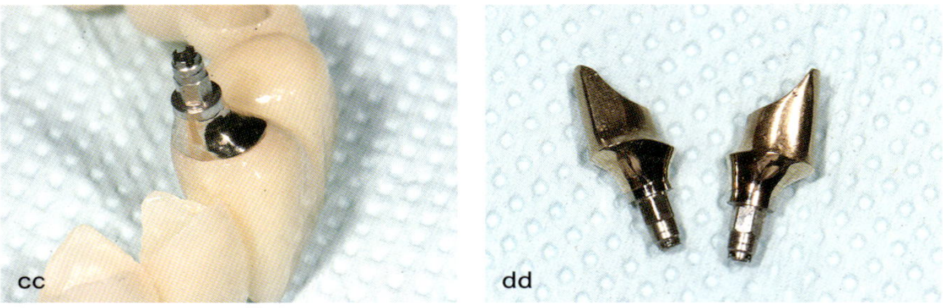

図13cc, dd アバットメントは連結後,必要がない限り外さない.

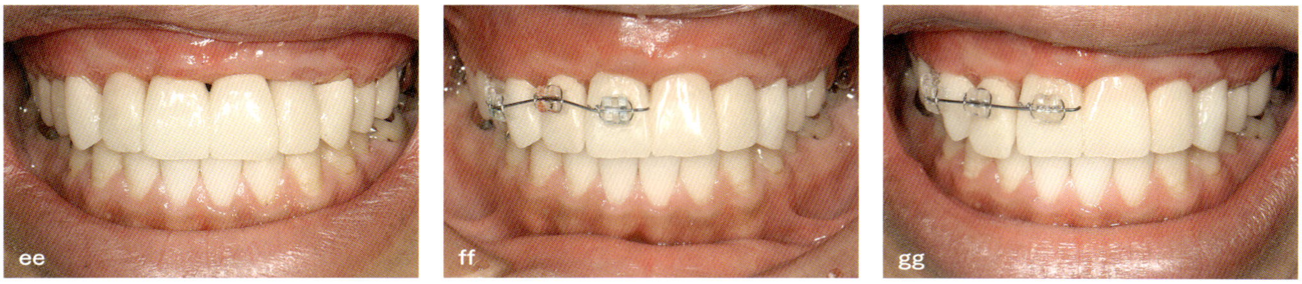

図13ee〜gg アバットメント連結後6週で2|の挺出を開始した.1週間で予定の量を挺出したので保定に移行した.インプラント周囲の軟組織が成熟し supracrestal tissue attachment が構築されるには6〜8週かかるとされている[41].

222

Chapter 6　インプラント周囲軟組織のマネジメント

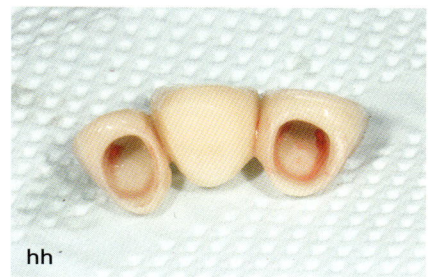
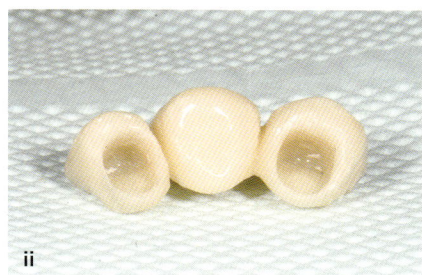

図13hh, ii　唇側にスキャロップを強調するためにプロビジョナルレストレーションの形態を調整した．

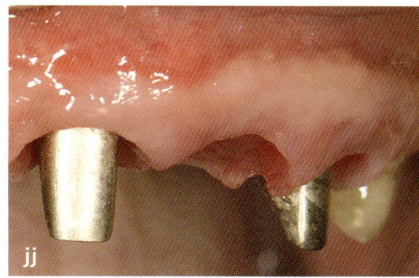
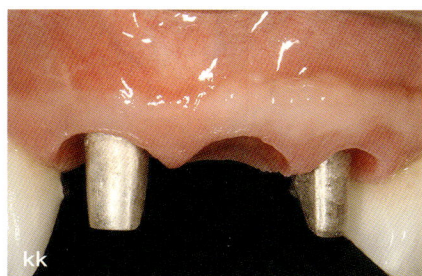

図13jj, kk　プロビジョナルレストレーション装着後10か月の状態．|1 2間にコルが発生したので，コンタクトエリアを拡大した．

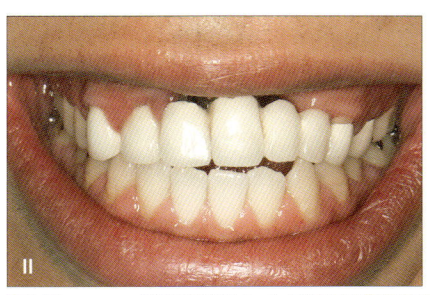
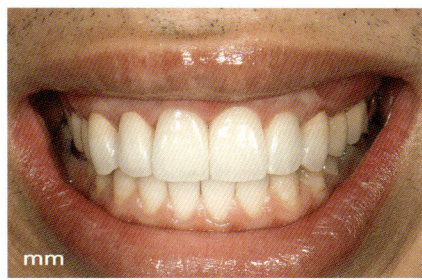
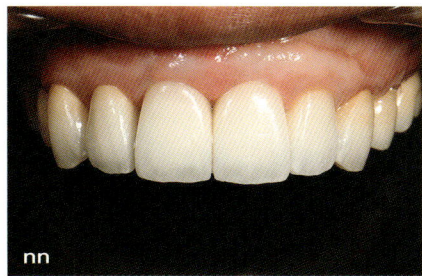

図13ll～nn　初診時(ll)および最終補綴装置装着後の比較．

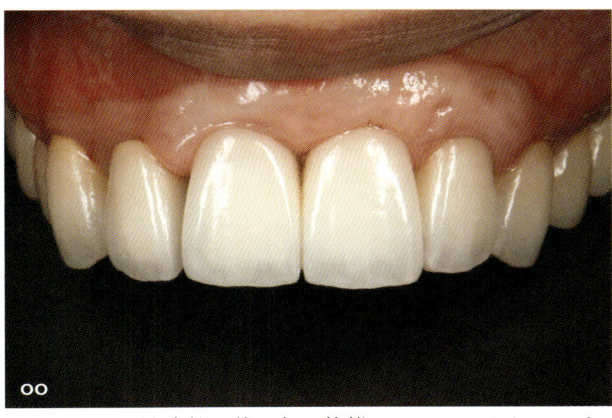
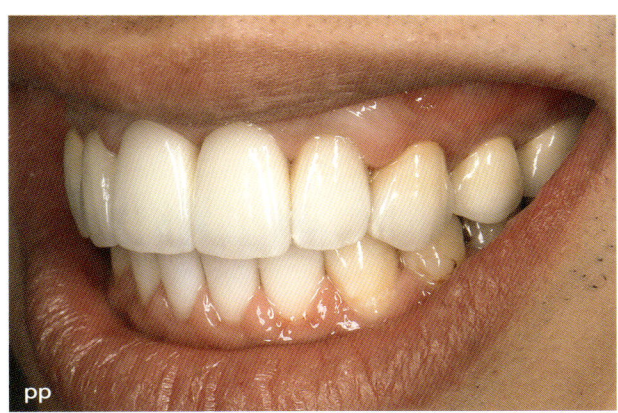

図13oo, pp　治療終了後8年の状態．インフラオクルージョンの傾向が出てきている．また結合組織移植を行った部位に増殖傾向が見られる．

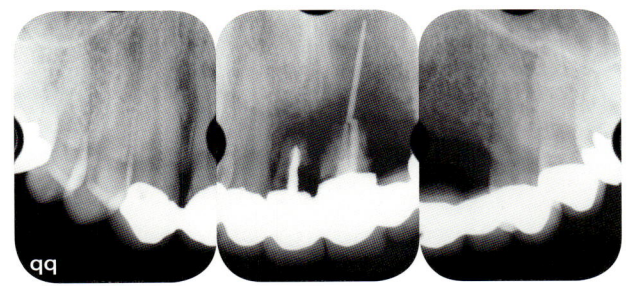
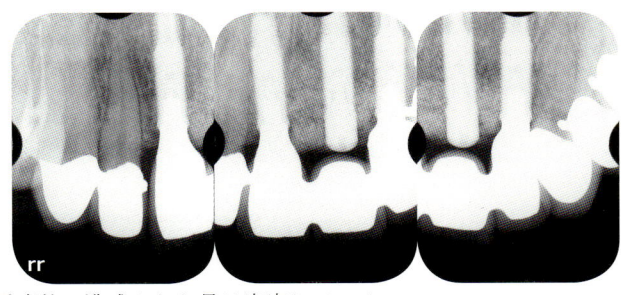

図13qq, rr　初診時と治療終了後8年のデンタルエックス線写真．垂直的に造成された骨は安定している．

223

7 pedicle connective tissue graft

図G 上顎審美領域における水平的・垂直的な欠損に適応．Nemcvsky ら，Khoury らによって紹介された口蓋組織を有茎弁でローテーションすることによって移植する方法[30〜32]．Akcal らの研究では術後3〜6か月の3か月間で47％の収縮率を示した遊離移植に比べ6.7％と術後の低い収縮率を示した[33]．移植片に血流が保たれているので PET（骨縁上に調整された歯根を被覆する）や，受容側のフラップのコンディションが不利な場合などに有効．この手法は有茎弁にて口蓋の歯肉を唇側に移動し，唇側の軟組織の厚みと高さを一度に獲得できるメリットがある．とくに抜歯即時埋入では，抜歯窩が存在し，フラップからの血液供給が不足しがちなため，有茎であり血流が保たれるこの術式は有効である（**症例14**）．

症例14 pedicle connective tissue graft

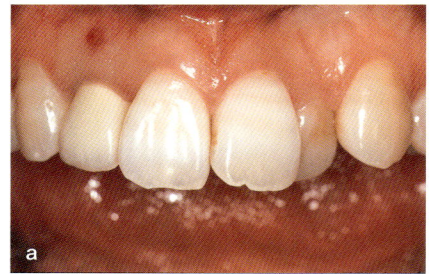
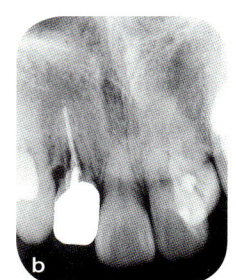

図14a, b 初診時の正面観およびデンタルエックス線写真．2|の内部吸収にともなう抜歯診断により，他院からインプラント治療の依頼で来院した．

図14c 抜歯後2か月の状態．

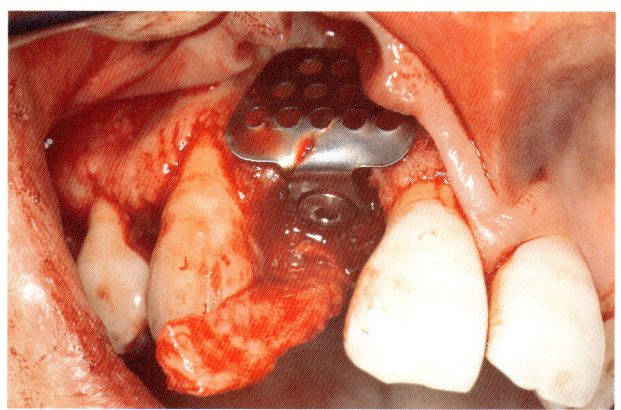
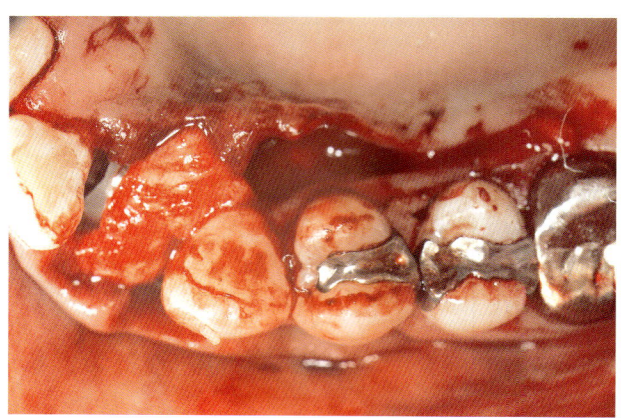

図14d インプラント埋入後に FTwing を装着した．

図14e 6|口蓋近心部より有茎弁で結合組織を採取する．

Chapter 6　インプラント周囲軟組織のマネジメント

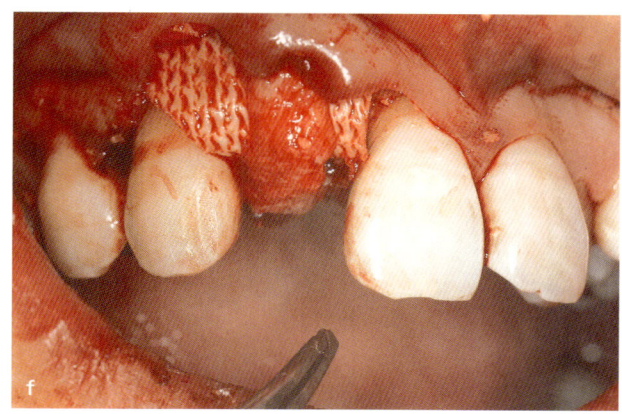

図14f　移植材を充填し吸収性膜で覆い，その上から結合組織を被せ，縫合する．

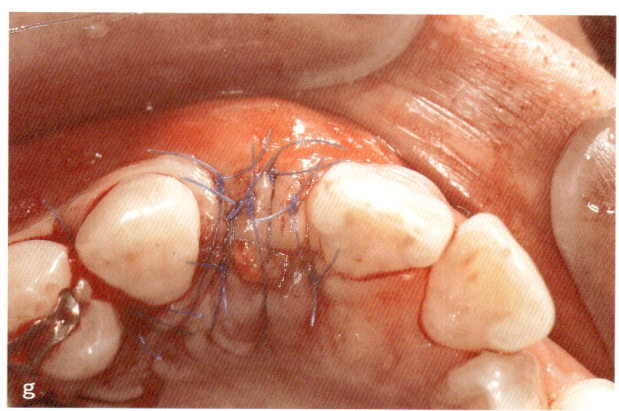

図14g　縫合直後の咬合面観．

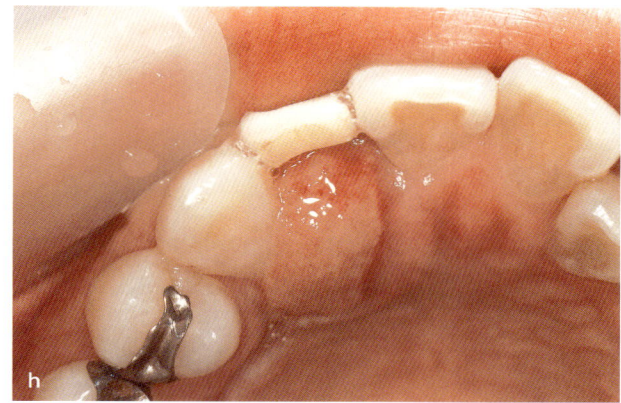

図14h　術後2週間の咬合面観．十分に結合組織が生着していることがわかる．

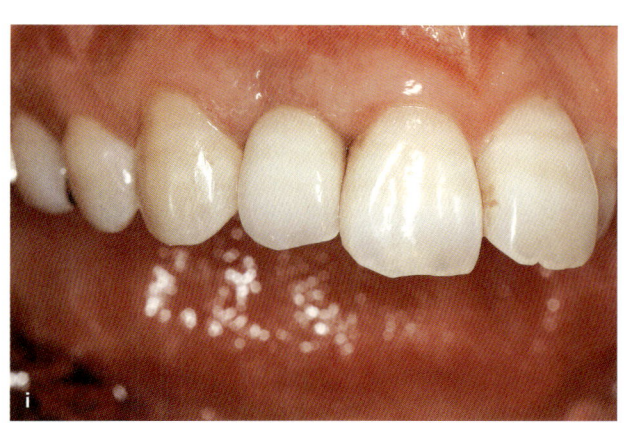

図14i，j　6か月の治癒期間をおき，二次手術を行い，さらにティッシュスカルプティングを行って最終補綴装置を装着した．最終補綴装置装着直後のデンタルエックス線写真．

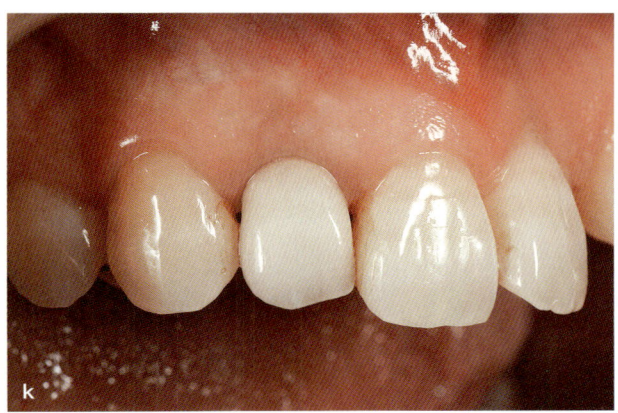
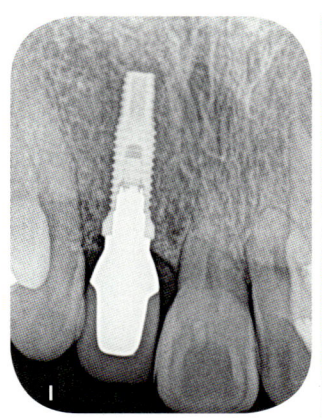
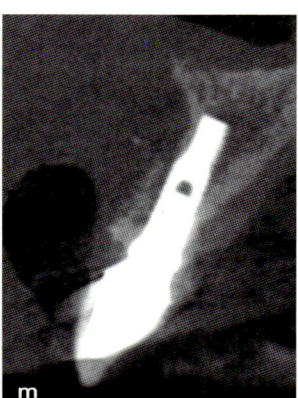

図14k〜m　10年後．

225

8 limited punch out

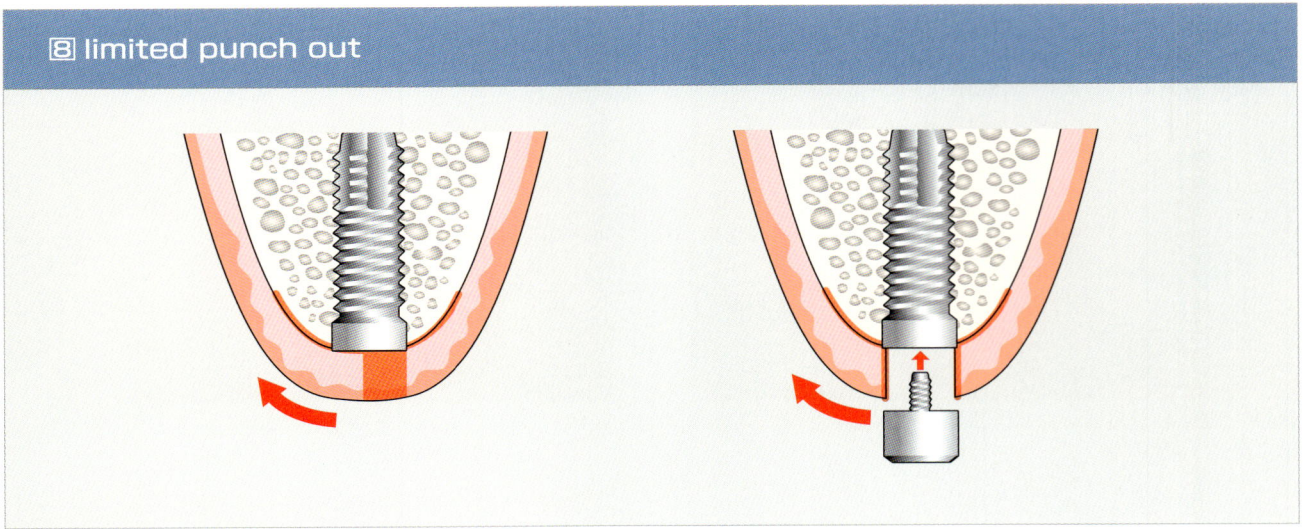

図H 切除する組織を最小限にしてインプラント上の軟組織を必要な方向（唇側）に移動させる方法．組織内のカバースクリューよりやや舌側寄りに，装着するアバットメントよりも小さめのホールからカバースクリュー周囲に部分層のエンベロップを形成し可動性をもたせる．カバースクリュー上の角化組織を唇側に移動しつつアバットメントを装着する（**症例15**，**症例16**）．

症例15 limited punch out ①

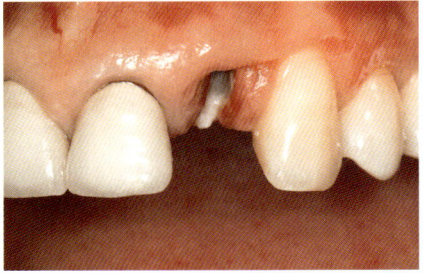

図15a 初診時の状態．|2 は保存不可能であった．

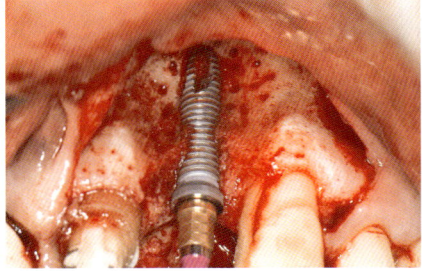

図15b 抜歯後2か月の状態．インプラント埋入と同時にGBRを行った．

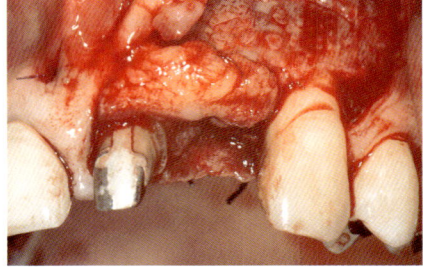

図15c インプラント埋入より6か月後．総合組織移植を行った．

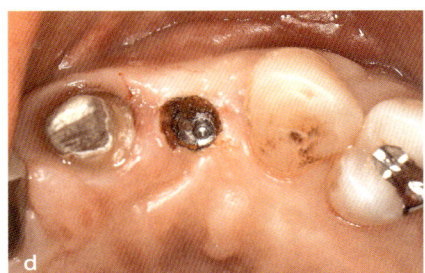

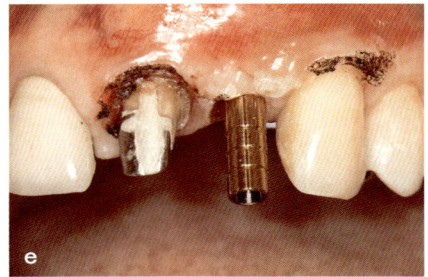

図15d, e さらに2か月後，CO_2レーザーを用い limited punch out を行った．

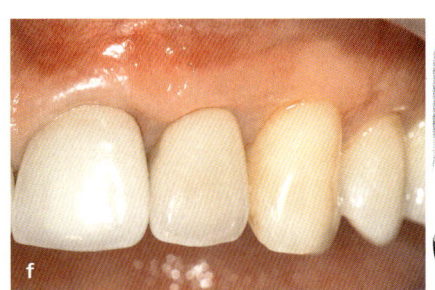

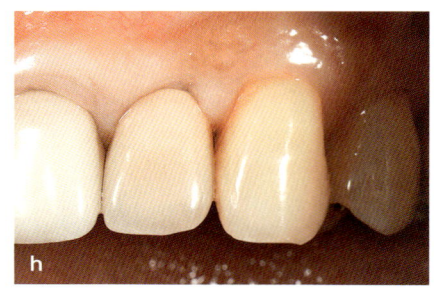

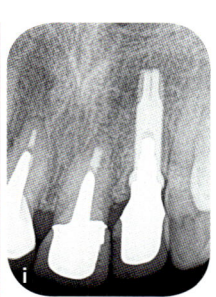

図15f, g 最終補綴装置装着時の側方面観とデンタルエックス線写真．

図15h, i 10年後．

Chapter 6 インプラント周囲軟組織のマネジメント

> 症例16 パンチアウトに soft tissue remodeling technique を併用した症例

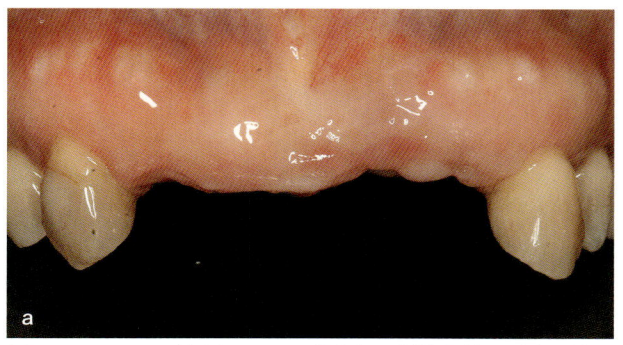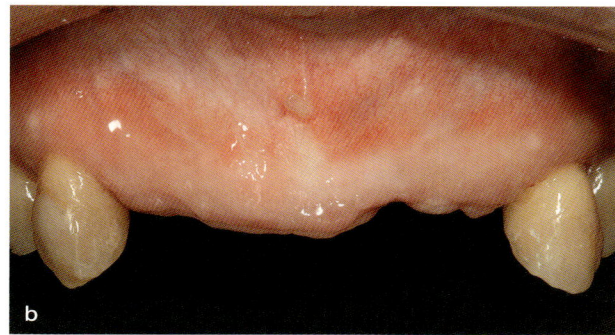

図16a, b　GBR 前（a）と GBR 後（b）．歯間乳頭の頂点を連ねる．

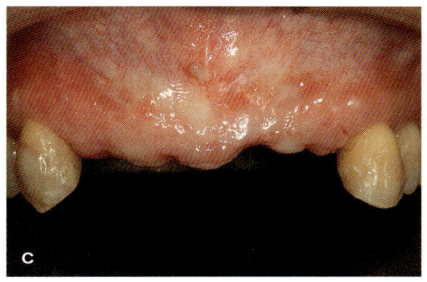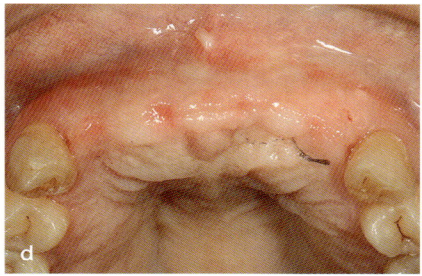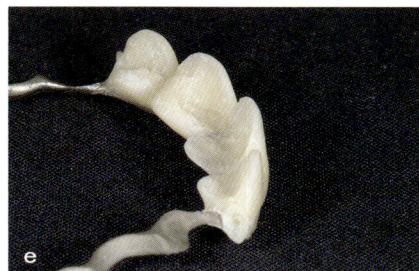

図16 c〜e　Tissue remodeling technique によって軟組織形態を調整[34]．数分で貧血帯が消失する程度の調整を繰り返す．1週間で 1〜1.5mm 以下にする．

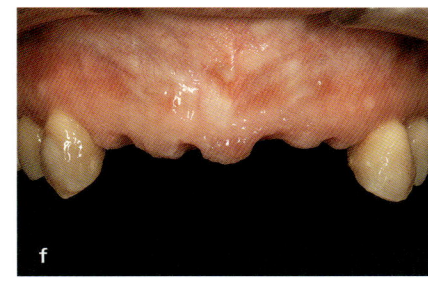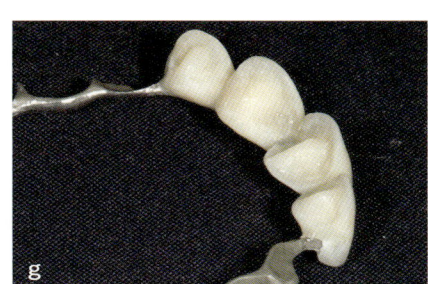

図16f, g　1週間．

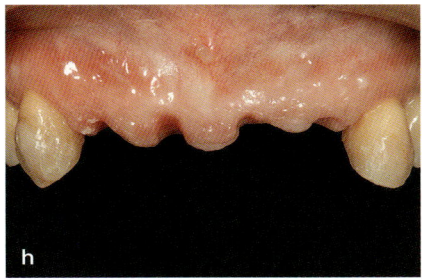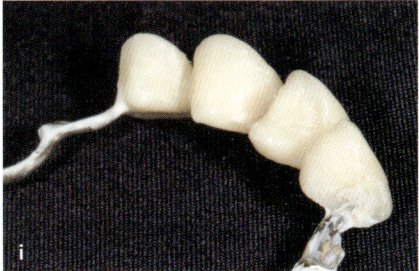

図16h, i　2週間．

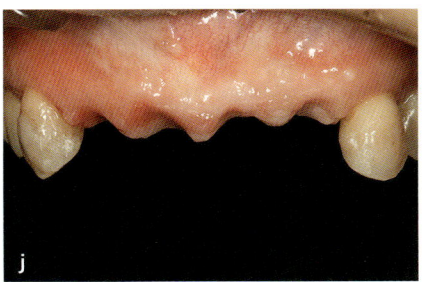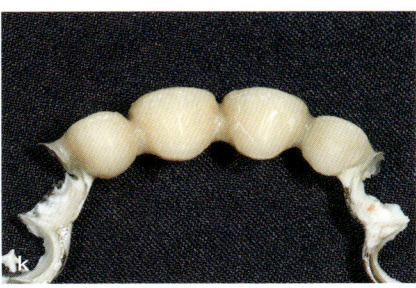

図16j, k　4週間．

227

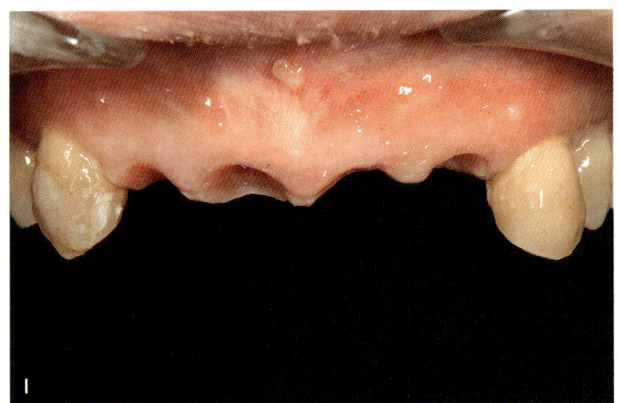

図16l 2か月．

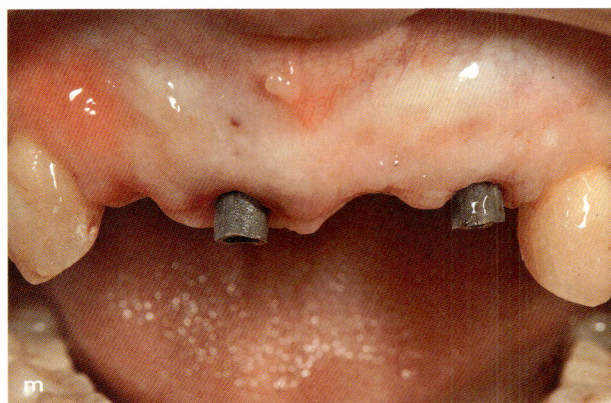

図16m カバースクリュー付近に到達した時点でプロビジョナルレストレーションをインプラント支持に改変する．

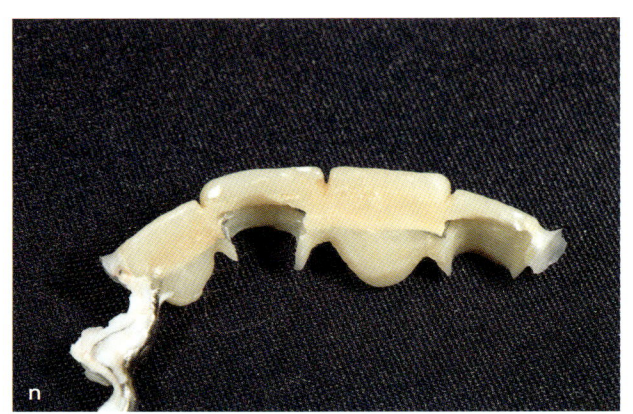

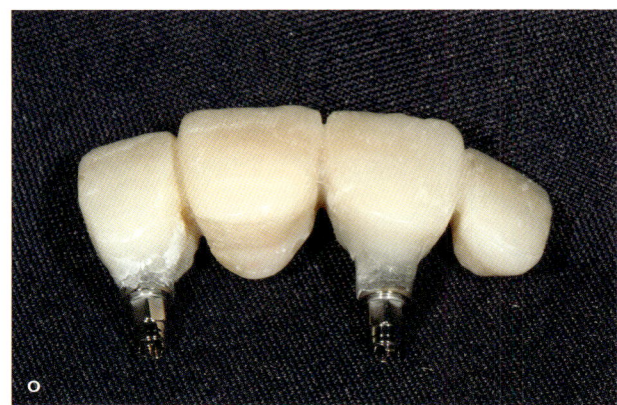

図16n, o ポンティックの形態を参考にインプラントの歯肉縁下形態を調整する．

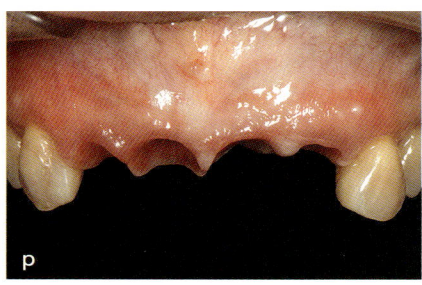

図16p 4か月軟組織の成熟を待った．このようにすることで，アバットメントの着脱回数を減らすことができる．

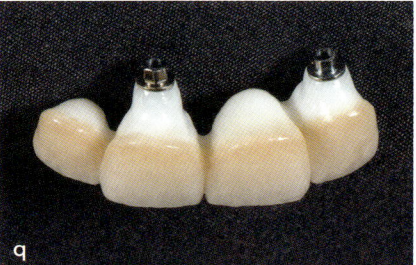

図16q, r プロビジョナルレストレーションの形態をCAD/CAM技術によってジルコニアフレームに移行した．

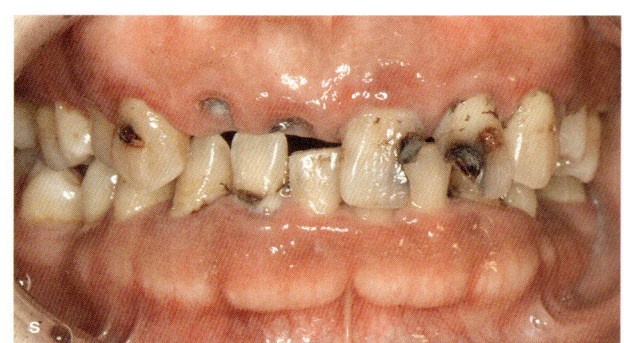

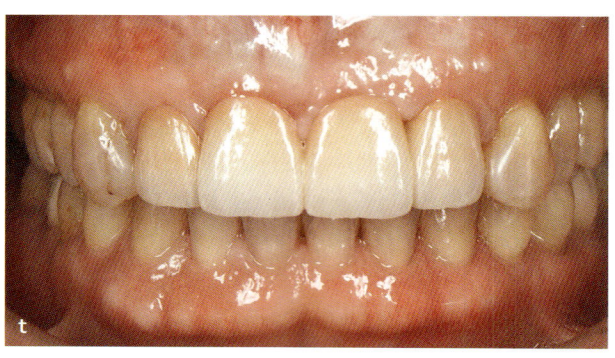

図16s, t 初診時と治療後5年の状態．

2. 下顎臼歯部における軟組織マネジメント

　下顎は角化組織に限りがあり，その頰舌的な幅は骨造成処置によりさらに狭小化する可能性がある．インプラント周囲に角化組織を獲得する方法として歯肉弁根尖側移動による前庭形成術および遊離歯肉移植が有効な方法として認識されている[35]．

　筆者らは近年，できるだけ軟組織の量を減少させないためにアバットメント連結前に遊離歯肉移植を行うか，アバットメント連結と同時に行う場合でも，歯槽頂部の軟組織を可及的に温存し，比較的厚い移植片を使用し，アバットメント周囲にタイトに固定するか(**症例17**)，幅が3mm以上角化組織が残存し，高さが2mm以上あれば，それを根尖側に移動させる術式を採用している．また3mm以上の角化組織があり，歯槽骨頂が十分に安定している状態であれば，可及的に軟組織量を温存しつつ，根尖側移動を利用した前庭拡張術を行う(**症例18**)．

　一次手術時に，軟組織の厚さが2mm以下の場合，アバットメント連結後にたとえプラットホームスイッチ等のリモデリングを減少させる手段を講じても骨吸収を引き起こす可能性を前述した．とくにショートインプラントを使用する場合，その影響はより大きなものとなる．したがってショートインプラント，軟組織の厚さが2mm以下の条件が重なった場合，結合組織移植によって厚さを増やすことが検討されうる(**症例19**)．

症例17　二次手術後にFGGを行った症例

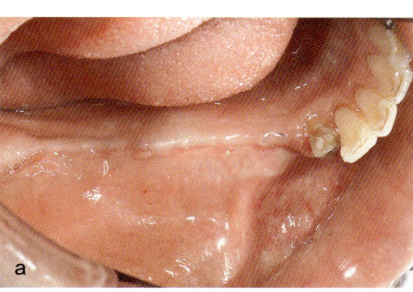
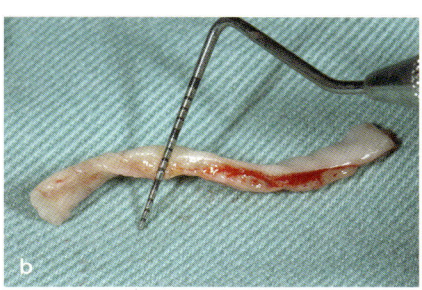

図17a　患者は43歳，女性．GBRによって狭小化した角化組織が認められる．
図17b　比較的厚い遊離歯肉を採取した．

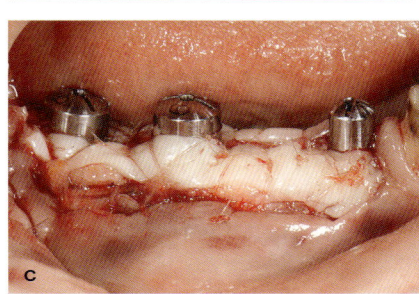
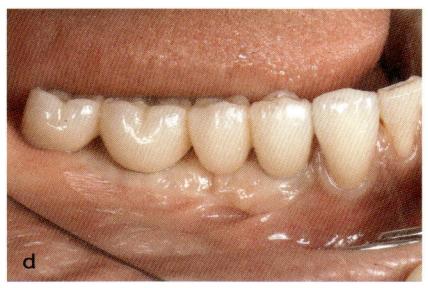

図17c　可及的に開放創のないように，また受容床に対して緊密に縫合．
図17d　7̄部は吸収が大きいが，6̄5̄4̄部は角化組織が獲得されている．

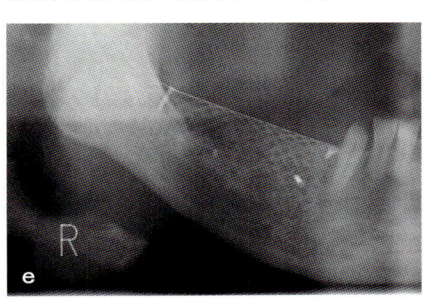
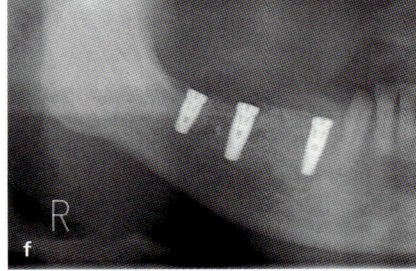
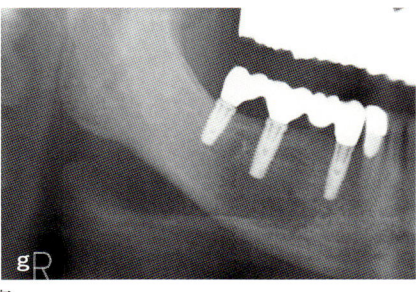

図17e〜g　GBR後(e)，インプラント埋入時(f)，機能開始後2年(g)のエックス線写真．

症例18 根尖側移動を利用した前庭拡張術

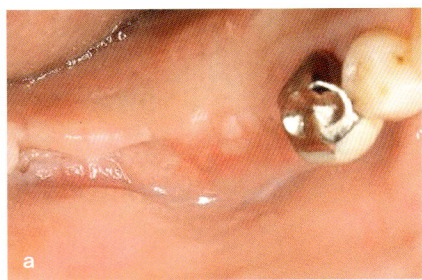
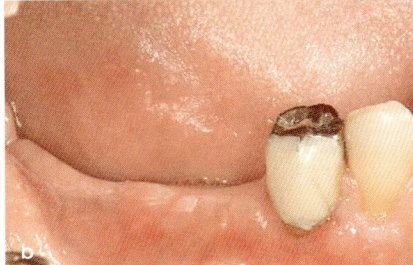

図18a, b 患者は67歳，男性．二次手術，術前の状態．インプラント埋入時には側方GBRを行っている．そのため，角化歯肉は舌側に移動しているものの，幅は3mm以上存在する．raw to rawで縫合しているため，角化組織の高さも十分存在する．

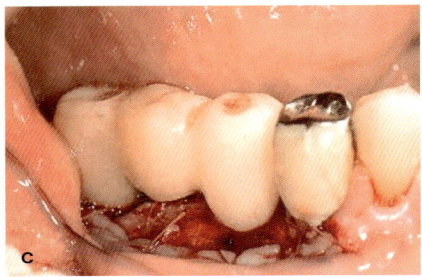
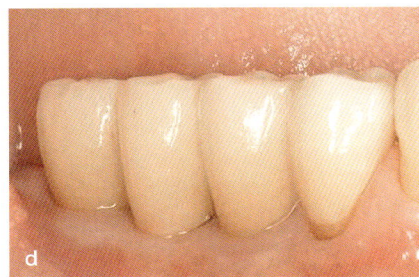

図18c 3mmの角化歯肉を均等に頬側・舌側に振り分けた．頬側のおよそ1.5mmの角化歯肉を，インプラント埋入位置より，さらに根尖側に位置させ縫合した．

図18d 最終補綴装置装着時の状態．多少の後戻りはあるものの，角化歯肉が存在している．

症例19 結合組織移植により軟組織を増大させた症例

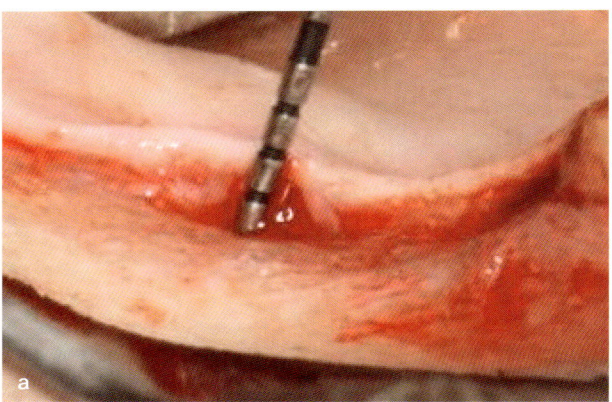
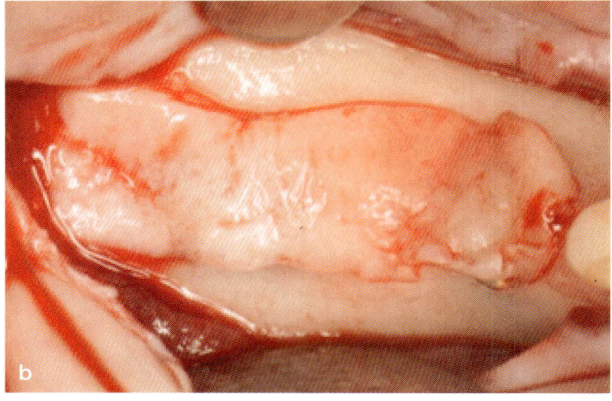

図19a 患者は64歳，女性．7 6 部の軟組織の厚さが2mm以下であった．

図19b 上顎から結合組織を採取し，インプラント上に位置づけ縫合した．

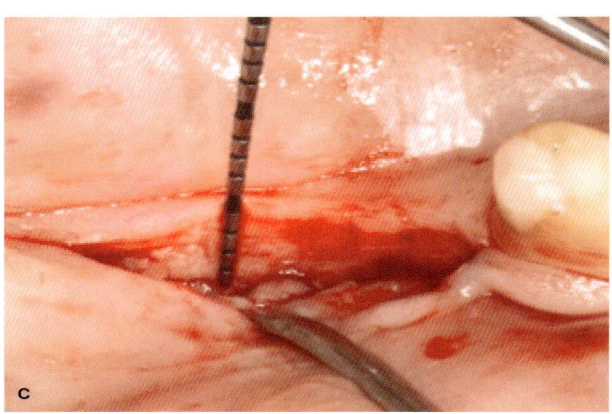

図19c 3か月後の二時手術時には3mm以上に増加していることが確認された．

3. 上顎臼歯部における軟組織マネジメント

　上顎は基本的に口蓋側には十分な厚さをもつ角化組織があり，その組織をインプラントの頰側に有茎で移動させることによって，目的が達成される．以前，拙著では側方移動と表現したが，多くの場合，近遠心移動を意味しているため適切ではない．また多くの論文中では根尖側移動と表現されるが，アバットメントを固定源として歯冠側方向へ押し上げる意図をもつため，ここでは歯肉弁頰側移動（buccally positioned）と表現する．

　ここで問題となるのは，アバットメント間あるいは隣在歯との間に発生する開放創に対してどのように対処するかである．以下に示す方法が考えられる．
・開放創として二次治癒を期待する
・コラーゲン製材により保護する
・口蓋側フラップの歯冠側移動
・頰側フラップからの有茎弁（パラッチテクニック）
・口蓋側フラップからの有茎弁（**症例20**）
・結合組織移植（interpositional graft）

　歯間部の開放創に関しては，症例ごとの骨，軟組織のコンディションによって決定される．歯槽頂に骨造成が行われていた場合，再生した組織は吸収を抑制するためにも可及的に保護したい．とくにブロック骨移植がなされている場合，開放創にすることは治癒不全のリスクをともなう．

　ポンティックサイトでは口蓋のフラップをスライディングさせる方法が Tinti らによって報告されている[36]．口蓋フラップが十分に厚ければ有効な方法である．

症例20　パラタルスライディングフラップを用いた症例

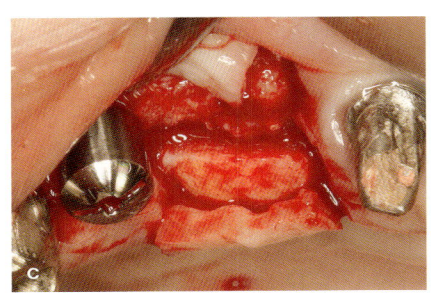
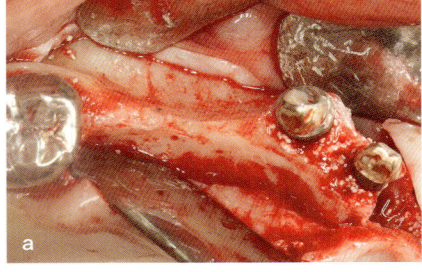
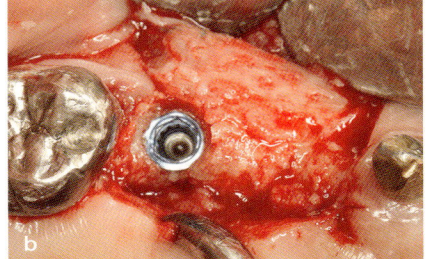
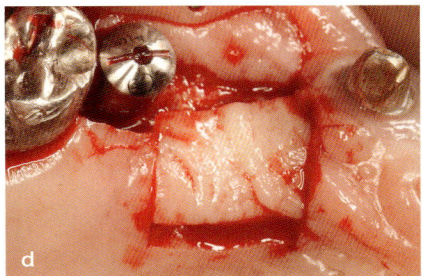
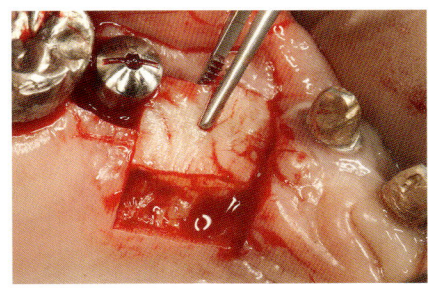

図20a, b　5|にインプラントを埋入し，5 4|に三次元的な GBR が行われた．術前と GBR 後15か月の状態．

図20c, d　口蓋のフラップを歯槽頂側から2層に分離し，口蓋側表面から減張切開を歯槽頂側からの切開よりも深部に向けて歯冠側方向に行う．

図20e　口蓋側のフラップが歯冠側に移動できるようになる．

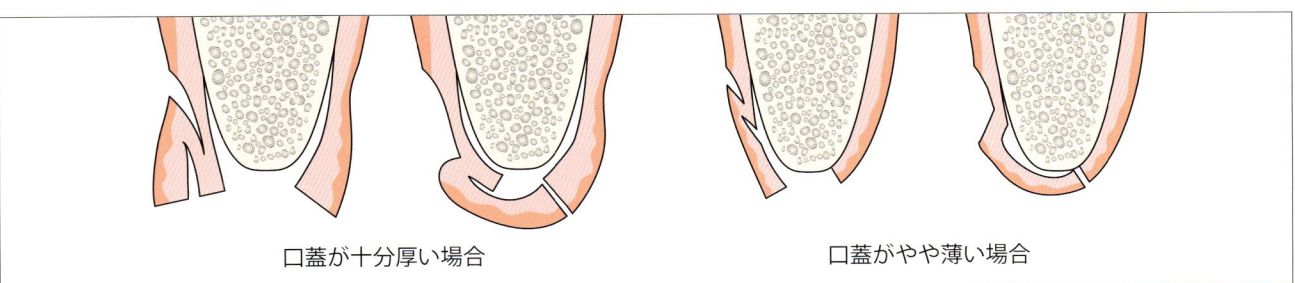

口蓋が十分厚い場合　　　　　　　口蓋がやや薄い場合

図20f　パラタルスライディングフラップ．

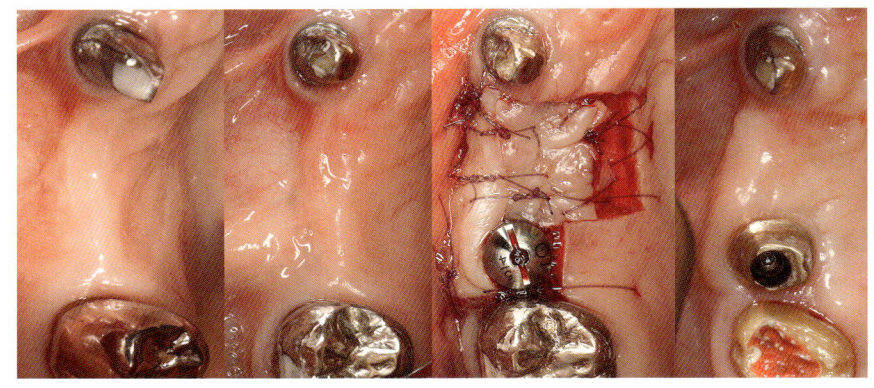

図20g　左から，GBR前，GBR二次手術前，二次手術後，2か月後．

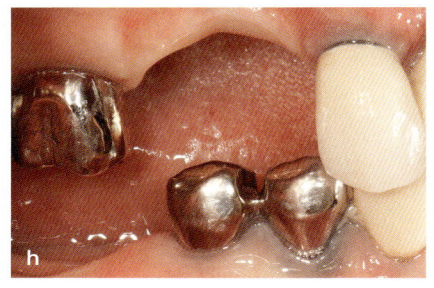
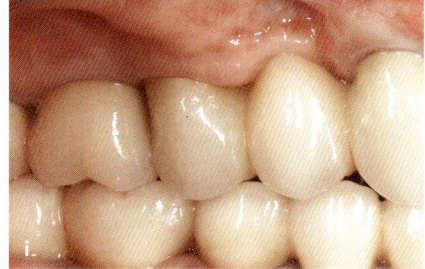

図20h, i　初診時と術後．

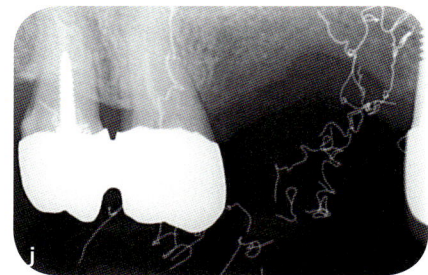
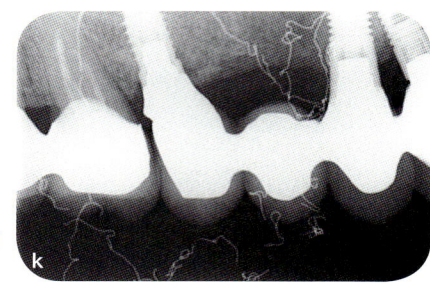

図20j, k　初診時と術後のデンタルエックス線写真．

　同じくTintiらの提唱したインプラント間に乳頭を獲得するための縫合方法も本質は口蓋組織の頬側，そして歯冠側移動であり，生じた隣接面の開放創に対しては（著者らは全層で行っているために骨面が露出しているはずであるが），サイズに合わせて結合組織を移植している[37]．またPalacci[38]も翻転されたフラップ側から有茎弁を形成し隣接面に位置づける方法を報告したが，この方法はインプラントのポジションとフラップの頬側への移動量がうまく調和しないと形成した有茎弁がインプラント間のスペースにうまく適合しないため，MGJの歯冠側への変移量が少なく，角化組織が十分にある症例に限定される．

　筆者らは部分層でフラップを形成し，インプラント間を開放創にした場合と，口蓋から結合組織の有茎弁を形成しインプラント間を被覆した場合と開放した場合を比較したが，3週までに上皮化は完了し6週では陥凹は残るが，3〜4か月では完全に回復し，最終的にはほとんど差がなくなることを経験している．一方，結合組織による有茎弁を設置した部位では早期に治癒が進んでいる（**症例21**：術者・馬場精先生，鹿児島県開業）．

　このように歯間部の開放創に対する処置は，症例ごとの骨，軟組織のコンディションによって選択されるべきである．また形成されたフラップに十分な厚さがない場合はアバットメント頬側に結合組織移植を併用することを考える（**症例12**）．このように，上顎臼歯部は比較的シンプルに考えた処置が可能である．これは，歯列が直線的に配置されていること，審美性の要求度が低いこと，また乳頭の高さも比較的低く，歯槽堤の幅が広く，移植される軟組織の受容床が大きいことに起因する．

Chapter 6　インプラント周囲軟組織のマネジメント

症例21　buccally positioned flap を行った症例（開放創に対する対応）

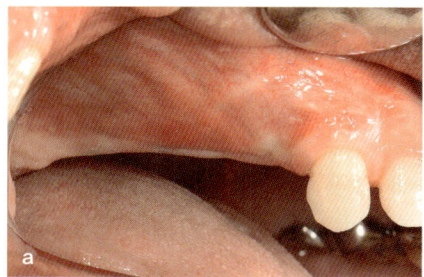
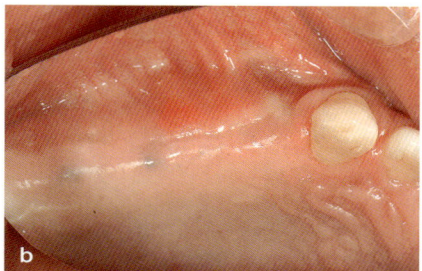
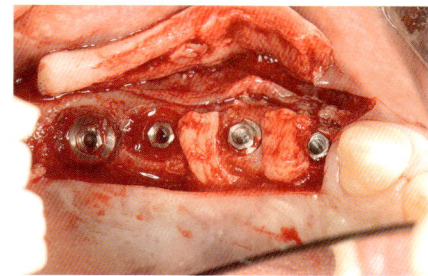

図21a, b　患者は57歳，男性．GBR による減張切開，フラップの歯冠側移動によって MGJ の変位が見られる．

図21c　５４｜間，６５｜間には口蓋から結合組織の有茎弁を形成し，隣接面の組織を被覆して保護する．

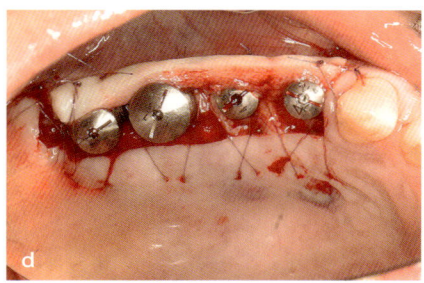
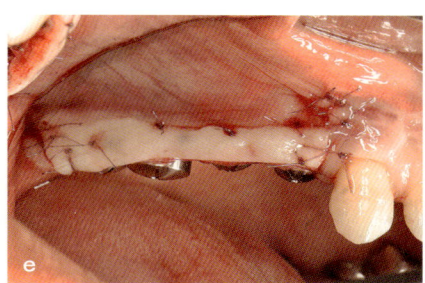
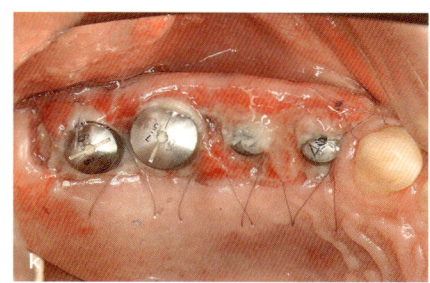

図21d, e　アバットメントに向けて牽引されたフラップ．７６｜間は開放創となっている．

図21f　術後１週，有茎弁を移植した部位では明らかに治癒が早い．

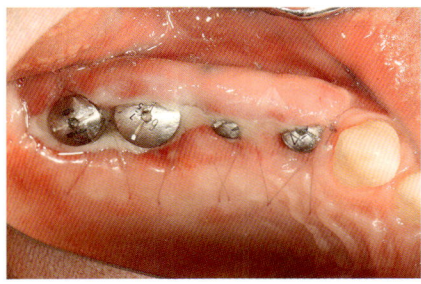
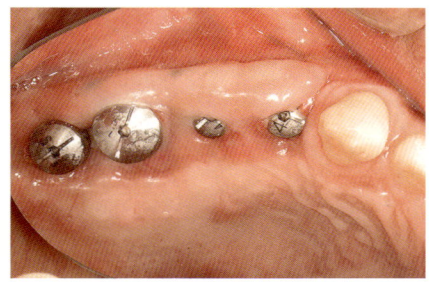
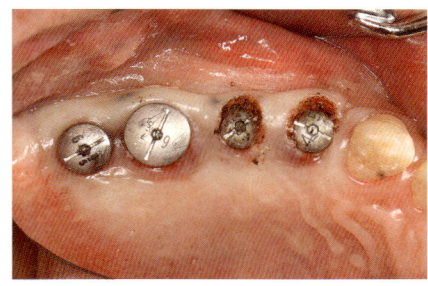

図21g　術後２週，７６｜間にのみクレーターが観察される．

図21h　術後３週，移植部では上皮化が終了している．

図21i　術後６週，７６｜部にはまだクレーターが観察される．

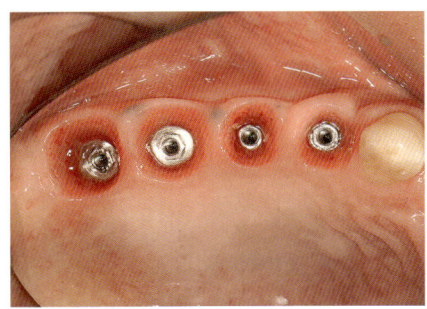
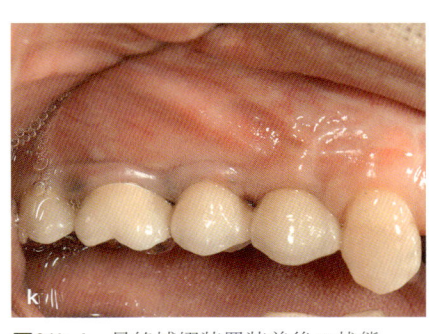
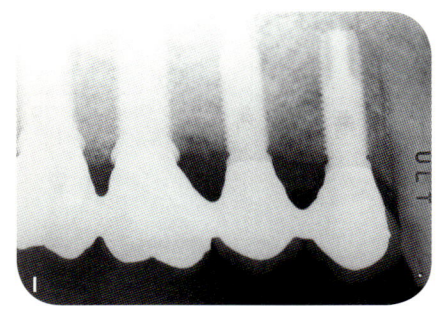

図21j　術後４か月の印象時．隣接面の歯肉形態に差がなくなっている．

図21k, l　最終補綴装置装着後の状態．

4. 上顎前歯部における軟組織マネジメント

　この部位はもっとも多くのハードルが存在する．口蓋側に角化組織は存在するが，それを唇側に移動した場合，歯列はアーチ状に配置しているため近遠心径が不足する，目標となる乳頭の高さが臼歯部に比較して高い，審美性低下を防ぐためフラップを移動させるための切開が限定される，治療結果を患者も他人も直接観察・評価が可能であることなどによる．

　上述した処置を審美領域でどのように選択するかについて，以下の要因が挙げられる．

症例22　flap technique ①：MGJの変移量が小さい場合

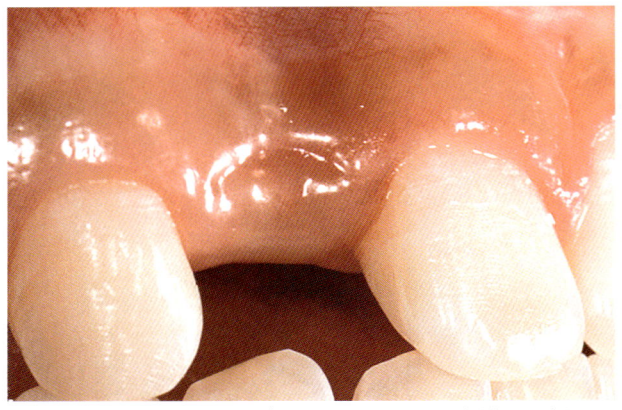

図22a　初診時の状態．2|先天性欠損のため歯槽堤の幅の不足を認める．

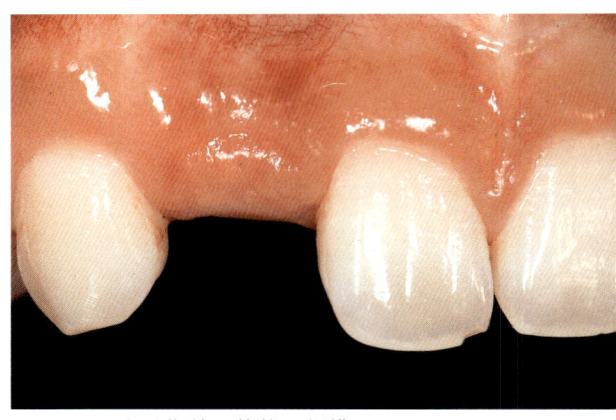

図22b　二次手術前の状態．規模の小さいGBRであったため，MGJの移動はほとんど認められない．

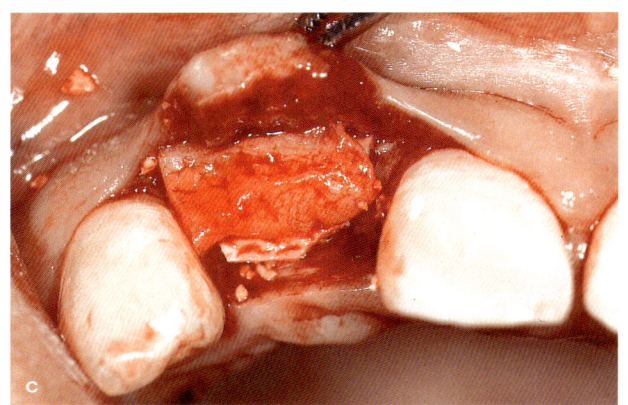

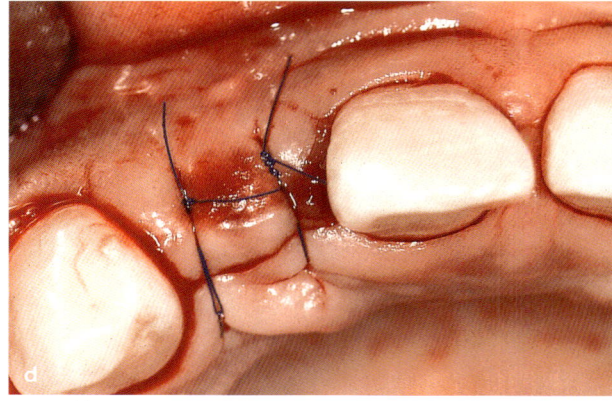

図22c, d　フラップを形成し，歯槽頂から唇側にかけて移植片を位置づけ縫合した．

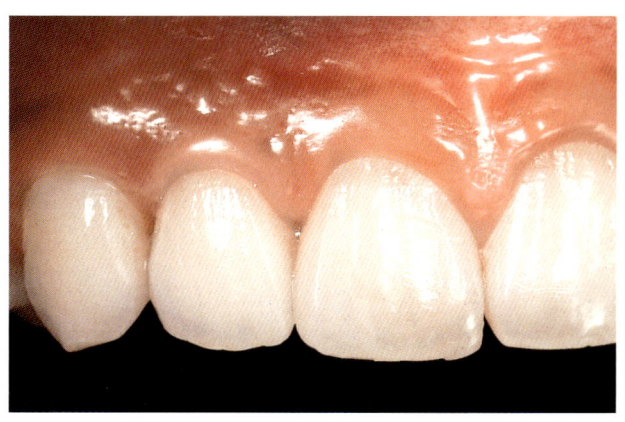

図22e　治療終了後の正面観．審美的な軟組織形態，色調が獲得されている．

症例23　flap technique ②：MGJの変移量が大きい場合

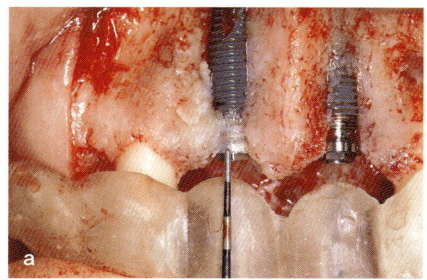
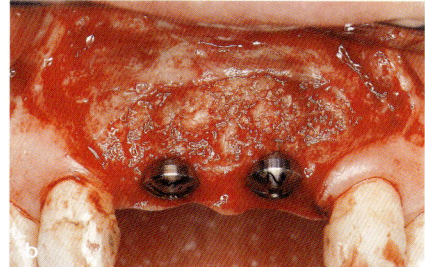
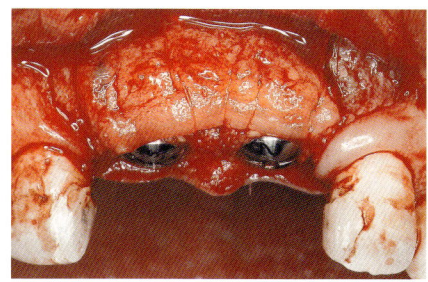

図23a, b　唇側に十分な骨の増大が行われている．

図23c　2 mmのヒーリングアバットメントを装着し，その唇側に結合組織を骨膜縫合により固定した．

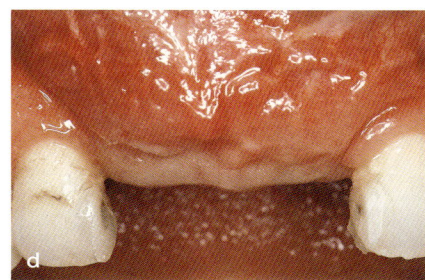
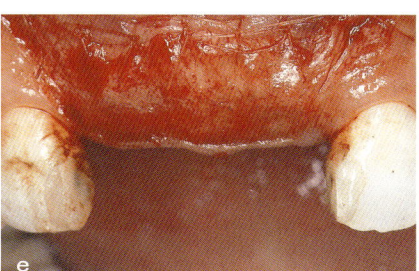

図23d　フラップを歯冠側に移動し完全閉鎖したことにより角化組織の不足が生じている．

図23e　歯槽頂直下より部分層弁を形成し，根尖側にオリジナルの角化組織を固定した．

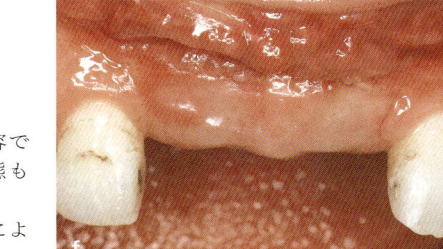
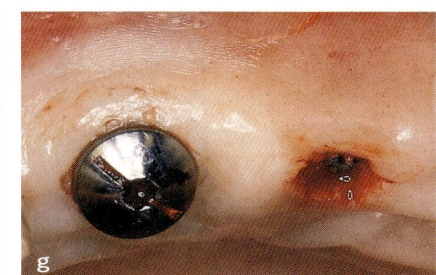

図23f　2か月後の状態．審美的に許容できる十分な角化組織が獲得され，形態も改善されている．

図23g　limited punch out techniqueによりTHAが連結された．

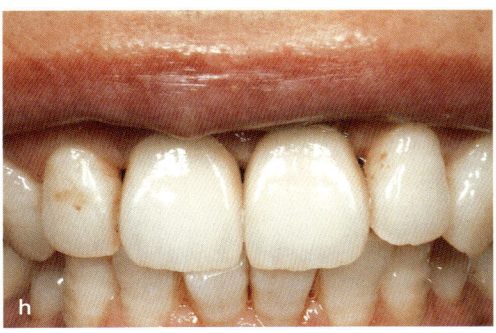
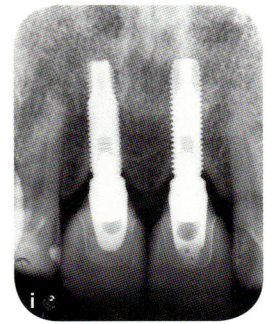
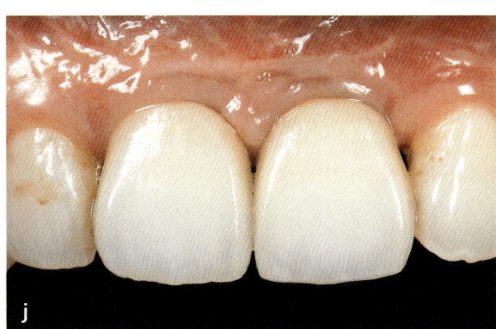

図23h〜j　二次手術後6年の状態．軟組織は良好な審美性を維持している．

1　処置選択の要素

a) MGJラインの評価

外科用のテンプレートによって軟組織形態とMGJラインの評価を行う．変移がある場合，その欠損の大きさによって，buccally positioned flapまたはInterpositional graftを応用し，口蓋側の角化組織を唇側に移動する．

MGJラインの変移が少なければ，その欠損の大きさなどによって，roll technique, flap techniqueもしくはpedicle connective tissue graftで必要な大きさの結合組織を移植し，創を完全もしくは必要

症例24　Interpositional graft に切歯乳頭の応用

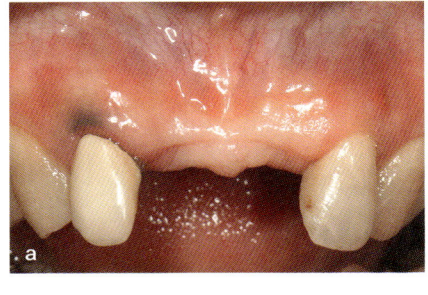
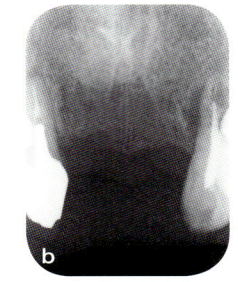

図24a, b　患者は43歳, 男性. 両側4切歯をインプラントで治療する計画を立てる.

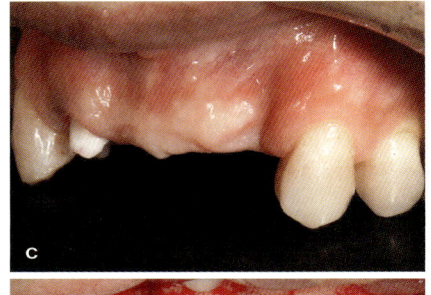
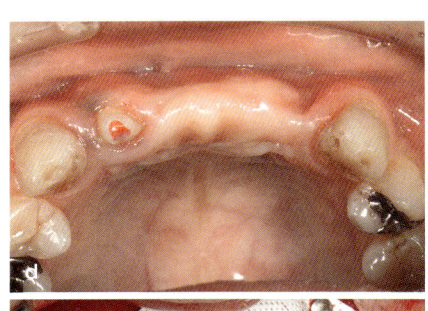
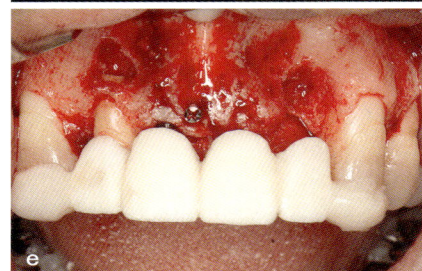
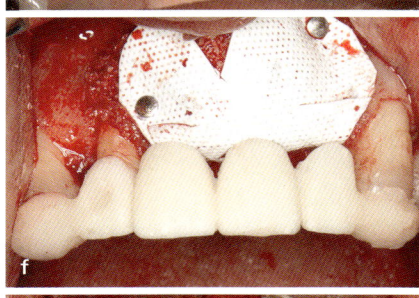
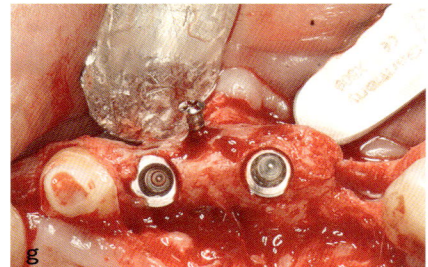
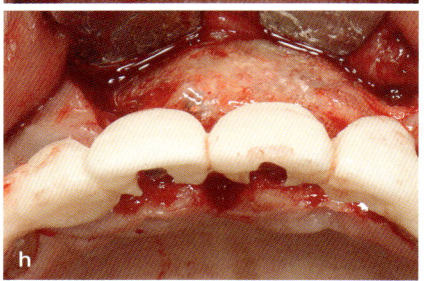

図24c〜h　GBRにより三次元的な骨造成が達成された.

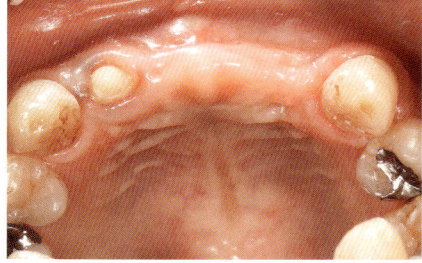
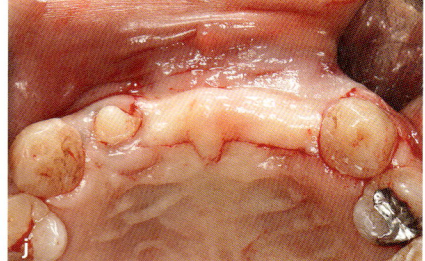

図24i　GBR後の咬合面観. 骨の存在する部位は良好な形態となったが, 歯槽頂部では角化組織が不足している. 切歯乳頭も唇側に移動できれば歯間乳頭を形作るのに役立つことがわかる.
図24j　切歯乳頭を保存する切開線を設定した.

に応じて不完全に閉鎖することにより, さらなるMGJの変移を防止しつつ形態を改善できる（**症例3, 6, 10, 22, 26**）.

　組織の欠損量が大きい場合, 前述したように骨造成が成功しても, その体積増加は粘膜部の伸展によって補われているため, その影響は, 歯冠側に向けたMGJの変移として現れ, その量は骨造成量に依存する（**症例1, 2**）. 前歯部において審美性を損傷しないように角化組織を復元するためには, 基本的に口蓋側に存在する組織を唇側にあるいは歯槽頂付近にある組織をより根尖側に移動させる（**症例23**）.

　代替案として, 視認される領域すべてに, たとえ

Chapter 6 インプラント周囲軟組織のマネジメント

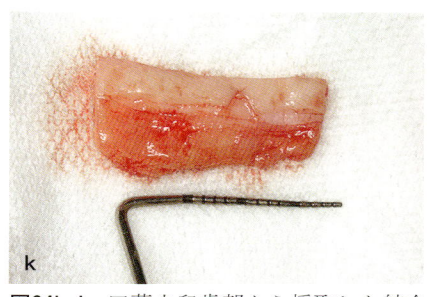
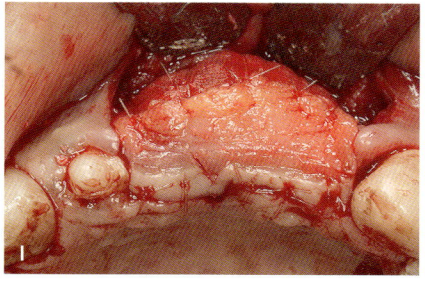
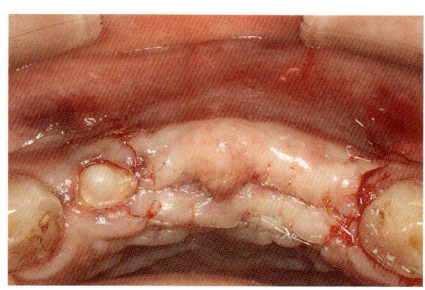

図24k, l 口蓋小臼歯部から採取した結合組織を切歯乳頭を固定する位置に合わせて上皮をトリミングし，受容床に固定した．

図24m 切歯乳頭を理想的な位置となるようにフラップを固定．

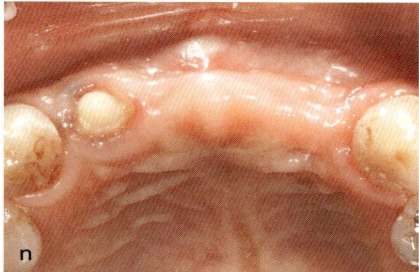
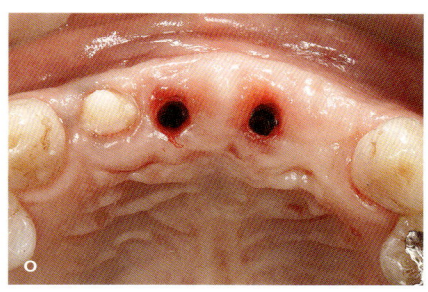

図24n, o CTG前（n），CTG後3か月（o）の比較．効果的に軟組織の増大が達成され，切歯乳頭はインプラント間の乳頭形成に寄与できる位置に移動している．

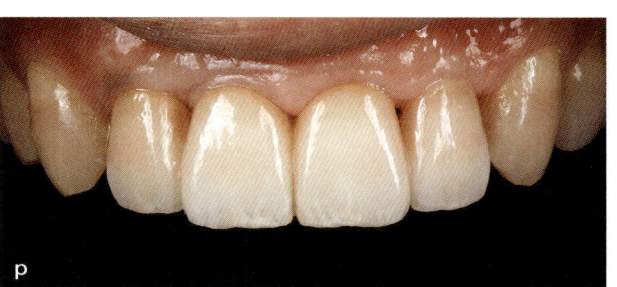
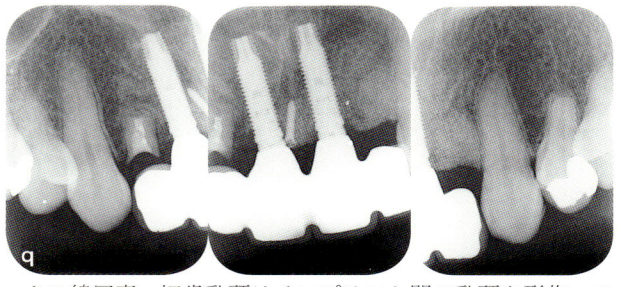

図24p, q CTG後2年，治療終了後1年の正面観およびデンタルエックス線写真．切歯乳頭はインプラント間の乳頭を形作っている．

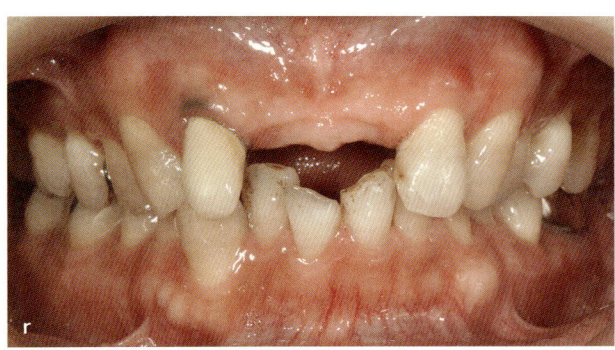
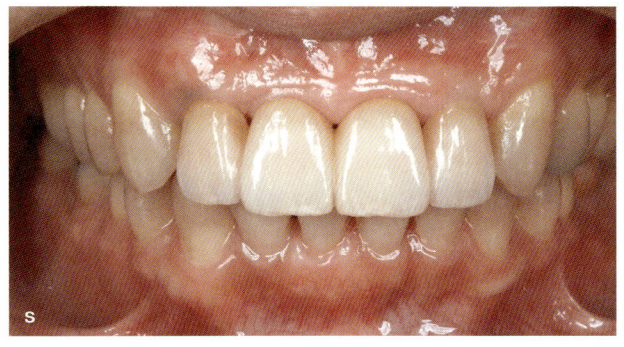

図24r, s 術前および術後の正面観．

ストリップ状でも遊離角化組織を移植することで均一な角化組織を獲得できる[39,40]．

b）メッシュ，膜の残存

除去が必要な非吸収性のマテリアルがある場合は，必要に応じて縦切開を入れフラップを形成しなければならない．縦切開を入れるメリットとして，移植片を根尖側の骨膜を利用し確実に設置したい場所に固定できること，また移植片の受容床への密着度を高め，生着を促進できることなどが挙げられる（**症例3，4，23**）．

c）欠損の大きさ

改善できる大きさは基本的に得られる移植片の大きさと質，つまり採取部位，採取法とフラップの減張に依存する．症例ごとに処置を組み合わせることにより対応する必要がある（**症例23**，**症例24**）．

5. 結合組織採取法の選択

近年，ドナーサイトに対する知見が深まり，移植片の生着の妨げになり，また吸収の原因となりうる脂肪組織，腺組織を含む粘膜下組織は可及的に含まないようにし[41]，軟組織造成に必要な粘膜固有層を選択的に採取する方法が検討されている[42]．

口蓋の組織は，年齢によってその厚さを増す傾向にあり，男性は女性よりも厚い．また歯肉歯槽粘膜が薄く，歯肉退縮を起こしやすい患者は口蓋も薄い傾向があることも示されている．個人による違いが大きく，部位によってその厚さと質が異なる．概して犬歯から第二小臼歯までは厚いが，第一大臼歯でもっとも薄くなり，第二大臼歯部で再び厚くなる．すべての部位において正中に近づくにつれて厚くなる傾向を示す[43〜49]（図G）．

上皮はおよそ0.3mmであり，上皮脚の組織も完全に取り除くには0.5mm程度は取り除かなければならない．またプライマリーフラップを壊死させないためには上皮層の下に0.5mm以上の結合組織の裏打ちが必要となる．したがって，表面から1mm程度の厚さのフラップを形成する必要が生じることがわかる．もしプライマリーフラップが壊死をすると，結合組織採取のためにメスはより深部に達しているため，患者の苦痛もより大きくなる可能性が高くなり，当然，血管や神経を損傷するリスクが高くなる．また，多くの論文で結合組織採取の受容側として推奨されている小臼歯部は，その多くが粘膜下組織によって構成され，移植に必要な粘膜固有層は大臼歯部よりも少ない可能性が指摘されており，これは筆者らの臨床実感にも一致する[50,51]．

また，上顎結節からの組織と口蓋からの組織を比較し，上顎結節の組織はコラーゲンが豊富で術後の寸法変化が少ないが，瘢痕形成の傾向があることが示されている[52]．

このように，結合組織移植片は採取部位，方法によって性質が異なる．現在考えられる4つの採取法に関して，われわれの現在の考え方について以下に示す．

1 口蓋前方部からの採取

従来からその厚さ，血管神経からの距離を考慮し結合組織採取の部位として第一選択とされてきた．その採取テクニックについて先人たちが改良，検討を加えてきた部位である[53〜59]．しかし，上述したように，現在われわれもターゲットとなる粘膜固有層の供給源としては必ずしもベストとはいえないと考える．CEJから2mm離れたところから切開を開

結合組織の構成

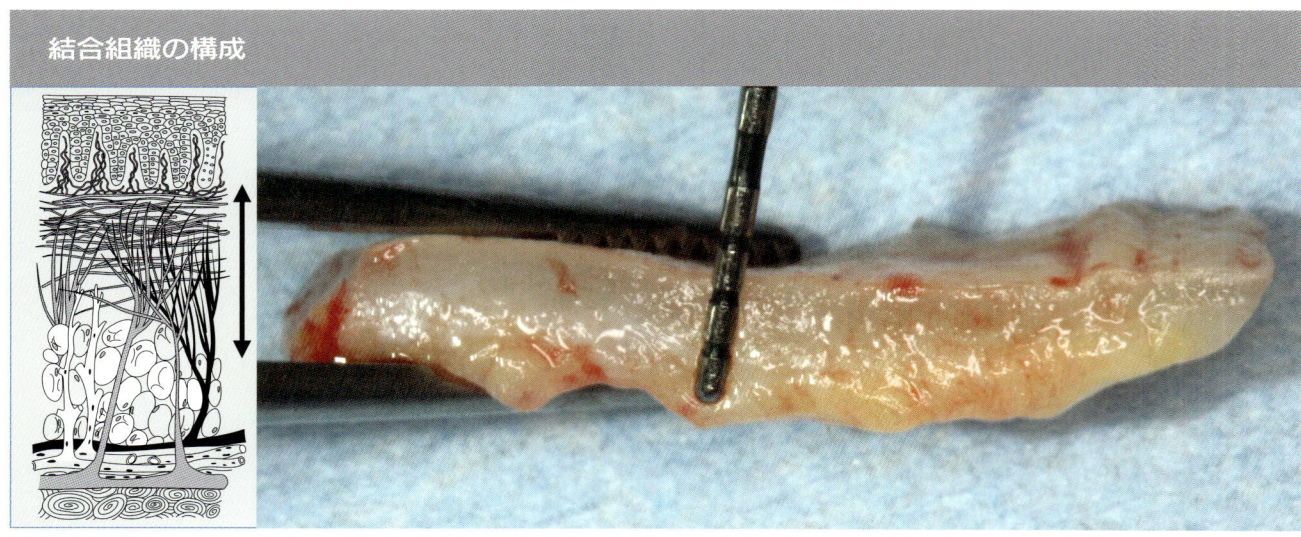

図G　厚さ約0.3mmの上皮と二層（superficial papillary layer, deep reticular layer）（矢印）に分類される粘膜固有層．その深部には脂肪，腺組織が豊富な粘膜下層，骨膜が存在する．臨床ではdeep reticular layerがターゲットとなる．この症例においても，小臼歯部より大臼歯部のほうが標的となる組織がより多く存在していることが認められる．

Chapter 6 インプラント周囲軟組織のマネジメント

症例25 CTGドナーサイトにおける上皮片の復位による治癒の促進

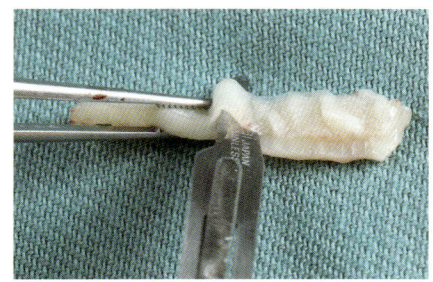

図25a 遊離歯肉移植片から上皮組織のみを切除する．拡大視することにより精密な操作が可能となる．

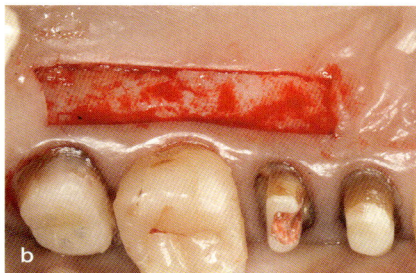

図25b, c 移植片採取後の受容床（b）．プライマリーフラップを形成する方法に比べメスの到達深度が浅い．c：トリミングされた上皮と良質な結合組織片．

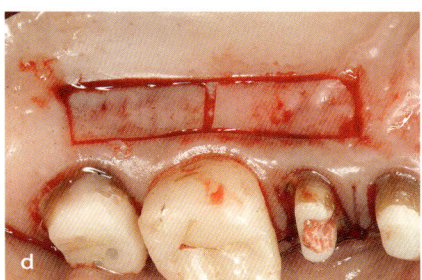 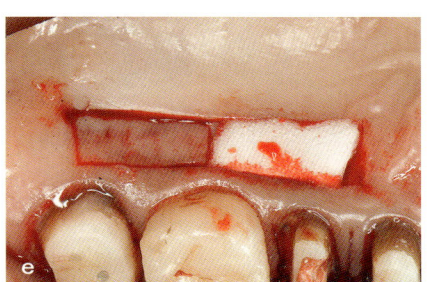

図25d, e 上皮を含む表層の移植片は近心側半分のみドナーサイトに復位された．遠心部は遊離歯肉移植片として使用された．

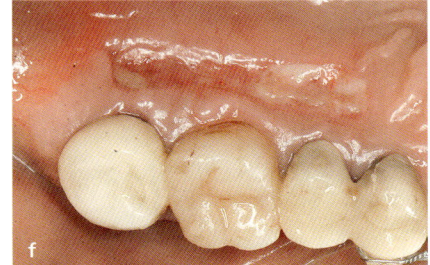 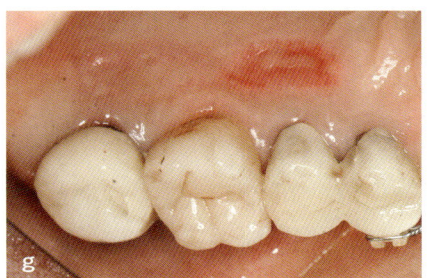

図25f, g 術後7日と12日後の状態．明らかに上皮を復位した部位のほうが治癒が早い．こうすることによって患者の苦痛も大きく軽減する．

始し8mmまでが一応の安全域である[42]．

2 口蓋後方部からの採取

ターゲットとなる組織の供給源としては有利であるが，骨隆起の存在，またより大口蓋孔からの血管神経に近い部位であるため，口蓋が浅い患者ではより慎重な操作が要求される．第一大臼歯部はもっとも組織が薄いので，プライマリーフラップの厚みを均一にコントロールする必要性がより高く，縦切開を入れながら正確に採取することが推奨されている[50]．

3 De-epithelialized connective tissue

遊離歯肉組織から上皮のみをトリミングすることによって結合組織片を調整する術式によって，粘膜固有層を効率よく採取でき，良質の結合組織移植片を得ることができる．この方法を用いれば，従来の採取法でプライマリーフラップが壊死した場合に発生する患者の苦痛を回避できる[51]．実際の臨床では，遊離歯肉移植片を採取する時，その内面をチェックし，腺組織，脂肪組織をできるだけ含まないように深度を調整することによって粘膜下組織の直上で分離することで粘膜固有層を残さず採取できる．そして，口腔外で上皮を0.5mmを目安（実際はルーペで確認）にとぎれることなくトリミングし，分離した上皮をたとえ薄くても受容側に復位することで治癒が促進され，患者の苦痛を大きく軽減できることを経験している（症例25）．

Boscoらも同様な手法を応用した症例報告のなかで，安全に質の良い十分な大きさの結合組織が採取可能で，上皮を戻すことによって受容側の治癒が促進されることを報告している[60, 61]．

239

症例26　De-epithelialized connective tissue による増大

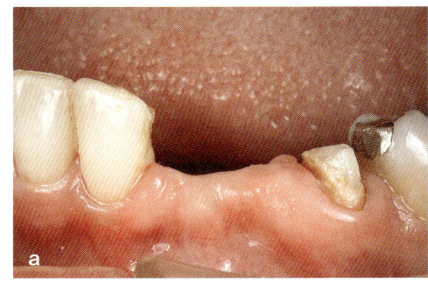
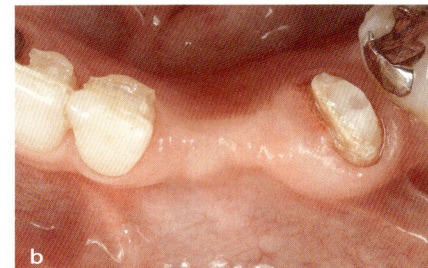
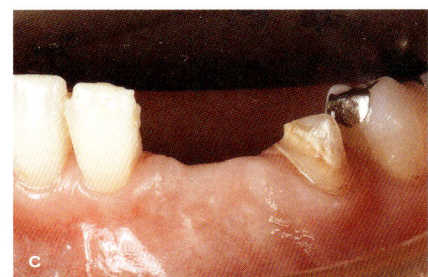
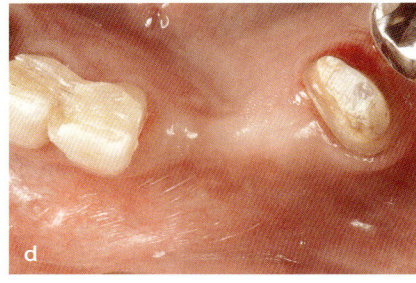

図26a, b　患者は55歳，女性．|3 にインプラントを埋入，|2 3 部 GBR 直後の状態．
図26c, d　GBR 後，歯槽部は増大されているが，歯槽頂部位軟組織の不足が認められる．

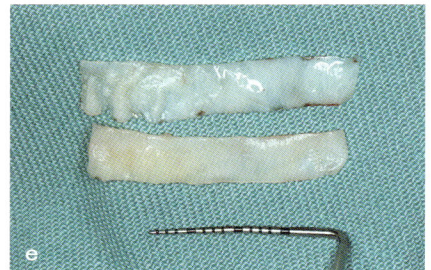
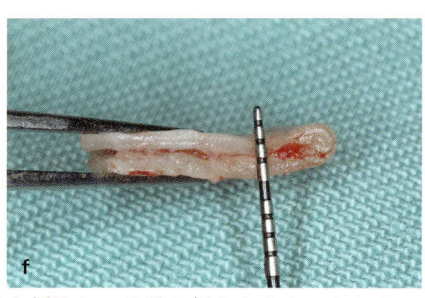
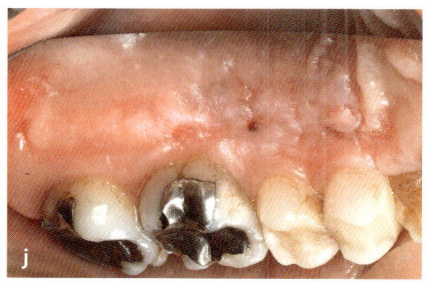

図26e〜g　近遠心距離の倍の長さの移植片を採取し，2重に折りたたむことによって2.5mmの非常に良質の結合組織移植片が得られる．

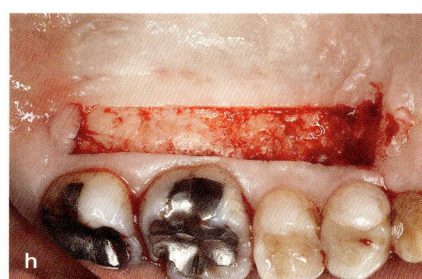
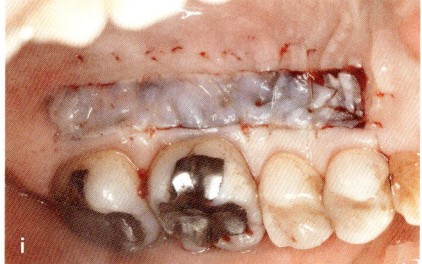

図26h〜j　供給側は上皮部分を復位することにより2週間でほぼ治癒が終了している．治療期間中の苦痛も少ない．

　このように採取された移植片はほとんど粘膜固有層からなり，術後の吸収が少なく，生着しやすいと考えられる．厚さは1〜2mm程度であるが，厚さが不足する場合，長めに採取し2重，3重に折りたたむことによってその厚さを増すことができる（**症例26, 28**）．

　筆者らは，たとえ口蓋が浅くまた軟組織が薄い患者であっても，より安全に必要があれば第二大臼歯から犬歯近心を越えて質の高い結合組織が採取可能となり，従来困難であった状況に対して良好な結果を得られる可能性が高まったと感じている．しかし，Karring らによって結合組織移植後フラップが壊死すると，受容側の性質をもった上皮が表面に現れ，審美性に問題を起こす可能性が示されている[62,63]．

　Ouhayoun らは，ヒトにおいて口蓋の遊離歯肉組織を上皮を含む表層とその深層の二層に分離し，そ

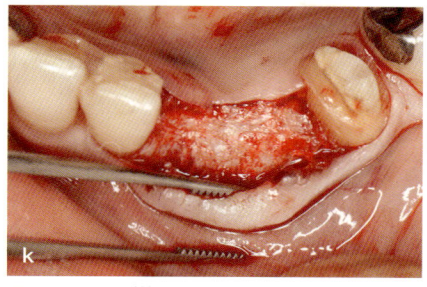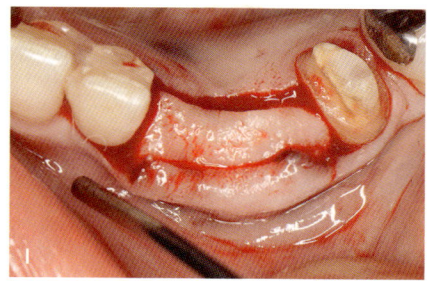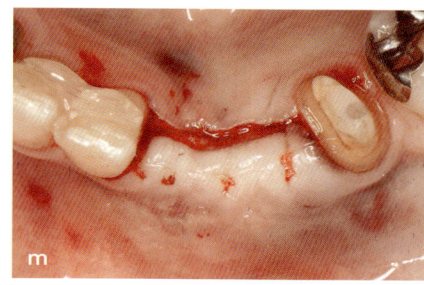

図26k〜m　縦切開を入れないパウチフラップを形成し，移植片を歯槽頂から唇側に固定した．フラップは完全閉鎖していない．

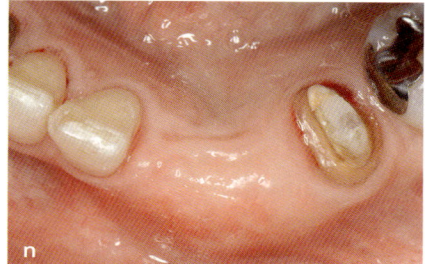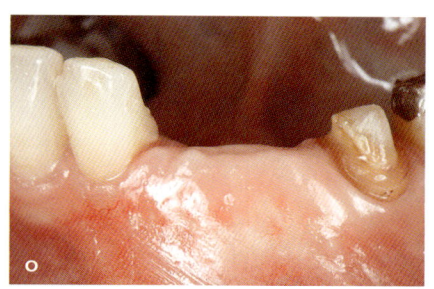

図26n, o　3か月後の状態．

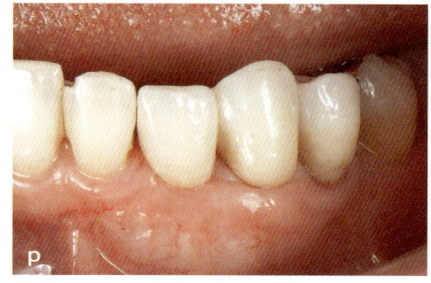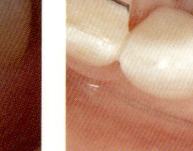

図26p〜r　治療終了後の状態．

れぞれ粘膜上皮を除去した移植床に固定して角化組織の形成を比較した．そして，その誘導は粘膜固有層のなかでも上皮直下に近づくほど強くなる可能性があることを示した[64]．

実際の臨床では，従来どおり口蓋の組織を採取しても増殖傾向を示す場合も経験している．Harrisは，口蓋より採取された結合組織の構成は粘膜固有層が21.1〜100％の幅があり平均65.2％で，臨床的に上皮をトリミングした移植片の80％に上皮組織の残留が認められたと報告した．なかには，移植片のほとんどが粘膜下組織によって構成される移植片においても，一部上皮組織が残留しているものも示されていることによるかもしれない[49]．

根面被覆において結合組織移植片が露出されると，フラップとの境界部にグルーブが形成され，審美性に影響を及ぼすことが報告されている．組織学的にはその境界部には上皮が深部まで入り込んでいる[65]．また化学的に上皮組織を取り除いたCTGでもフラップとの境界に上皮のプロジェクションが認められることが示されている[66]．

筆者らは，口腔外で上皮をトリミングする際，上皮組織を残留させないように慎重に操作し，受容側においては，フラップが問題なく治癒するように精密な手術をすることが重要と考えている．そして，移植片は可及的にフラップで被覆すること，開放創を残すのであれば，審美性に影響を示さない部分に限定することが重要だと考えている．

上皮のトリミングに関するテクニカルチップとして，以下のことが挙げられる．

まず組織を乾燥させないことが重要である．遊離歯肉移植片から0.3〜0.5mmの上皮を分離するためにメスを組織に対して平行に入れる．その際に，どこに移植片を置くかで組織に対してメスを水平に入れることができるか決まってくる．メスホルダーと

口腔外で上皮をトリミングするためのポイント

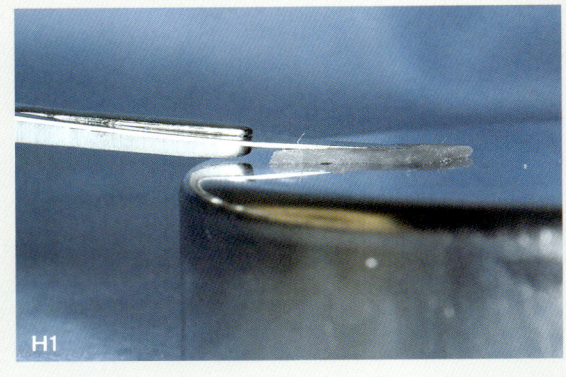
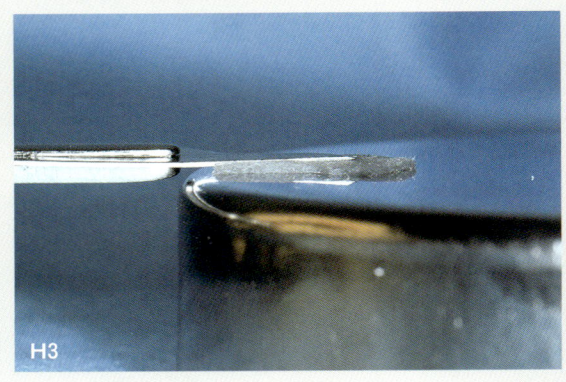
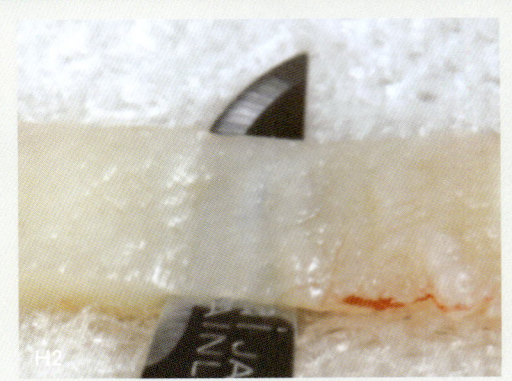
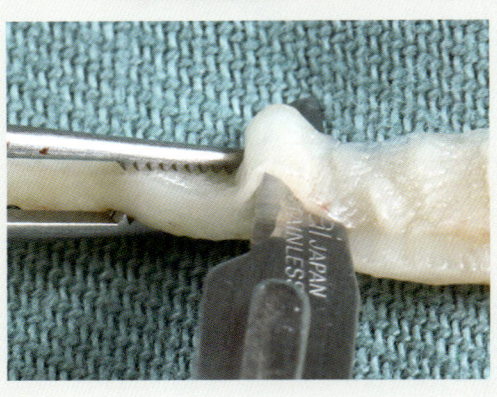

図H1，2 シャーレの中央部でトリミングを行うと，メスの把持部が干渉し，移植片に対しメスを精密に平行に設置できない．上皮組織を1mm以下の精度でトリミングすることは物理的に不可能であることが理解できる．
図H3，4 シャーレの辺縁付近でトリミングすることによってメスホルダーの把持部に干渉されることなく，メスを移植片に対して精密に平行に設置できる．

台が干渉すると，結果的に組織に対して角度がついた状態でメスを入れることになってしまう．1mm以下の厚さで上皮層のみ均一にトリミングすることは物理的に不可能になる．メスと台が干渉しないようにシャーレの隅に寄せてトリミングを行うことにより，組織表面に対し精密かつ平行にメスを操作できるようになる（**図H**）．

4　上顎結節からの採取

患者によって採取できる量に大きな違いがあるが，得られる組織はコラーゲン線維が密で形態安定性に優れている．しかし血管成分に乏しく[52]，また厚い移植片は治癒の初期においてより多くの距離にわたって栄養が浸透する必要があり，壊死のリスクが高まる可能性がある[12, 61, 67, 68]．完全な根面被覆に関して，フラップ内に覆われる移植片の面積と根面上に露出される面積の比率が11：1以上が示唆されている[69]ことから考えると，あまり露出させないほうがよいと考えられる．フラップデザイン，厚さ，術中のジェントルな取り扱い，そして移植床への密着と固定が重要となる[70, 71]．臨床においては，受容側の形態に応じて，立体的に適合するように形態を調整し，骨膜縫合によって適切に固定することにより，吸収の少ない信頼性の高い増大が可能となると考えている（**症例1，3，5，12**）．インプラント間の乳頭再建にも有利である（**症例27，28**）．

Chapter 6　インプラント周囲軟組織のマネジメント

> 症例27　インプラント間乳頭を再建した症例①

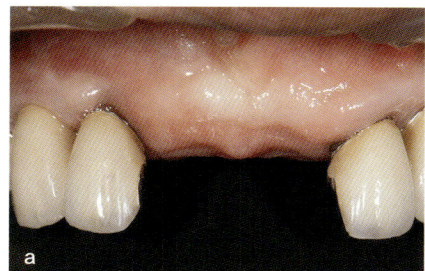
図27a　患者は65歳，女性．

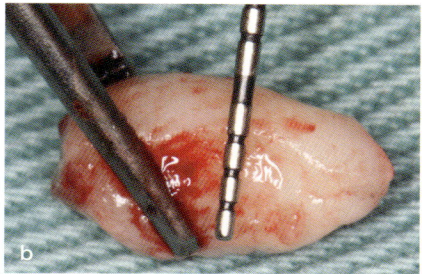
図27b　上顎から採取された結合組織．乳頭再建に適した形態である．

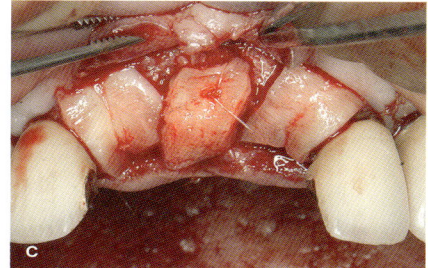
図27c　乳頭部に上顎結節からの組織が位置づけられている．

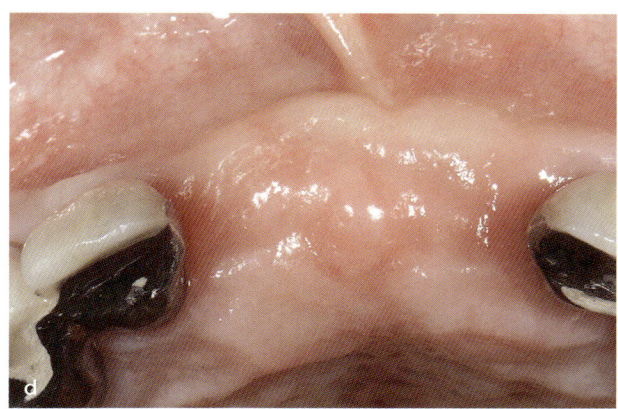
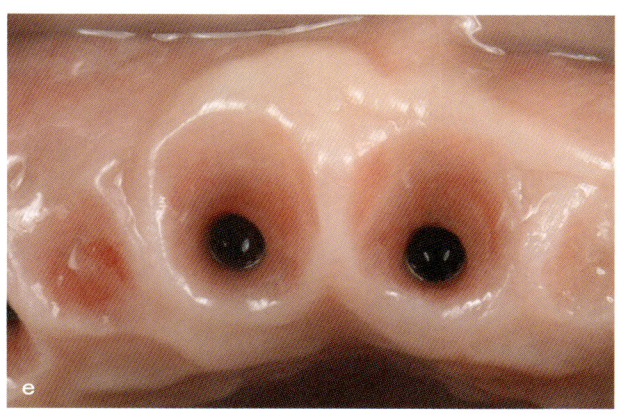
図27d, e　術前と軟組織移植後1年の咬合面観．

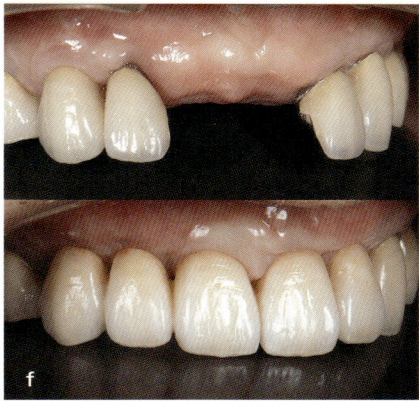
図27f, g　治療終了後の側方面観．術前と比較すると上顎結節からの組織の移植が効果的であったことがわかる．

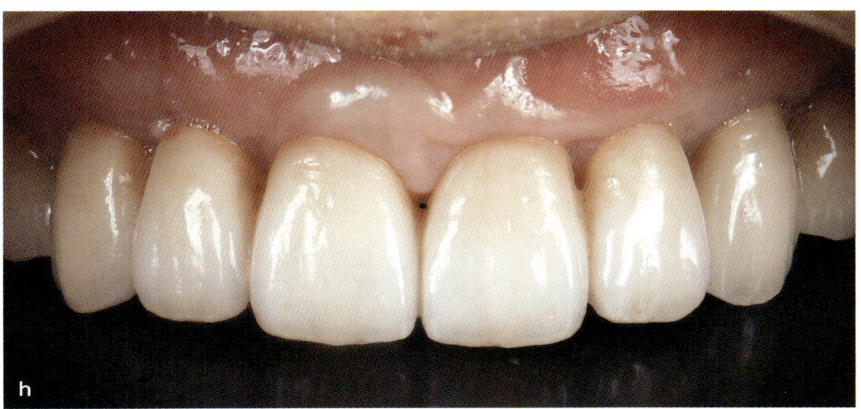
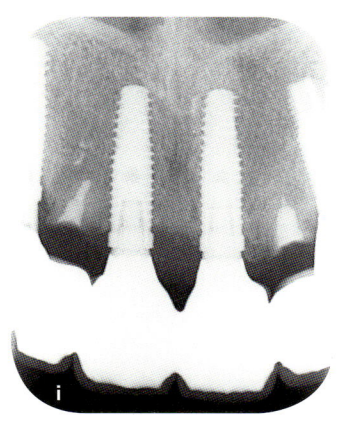
図27h, i　治療後の正面観．

243

症例28　インプラント間乳頭を再建した症例②

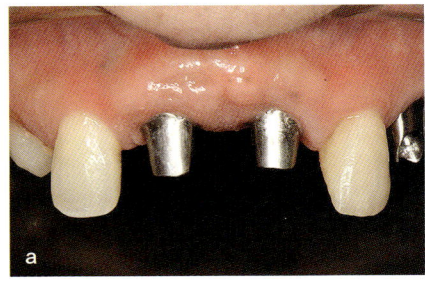
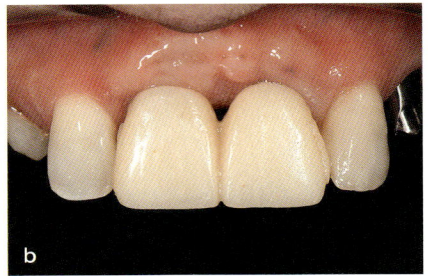
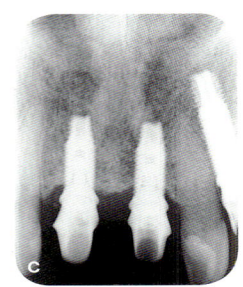
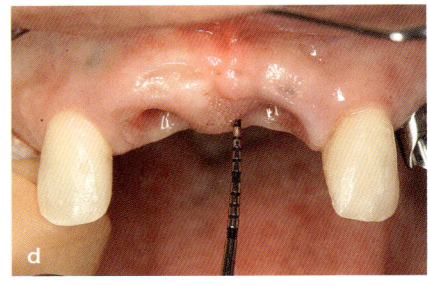

図28a〜d　患者は56歳，女性．プロビジョナルレストレーション装着後6年でインプラント周囲組織が退縮し審美性に問題が生じている．デンタルエックス線写真ではインプラント間の歯槽骨が吸収していることがわかる．

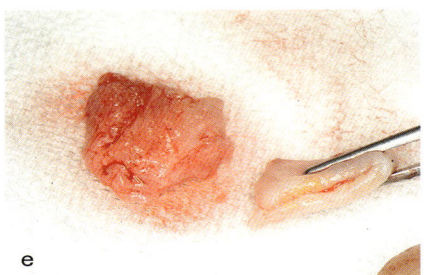
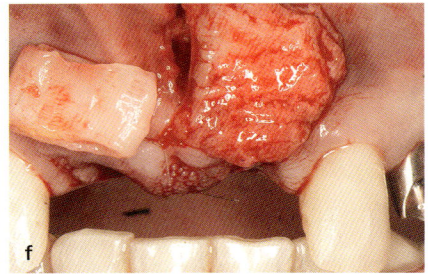
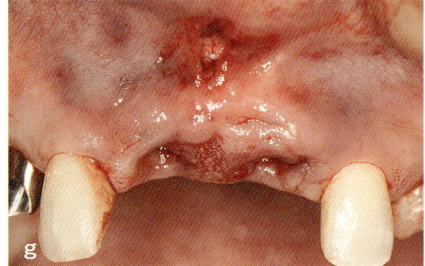
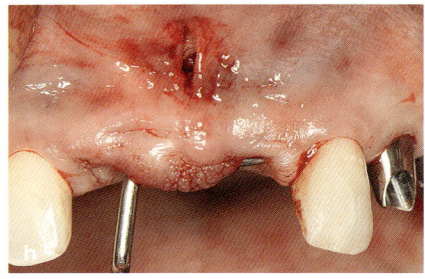
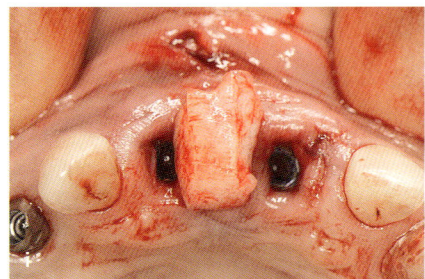
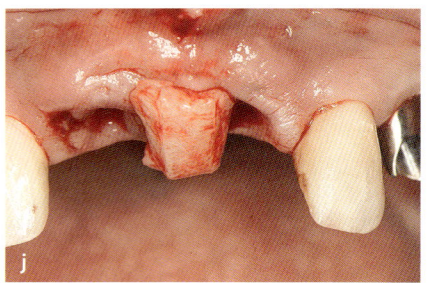
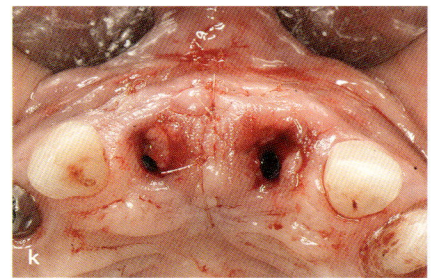
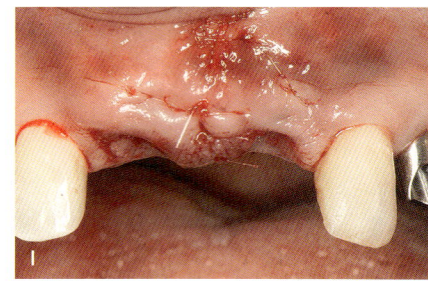

図28e〜l　歯間乳頭直下には上顎結節からの結合組織，唇側には de-epithelialized grafts と上顎結節からの組織を左右の中切歯部唇側に移植し，インプラント間の乳頭の再建とクラウン形態の改善を試みた．図28h のように，乳頭部の組織が抵抗なく挙上できるまで減張を行うことが重要．

Chapter 6 インプラント周囲軟組織のマネジメント

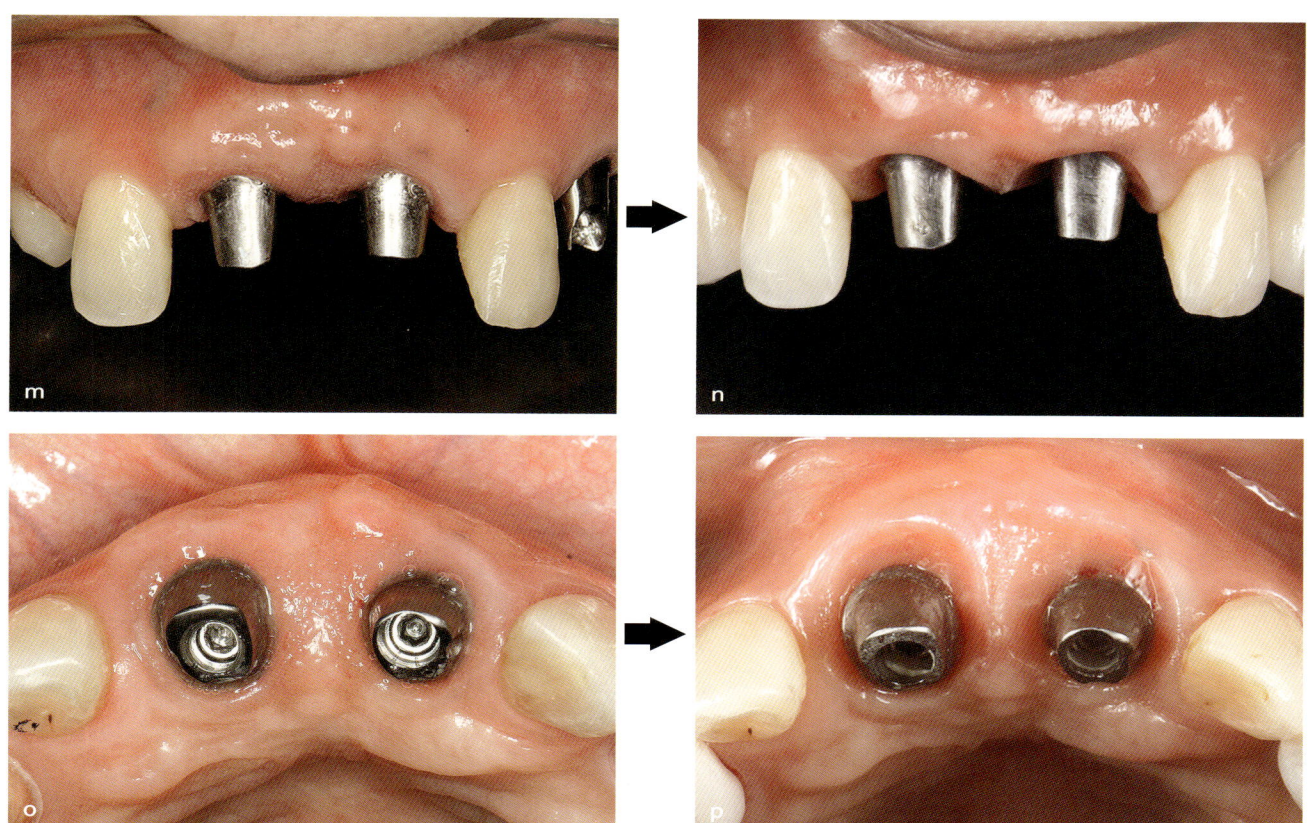

図28m〜p プロビジョナルレストレーションにて10か月間の観察を行った。術前（m, o）と比較し，高さと幅が増大し，インプラント周囲の軟組織形態が改善している．

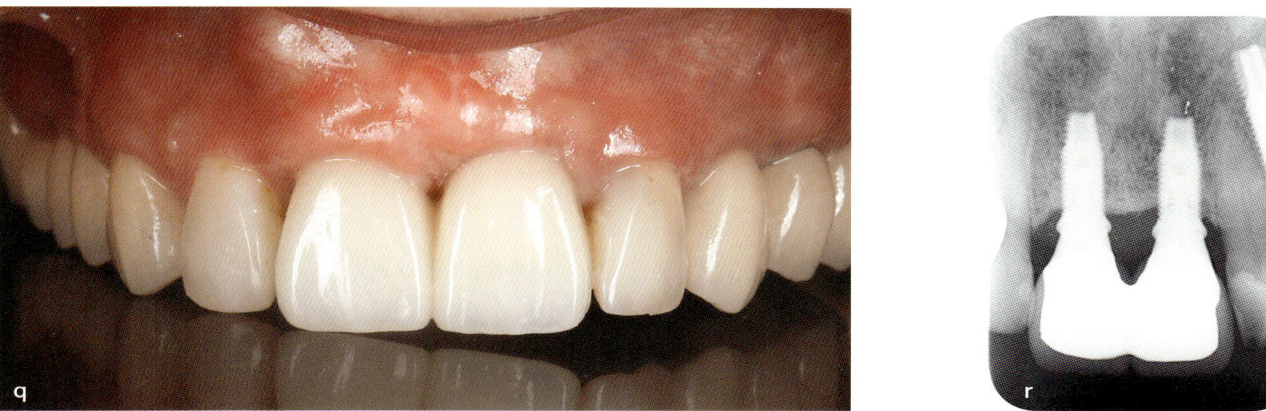

図28q, r 移植後3年，治療終了後2年の状態．パーフェクトではないが，歯冠形態は改善し患者の満足が得られた．

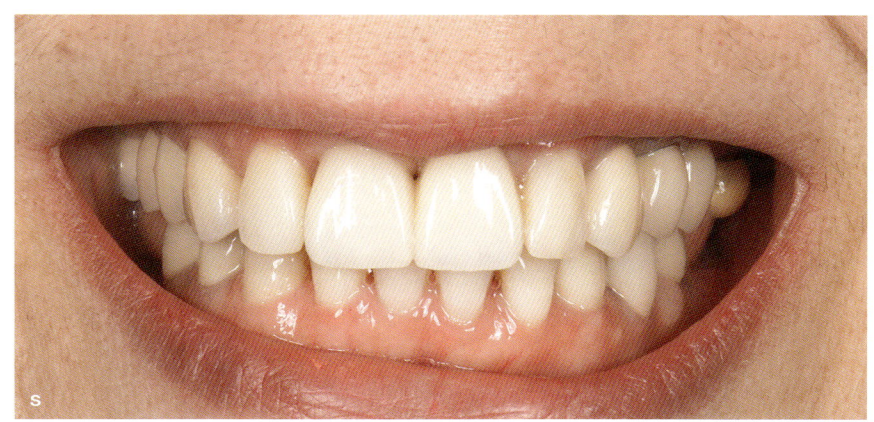

図28s 正中の乳頭部はわずかな体積の増加であるが，患者のスマイルに大きく影響している．

6．まとめ

　進歩し続けるインプラント治療のなかで，軟組織マネジメントは近年注目度の高い分野であろう．インプラント周囲に十分な骨が存在することが長期的に成功するためには大前提であることには変わりはないが，実際の臨床ではさまざまな制約があるなかで，すべての症例でそれを達成することは困難といわざるを得ない．軟組織を増大することによって，わずかな裂開があっても，十分骨がある場合と同等の結果が得られる可能性も示されるようになった．Stefaniniらはティッシューレベルのインプラント周囲に埋入と同時に結合組織移植を行うことにより，軽度の裂開状骨欠損を認めても，術前に比べ，インプラント周囲軟組織の厚さと高さが増加し，3年後も骨吸収，軟組織の退縮，炎症を認めなかったとしている[72]．

　われわれが2008年に前著を刊行した時よりも，比較にならない数のインプラント治療がなされ，周囲炎，審美障害などの問題も増加している．それらのリカバリーにも軟組織マネジメントが有効な場合がある．結合組織の採取法，フラップデザインも発展し，採取できる組織量・質を評価して，それを適切に活用できるようになることで患者の苦痛を減じつつ，現段階では短期的な結果ではあるが，目的を達成できるようになってきているのではないだろうか？しかし，まだ長期的な結果が少ないこと，軟組織の状態は症例ごとのバリエーションが大きく，それぞれの術式の適応症についても明確なコンセンサスが得られていない．代替材料の発展も期待できるかもしれない．われわれも自身の治療結果を長期的に評価し，答を探していきたい．

参考文献

1. Fürhauser R, Florescu D, Benesch T, Haas R, Mailath G, Watzek G. Evaluation of soft tissue around single-tooth implant crowns：the pink esthetic score. Clin Oral Implants Res 2005；16（6）：639-644.
2. Thoma DS, Mühlemann S, Jung RE. Critical soft-tissue dimensions with dental implants and treatment concepts. Periodontol 2000 2014；66（1）：106-118.
3. Berglundh T, Lindhe J. Dimension of the periimplant mucosa. Biological width revisited. J Clin Periodontol 1996；23(10)：971-973.
4. Linkevicius T, Puisys A, Steigmann M, Vindasiute E, Linkeviciene L. Influence of Vertical Soft Tissue Thickness on Crestal Bone Changes Around Implants with Platform Switching：A Comparative Clinical Study. Clin Implant Dent Relat Res 2015；17（6）：1228-1236.
5. Puisys A, Linkevicius T. The influence of mucosal tissue thickening on crestal bone stability around bone-level implants. A prospective controlled clinical trial. Clin Oral Implants Res 2015；26（2）：123-129.
6. van Eekeren P, van Elsas P, Tahmaseb A, Wismeijer D. The influence of initial mucosal thickness on crestal bone change in similar macrogeometrical implants：a prospective randomized clinical trial. Clin Oral Implants Res 2017；28（2）：214-218.
7. Iasella JM, Greenwell H, Miller RL, Hill M, Drisko C, Bohra AA, Scheetz JP. Ridge preservation with freeze-dried bone allograft and a collagen membrane compared toextraction alone for implant site development：a clinical and histologic study in humans. J Periodontol 2003；74：990-999.
8. Kirkland G, Greenwell H, Drisko C, Wittwer JW, Yancey J, Rebitski G. Hard tissue ridge augmentation using a resorbable membrane and a particulate graft without complete flap closure. Int J Periodontics Restorative Dent 2000；20：383-389.
9. Vance GS, Greenwell H, Miller RL, Hill M, Johnston H, Scheetz JP. Comparison of an allograft in an experimental putty carrier and a bovine-derived xenograft used in ridge preservation：a clinical and histologic study in humans. Int J Oral Maxillofac Implants 2004；19：491-497.
10. Nozawa T, Enomoto H, Tsurumaki S, Ito K. Biologic height-width ratio of the buccal supra-implant mucosa. Eur J Esthet Dent 2006；1（3）：208-214.
11. Cardaropoli G, Lekholm U, Wennström JL. Tissue alterations at implant-supported single-tooth replacements：a 1-year prospective clinical study. Clin Oral Implants Res 2006；17（2）：165-171.
12. Wennström JL. Mucogingival considerations in orthodontic treatment. Semin Orthod 1996；2（1）：46-54.
13. Kan JY, Rungcharassaeng K, Umezu K, Kois JC. Dimensions of peri-implant mucosa：an evaluation of maxillary anterior single implants in humans. J Periodontol 2003；74（4）：557-562.
14. Jung RE, Holderegger C, Sailer I, Khraisat A, Suter A, Hämmerle CH. The effect of all-ceramic and porcelain-fused-to-metal restorations on marginal peri-implant soft tissue color：a randomized controlled clinical trial. Int J Periodontics Restorative Dent 2008；28（4）：357-365.
15. Jung RE, Sailer I, Hämmerle CH, Attin T, Schmidlin P. In vitro color changes of soft tissues caused by restorative materials. Int J Periodontics Restorative Dent 2007；27（3）：251-257.
16. Wiesner G, Esposito M, Worthington H, Schlee M. Connective tissue grafts for thickening peri-implant tissues at implant placement. One-year results from an explanatory split-mouth randomised controlled clinical trial. Eur J Oral Implantol 2010；3（1）：27-35.
17. Thoma DS, Mühlemann S, Jung RE. Critical soft-tissue dimensions with dental implants and treatment concepts. Periodontol 2000 2014；66（1）：106-118.
18. Thoma DS, Buranawat B, Hämmerle CH, Held U, Jung RE. Efficacy of soft tissue augmentation around dental implants and in partially edentulous areas：a systematic review. J Clin Periodontol 2014；41 Suppl 15：S77-91.
19. Cairo F, Pagliaro U, Nieri M. Soft tissue management at implant sites. J Clin Periodontol 2008；35（8 Suppl）：163-167.
20. Esposito M, Grusovin MG, Maghaireh H, Coulthard P, Worthington HV. Interventions for replacing missing teeth：management of soft tissues for dental implants. Cochrane Database Syst Rev 2007 Jul 18；（3）：CD006697.
21. Wennström JL, Derks J. Is there a need for keratinized mucosa around implants to maintain health and tissue stability? Clin Oral Implants Res 2012 Oct；23 Suppl 6：136-146.
22. Adibrad M, Shahabuei M, Sahabi M. Significance of the width of keratinized mucosa on the health status of the supporting tissue around implants supporting overdentures. J Oral Implantol 2009；35（5）：232-237.
23. Bengazi F, Wennström JL, Lekholm U. Recession of the soft tissue margin at oral implants. A 2-year longitudinal prospective study. Clin Oral Implants Res 1996；7（4）：303-310.
24. Greenstein G, Cavallaro J. The clinical significance of keratinized gingiva around dental implants. Compend Contin Educ Dent 2011；32（8）：24-31；quiz 32, 34.

25. Seibert JS. Reconstruction of deformed, partially edentulous ridges, using full thickness onlay grafts. Part I. Technique and wound healing. Compend Contin Educ Dent 1983；4（5）：437‑453.
26. Meltzer JA. Edentulous area tissue graft correction of an esthetic defect. A case report. J Periodontol 1979；50（6）：320‑322.
27. Seibert JS. Soft tissue grafts in periodontics. In：Robinson PJ, Guernsey LH (eds). Clinical Transplantation in Dental Specialities. St Louis：Mosby, 1980；107‑145.
28. Seibert JS, Louis JV. Soft tissue ridge augmentation utilizing a combination onlay-interpositional graft procedure：a case report. Int J Periodontics Restorative Dent 1996；16（4）：310‑321.
29. Zadeh HH. Minimally invasive treatment of maxillary anterior gingival recession defects by vestibular incision subperiosteal tunnel access and platelet-derived growth factor BB. Int J Periodontics Restorative Dent 2011；31（6）：653‑660.
30. Nemcovsky CE, Artzi Z, Moses O. Rotated split palatal flap for soft tissue primary coverage over extraction sites with immediate implant placement. Description of the surgical procedure and clinical results. J Periodontol 1999；70（8）：926‑934.
31. Khoury F, Happe A. The palatal subepithelial connective tissue flap method for soft tissue management to cover maxillary defects：a clinical report. Int J Oral Maxillofac Implants 2000；15（3）：415‑418.
32. Nemcovsky CE, Moses O. Rotated palatal flap. A surgical approach to increase keratinized tissue width in maxillary implant uncovering：technique and clinical evaluation. Int J Periodontics Restorative Dent 2002；22（6）：607‑612.
33. Akcalı A, Schneider D, Ünlü F, Bıcakcı N, Köse T, Hämmerle CH. Soft tissue augmentation of ridge defects in the maxillary anterior area using two different methods：a randomized controlled clinical trial. Clin Oral Implants Res 2015；26（6）：688‑695.
34. Vela X, Méndez V, Rodríguez X, Segalà M, Gil JA. Soft tissue remodeling technique as a non-invasive alternative to second implant surgery. Eur J Esthet Dent 2012；7（1）：36‑47.
35. Thoma DS, Benić GI, Zwahlen M, Hämmerle CH, Jung RE. A systematic review assessing soft tissue augmentation techniques. Clin Oral Implants Res 2009 Sep；20 Suppl 4：146‑65.
36. Tinti C, Parma-Benfenati S. Coronally positioned palatal sliding flap. Int J Periodontics Restorative Dent 1995；15（3）：298‑310.
37. Tinti C, Benfenati SP. The ramp mattress suture：a new suturing technique combined with a surgical procedure to obtain papillae between implants in the buccal area. Int J Periodontics Restorative Dent 2002；22（1）：63‑69.
38. Palacci P, Ericsson I（編），村上斎（訳）．インプラント審美歯科．軟組織と硬組織のマネージメント．東京：クインテッセンス出版，2002．
39. Urban IA, Lozada JL, Nagy K, Sanz M. Treatment of severe mucogingival defects with a combination of strip gingival grafts and a xenogeneic collagen matrix：a prospective case series study. Int J Periodontics Restorative Dent 2015；35（3）：345‑353.
40. Urban IA, Monje A, Wang HL. Vertical Ridge Augmentation and Soft Tissue Reconstruction of the Anterior Atrophic Maxillae：A Case Series. Int J Periodontics Restorative Dent 2015；35（5）：613‑623.
41. Sullivan HC, Atkins JH. Free autogenous gingival grafts. 3. Utilization of grafts in the treatment of gingival recession. Periodontics 1968；6（4）：152‑160.
42. Zuhr O, Bäumer D, Hürzeler M. The addition of soft tissue replacement grafts in plastic periodontal and implant surgery：critical elements in design and execution.J Clin Periodontol 2014；41 Suppl 15：S123‑142.
43. Wara-aswapati N, Pitiphat W, Chandrapho N, Rattanayatikul C, Karimbux N. Thickness of palatal masticatory mucosa associated with age. J Periodontol 2001；72(10)：1407‑1412.
44. Studer SP, Allen EP, Rees TC, Kouba A. The thickness of masticatory mucosa in the human hard palate and tuberosity as potential donor sites for ridge augmentation procedures. J Periodontol 1997；68（2）：145‑151.
45. Stipetić J, Hrala Z, Celebić A. Thickness of masticatory mucosa in the human hard palate and tuberosity dependent on gender and body mass index. Coll Antropol 2005 Jun；29（1）：243‑237.
46. Song JE, Um YJ, Kim CS, Choi SH, Cho KS, Kim CK, Chai JK, Jung UW. Thickness of posterior palatal masticatory mucosa：the use of computerized tomography. J Periodontol 2008；79（3）：406‑412.
47. Anuradha BR, Shankar BS, John B, Prasad KA, Gopinadh A, Devi KN. Assessment of palatal masticatory mucosa：a cross-sectional study. J Contemp Dent Pract 2013；14（3）：536‑543.
48. Müller HP, Eger T. Masticatory mucosa and periodontal phenotype：a review. Int J Periodontics Restorative Dent 2002；22（2）：172‑183.
49. Harris RJ. Histologic evaluation of connective tissue grafts in humans. Int J Periodontics Restorative Dent 2003；23（6）：575‑583.
50. Zucchelli G. Mucogingival Esthetic Surgery. Chicago；Quintessence Pub,2013.
51. Zucchelli G, Mele M, Stefanini M, Mazzotti C, Marzadori M, Montebugnoli L, de Sanctis M. Patient morbidity and root coverage outcome after subepithelial connective tissue and de-epithelialized grafts：a comparative randomized-controlled clinical trial. J Clin Periodontol 2010；37（8）：728‑738.
52. Dellavia C, Ricci G, Pettinari L, Allievi C, Grizzi F, Gagliano N. Human palatal and tuberosity mucosa as donor sites for ridge augmentation. Int J Periodontics Restorative Dent 2014；34（2）：179‑186.
53. Edel A. Clinical evaluation of free connective tissue grafts used to increase the width of keratinised gingiva. J Clin Periodontol 1974；1（4）：185‑196.
54. Langer B, Calagna L. The subepithelial connective tissue graft. J Prosthet Dent 1980；44（4）：363‑367.
55. Langer B, Calagna LJ. The subepithelial connective tissue graft. A new approach to the enhancement of anterior cosmetics. Int J Periodontics Restorative Dent 1982；2（2）：22‑33.
56. Langer B, Langer L. Subepithelial connective tissue graft technique for root coverage. J Periodontol 1985；56(12)：715‑720.
57. Raetzke PB. Covering localized areas of root exposure employing the "envelope" technique. J Periodontol 1985；56（7）：397‑402.
58. Harris RJ. A comparison of two techniques for obtaining a connective tissue graft from the palate. Int J Periodontics Restorative Dent 1997；17（3）：260‑271.
59. Hürzeler MB, Weng D. A single-incision technique to harvest subepithelial connective tissue grafts from the palate. Int J Periodontics Restorative Dent 1999；19（3）：279‑287.
60. Bosco AF, Bosco JM. An alternative technique to the harvesting of a connective tissue graft from a thin palate：enhanced wound healing. Int J Periodontics Restorative Dent 2007；27（2）：133‑139.
61. Bosco AF MF, Pereira SLS. Areas doadoras de enxerto gengival live submetidas a diferentes formas de prote. Rev Assoc Paul Chir Dento 1998；52：285‑290.
62. Karring T, Lang NP, Löe H. The role of gingival connective tissue in determining epithelial differentiation. J Periodontal Res 1975；10（1）：1‑11.
63. Karring T, Ostergaard E, Löe H. Conservation of tissue specificity after heterotopic transplantation of gingiva and alveolar mucosa. J Periodontal Res 1971；6（4）：282‑293.
64. Ouhayoun JP, Sawaf MH, Gofflaux JC, Etienne D, Forest N. Re-epithelialization of a palatal connective tissue graft transplanted in a non-keratinized alveolar mucosa：a histological and biochemical study in humans. J Periodontal Res 1988；23（2）：127‑133.
65. Bouchard P, Malet J, Borghetti A. Decision-making in aesthetics: root coverage revisited. Periodontol 2000 2001；27：97‑120.
66. Ouhayoun JP, Khattab R, Serfaty R, Feghaly-Assaly M, Sawaf MH. Chemically separated connective tissue grafts: clinical application and histological evaluation. J Periodontol 1993；64（8）：734‑738.
67. Borghetti A, Gardella JP. Thick gingival autograft for the coverage of gingival recession：a clinical evaluation. Int J Periodontics Restorative Dent 1990；10（3）：216‑229.
68. Miller PD Jr. Root coverage using the free soft tissue autograft following citric acid application. III. A successful and predictable procedure in areas of deep-wide recession. Int J Periodontics Restorative Dent 1985；5（2）：14‑37.
69. Yotnuengnit P, Promsudthi A, Teparat T, Laohapand P, Yuwaprecha W. Relative connective tissue graft size affects root coverage treatment outcome in the envelope procedure. J Periodontol 2004；75（6）：886‑892.
70. Burkhardt R, Lang NP. Coverage of localized gingival recessions：comparison of micro- and macrosurgical techniques. J Clin Periodontol 2005；32（3）：287‑293.
71. Pini-Prato GP, Cairo F, Nieri M, Franceschi D, Rotundo R, Cortellini P. Coronally advanced flap versus connective tissue graft in the treatment of multiple gingival recessions：a split-mouth study with a 5-year follow-up. J Clin Periodontol 2010；37（7）：644‑650.
72. Stefanini M, Felice P, Mazzotti C, Marzadori M, Gherlone EF, Zucchelli G. Transmucosal Implant Placement with Submarginal Connective Tissue Graft in Area of Shallow Buccal Bone Dehiscence：A Three-Year Follow-Up Case Series. Int J Periodontics Restorative Dent 2016；36（5）：621‑630.

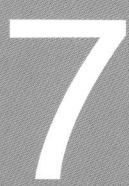

インプラント治療と矯正治療の連携

Combination between Implant Therapy and Orthodontic Treatment

　矯正治療は不正咬合を改善することが目的とされるが，天然歯を移動するということは，歯槽骨，軟組織の位置を変化させることができることを意味する．インプラント治療にとっては，欠損部のスペースを調整することに加え，骨組織，軟組織を，外科的侵襲を回避しつつマネージする手段として捉えることができる．

　本章では，矯正歯科医がインプラント治療にかかわるため，またインプラント治療を行う歯科医師が矯正歯科医と協力するために必要な知識をまとめてみたい．

1. はじめに

　部分欠損が起きるまでには，また治療が開始されるまでには，残存歯にも少なからず問題が発生しているはずであり，それは，インプラント治療のみで解決できないのは明らかである．たった1歯でも欠損を放置すれば，周囲の歯の移動が起こり，さまざまな問題が発生する．欠損が拡大していけば，より複雑化していくであろう．

　また，もともとの歯列不正が欠損発生の修飾因子となっている場合，インプラントは術後に位置を変更することができないことを考慮すると，治療結果を長期的に安定させるためには，インプラント埋入前もしくは後に，残存歯の位置異常を修正すべき症例も少なくない（**症例1**）．

　本章では，インプラント治療と矯正治療をいかに効果的に連携するかについて検討を加えたい．

> **症例1** 若年時に埋入されたインプラント顎骨の成長にともない，インフラオクルージョンを起こしたと推察される症例

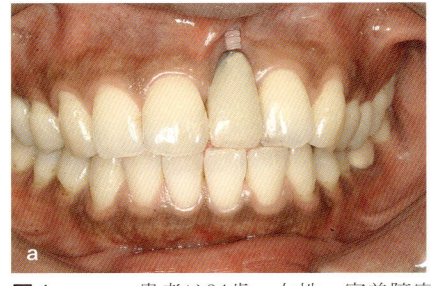
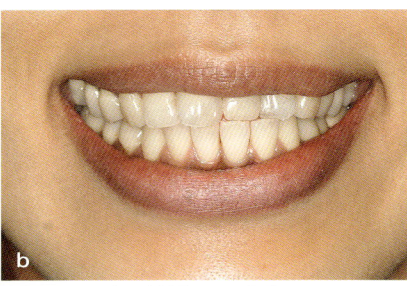
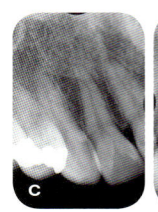
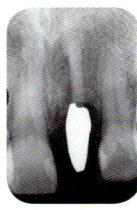
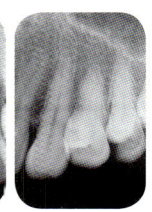

図1a〜c　患者は34歳，女性．審美障害を主訴に来院．他院にて治療されたインプラント部は歯肉退縮が進行し審美性が低下している．若年時に埋入されたインプラント顎骨の成長にともない，インフラオクルージョンを起こしたと推察される．

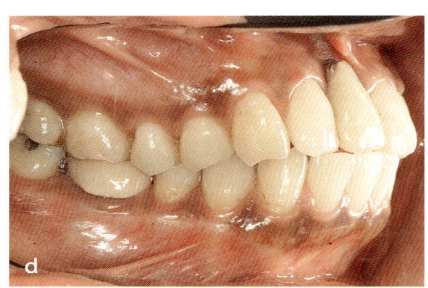
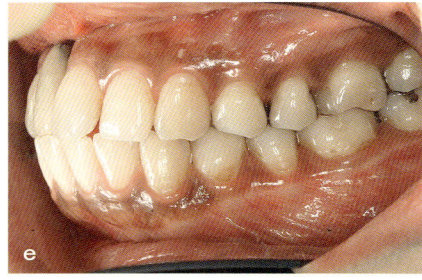
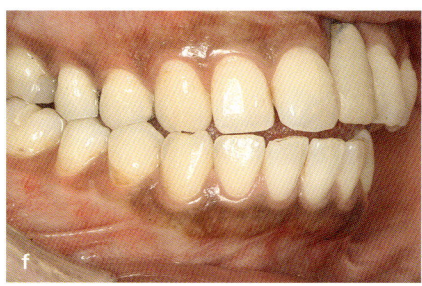
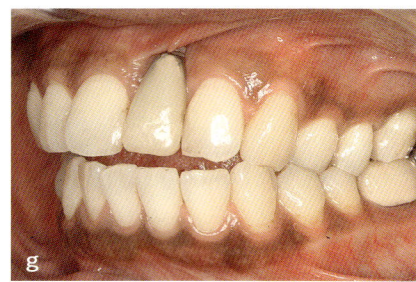

図1d〜g　臼歯部は緊密に咬合しているが，スピーの湾曲が強く，前歯部では切端咬合となり，良好なアンテリアガイダンスが得られていない．

Chapter 7　インプラントと矯正治療の連携

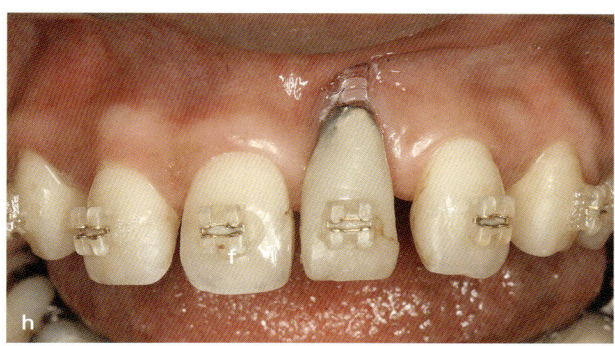
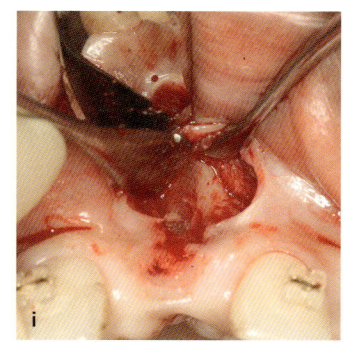
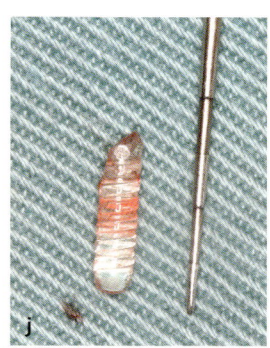

図1 h〜j　上下小臼歯が抜歯され，矯正治療が開始された．⏌1のインプラントは途中まで固定源として活用し矯正期間中に撤去された．

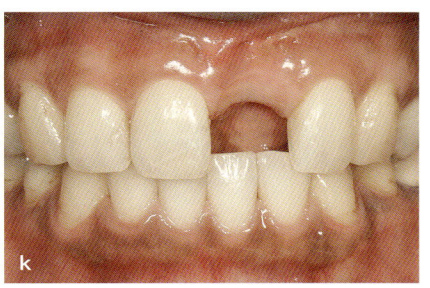
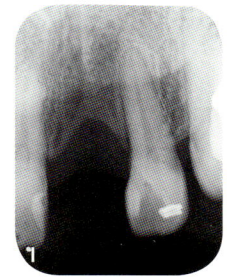
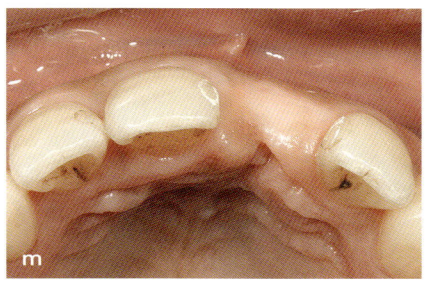
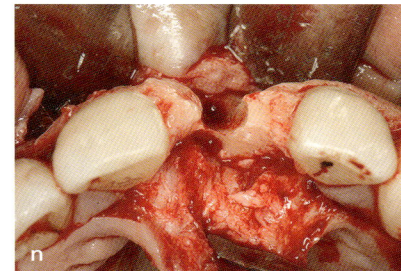
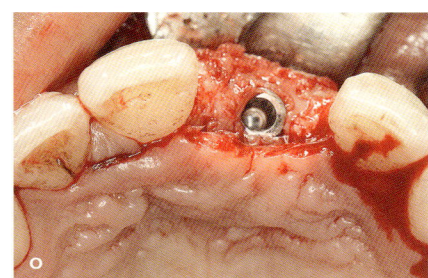

図1 k〜o　インプラントは矯正終了後に埋入された．前歯が舌側にリトラクションされた結果，相対的に切歯孔が前方に変移している．GBR後，適切な位置にインプラントが埋入された．

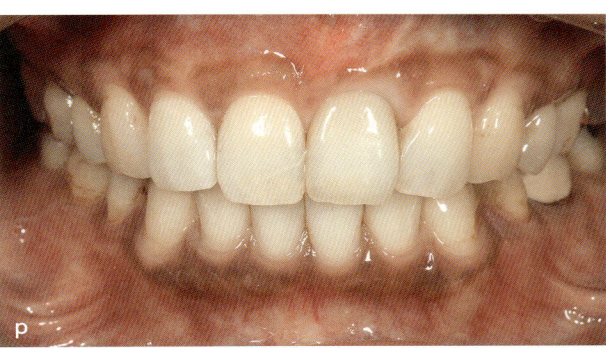
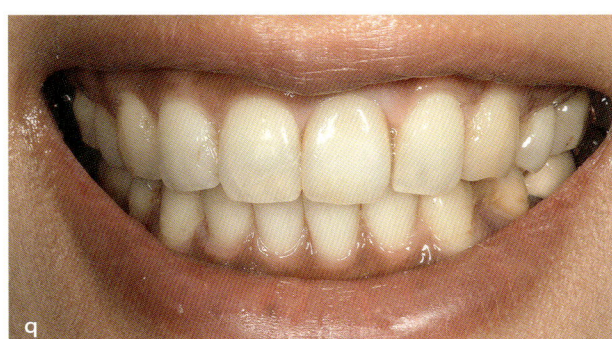
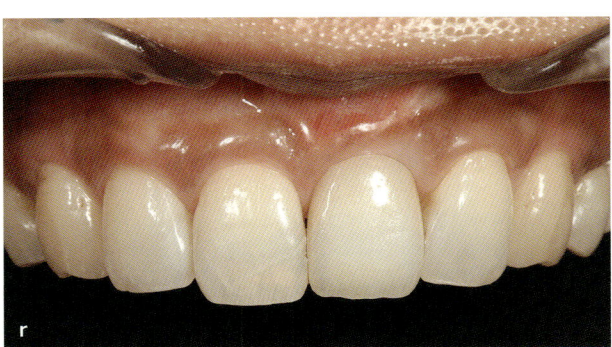
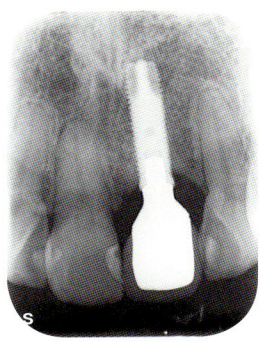

図1 p〜s　審美的で機能的な治療結果が得られている．患者は30代後半であるが，今後顎骨の成長による変化に関して慎重な経過観察が求められる[1]．小臼歯の便宜抜歯が必要な症例では，自家歯牙移植も治療の選択肢として考慮されるべきである．

251

2．インプラント治療と矯正治療の連携

1 相互的なメリット

インプラント治療と矯正治療を組み合わせることにより，次に挙げるメリットが考えられる．
- スペースマネジメント
- 固定源の提供
- 咬合支持，アンテリアガイダンス，ミューチュアリープロテクション（インプラントサポートと矯正的咬合再構成によるアンテリアガイダンスとバーティカルストップの確立）
- サイトディベロップメント（挺出，欠損側への歯体移動）

残存歯の位置を三次元的に改善することにより，インプラントサイトのスペースを三次元的に整えることが基本的な矯正治療の目的であるが，固定源がない症例においては，適切な位置に埋入されたインプラントを固定源とする必要がある[2～6]．

また，相反固定となる天然歯同士の矯正と異なり，インプラントの固定源は不動であるため，天然歯同士では困難な方向，距離の移動も可能となる[10]（**症例2**）．

結果として，前歯部においては上下のカップリングがなされ，適切なアンテリアガイダンスが得やすくなり，臼歯部においては良好なバーティカルストップがそれぞれ天然歯もしくはインプラントによって確立されるようになり，ミューチュアリープロテクションが達成され，安定した咬合関係がつくられるようになる（**症例3**）．

また，矯正治療によって歯を動かすことは，歯槽骨と軟組織の形態を変化させることを意味する．し

症例2　6̄ インプラントを固定源として 5̄4̄ を圧下した症例

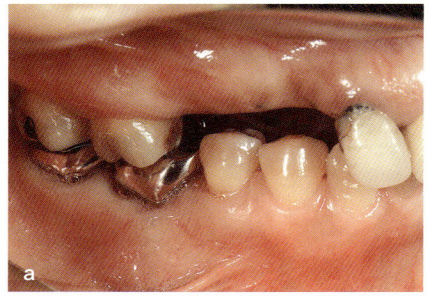 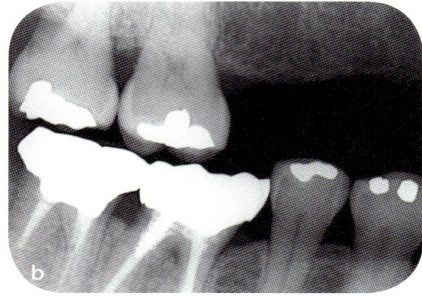

図2 a, b　術前の状態．

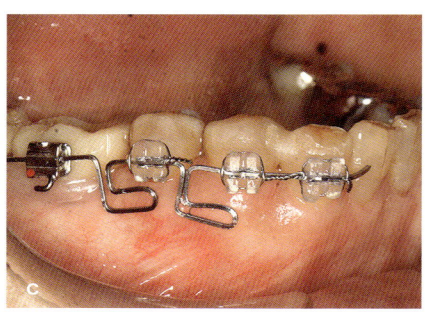 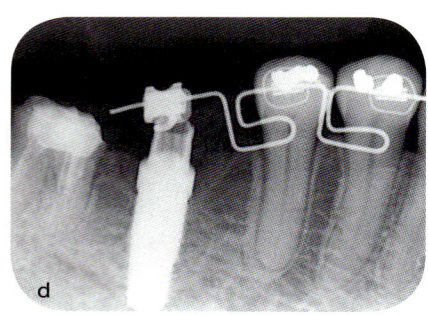

図2 c, d　LOT開始（2015.8.25）．矯正治療は菅野友太郎先生による．

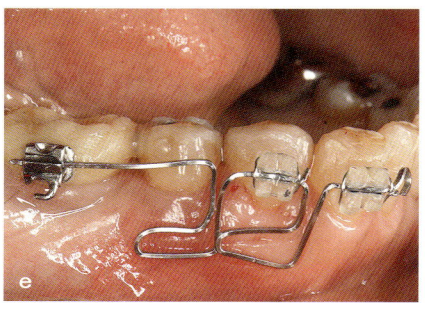 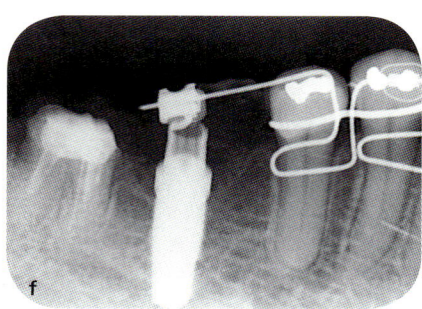

図2 e, f　LOT終了（2016.1.7）．

Chapter 7　インプラントと矯正治療の連携

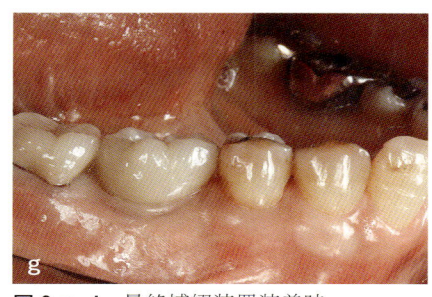
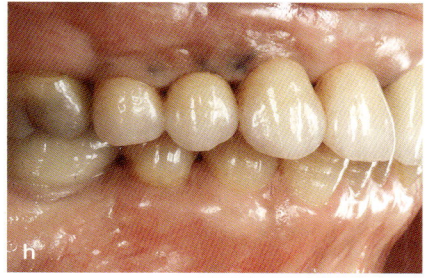
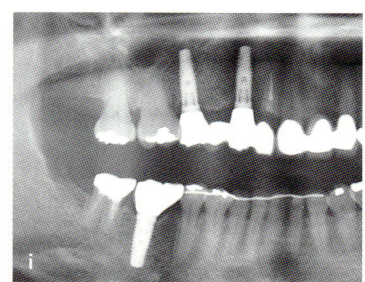

図2 g～i　最終補綴装置装着時．

症例3　矯正とインプラントの連携により，ミューチュアリープロテクションが達成された症例

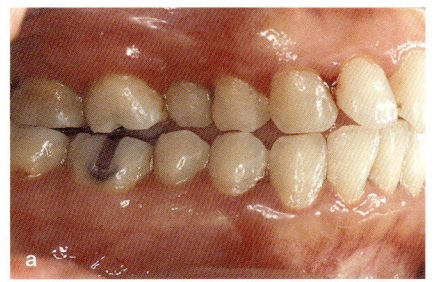
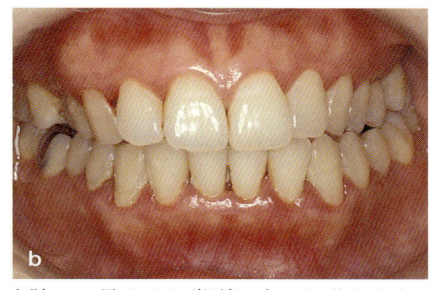
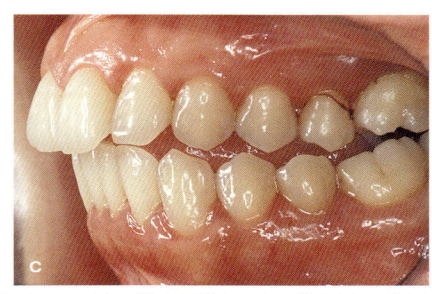

図3 a～c　47歳，女性．咀嚼障害を主訴に来院．一見すると歯列は大きな乱れはなさそうである．側方面観では，習慣性の閉口位では大臼歯部以外は咬頭嵌合していない．側方歯群にまでファセットが認められる．

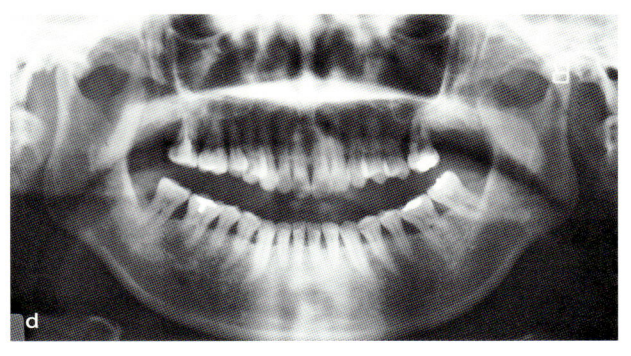

図3 d　術前のパノラマエックス線写真では後方歯の骨吸収が進行していることが認められ，また両側の顎関節顆頭も吸収が疑われる．アンテリアガイダンスが欠如することにより，大臼歯部にダメージが及んでいる．

たがって，矯正治療はインプラントのサイトディベロップメントに応用可能である．とくに挺出に関しては利用価値が高い．治療期間の短縮と侵襲も低下させることができる場合もある[7,8]（**症例7**，および**Chapter 3** 参照）．

このようなメリットを享受するために，乗り越えなければならない課題として以下のようなハードルも存在する．
・矯正，インプラント埋入等，処置のタイミング
・インプラントポジションの決定

2　処置のタイミング

矯正治療もインプラント治療も，治療期間が長いことが1つのハードルになっている．その双方を患者に受け入れてもらうには，これらの治療によりどのようなことが可能となるか，メリットとデメリットを治療例を提示して説明し，理解を求めることが重要となる．

インプラント治療も，抜歯，サイトディベロップメント，インプラント埋入，軟組織マネジメント，アバットメント連結，プロビジョナルレストレーション，最終補綴と多くのステップがあり，残存歯の処置も含めて，タイミングが非常に重要であり，治療期間のみならず，治療結果にも影響を及ぼす[9]．矯正治療が加わると，さらにタイミングの重要性が高まる．

253

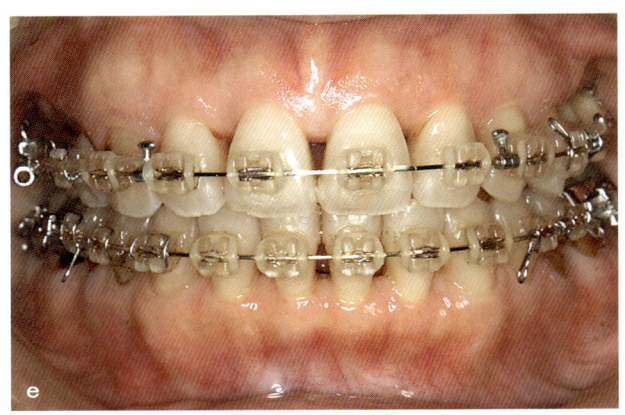
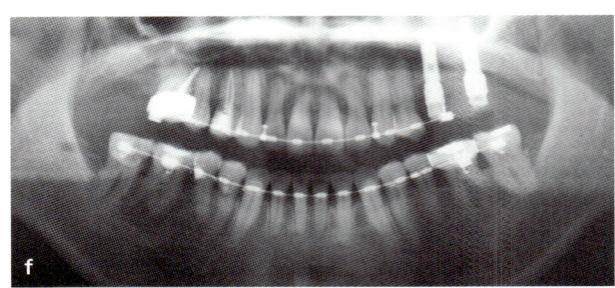

図3e,f　矯正中の正面観およびパノラマエックス線写真．右上には矯正用インプラント，左上はデンタルインプラントが固定源となっている．

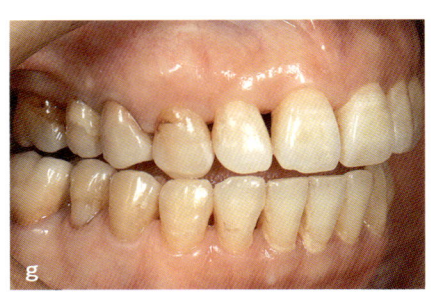
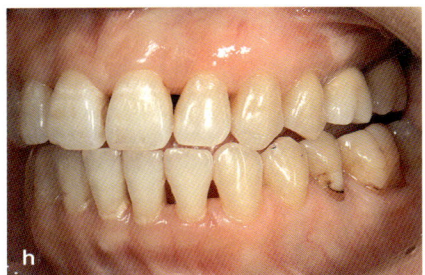

図3g,h　ダイレクトボンディングによって犬歯の形態を整え誘導可能となった．

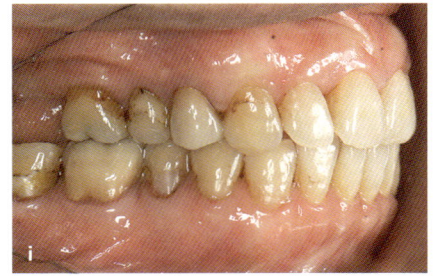
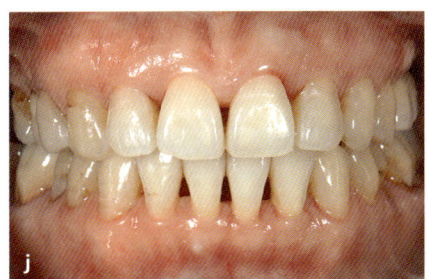
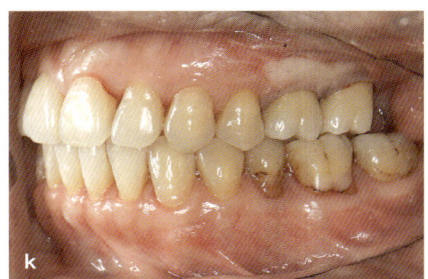
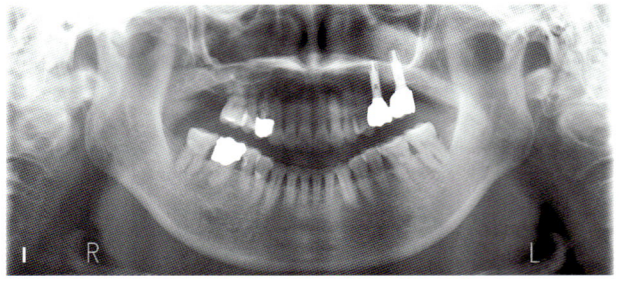

図3i〜l　治療終了後5年．歯列が側方に拡大し適切な被蓋が得られている．経過とともに顎位も安定し，開閉口運動の速度も増した．側方面観では，右側は犬歯，臼歯ともⅠ級，左側は犬歯はⅠ級，大臼歯はⅡ級の仕上げとなっている．歯列全体で良好な咬合接触が得られ，犬歯誘導が可能となっている．

3　矯正とインプラント治療のタイミング

矯正とインプラント治療のタイミングを分類すると以下のようになる．
① 矯正治療後にインプラント治療：Ortho Implant（OI）
② インプラント治療（プロビジョナルレストレーション）後に矯正治療：Implant Ortho（IO）
③ 矯正とインプラントが並行：Combination

1）矯正治療後にインプラント治療：
　Ortho Implant（OI）

もっともシンプルな組み合わせは，矯正治療が終了し，インプラントにとって適切なスペースマネジメントが達成された後に，インプラント治療が開始され，その終了とともに治療が完結する場合である．矯正とインプラント治療の期間がそのままつながると非常に長期間になるが，インプラントの治療はシンプルになり精度が上がる．矯正治療は，インプラ

Chapter 7　インプラントと矯正治療の連携

> **症例 4**　矯正終了後にインプラント治療が行われた症例：Ortho Implant（Chapter 5／6 参照）

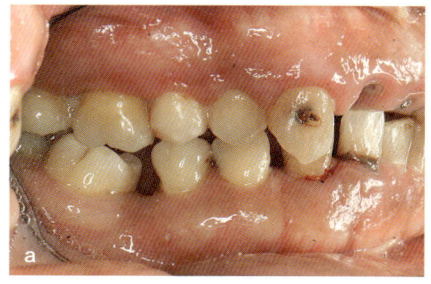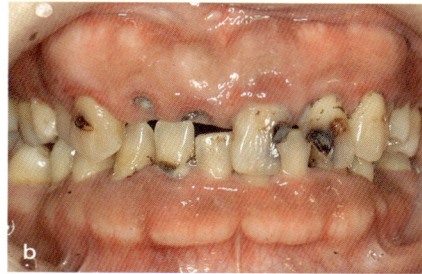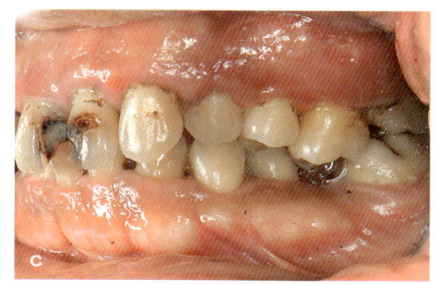
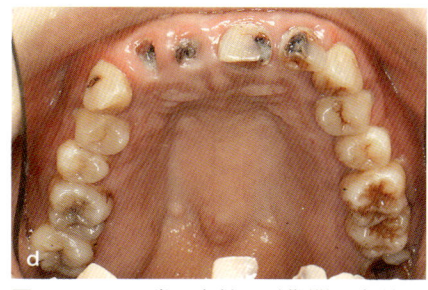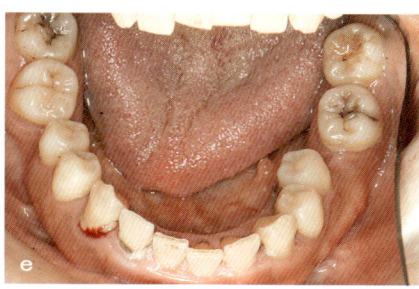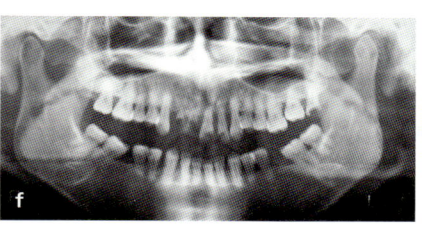

図 4 a〜e　38歳，女性．長期間，歯科に対する恐怖心があり受診できずにいた．審美性の改善を主訴に来院．上下顎で歯列弓形態が異なり不調和が認められる．側方面観では 6|6 の欠損によって 8 7|7 8 の近心傾斜，6|6 の挺出をが起きている．下顎のスピー湾曲が強く前歯部は過蓋咬合となっている．矯正治療の計画として，|6，|8 を抜歯し，そのスペースを咬合平面を整えつつクローズする．下顎は両側に喪失した 6|6 のスペースを残存歯同士の相反固定を利用してつくることによって適正な対咬関係を獲得する．矯正治療は相反固定によりインプラントが固定源とならなくても効果的に行われる．

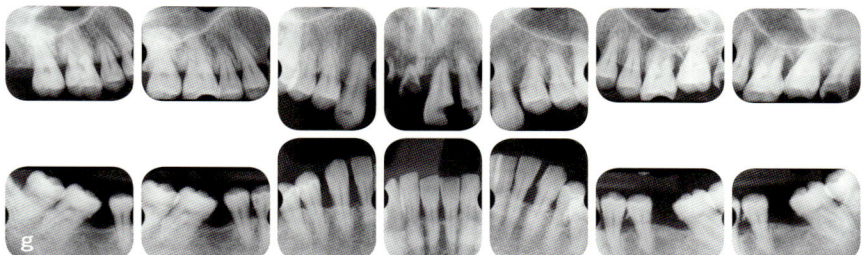

図 4 f, g　初診時のデンタルエックス線写真．全顎にわたり中等度から重度の骨吸収を認める．とくに上顎切歯，|6 は重度に進行している．

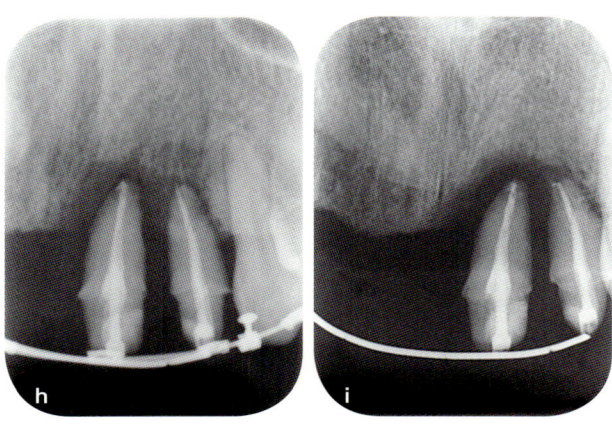
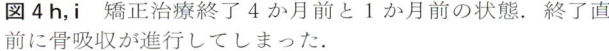

図 4 h, i　矯正治療終了 4 か月前と 1 か月前の状態．終了直前に骨吸収が進行してしまった．

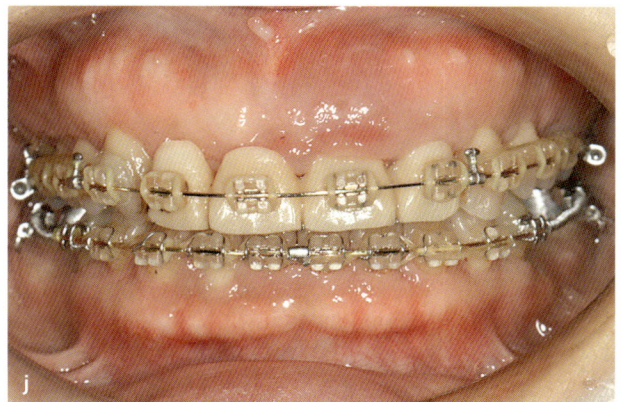

図 4 j　矯正治療終了 1 か月前の状態．|1 2 に炎症が認められる．

ントの絶対的な固定源というメリットを生かす必要がない症例（相反固定が有利になる症例）に適応される（**症例 4**）．

2）インプラント治療（プロビジョナルレストレーション）後に矯正治療：Implant Ortho（IO）

　大臼歯の圧下，遠心移動など相反固定では困難な

255

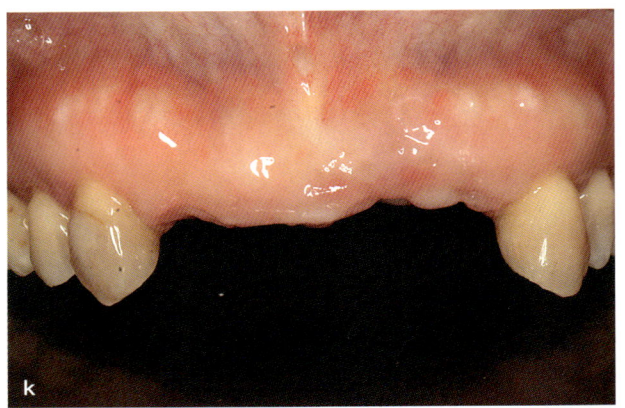
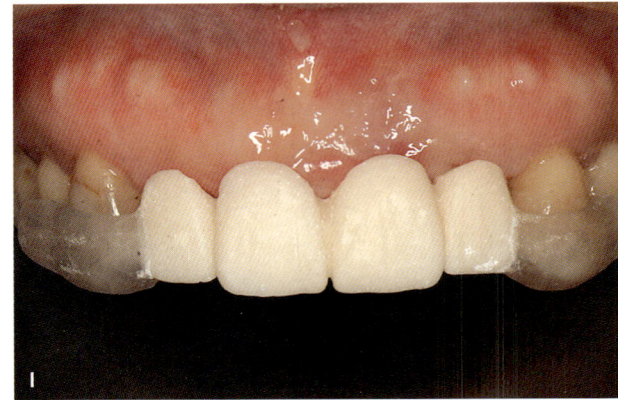

図4 k, l　矯正治療終了後, インプラント治療が開始された. 欠損部のスペースが矯正によって三次元的に整えられている. 顔貌から目標となる歯冠形態が設定されている.

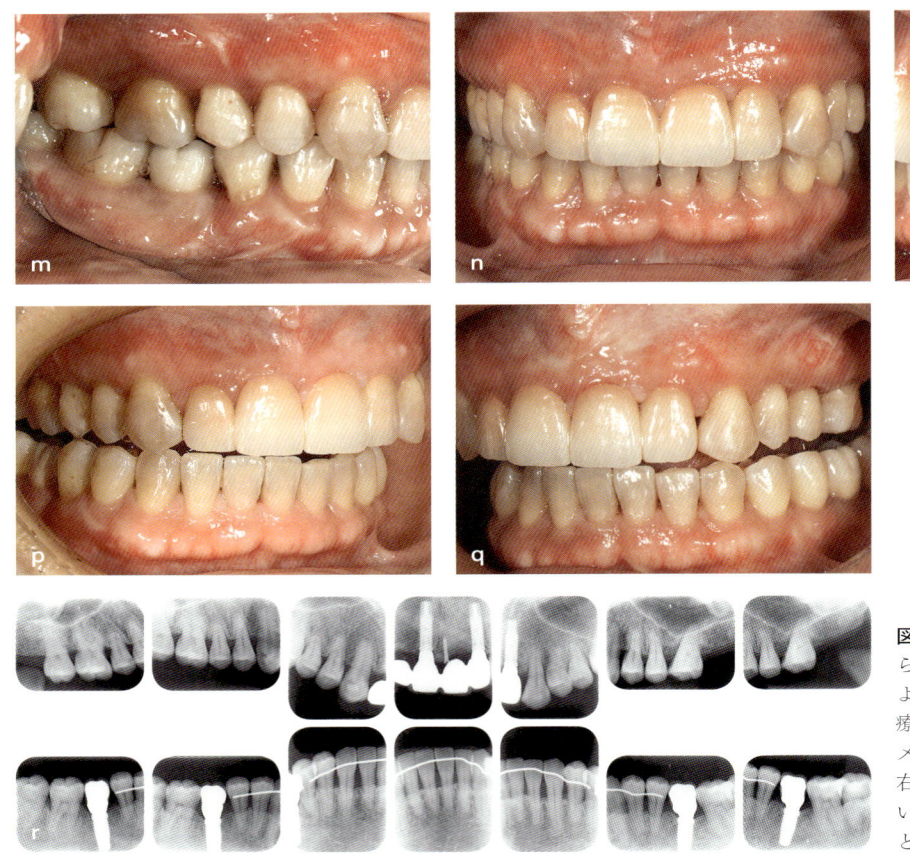

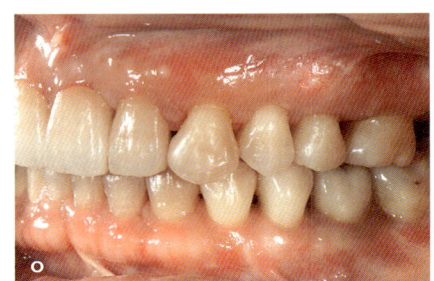

図4 m〜r　治療終了後. 適切な被蓋が得られ, 上顎切歯の欠損はインプラントによって審美的に補綴されている. 矯正治療により欠損のスペースが適切にマネジメントされていることが重要である. 左右側方面観では安定した咬合が得られている. 犬歯関係も適切になり誘導が可能となった.

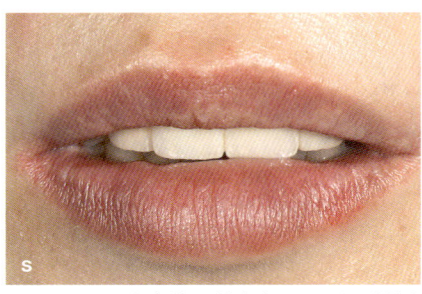
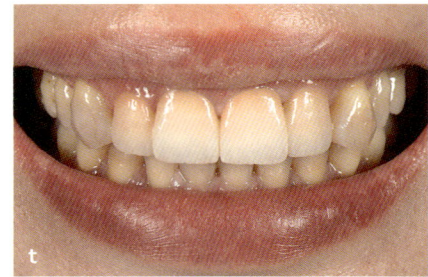
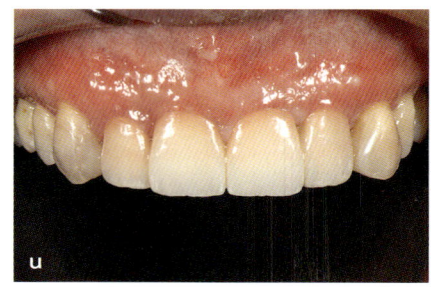

図4 s〜u　治療後の前歯部と口唇の関係. きわめて自然な外観と, 良好な審美性が獲得されている. 矯正治療がなければ達成できなかった結果である.

症例5 インプラントのプロビジョナルレストレーションが優先される症例：Implant Ortho

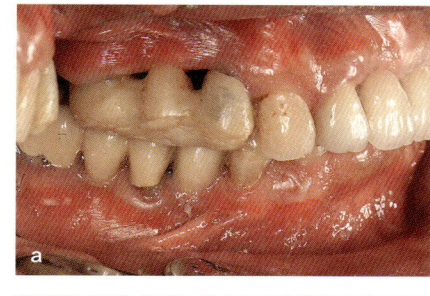
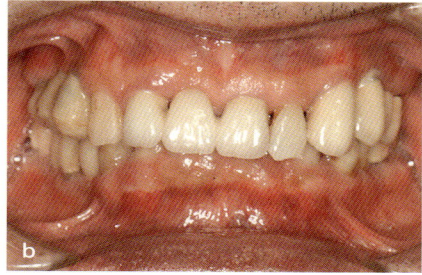
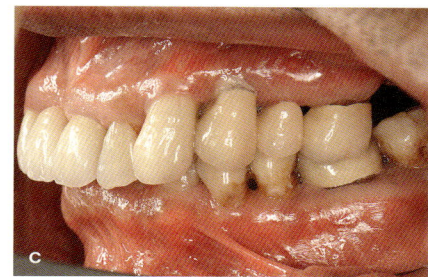
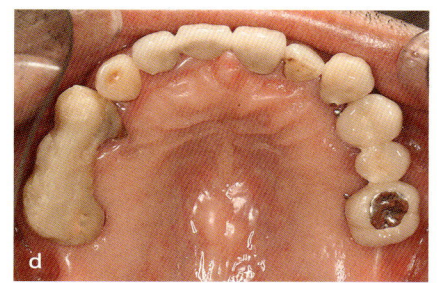
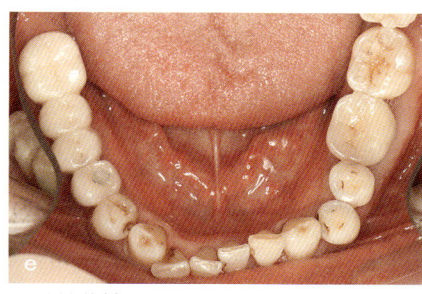
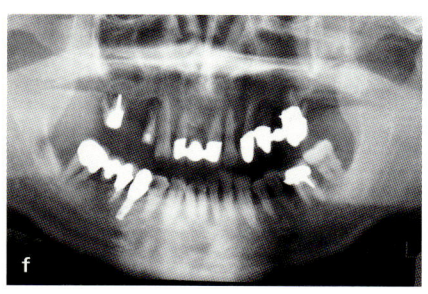

図5a〜e　56歳，男性．咀嚼障害．他院にて腸骨移植の必要性を説明され，他の方法を探して来院．過蓋咬合を示し，両側ともⅡ級である．前歯と臼歯部では歯槽骨レベルに大きなギャップが存在する．咬合面観では上下の前歯の位置に問題があり，アンテリアガイダンスが機能せず，臼歯部に過大な負担がかかったと推測される．

図5f　初診時パノラマエックス線写真．臼歯部で崩壊が進み，いわゆるポステリアバイトコラプスの状態を示す．

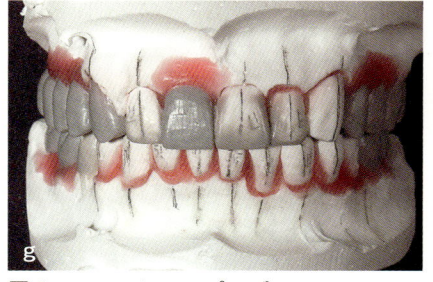
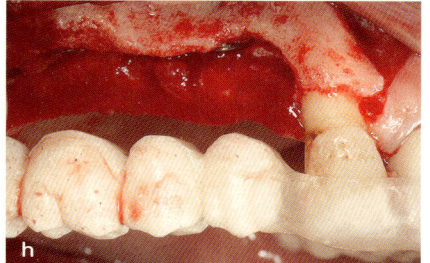
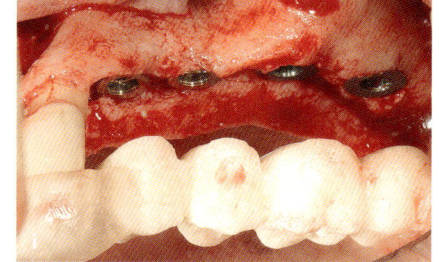

図5g　セットアップモデル．

図5h, i　矯正用セットアップモデルから作製されたインプラントのためのテンプレート．矯正医はできるだけ正確に位置を予測し，インプラント担当医はできるだけ正確にインプラントを埋入することが重要．必要であればガイドサージェリーを応用する（Chapter8参照）．

矯正移動が必要な場合，矯正のための固定源がない場合，臼歯部における垂直的な支持が失われている場合，インプラントによってそれらが確立されてからでないと残存歯の矯正は困難である．この場合，治療期間はより長くなり，インプラントポジションの予測もより慎重に行う必要がある．このような症例はより崩壊が進んでおり，矯正治療なしでは治療自体が困難なことも少なくない（**症例5**）．

3）矯正とインプラントが並行：Combination

症例によっては，インプラントのプロビジョナルレストレーションの前にある程度矯正が開始できる場合もある．効率を考えれば，初期治療後，矯正治療を開始し，インプラントに関連する抜歯，サイトディベロップメント等の処置も並行して進めていくことが理想である．

インプラント埋入前，局所の治癒を待つ間にある程度矯正が進めば治療期間を短縮でき，一部矯正が進むことでインプラントの埋入ポジションの予測の精度が高まる．そのためには，残存歯のなかで十分な相反的固定源が存在することが前提であり，不十分な場合，必要に応じて矯正用インプラントが使用される場合もある（**症例3**）．

また，後述するが，残存歯がインプラントサイトから遠ざかる動きをする場合，一部のインプラントを固定源に，矯正治療が進みスペースが確保されて

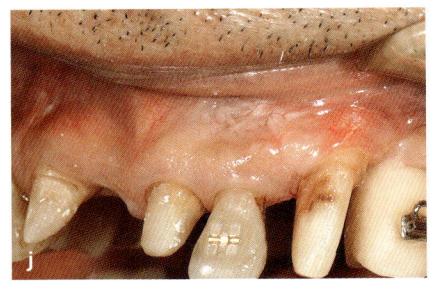
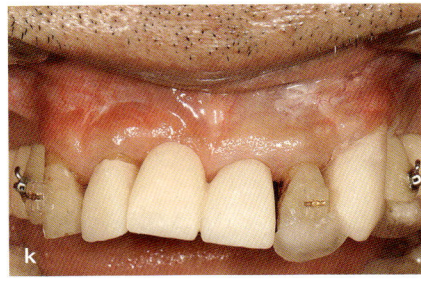
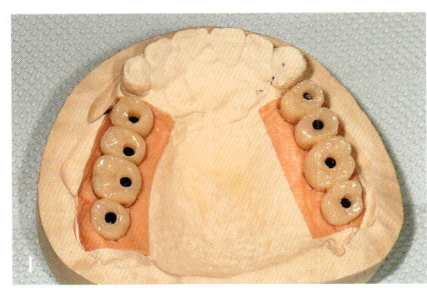

図5j,k　補綴された歯を矯正する場合，補綴装置を再製するのであれば，プロビジョナルレストレーションは本来の歯軸とセットアップモデルから診断された歯冠幅径を反映しなければならない．

図5l　インプラント支台となる矯正用のプロビジョナルレストレーションは長期間機能する必要があるため，セットアップモデルの形態を踏襲しつつ，できるだけ強固に製作されるべきである．

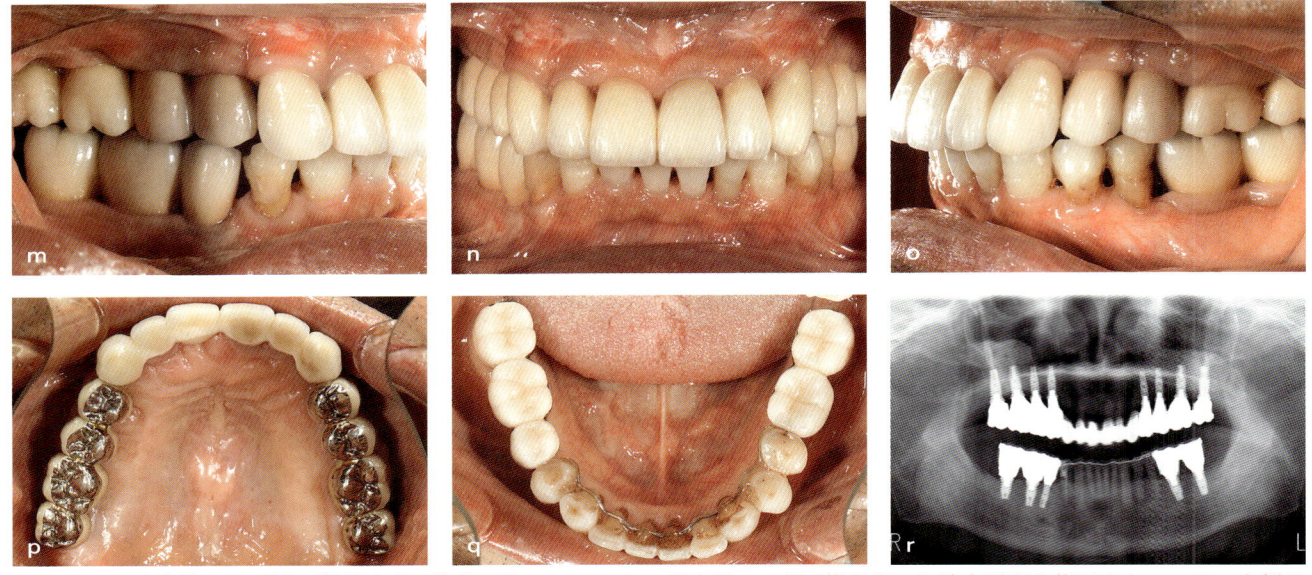

図5m〜r　治療後の正面観．過蓋咬合が改善され，アンテリアガイダンスが可能となった咬合平面も修正されている．右側は良好な犬歯関係が得られているが，左側では犬歯関係はⅡ級が残っている．4 5部のインプラントは小臼歯に5mmのプラットフォームを使用していることがさらに3の遠心移動を困難にしている．咬合面観では上下で調和のとれた歯列弓が得られた．上顎前歯は永久固定されている．

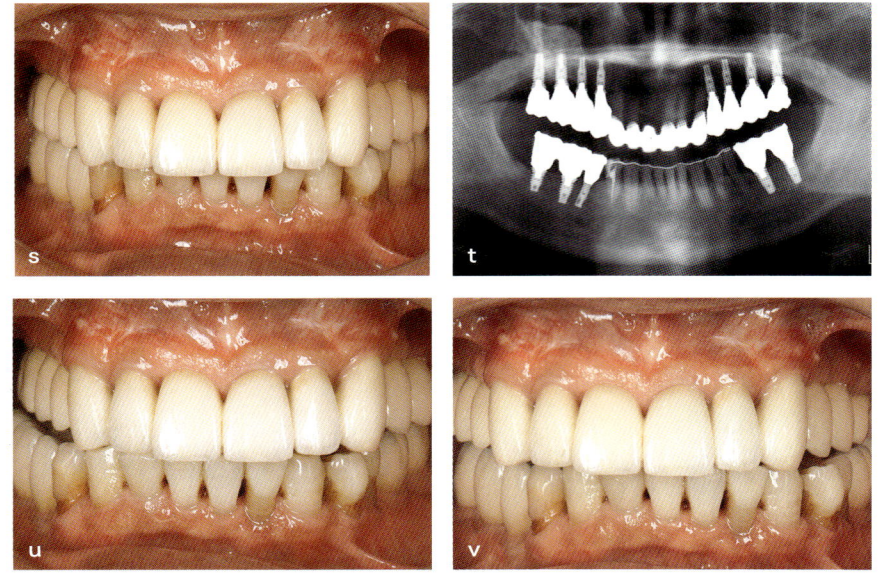

図5s,t　治療後5年の状態．良好に経過している．

図5u,v　犬歯誘導が維持されている．

Chapter 7 インプラントと矯正治療の連携

> 症例6 インプラントポジションの決定法を示す症例

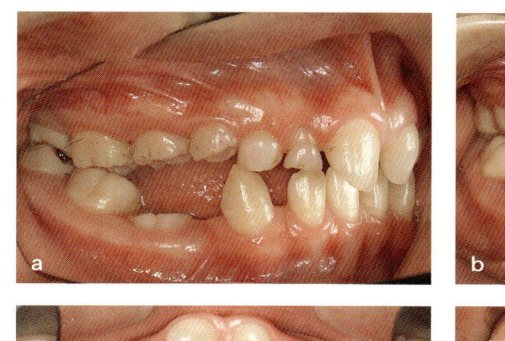
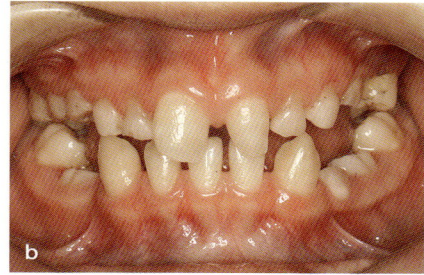
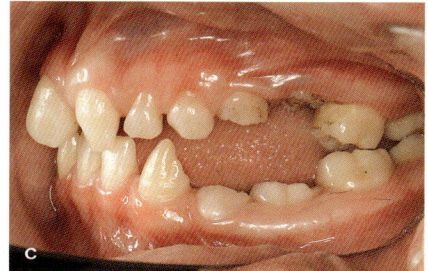
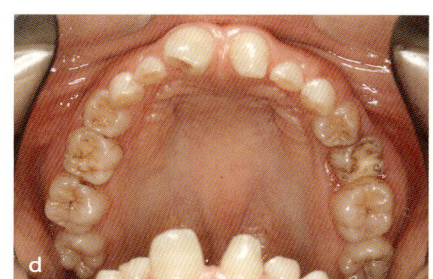
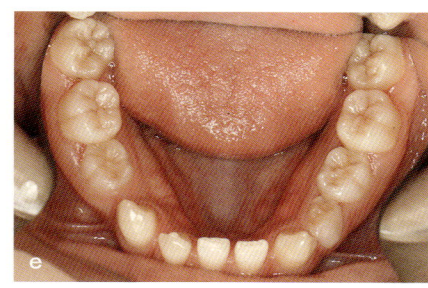
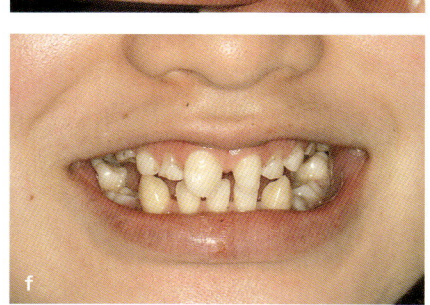
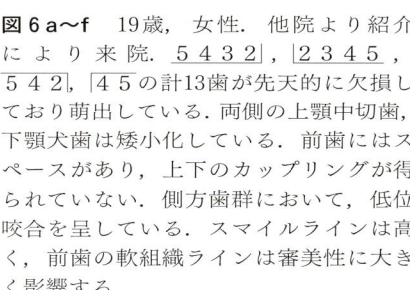
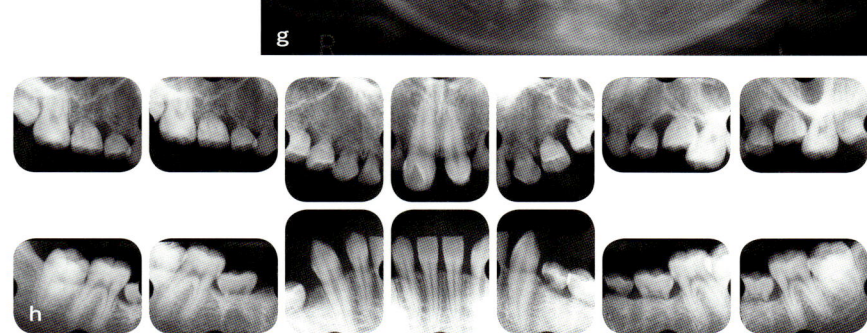

図6 a〜f 19歳，女性．他院より紹介により来院．5432|，|2345，542|，|45の計13歯が先天的に欠損しており萌出している．両側の上顎中切歯，下顎犬歯は矮小化している．前歯にはスペースがあり，上下のカップリングが得られていない．側方歯群において，低位咬合を呈している．スマイルラインは高く，前歯の軟組織ラインは審美性に大きく影響する．
図6 g, h 存在する永久歯前歯は歯冠は矮小化しているが，歯根は十分な形態をしている．後続永久歯をもたない乳臼歯はアンキローシスを起こしている．

からでないと埋入できないインプラントもある（**症例6右下**）．

　症例，矯正医によっては，矯正用インプラントをできるだけ優先して使用し，デンタルインプラントの時期を遅らせ，ポジションを予測しやすくすることを選択するかもしれない．

　時間のマネジメントを適切に行うには，固定源の評価，咬合支持，インプラントのポジションと残存歯の移動方向とその量（位置の予測の難易度），インプラントサイトの条件などを考慮し，処置のタイミングを適切に設定することが重要で，患者には現状をわかりやすく説明し，複雑な問題の解決には時間がかかること，しかし適切に処置を進めればよりよい結果が得られることを，治療例等を利用して説明し，理解と協力を得ることが重要となる．

4 インプラントポジションの決定

　インプラント治療と矯正治療を併用する場合，最大のチャレンジはインプラントポジションの予測と，その位置への適切な埋入だと考える．治療計画の段階で適切な顎位で製作された矯正治療のセットアップモデル上でインプラントを含む補綴治療のワック

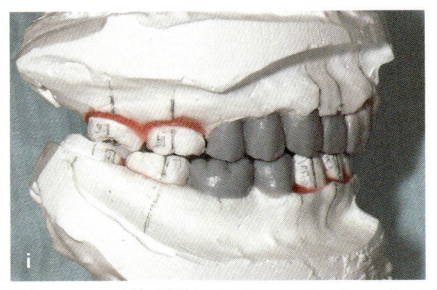
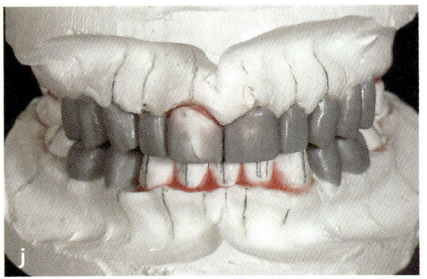
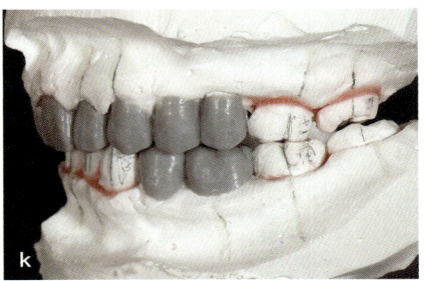

図6 i～k　矯正医によるセットアップモデル．大臼歯の移動がなく前方歯は舌側移動によりスペースが閉鎖されている．下顎はスリーインサイザルになっている．前歯のポジションはセファロ分析から決定されている．

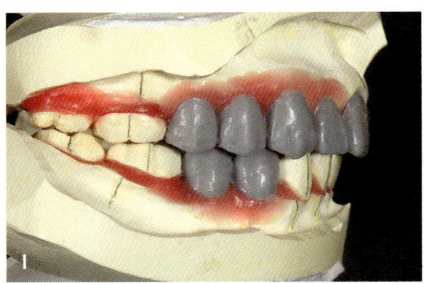
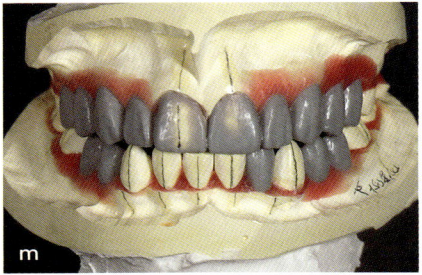
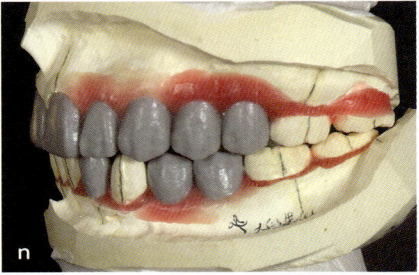

図6 l～n　インプラント，補綴担当医のセットアップ．大臼歯の遠心移動，近心移動が計画されている．下顎前歯部は前方に傾斜させ，「2のスペースをつくっている．前歯のポジションは患者を臨床的に観察し，口唇との関係から実測し決定された．

スアップを行うことが必須となる[11]．

適切なセットアップ，ワックスアップを行うために，模型製作には次に示す条件がある．
・解剖学的ランドマークの印象と保存（欠損部における歯の位置の把握）：ハムラーノッチ，上唇小帯，齦頬移行部，舌小帯，臼後三角
・歯軸の再現（歯冠修復を行う場合，歯軸を再現した形成）

そして，セットアップは現実的な移動の範囲内で行わなければ意味がない．

以下に，矯正医がセットアップをつくるうえで考えることについて，矯正医の喜田賢司氏（静岡県開業）に解説いただく．

　　　　＊　　　　＊　　　　＊

矯正医がセットアップをつくるうえで考えることは，「今ある歯を並べられるのか否か」である．つまりアーチレングスディスクレパンシー（ALD）を診断し，セファロ分析と併せて，スペースのマネジメントを考える．問題が前方での少しの叢生であれば，歯列を拡大しながらもしくはストリッピングを入れながら並べることを考える．とくに下顎はスピーの湾曲をなくすことで前歯は圧下しながらフレアアウトする．その際に少しの叢生であればほどくことができる．大きなディスクレパンシーが存在している場合，抜歯が考慮されるが，欠損が小臼歯部もしくは第一大臼歯を含むのであればそのスペースを利用する．単独歯欠損であれば，インプラント治療が回避される場合も少なくない．場合によっては犬歯の欠損を第一小臼歯で代行することも考える．

次に，大臼歯と犬歯の位置を考慮するが，一般的に矯正医はどうしても相反固定の概念にとらわれる．そして大臼歯をいかに動かさずに，もし動くのであれば最低限の近心移動で抑えるように考える．大臼歯を遠心に移動することは矯正医にとって最大の命題であり，古くからさまざまな方法が考えられてきたが，メカニクス的にかなり難しくなるため避けられてきた．近年，矯正用インプラントあるいはインプラント治療との併用により固定の概念が変化しつつある．インプラントを固定源とすることによって，大臼歯の遠心移動（現実的には3～4mm）や圧下も計画される．

犬歯は審美的にも機能的にも重要であり，いずれの欠損パターン（前方遊離端，後方遊離端，中間欠損，それらのコンビネーション）においても犬歯誘導が得られるように努力がなされるべきであるため，咬合関係を考慮し犬歯の位置をできるだけ正確に分析することが求められる．

一般的に困難な矯正移動は以下に示すものである．

Chapter 7　インプラントと矯正治療の連携

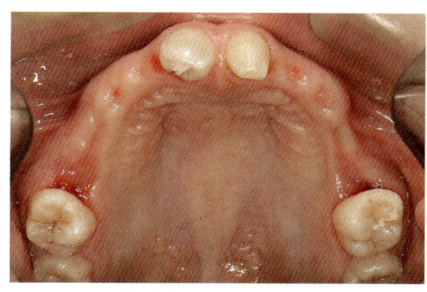
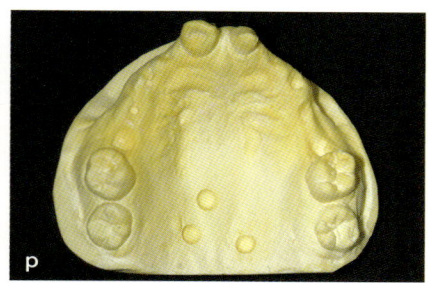

図6 o　乳歯抜歯後の状態．とくに左側で顎堤の狭小化が認められる．

図6 p, q　ランドマークを付与したオリジナルモデルと，それをもとに製作された矯正のセットアップが付与された診断用ワックスアップモデル．

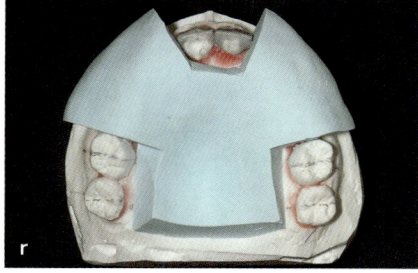
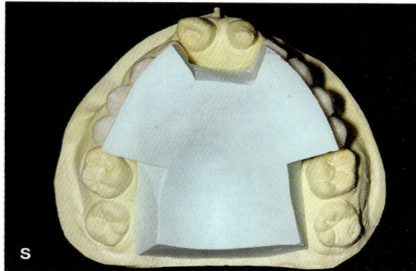
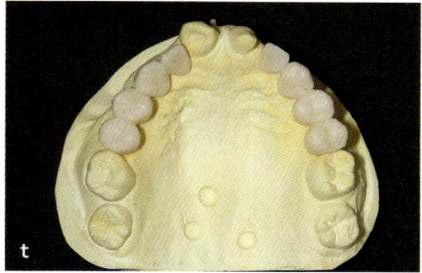

図6 r〜t　シリコーンコアによりインプラント上部構造をオリジナルモデルにトランスファーした状態．これによってインプラントポジションが明らかとなる．上顎では，残存歯（中切歯）がインプラントサイトに向かって近づく動きとなることに注目．

図6 u　右下ではインプラントサイトから前方歯が遠ざかる 4| 部は小臼歯形態であるため，矯正前に埋入することは困難である． 5| 部は大臼歯形態であり， 6| もほとんど動かないため安全に埋入できることがわかる．

図6 v　口腔内に装着された診断用テンプレート．

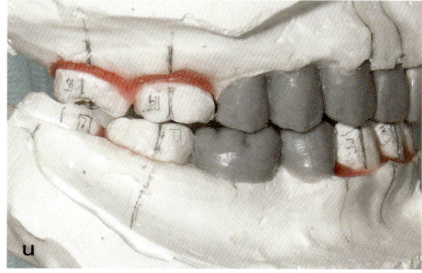
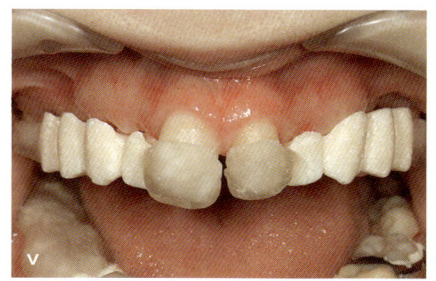

矯正用インプラントあるいはインプラントを固定源にした場合，①と②は除外されうるが，できれば避けたいと矯正医は考える．
①大臼歯の遠心移動
②臼歯の過度な圧下
③片側のみの歯列の縮小
④歯槽外部への移動（犬歯間の拡大）
⑤過度な唇舌的な傾斜（アーチ間の補正）

＊　　＊　　＊

　以上の点をふまえて，治療に携わるチームがセットアップ，ワックスアップモデルを相互チェックしなければならない．筆者らの場合，歯周治療，インプラント治療，補綴を行う歯科医師と矯正医がそれぞれセットアップを行って比較するか，矯正医がまずセットアップを行い，そのうえで補綴担当医がワックスアップを行う方法をとっている．前者の場合で違いが生じる場合，その理由をチーム内で検討することによって，より現実に即した治療計画が準備されることになる（図6 i〜n）．

　次に，作成された治療計画モデルのインプラントポジションを，現実の口腔内にいかにトランスファーするかが重要なポイントとなる．基本的には，ベースとなる現状の口腔内モデルの基底部またはランドマークを作成し，それをコピーした模型で治療計画をシミュレーションし，設定した2つ以上の基準点をもとに距離計測によってポジションを割り出すか，シリコーン印象材で基底部，ランドマークを印記したコアを製作することによりポジションと形態を移行する方法が考えられる[11,12]（図6 p〜t）．

　実際の臨床では，計画どおりに歯が動くとは限らないため，治療期間中の再評価において計画の修正を余儀なくされる場合も想定しなくてはならない．さらに連続した複数歯欠損において，どの部位にインプラントを埋入あるいはポンティックを配置する

```
Ortho and Implant planning
・小さい歯はできるだけポンティックとする
・審美エリアにはできるだけポンティックを配置
・残存歯遠心（近心）にポンティックを配置
・小径のインプラント，プラットフォームスイッチ
　の応用
```

図6w　矯正治療を併用する場合のインプラント埋入計画における配慮．

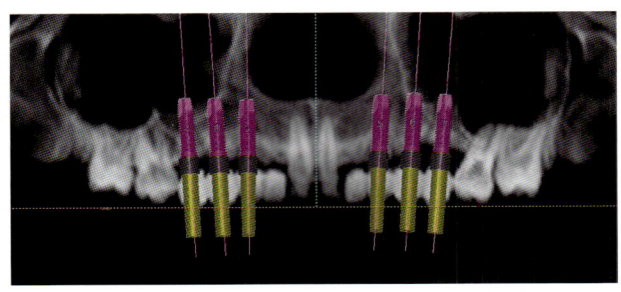

図6x　本症例ではこのようにインプラントを配置することとした．

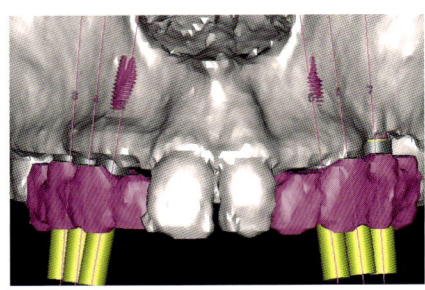

図6y　骨レベルの評価．臨床ではテンプレートの歯頸線が表現する．

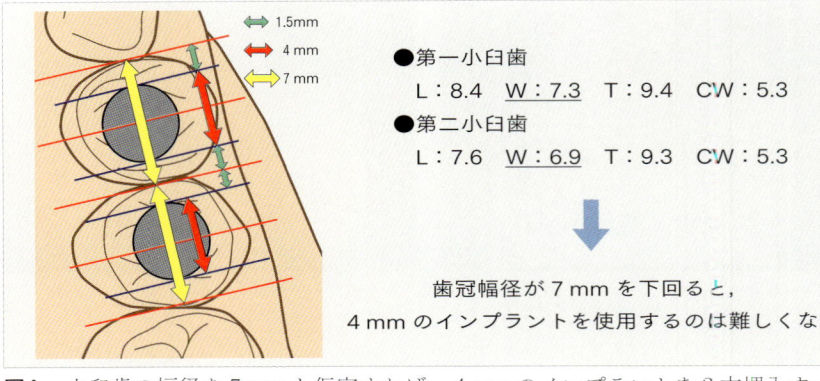

図A　小臼歯の幅径を7mmと仮定すれば，4mmのインプラントを2本埋入すべき場所は，ほとんどズレの許容範囲がない．

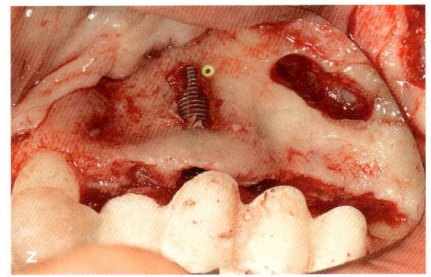 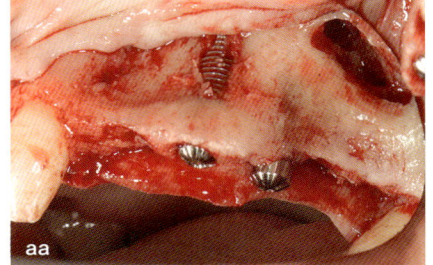 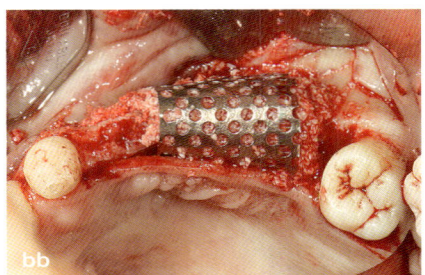

図6z〜bb　左上は|3，|4部にインプラントが埋入され，三次元的な欠損のあった|5部はサイナスフロアエレベーションとGBRによる骨造成が行われた．テンプレートどおりにポジショニングすることが重要．

か，そしてどのタイミングでインプラントを埋入するかは考慮すべき点がある．天然歯のサイズとインプラントに必要なクリアランスを配慮すると次の点が明らかになる．

①埋入ポジションとポンティックの配置

審美性獲得について考慮すると，前歯部においてはできるだけポンティックを配置することが有利となる．さらに歯冠幅径が小さい歯はインプラントのポジションがより厳密にコントロールされることが要求される．矯正による歯の移動の不確定要素，審美性獲得の優位性を考えると，連続歯欠損で可能であれば欠損の近心にポンティックを配置することが将来のスペースに柔軟に対応でき，有利であることがわかる（図6w〜y）．もちろん歯の位置が確定的で，局所の条件が良ければ，最近心にインプラントが埋入される場合も当然考えられる．

②矯正による移動方向とインプラント埋入のタイミング

インプラントが残存歯の矯正移動によってつくられたスペースに埋入される場合，つまりインプラントサイトから残存歯が遠ざかる動きをする場合，矯正治療が進むまでインプラントを埋入することは困難である．とくに近遠心幅径が7mm以下の歯（小臼歯，下顎前歯，上顎側切歯）をインプラントで補う場合では，正常のスペースがあったとしても，直径4mmのインプラントを使いながら隣在歯との距離を1.5mm程度保つことが限界であることを考えれば（図A），本来より狭いスペースにおいて矯正

Chapter 7 インプラントと矯正治療の連携

図6 cc,dd　6か月後，歯槽堤は十分に増大され，3|，4|部のインプラントにアバットメントが連結された．

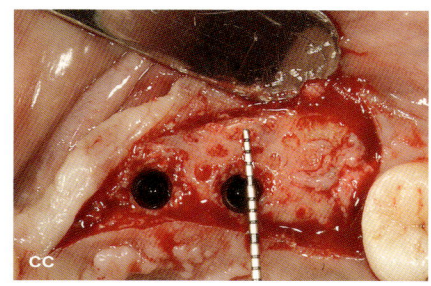
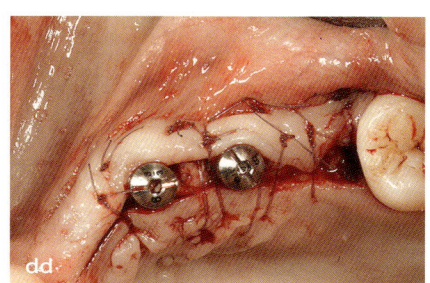

図6 ee,ff　右下では|5部のみインプラントが埋入された．

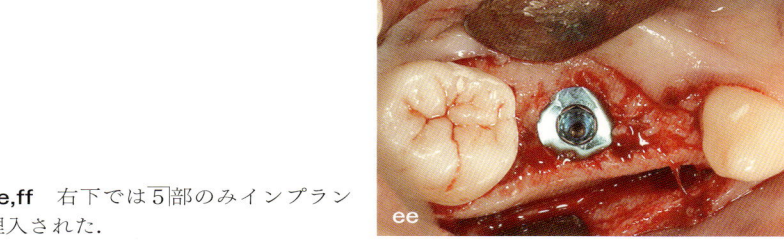
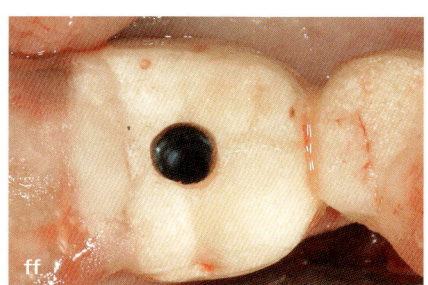

図6 gg　5 4 3|，|3 4，|5 4，|4 5部のインプラントを固定源に矯正治療が開始された．矮小歯は暫間的にダイレクトボンディングによって歯冠形態が修正されている．
図6 hh　矯正開始後9か月で前歯部に関して方針が変更され，|2にスペースをつくることになった．このような場合でも|2にポンティックが配置されていることが有効となる．

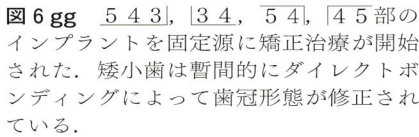
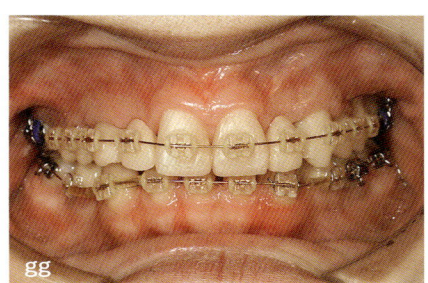
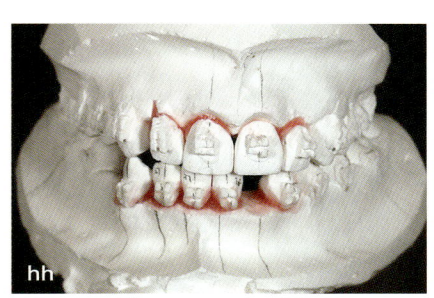

図6 ii,jj　|3 4部のインプラントを固定源に|6の傾斜が改善された後，|5部のインプラントが1回法で埋入された．

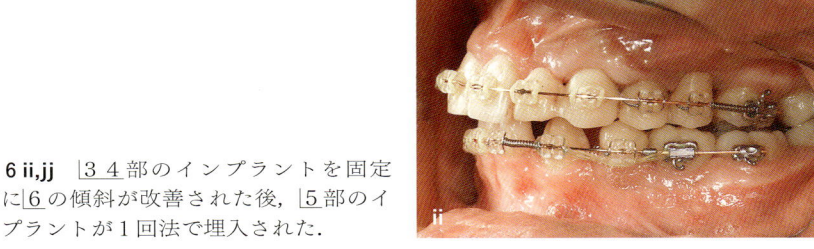
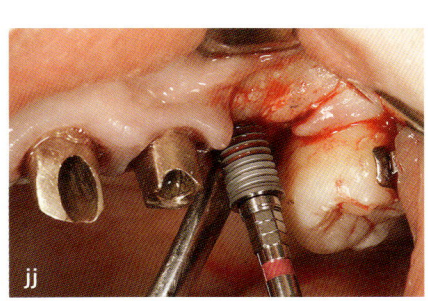

図6 kk　この状態で|4部にインプラントを埋入することは不可能である．
図6 ll　|5部インプラントを固定源にした矯正により|4部のスペースが調整された状態．

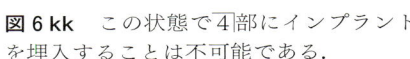
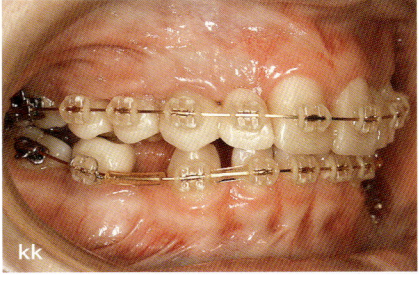
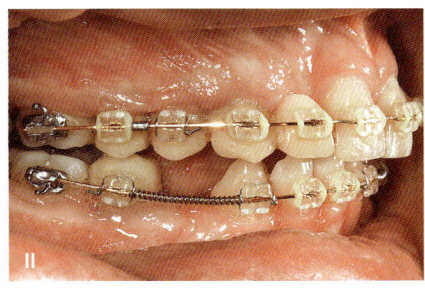

図6 mm　|4部インプラントは1回法で埋入された．
図6 nn　矯正治療終了前の正面観．矯正治療におよそ3年を要した．

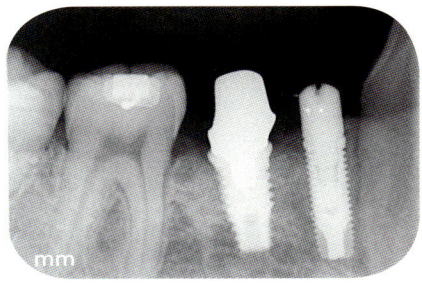
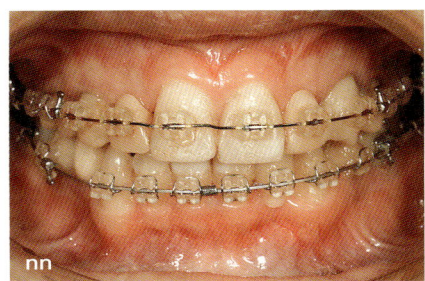

263

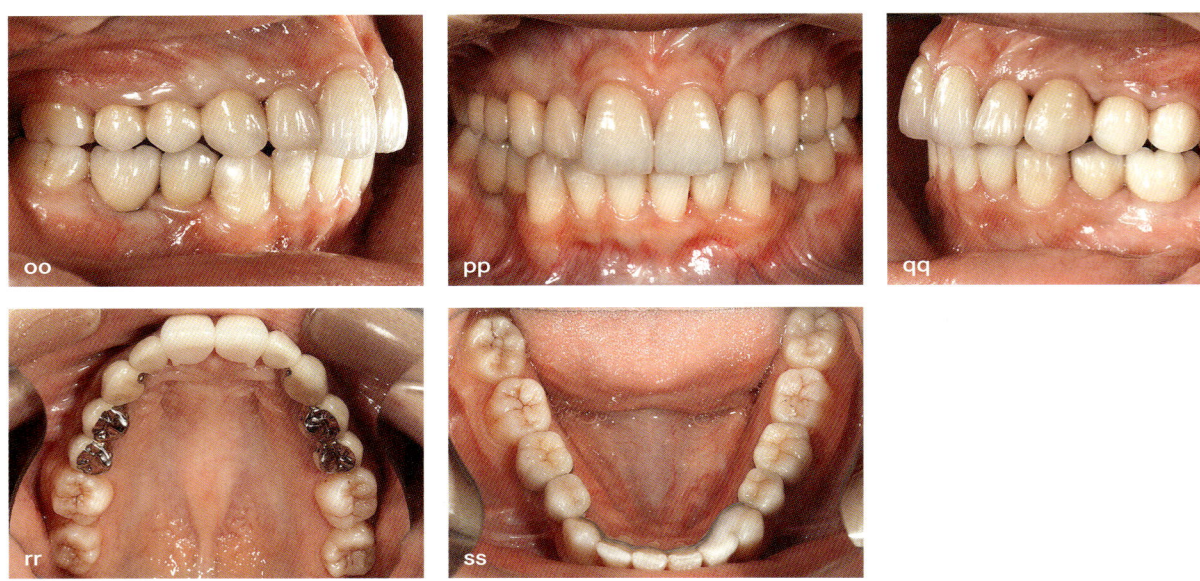

図6 oo〜ss 治療終了後．良好な被蓋，犬歯関係が獲得されている．側方面観では両側の犬歯，右側側切歯はダイレクトボンディングで形態を修正している．犬歯誘導可能な状態となっている．臼歯関係はインプラントを固定源として上顎臼歯を積極的に遠心移動し，下顎を近心移動すればⅠ級関係をつくれたであろう．上顎中切歯は口蓋側の形態を変える必要があったので，オールセラミッククラウンとした．|2は3|からの近心延長接着ブリッジとした．矯正とインプラント治療，ダイレクトボンディングによる修復処置によって審美的で機能的な結果が得られた．

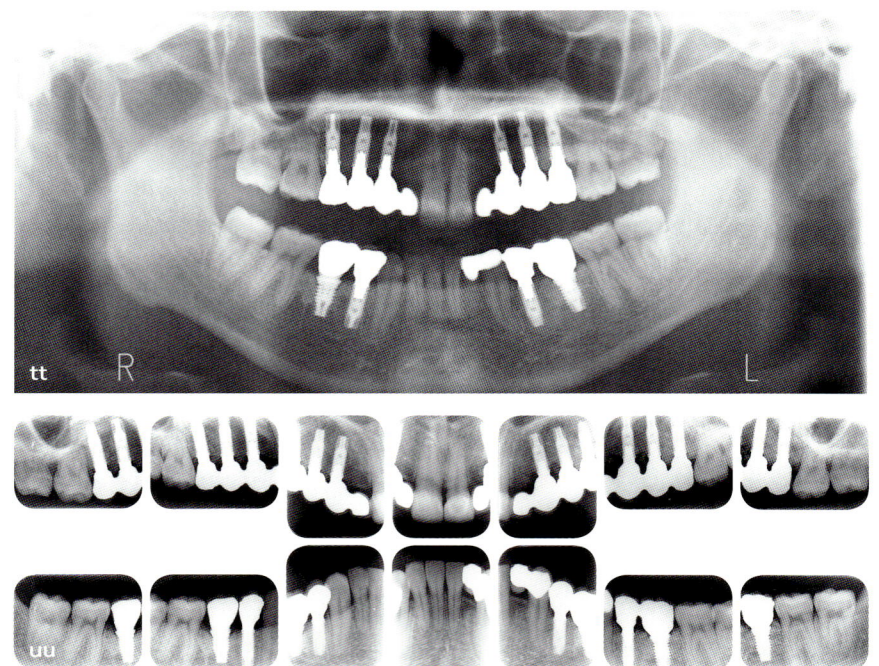

図6 tt, uu 治療終了後のパノラマおよびデンタルエックス線写真．

前に埋入することは不可能である（図6 kk〜nn 参照）．インプラントが残存歯矯正の固定源となる多くの場合，インプラントは大臼歯部に埋入され，多少のポジションのズレが許容されることもある．しかし側方歯群より近心側は，歯冠幅径，審美性の観点から許容範囲が狭いことを，矯正医も含め治療チームが十分認識しておく必要がある．できるだけ正確にポジションを予測し，矯正治療を進め，つくられたスペースを評価してインプラントのポジションを決定することが必要となる．連続した複数のインプラントでも一部を固定源にしつつ矯正を進めスペースを調整し，段階的に埋入しなければならない場合もある（図6 u, kk〜mm）．

症例6の概要を示す．患者は19歳，女性．部分的無歯症．インプラントによる欠損補綴を希望し紹介により来院された．上顎両側側切歯から第二小臼歯，下顎両側小臼歯，左側側切歯の合計13歯の欠損を認めた．骨格的にやや下顎後退傾向があり，上顎前歯を少

Chapter 7 インプラントと矯正治療の連携

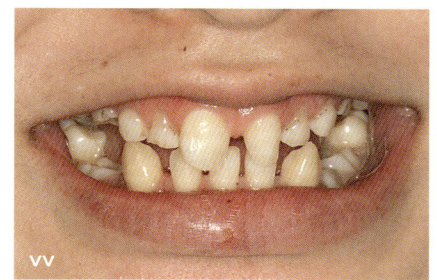
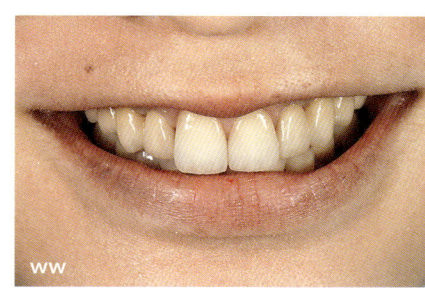

図 6 vv,ww 初診時と治療後のスマイルの比較.

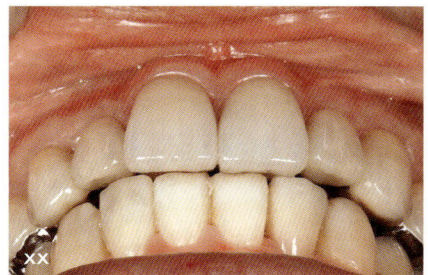
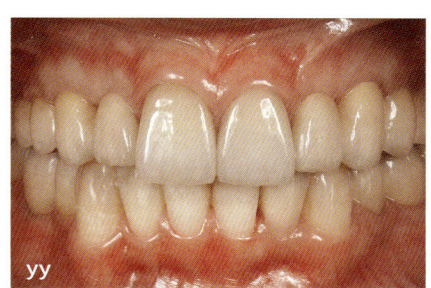
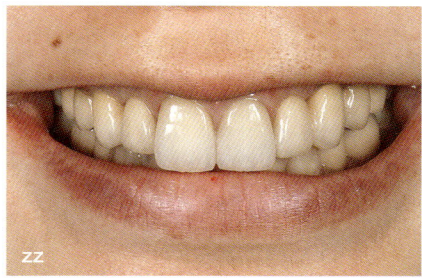

図 6 xx〜zz 治療終了後2年.

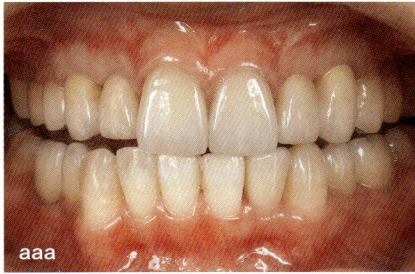
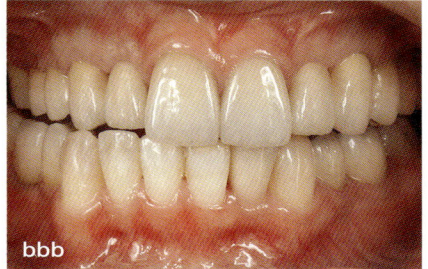
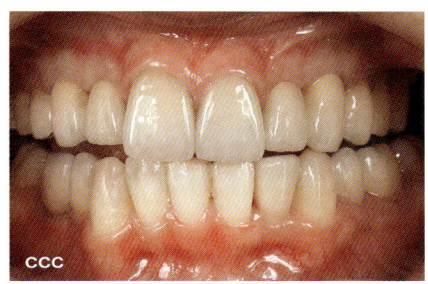

図 6 aaa〜ccc アンテリアガイダンスが確立されている.

し遠心に配置すれば前方被蓋がとりやすく，大臼歯の位置関係は大きく動かさないように側方歯部分はすべてインプラントと補綴的に咬合させていけば，全体的な治療もかなり短期間で終わらせることができるであろうと考えた．セットアップモデルをもとにインプラントを埋入し，インプラントを固定源に含めて矯正が行われた．4̄，5̄ は矯正によりスペースが調整された後に埋入された．

矯正治療を進めていくと，インプラントが固定源となることにより矯正的にかなりの自由度があり，下顎を前方に移動しスリーインサイザルから2̄ 欠損スペースをつくりブリッジで対応した．大臼歯も積極的に動かすことを考えればより良い対咬関係が得られたと思われる．治療期間は就職，転居された患者の都合もあり，じつに7年を要した（成長によるリスクを軽減するメリットがある[13]）．

しかし全体としては，スペースマネジメントが成功しインプラントが適切に機能し，犬歯関係も良好で，患者は審美的にも機能的にも非常に満足されている．矯正とインプラント治療，ダイレクトボンディングによる修復処置がなければ達成できなかったものと思われる.

5 矯正によるインプラントサイトディベロップメント

1) 矯正によるインプラントサイトディベロップメントが効果的であった症例

前述したが，矯正治療によって付着の位置を変化させることにより，歯槽骨形態を改善し，軟組織を増大することが可能となる．とくに矯正的挺出は連続する多数歯に対して行うことにより，高い成功率をともなって歯槽堤の形態を垂直的に改善させることができる[7, 8, 14〜17]．

これは，同じ結果を外科的に得ようとした時に比

265

症例7　矯正によるインプラントサイトディベロップメントが効果的であった症例

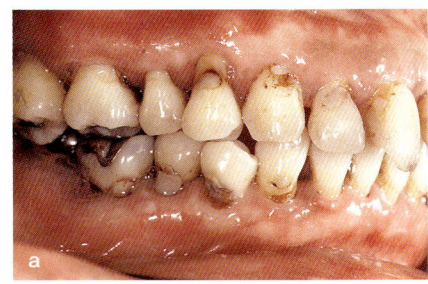
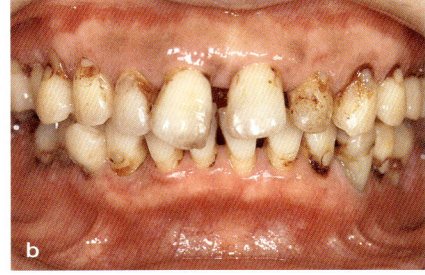
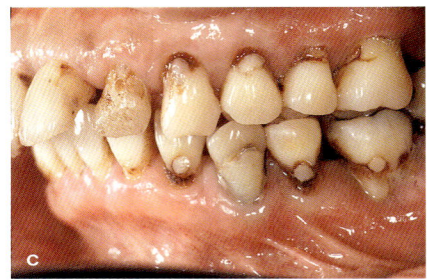
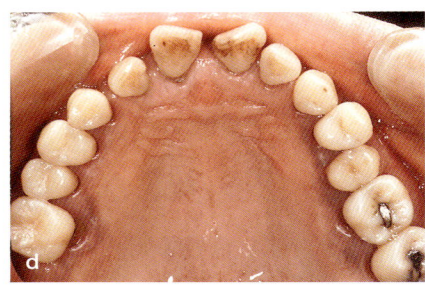
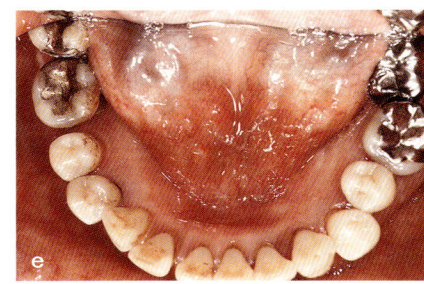

図7 a〜e　初診時．全顎的に動揺があり，上顎前歯の挺出，フレアアウト，過蓋咬合を認める．右側臼歯部ではシザースバイトとなっており，また動揺が大きいため咬合高径の低下も疑われた．咬合面観では上下のアーチが調和していない．上顎は主として前方に下顎は側方に拡大されている．

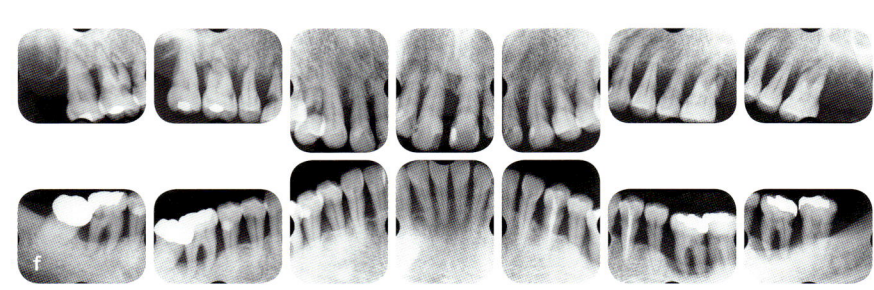

図7 f　初診時デンタルエックス線写真．大臼歯部は保存不可能と診断された．上顎は歯周補綴も考えられたが，最終的にインプラント治療となった．

べ，はるかに低侵襲で達成される．さらに，ポンティックサイトで組織増大に応用した歯根をサブマージすることにより，得られた組織を確実に保存することが可能となる[18]（**Chapter 4** 参照）．その有効性を**症例7**で示す．

患者は56歳，女性．歯の動揺を主訴に来院．全顎的に歯周病が進行し，動揺の増加，フレアアウトを示していた．水平的吸収が進行し上顎ではすべて1/3以下の支持骨が残存するのみであった．軟組織レベルはあまり退縮がなく，深いポケットを示していた．歯周補綴も含めて治療計画を検討し，上顎と下顎大臼歯部はインプラント治療を行うこととなった．

上顎の抜歯を先行すると軟組織は収縮し平坦となり，天然歯周囲の形態を再建することは簡単ではない．ピンクマテリアルの使用も清掃性，機能性の観点からできれば避けたい．したがって，まず大臼歯部に埋入したインプラントを固定源とし，前方の歯を矯正治療によって理想的な位置に配列し，必要量に応じて挺出することによって硬軟組織の増大を図り，戦略的にポンティックを配置できるようにインプラントを抜歯即時埋入する．インプラントが機能を開始後，ポンティック予定の部位でルートサブマージェンスを行うことにより，挺出によって獲得された組織を維持する計画を立てた．計画としては魅力的であるが，実際の矯正治療としては簡単ではない．

大臼歯に上下顎ともにインプラントを行うということで，アンカーはインプラントに求めることができる．まず，下顎の小臼歯を整直し，それにともなって下顎前歯の位置が決まるため，上顎はカップリングするようにセットアップしていく．上顎において小臼歯から前方を後方移動する際，矯正医は歯体移動を考えるため，前歯部分には圧下力がかかる．

Chapter 7 インプラントと矯正治療の連携

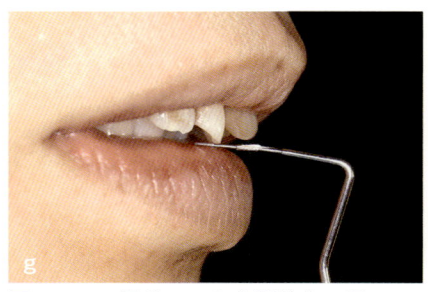
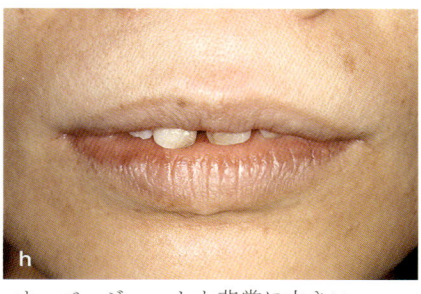
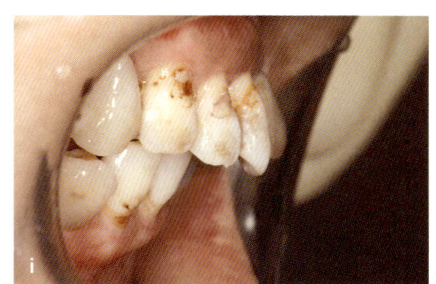

図7 g〜i 顔貌からも上顎前突が認められ，オーバージェットも非常に大きい．

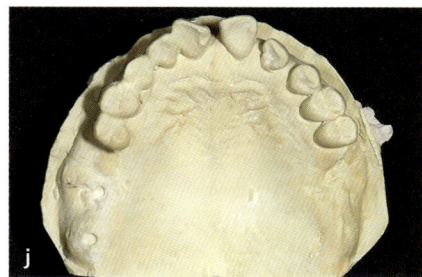
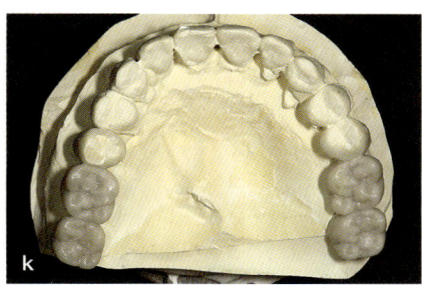

図7 j, k インプラントの位置を求めた．

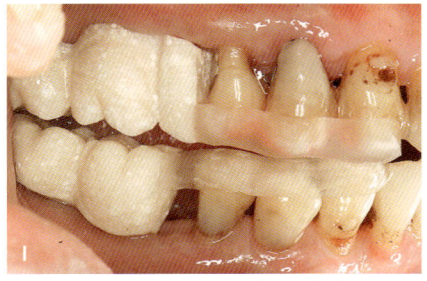
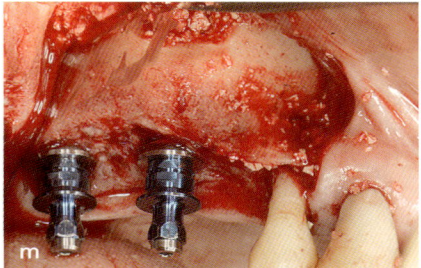
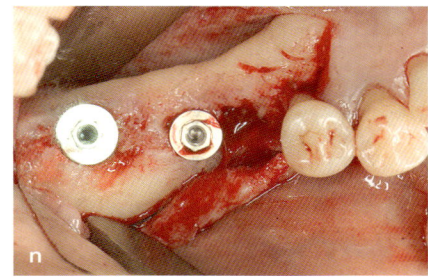

図7 l〜n セットアップから決定されたポジションにできるだけ正確にインプラントを埋入する．

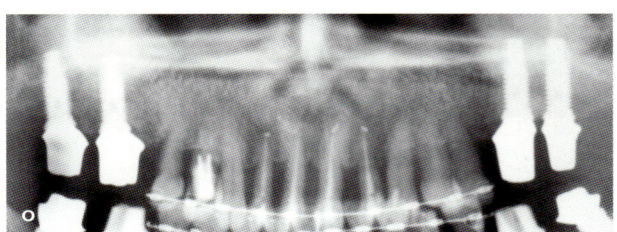
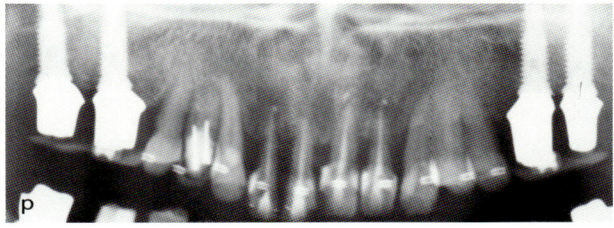

図7 o, p 矯正的挺出前後のパノラマエックス線写真．挺出量に応じて歯槽骨が歯冠側に向けて増大されていることがわかる．

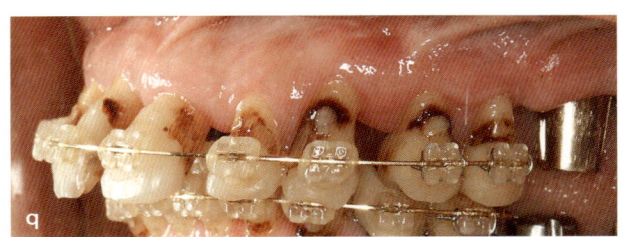
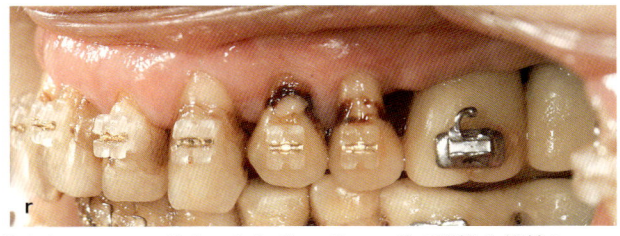

図7 q, r 矯正治療開始時と挺出後の側方面観．前突とトルクが改善されている．ダイレクトボンディングで形態を維持しつつ挺出を続けた．軟組織レベルが正常なプロービングデプスをともなって歯冠側に増大されている．

最終的には挺出することで歯槽骨を歯冠側へ増大し，その後抜歯しインプラントを植立するという計画であったため，後方歯体移動による圧下，歯槽骨をつくるための挺出という相反する動きを含む処置となった．

最終的には予定どおり付着の喪失量に応じた挺出がなされ，審美的かつ機能的な結果が得られた．

267

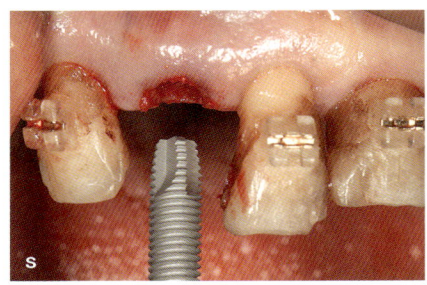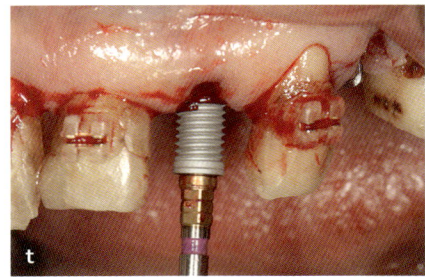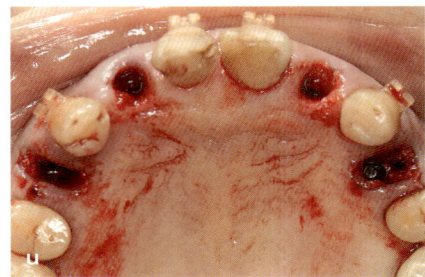

図7 s〜u　4 2|2 4 部に抜歯即時インプラント埋入が行われた．インプラントポジションは抜歯窩の口蓋側に位置づけられている．

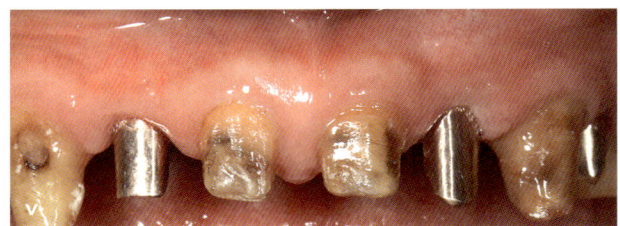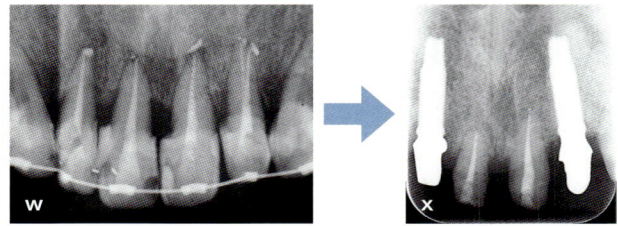

図7 v　インプラントにファイナルアバットメントが装着された状態．軟組織形態は理想的に保たれている．プロービングデプスも正常である．挺出された前歯は1年近く保定された．

図7 w, x　挺出前後のデンタルエックス線写真．付着の喪失量に応じて挺出され，骨縁下欠損は消失している．

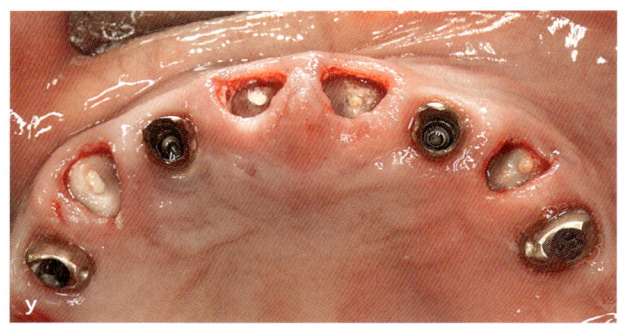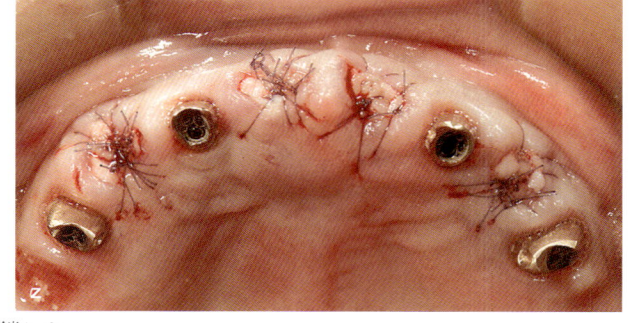

図7 y, z　3 1|1 3 の歯冠を骨縁まで削合しコラーゲンプラグで閉鎖した．

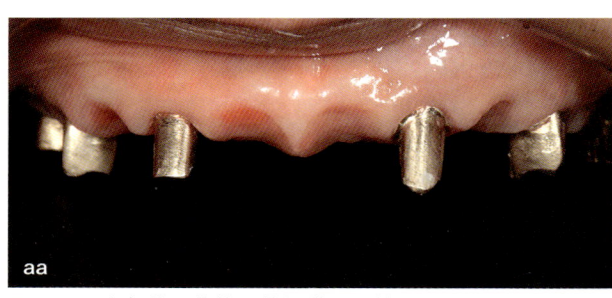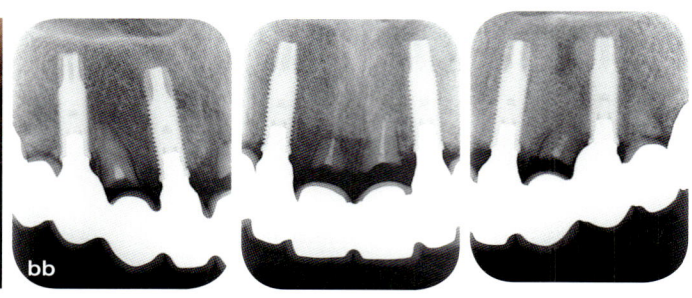

図7 aa　半年後の状態．軟組織で閉鎖されるまでに3か月以上を要した．ルートサブマージェンスされたポンティックサイトでは良好な軟組織形態を維持している．ソケットプリザベーションでは正中の歯間乳頭の形態は維持できなかったと思われる．
図7 bb　治療後の上顎前歯部デンタルエックス線写真．サブマージェンスされた歯根が良好に骨レベルを維持していることがわかる．

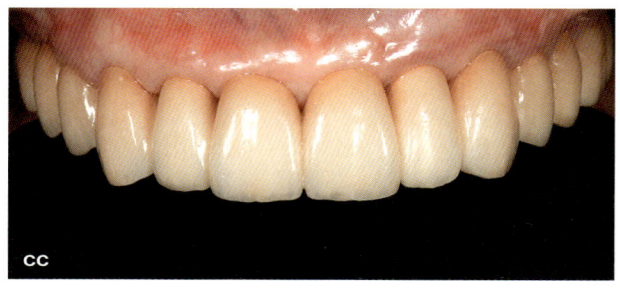

図7 cc　初診時には広範な骨吸収を認めたが，最終補綴では自然な歯冠形態と軟組織が獲得されている．

268

Chapter 7　インプラントと矯正治療の連携

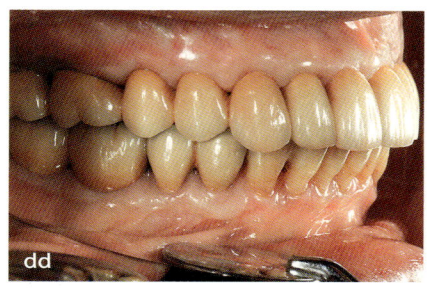
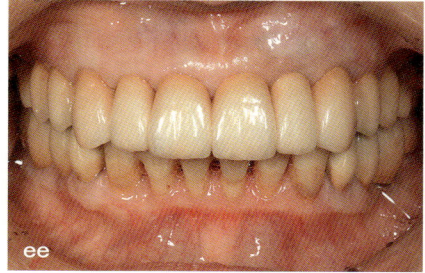
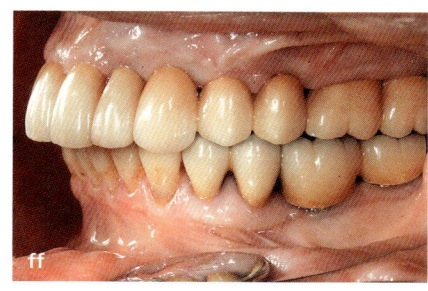
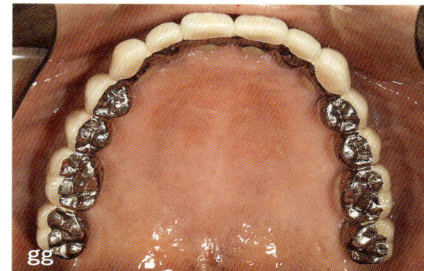
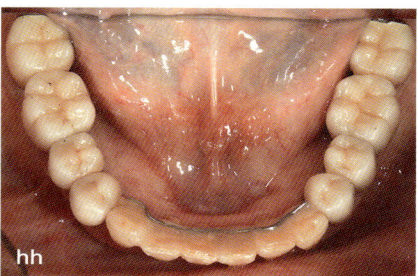

図7 dd～hh　治療後．適切な被蓋が得られている．歯列，歯槽部との移行も自然である．咬合面観も調和のとれたアーチとなった．側方面観では，良好な咬合関係が得られている．犬歯誘導が可能となった．

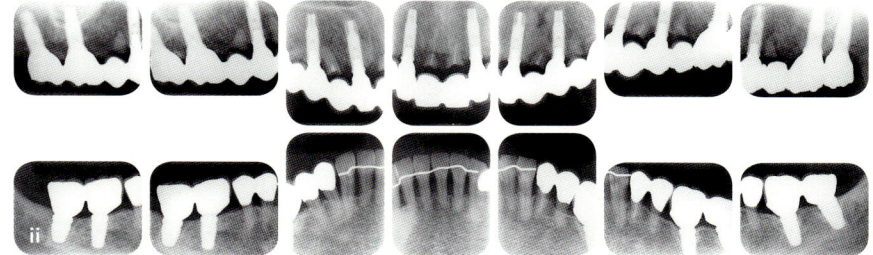

図7 ii　治療後のデンタルエックス線写真．

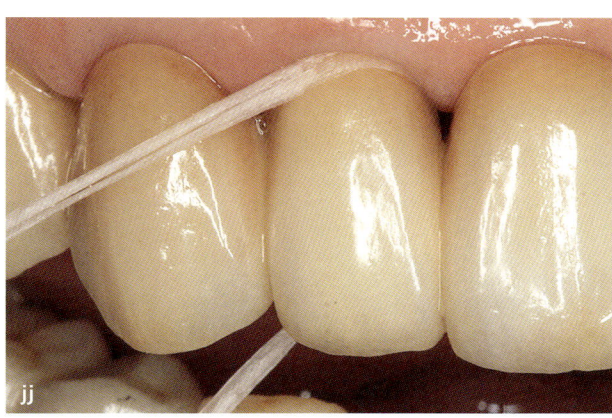

図7 jj　治療終了後3年，毎月メインテナンスを続けている．歯周病的にハイリスクな患者の場合，とくに綿密なメインテナンスが重要となる．

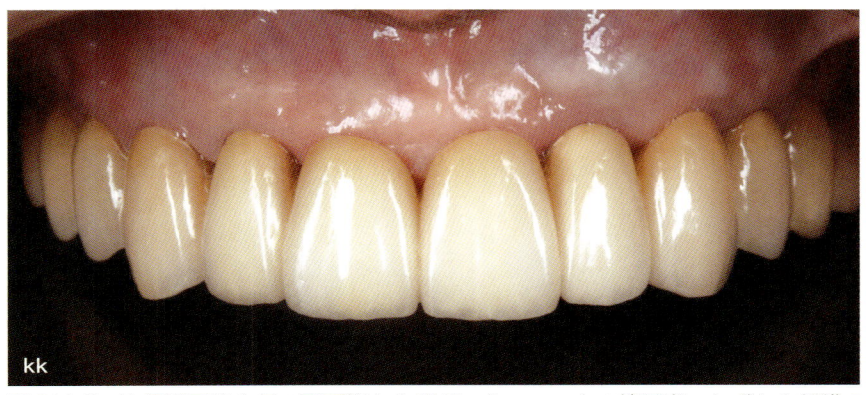
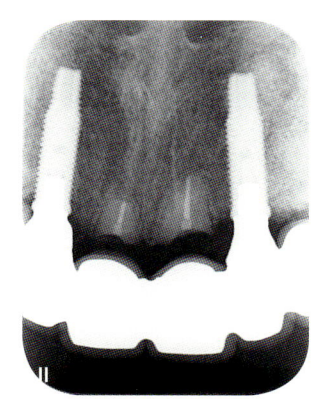

図7 kk,ll　治療終了後8年の正面観およびデンタルエックス線写真．わずかな組織の退縮が認められる．

269

まとめ

インプラントは欠損補綴の概念を変えた．しかし，ほとんどの場合，患者の病態は欠損を補うだけでは解決できない問題をもっている．歯の位置異常もその1つであり，欠損の一因であったかもしれない．欠損の発生によってさらに病的な移動を起こす可能性もある．矯正治療はインプラント治療を行ううえで，考慮される頻度は決して低いものではない．

インプラント治療と矯正治療の連携を効果的に行うためには治療チーム内で十分なコミュニケーションをとり，できるだけ綿密で現実的なゴールを設定する．審美性，歯冠幅径を考慮し，効果的にポンティックを配置した補綴設計を立案する．初期治療，レベリング，インプラントのプロビジョナルレストレーション，最終補綴処置に至る各治療ステップの順番を十分に考慮すること，そして治療の各ステップで，再評価と結果に応じた修正を行うことが重要となる．長期化するこのコンビネーションが本当に必要な時に適切に患者に提供されるよう，治療サイドも最大限努力する必要がある．

参考文献

1. Daftary F, Mahallati R, Bahat O, Sullivan RM. Lifelong craniofacial growth and the implications for osseointegrated implants. Int J Oral Maxillofac Implants 2013；28(1)：163-169.
2. Odman J, Lekholm U, Jemt T, Thilander B. Osseointegrated implants as orthodontic anchorage in the treatment of partially edentulous adult patients. Eur J Orthod 1994 Jun；16(3)：187-201.
3. Van Roekel NB. Use of Brånemark system implants for orthodontic anchorage: report of a case. Int J Oral Maxillofac Implants 1989 Winter；4(4)：341-344.
4. Roberts WE, Smith RK, Zilberman Y, Mozsary PG, Smith RS. Osseous adaptation to continuous loading of rigid endosseous implants. Am J Orthod 1984 Aug；86(2)：95-111.
5. Roberts WE, Nelson CL, Goodacre CJ. Rigid implant anchorage to close a mandibular first molar extraction site. J Clin Orthod 1994 Dec；28(12)：693-704.
6. Roberts WE. When planning to use an implant for anchorage, how long do you have to wait to apply force after implant placement? Am J Orthod Dentofacial Orthop 2002 Jan；121(1)：14A.
7. Salama H, Salama M. The role of orthodontic extrusive remodeling in the enhancement of soft and hard tissue profiles prior to implant placement: a systematic approach to the management of extraction site defects. Int J Periodontics Restorative Dent 1993 Aug；13(4)：312-333.
8. Amato F, Mirabella AD, Macca U, Tarnow DP. Implant site development by orthodontic forced extraction: a preliminary study. Int J Oral Maxillofac Implants 2012 Mar-Apr；27(2)：411-420.
9. Funato A, Salama MA, Ishikawa T, Garber DA, Salama H. Timing, positioning, and sequential staging in esthetic implant therapy: a four-dimensional perspective. Int J Periodontics Restorative Dent 2007 Aug；27(4)：313-323.
10. Kokich VG. Managing complex orthodontic problems: the use of implants for anchorage. Semin Orthod 1996 Jun；2(2)：153-160.
11. Smalley WM. Implants for tooth movement: determining implant location and orientation. J Esthet Dent 1995；7(2)：62-72.
12. Blanco Carrión J1, Ramos Barbosa I, Pérez López J. Osseointegrated implants as orthodontic anchorage and restorative abutments in the treatment of partially edentulous adult patients. Int J Periodontics Restorative Dent 2009 Jun；29(3)：333-340.
13. Heij DG, Opdebeeck H, van Steenberghe D, Kokich VG, Belser U, Quirynen M. Facial development, continuous tooth eruption, and mesial drift as compromising factors for implant placement. Int J Oral Maxillofac Implants 2006；21(6)：867-878.
14. Nozawa T, Sugiyama T, Yamaguchi S, Ramos T, Komatsu S, Enomoto H, Ito K. Buccal and coronal bone augmentation using forced eruption and buccal root torque: a case report. Int J Periodontics Restorative Dent 2003 Dec；23(6)：585-591.
15. Korayem M1, Flores-Mir C, Nassar U, Olfert K. Implant site development by orthodontic extrusion. A systematic review. Angle Orthod 2008 Jul；78(4)：752-760.
16. Mankoo T1, Frost L. Rehabilitation of esthetics in advanced periodontal cases using orthodontics for vertical hard and soft tissue regeneration prior to implants - a report of 2 challenging cases treated with an interdisciplinary approach. Eur J Esthet Dent 2011 Winter；6(4)：376-404.
17. Borzabadi-Farahani A1, Zadeh HH. Adjunctive orthodontic applications in dental implantology. J Oral Implantol 2013 Oct 31.
18. Salama M, Ishikawa T, Salama H, Funato A, Garber D. Advantages of the root submergence technique for pontic site development in esthetic implant therapy. Int J Periodontics Restorative Dent 2007 Dec；27(6)：521-527.

8

4-D Concept による無歯顎に対するインプラント治療
―Computer Guided Surgery の応用―

4-D Concept Implant Therapy for Edentulous jaw
―Clinical Application of Computer Guided Surgery―

　残存歯はあるものの，結果として無歯顎症例になる場合や，すでに無歯顎の状態である症例では，補綴装置は可撤式か固定式かに大別できる．インプラント埋入において，Computer Guide Surgery を応用してどのように埋入するかを供覧し，どのタイミングでインプラントに負荷をかけるのか（即時負荷もしくは待時負荷）を，現時点でのわれわれの考え方・手法を解説する．

1. はじめに

Chapter 1 でも述べたが，現代のインプラント治療における要望(demand)には，以下の3つが挙げられる．

①できるだけ低侵襲および短期間で審美・機能が回復すること
②できるだけ自然で審美的な外観を得て心理的・社会的に自信を回復すること
③患者のライフステージにあわせ，生涯にわたりインプラントが有効であること

われわれが，前著で4-Dコンセプトインプラントセラピーと名付けたのは，とくに第2の要望となる審美性獲得に対し，抜歯，硬軟組織の造成，インプラント埋入などのそれぞれのタイミングを考慮したインプラント治療であった．そのなかには，残存歯を可及的に保存し，インプラントの補綴装置を残存歯に調和させ両者を長期的に共存させることも意図している．しかし時として，このような目的を達成するために，治療計画は複雑化し長期化することもある．

近年，超高齢社会を迎え，インプラント治療には，残存歯保存の是非も含め，第1，第3の要望が優先される場合も少なくない(**症例1**)．CTの普及による三次元的画像診断は必須となり[1〜3]，それと同時に，シミュレーションソフトとそのデータを基に作成されるComputer Guided Surgeryによって既存骨を最大限利用する技術も広く一般的に使用されるようになった[4]．

本章では，4-Dコンセプトインプラントセラピーの枠を拡げ，無歯顎症例を中心にComputer Guided Surgeryを併用してフラップレス埋入・即時負荷・待時負荷などの技術を通してどのようにアプローチするかを検討したい．

症例1 ガイドサージェリーによって即時荷重により機能回復が達成された症例

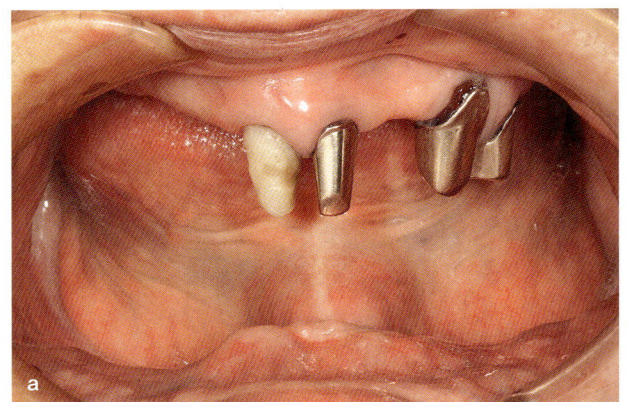
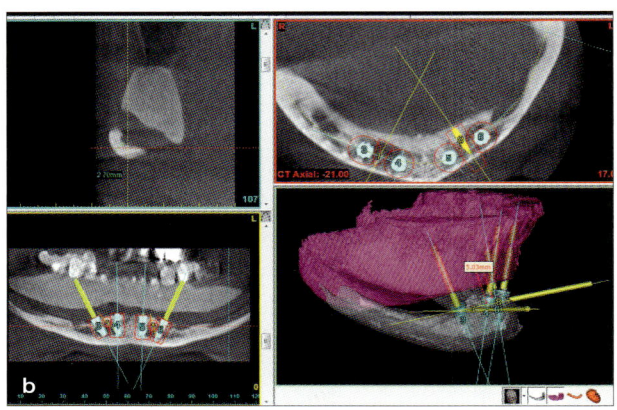
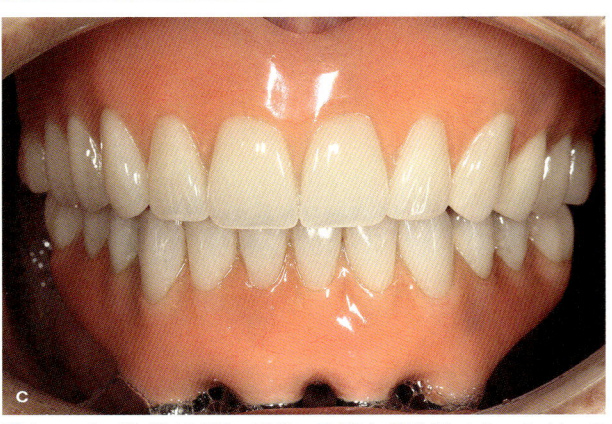
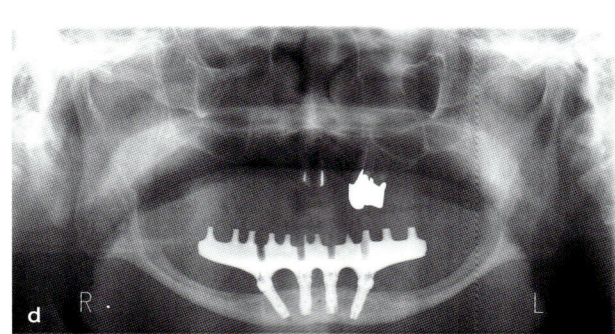

図1 a〜d　患者は86歳，男性．重度な骨吸収であったが，ガイドサージェリーによって即時荷重により機能回復が達成された．

2. 無歯顎における補綴デザインの分類

表1に，無歯顎における補綴デザインの分類を掲げる．まずは，患者可撤式か術者可撤式かで分類される．患者可撤式には粘膜・インプラント支持混合型があり，代表的なものにロケーターアバットメントとマグネットアバットメントが挙げられ，筆者らはロケーターアバットメントを主に応用している．また，患者可撤式であっても，インプラント支持型で，インプラントをバーなどで連結し，その上部に可撤式補綴装置を連結するものもある．

次に術者可撤式では，マテリアルの違いによってポーセレンワークで行う補綴装置があり，歯冠形態のみ付与するものと，歯肉部も付与するものがある．この違いは，顎間距離の違い，垂直骨造成の選択の可否もしくは有無で決定される．一般的には，ポーセレンを使用する場合，メインテナンス期における修理等を考えると2〜3ユニットに分割するほうが有利であり，その場合埋入されるインプラント本数は増加する傾向を示す[5]．

ハイブリッドボーンアンカードブリッジとして分類したが，マテリアルとしていわゆるレジン（硬質レジン，床用レジン・人工歯）を選択し，多くはスクリューリテイン様式を選択する製作法があり，一般的にはインプラント本数（4〜6本）およびコストを減じることができ，患者にも費用の面から安価に提供できることが多い．また，近年モノリシックジルコニアが開発されたことにより，以前と比較して，セラミックを応用したボーンアンカードブリッジを低コストで製作できるようになり，レジンを使用したハイブリッドタイプのもつ人工歯の摩耗，マテリアルの着色，劣化による審美性の低下等の問題を解決できるようになってきた．しかしながら，モノリシックジルコニアの応用はチタンアバットメントとの接着，経年的なジルコニアの劣化の危惧も否定できず，合併症も含めて長期的な報告が必要であることを付記しておく．

本章では，レジンマテリアルであるインプラントオーバーデンチャー（以下，IOD）と，いわゆるハイブリッド，ジルコニアフレームを応用したボーンアンカードブリッジ（クラウンブリッジタイプを含む）の臨床例を報告する．

表1 Treatment Options for Full edentulous Arch（文献5より引用・改変）．

Implants Supported Over Denture(Removal)
・Implant-Tissue supported(ex : Rocator, Magnet, O-ring)
・Implant Supported(Meso-superstructure)
Implants Supported Fixed Denture
・Hybrid Bone Anchored Bridge
・Porcelain Fused Metal(Titanium, Cabaret)or Zirconia Bridge with or without Artificial gingiva

3. 補綴デザイン選択の因子

インプラント補綴のデザインは治療計画に大きく影響する．患者との協議の後に決定されるが，Chapter 1 および 5 でも一部触れたが，それにかかわる因子として以下が考えられる．

- 患者の希望，審美的要求度，心理的要求度
- 患者の年齢，全身状態
- 経済的条件
- スマイルラインと軟組織の露出
- リップサポート
- 上下の対合関係
- 歯槽骨の形態，欠損状態
- 軟組織の状態
- 清掃性，清掃能力
- 発音

前述の要望のなかで，患者の優先順位はどこにあるのかを把握し，実際の臨床では患者に対しどれだ

表2 残存組織高径による補綴デザインの選択．

切端～歯肉辺縁	>14mm	11～14mm	<11mm
切端～インプラントプラットフォーム	>17mm	14～17mm	<14mm
補綴装置のデザイン	歯冠と歯肉形態	歯冠，歯根形態もしくは長い歯冠形態	歯冠形態

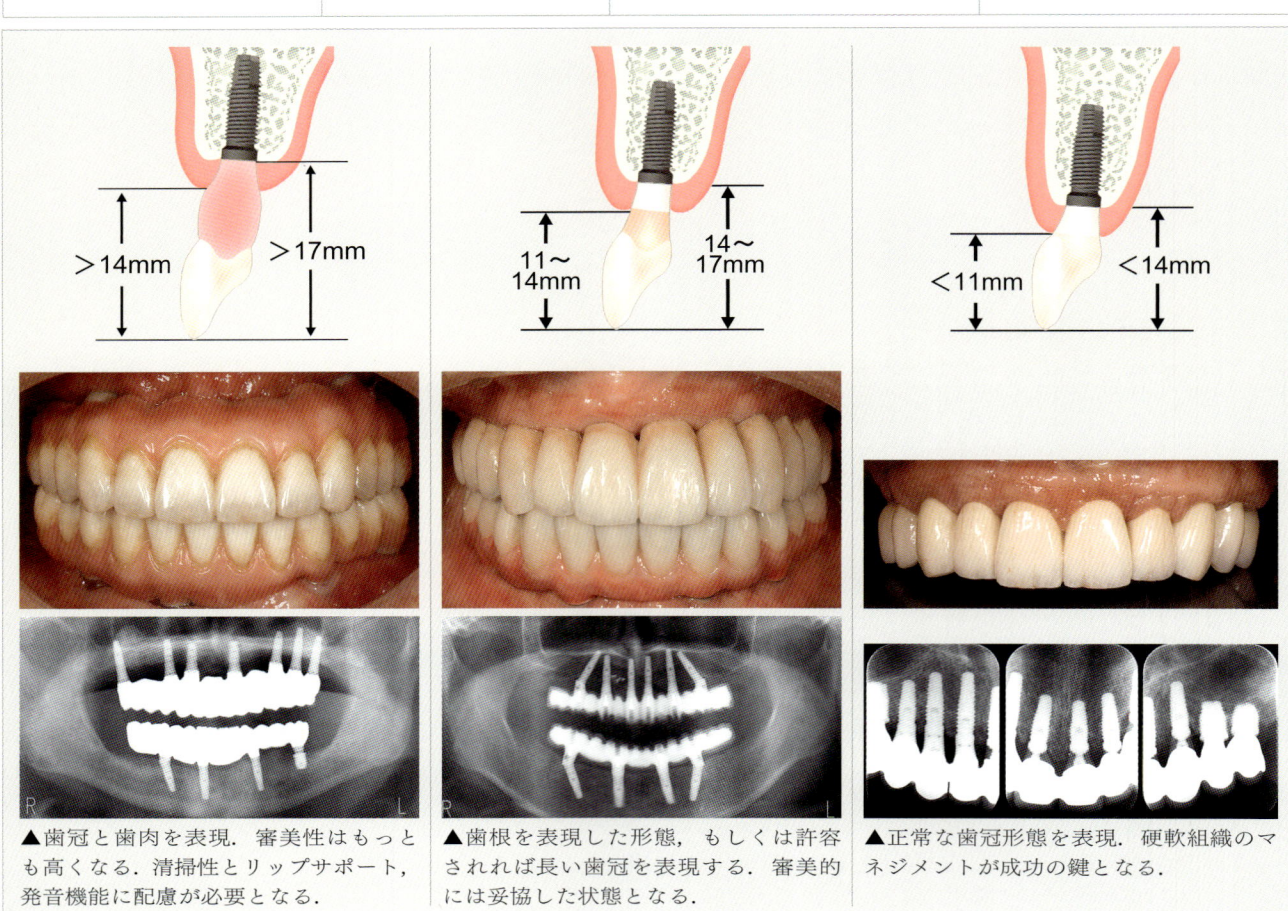

▲歯冠と歯肉を表現．審美性はもっとも高くなる．清掃性とリップサポート，発音機能に配慮が必要となる．

▲歯根を表現した形態，もしくは許容されれば長い歯冠を表現する．審美的には妥協した状態となる．

▲正常な歯冠形態を表現．硬軟組織のマネジメントが成功の鍵となる．

Chapter 8　4-D Concept による無歯顎に対するインプラント治療

> 症例2　インターデンタルスマイルラインの配慮の重要性を示す症例

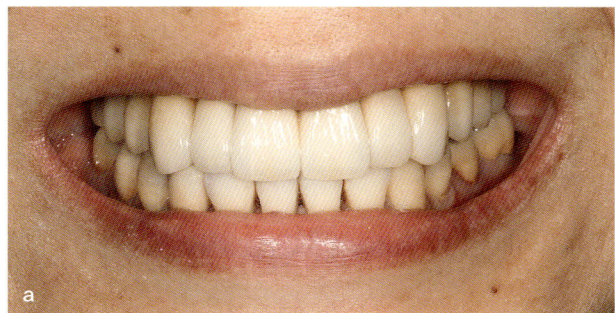
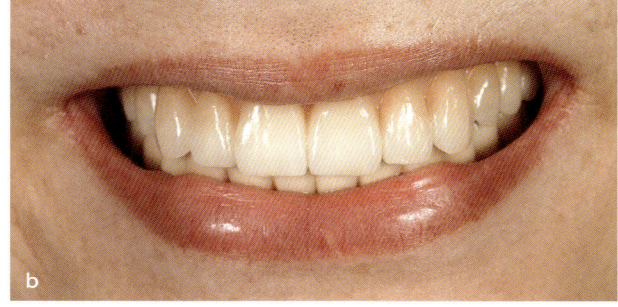
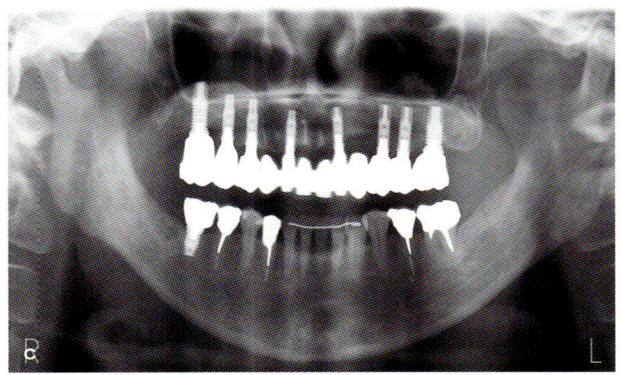
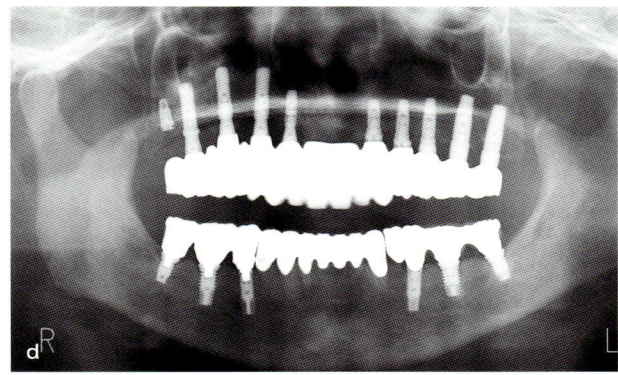

図2 a〜d　両者とも上顎は無歯顎に対するインプラント治療でロースマイルであるが，インターデンタルスマイルラインはhighであり，右側の患者のほうが自然な外観を呈している．

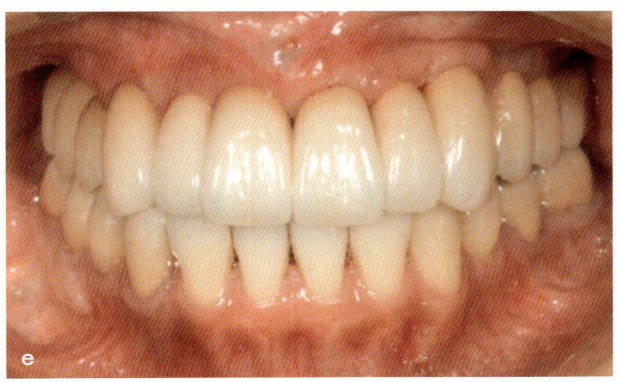
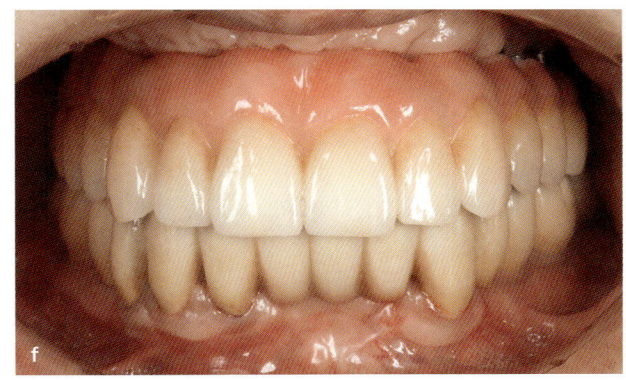

図2 e, f　口腔内の状態．左側の症例はクラウンブリッジで周囲軟組織は調整されているが，天然歯と同等の形態を再現することは困難である．人工歯肉を付与するデザインであれば，健全な外観を提供することが可能となる．

けわかりやすく情報を与えられるかが重要となる．

1　残存組織高径

　硬軟組織を増大するためには，身体的・時間的・経済的コストがかかり，また技術的な限界も存在する．広範囲にわたる垂直的な造成は非常に困難なため，残存組織高径によって実現しやすいデザインが異なる．
　残存歯槽堤の高さによる補綴デザインを示す．ま

た，スマイルライン，インターデンタルスマイルラインも補綴デザインを決定するうえで非常に重要である[6]（**表2**，**症例2**）．

2　リップサポート

　総義歯は失われた歯冠のみならず，歯槽堤も三次元的に補綴することができる一方，固定性インプラント補綴では，垂直的吸収，歯間乳頭に対してはピンクマテリアルを使用した補綴装置で対応できるが，

275

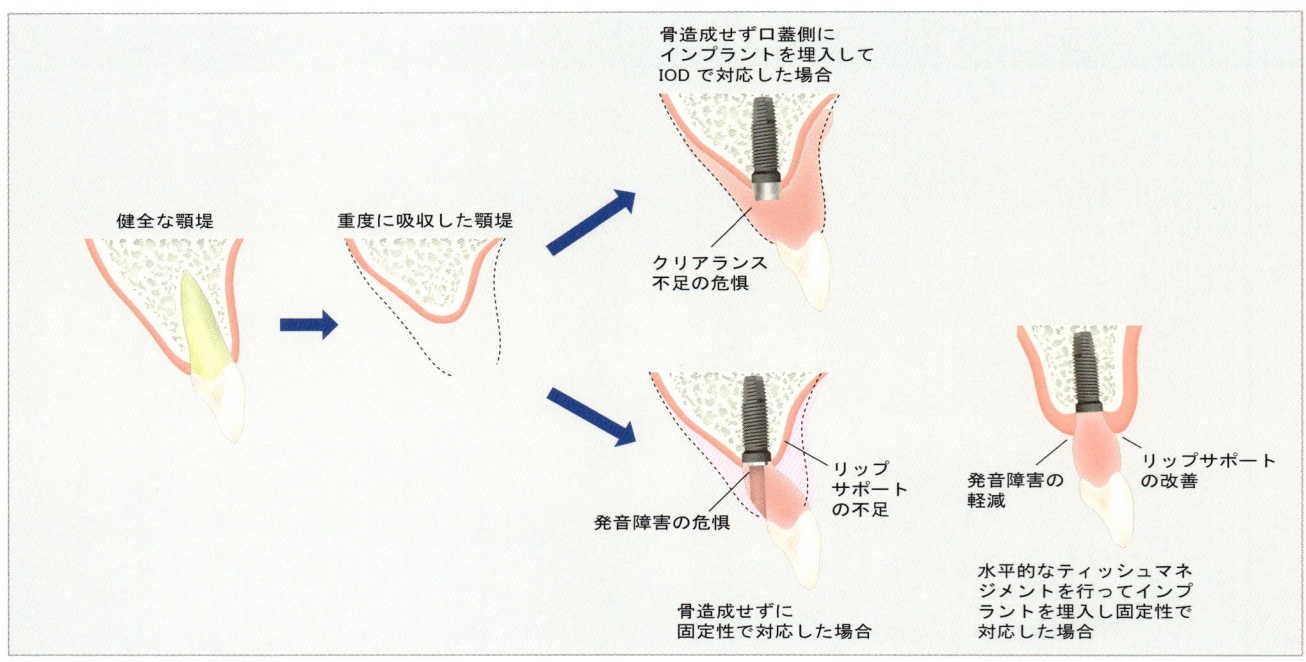

図A 顎堤が重度に吸収している場合，IODでは口蓋，舌側でクリアランス不足が生じやすくなり，発音に影響を与える懸念が生じる．固定性の補綴の場合，ティッシュマネジメントしなければ，リップサポート，発音障害の問題が生じる．水平的な増大を行うことによってある程度改善することができる．

症例3 組織の増大によってリップサポートを改善した症例

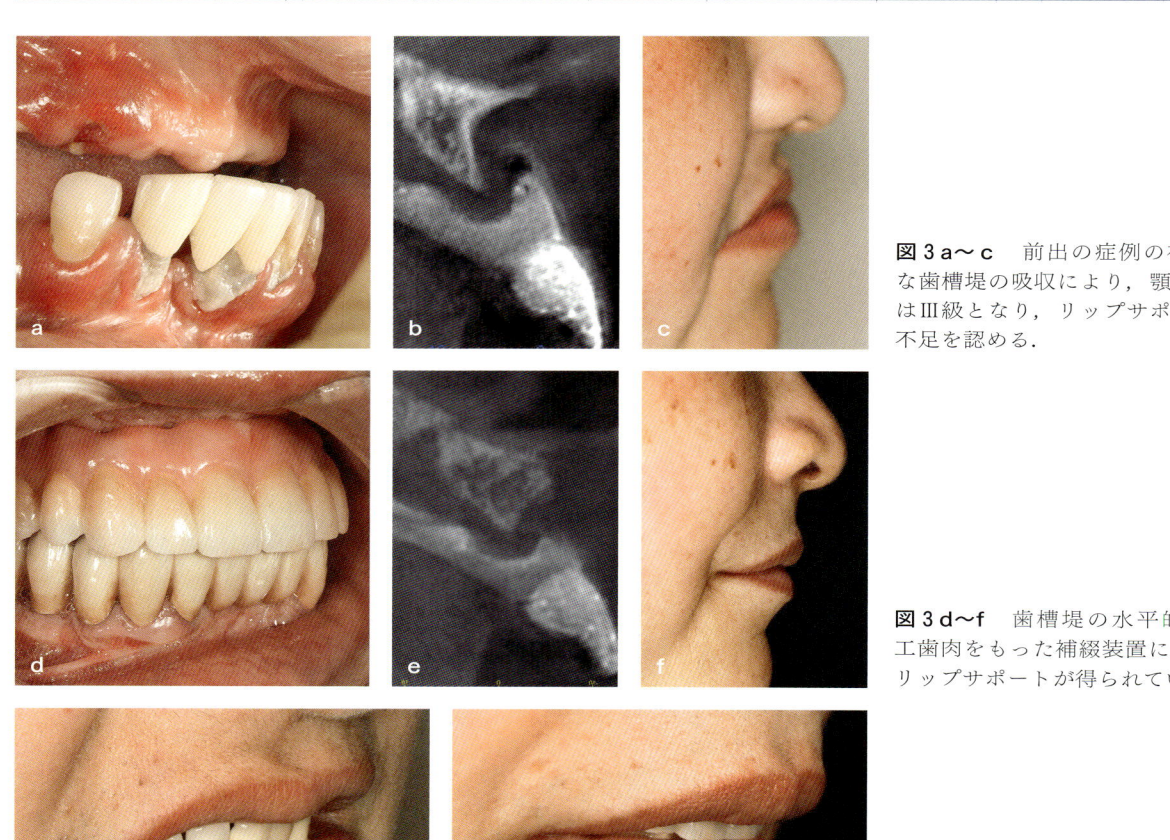

図3a〜c 前出の症例の初診時．重度な歯槽堤の吸収により，顎堤の対合関係はⅢ級となり，リップサポートの著しい不足を認める．

図3d〜f 歯槽堤の水平的な増大と人工歯肉をもった補綴装置によって良好なリップサポートが得られている．

図3g, h 安静時の切端の露出量も適切である．

Chapter 8　4-D Concept による無顎顎に対するインプラント治療

> **症例 4**　口唇が厚いためリップサポート不足を免れた症例

図 4 a, b　$\frac{5}{5}$ の咬合により，咬合高径は大きく失われていないと判断した．対向関係が重度のⅢ級となっており，適切なインサイザルアングルを実現するまで顎堤を再建することは非常に困難である．このような場合，リップサポートの不足が懸念される．

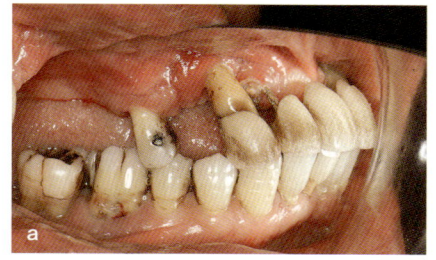
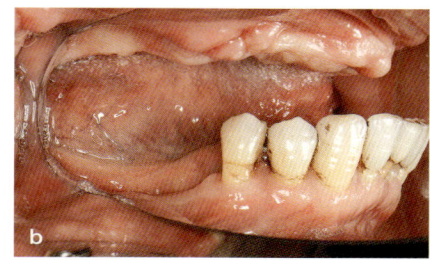

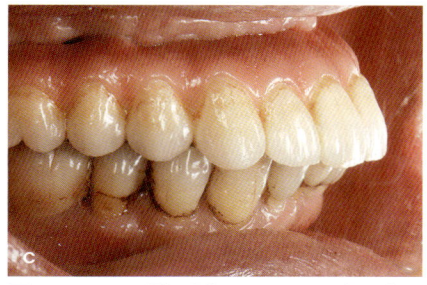
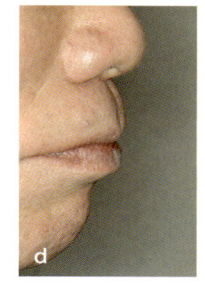
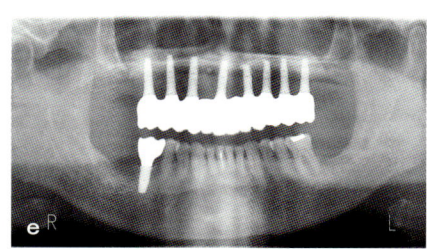

図 4 c, d　口唇が厚いためリップサポートの不足を認めない．

図 4 e　術後のパノラマエックス線写真．

水平的な吸収が重度の場合，リップサポートが不足する可能性がある（**図 A**）．そしてそれは顎堤の高さが残っている症例ほどそのリスクが高い．つまり，固定性の補綴装置の場合，インプラントの歯冠側は歯肉部分，歯冠部分を人工的に補綴できるが，インプラントの埋入される歯槽部の唇側は外科的に増大されなければならないからである．高さも幅も失われた場合は，欠損した顎堤をすべて人工的に補綴することができるが，水平的な欠損の場合，可撤性義歯のフレンジで補うか，外科的に組織を補うことになる（**症例 3**）．

また，口唇の厚さも重要で，厚い場合はリップサポートの不足を感じない場合も少なくない（**症例 4**）．さらに，患者によっては明瞭な鼻唇溝，顔貌の輪郭のように，口腔内からのアプローチでは困難な改善を期待している場合があり，ゴール設定に関するカウンセリングが非常に重要である（**症例 5**）．

3　機能的要素

骨吸収は頬側から起こるため，水平的な吸収が大きくなるほど，埋入ポジションは舌側に移動する傾向を示す．その量が大きくなると，発音，頬，舌の咬傷，また将来の補綴装置が過度に頬側に張り出した状態が危惧され，発語・頬粘膜咬傷・清掃性の問題を引き起こすことが危惧される[7]．多くの場合，埋入角度と深度を調整し，補綴装置の形態を調整することで回避されるが，それに失敗すると患者は機能的にも審美的にもインプラント治療に対し失望する可能性がある（**症例 6**）．

4　治療プロセス

全顎インプラント治療のシナリオとして，おおよそ 3 つのタイプに分けられる．

①すでに総義歯，もしくはそれに近い大きな義歯を使用している場合，即時荷重を行いながら，水平的な骨造成を行うことが可能である．即時荷重が不可能な場合，術後義歯の装着を可及的に遅延させ，またそれが不可能な場合であれば，水平的な増大部のフレンジを取り除き，使用をコントロールしつつ治癒を待たなければならない．患者にとって治療期間中の快適性はかなり低下する．

②次にトランジショナルブリッジを製作できる場合で，残存歯を利用しプロビジョナルレストレーションを装着し，欠損部に必要な組織の増大を行い，徐々にインプラントに置換していく方法．垂直的な増大にも対応可能で，機能的・審美的に良好な補綴装置を装着できる．可撤性義歯を使用した経験のない患者でも，治療期間中の機能低下が

277

症例5 顔貌の改善に苦慮した症例

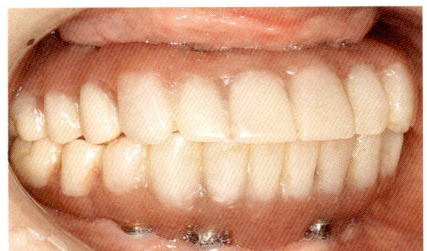

図5a 患者は80歳，女性．長年の義歯使用から解放されることを希望され，ボーンアンカードブリッジを選択された．プロビジョナルレストレーションの状態．

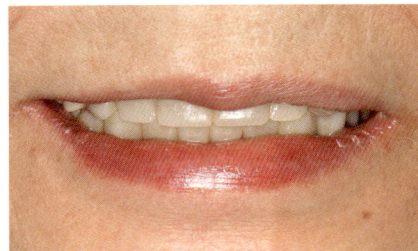

図5b 装着後の顔貌が満足に至らなかったプロビジョナルボーンアンカードブリッジ装着後の正面観．

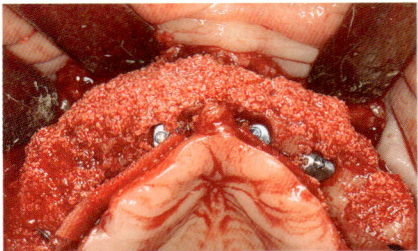

図5c インプラント埋入時には，相当量の増大をクロスリンクコラーゲン膜を使用し行っていたが顔貌に満足が得られなかった．

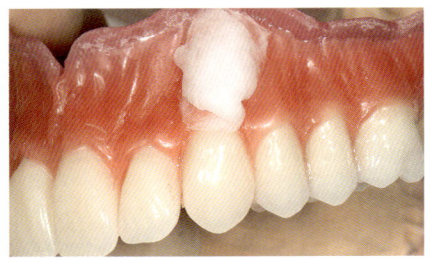

図5d 義歯の排列試適時にも|3部の豊隆にこだわりを見せた．

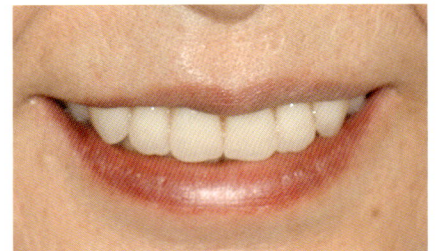

図5e 消したかった鼻唇溝（義歯人工歯排列の試適時の顔貌）．患者はリップサポートよりも鼻唇溝の軽減が希望であった．口腔内からのアプローチでは困難であることの説明に苦慮した．

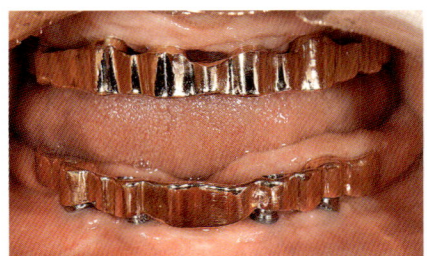

図5f バーアタッチメントによりすべてのインプラントが一次固定されている．スペース内に中間構造体を納めるにはアナログ技術が不可欠であった．

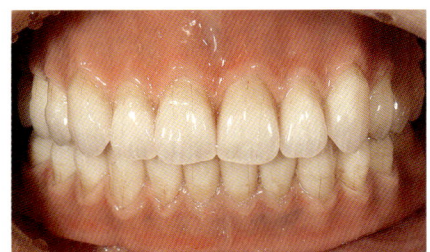

図5g 完全なインプラント支持のオーバーデンチャー．

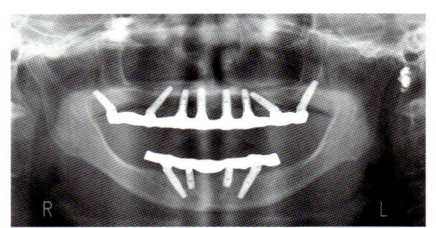

図5h ガイドサージェリーによって既存骨内に傾斜埋入が行われた．

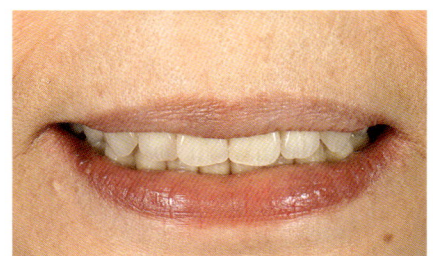

図5i 最終的には患者は治療後の審美性，機能性に非常に満足している（義歯製作：奥森健史氏）．

症例6 上顎ボーンアンカードブリッジの15年後

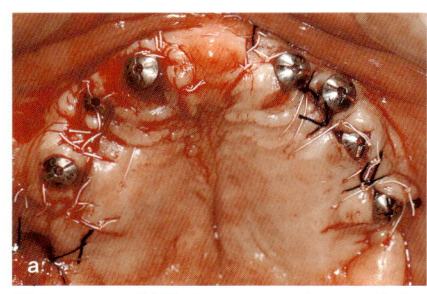
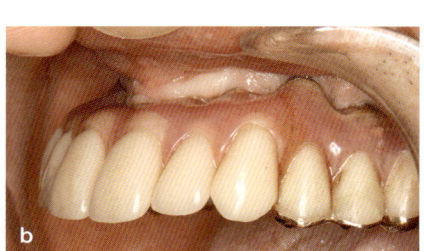
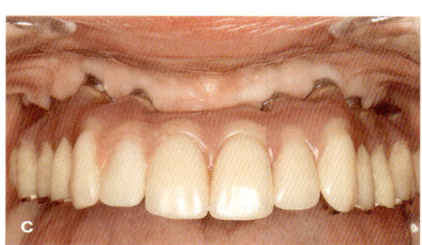

図6a〜c 上顎ボーンアンカードブリッジの15年後．上顎無歯顎症例に対して既存骨内にインプラントを埋入した．当時，Computer Guided Surgery は応用していない．最終補綴装置を装着した結果，上顎前歯部ではこのように過度の立ち上がりになる場合があり，この患者は可撤式からの解放を良しとして，その結果に満足しているものの，一方，時として患者は機能的・審美的に不満を訴えることがある．このような症例では，術前に十分なインフォームドコンセントが必要である．

Chapter 8 4-D Concept による無歯顎に対するインプラント治療

症例7 テンポラリーブリッジ支台歯の抜歯即時埋入，即時荷重を行った症例

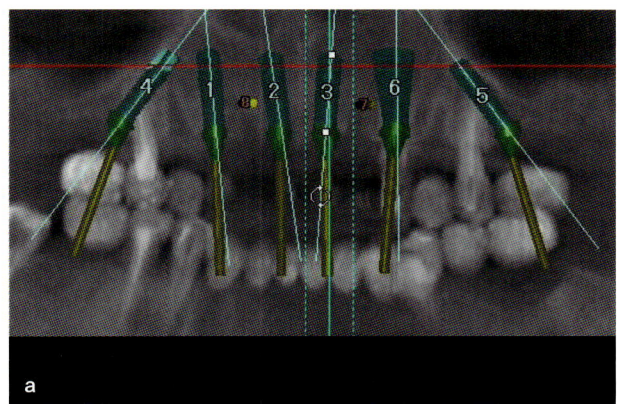

図7a 傾斜埋入によって上顎洞前壁に沿って埋入するためには，テンポラリーブリッジの支台歯を抜歯しなければならない．

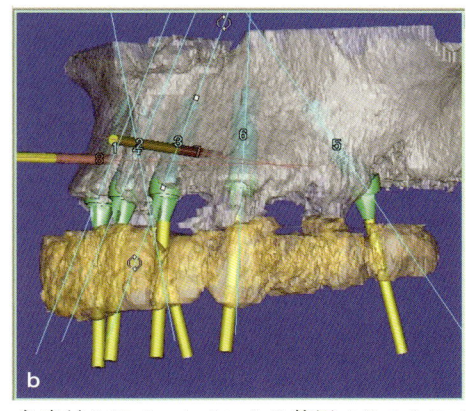

図7b 角度付きアバットメントを使用することにより，スクリュー固定の補綴装置が製作できることがわかる．

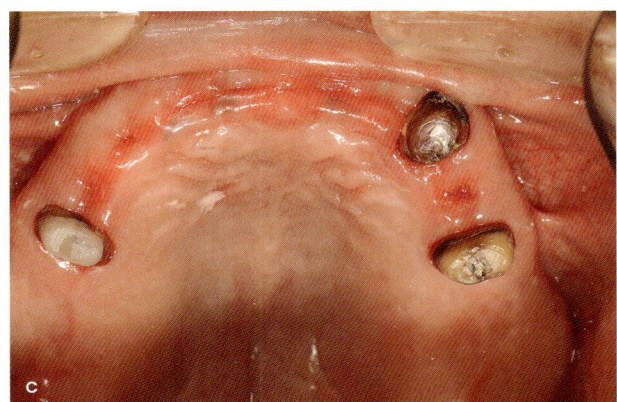

図7c 3本の支台歯によってテンポラリーブリッジが支持されていた．

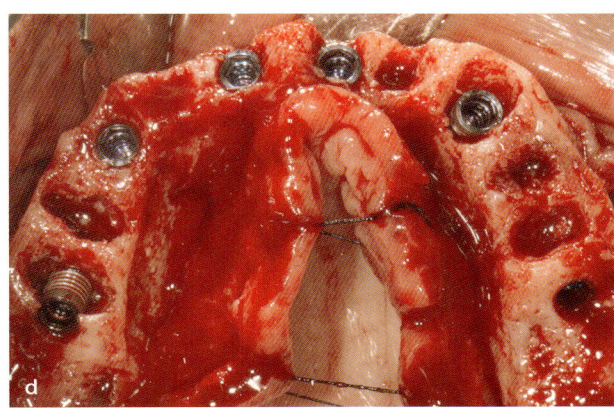

図7d 両側第二小臼歯の抜歯窩を貫通してインプラントが即時埋入されていることに注目．

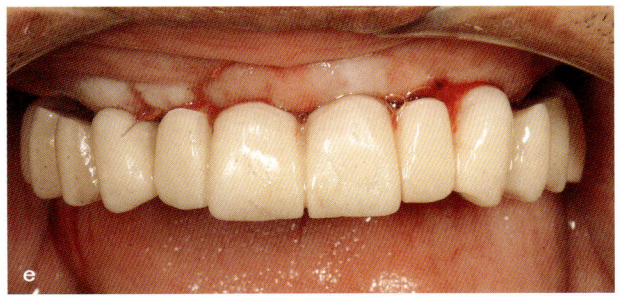

図7e 装着されたテンポラリーブリッジ．

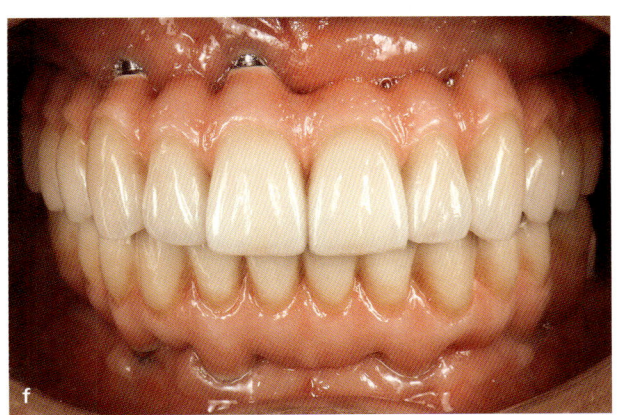

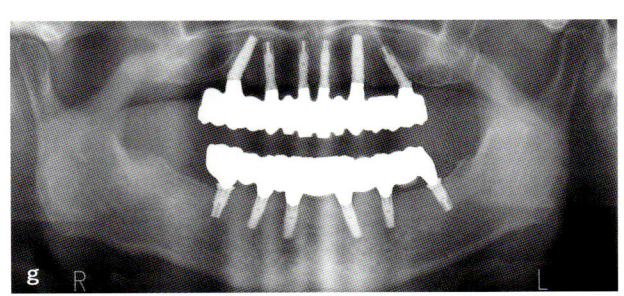

図7f, g 治療終了後6年の状態．

> **症例8** 上顎無歯顎症例にリップサポートの観点からIODを選択した症例

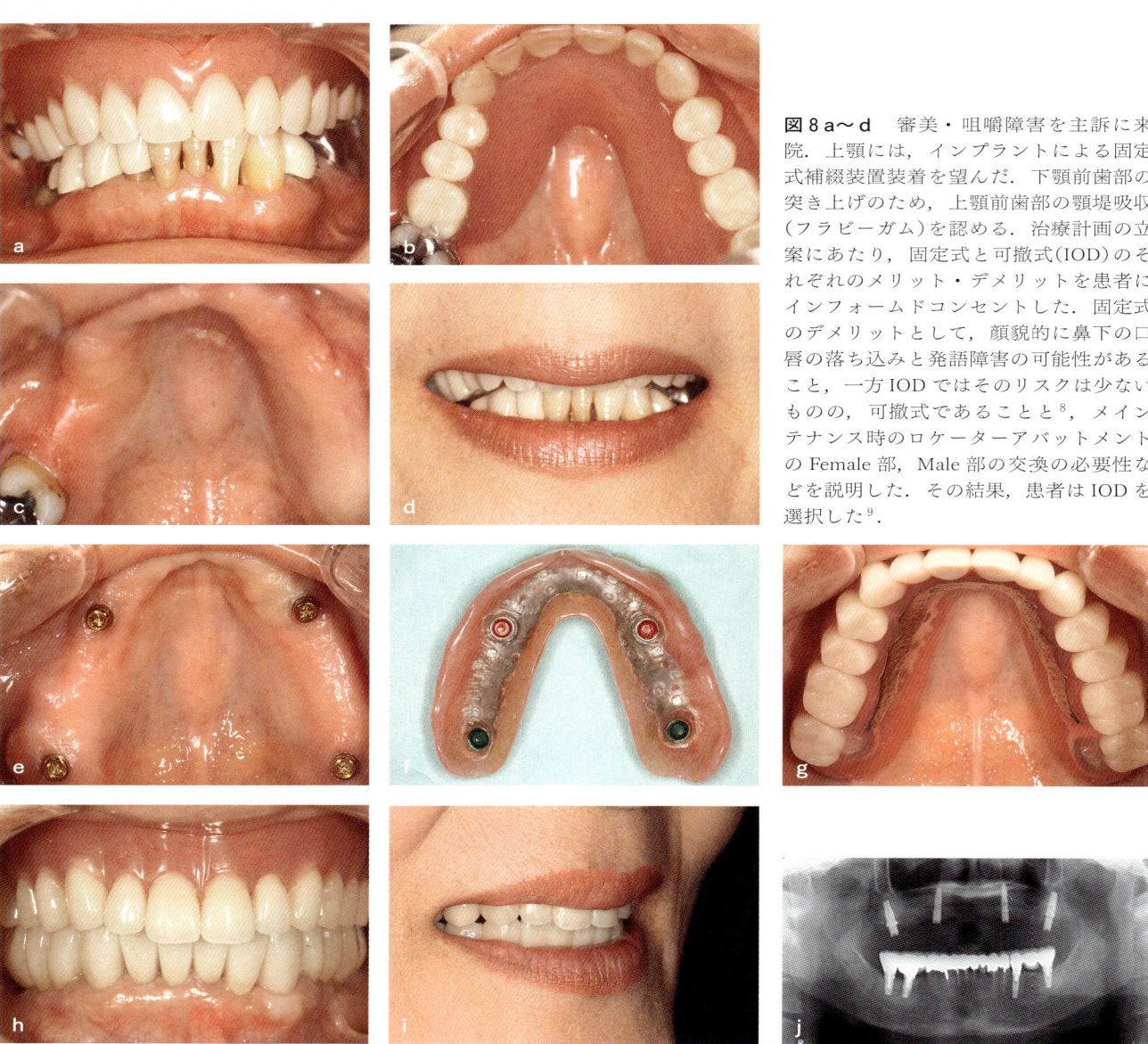

図8 a〜d　審美・咀嚼障害を主訴に来院．上顎には，インプラントによる固定式補綴装置装着を望んだ．下顎前歯部の突き上げのため，上顎前歯部の顎堤吸収（フラビーガム）を認める．治療計画の立案にあたり，固定式と可撤式（IOD）のそれぞれのメリット・デメリットを患者にインフォームドコンセントした．固定式のデメリットとして，顔貌的に鼻下の口唇の落ち込みと発語障害の可能性があること，一方IODではそのリスクは少ないものの，可撤式であることと[8]，メインテナンス時のロケーターアバットメントのFemale部，Male部の交換の必要性などを説明した．その結果，患者はIODを選択した[9]．

図8 e〜j　治療終了時．上顎はロケーターアバットメントを使用した無口蓋型のIODで対応．

少なく受け入れやすい．しかし，治療期間と手術回数が増加する傾向がある．
③抜歯即時埋入，即時荷重：術前のテンポラリーブリッジの支台歯を抜歯し即時インプラント埋入し，可能であれば即時荷重を行う場合で，即時荷重ができれば，治療期間中，機能的に不自由は少ない（**症例7**）が，即時荷重ができない場合，患者は突如として大きな可撤性義歯，それも維持力の少ない使用しにくい義歯の使用を余儀なくされる．
インプラント埋入後の数か月の機能の維持が，患者にとっては補綴デザイン選択に影響を与える場合もある．したがって，義歯からの脱却，固定性補綴への強い希望をもつ患者であっても，残存骨量，リップサポート，発音，清掃性，侵襲など，前述した観点から，場合によってはオーバーデンチャーになる可能性が生じる（**症例8**）．また，将来セルフケアが困難になった場合も同様にIODへの移行が考慮される．

上顎無歯顎の患者にインプラント治療を応用する際に，上記の事象を十分に説明し，固定式と可撤式（IOD）のそれぞれのメリット・デメリットを伝え，そのどちらかを選択するかを協議する必要がある．

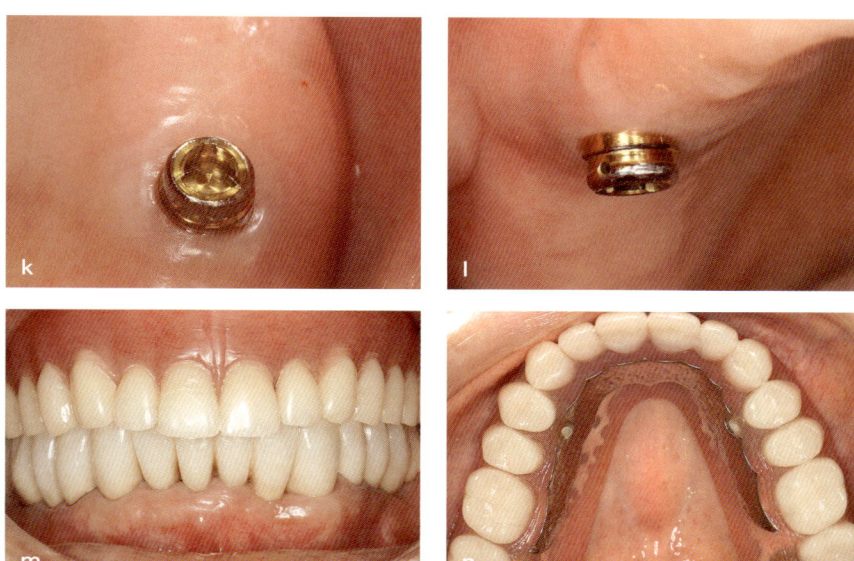

図8 k～n 上顎臼歯部は e-Max で対応した．顔貌的に口唇との調和はとれている．補綴装置装着7年後．現在良好に推移しているが，その間に Female 部は3回交換，Male 部は7年後に1回交換した．

4. Computer Guided Surgery での サージカルテンプレートの種類

　インプラント治療が普及するにつれて，複雑なケースが増えてきた．不正確なインプラント埋入は，補綴的にも，インプラント体そのものの生存率的にも失敗率を高めてしまう．こうしたなか，Computer Guided Surgery の普及にともない，上顎洞や各種血管・神経に接触するといった合併症の回避を達成でき，またフラップレス埋入などもできるようになってきた．サージカルテンプレートには，粘膜支持ガイド，歯牙支持ガイド，骨支持ガイドがあるが，筆者らは，現段階で基本的に歯牙支持ガイドは使用していない．歯科技工所で製作した診断用ワックスアップを基に製作したサージカルテンプレートを使用している（図B）．

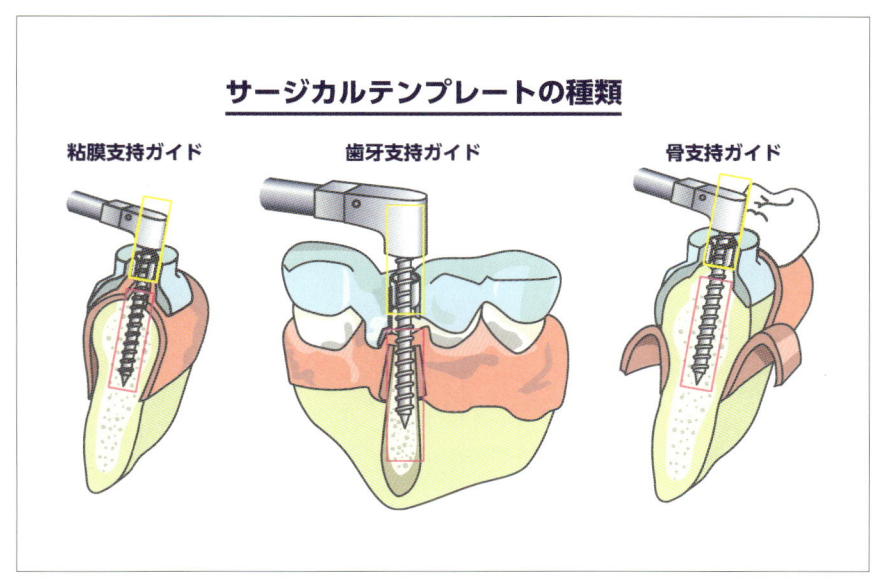

図B サージカルテンプレートには，粘膜支持ガイド・歯牙支持ガイド・骨支持ガイドの3種がある（本図はZimmer-Biomet Navigator システム資料より引用改変）．

1 Computer Guided Surgery の利点と注意点（表 3 ）

Computer Guided Surgery の利点は，ソフトウェア上での補綴主導型インプラント埋入のプランニングを行うことができ，そのプランに沿ったサージカルテンプレートの製作とそれにともなう正確な埋入が行える可能性が高いということである．そしてそれは，外科処置の時間短縮を達成でき，既存骨を最大限に有効利用することにより手術侵襲を低下させ，

表 3　Computer Guided Surgery の利点と注意点．

利点	注意点
・ソフトウェア上での補綴主導型インプラント埋入の決定 ・そのプランに沿ったサージカルテンプレートの作成 ・それにともなう正確な埋入により ・外科処置の短縮 ・既存骨の最大限の利用による手術侵襲の低減 ・即時荷重達成による早期の機能回復，可撤性暫間補綴の回避 ・安全性の向上 ・審美性の獲得	・サージカルテンプレートの装着によるサージカルクリアランスの減少 ・術前のシミュレーションした埋入位置と実際の埋入位置誤差 ・それにともなう解剖学的構造損傷のリスク ・火傷のリスク ・初期固定の誤認

症例9 粘膜支持ガイドを使用しフラップ形成，骨造成，インプラント埋入，即時荷重を行った症例

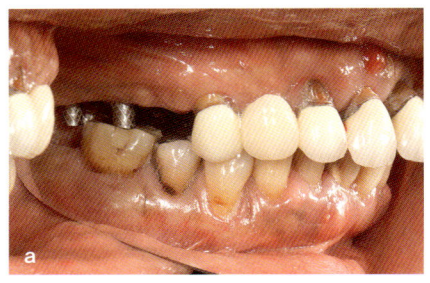
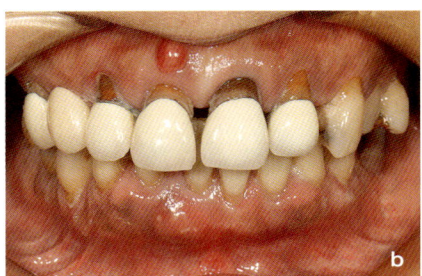
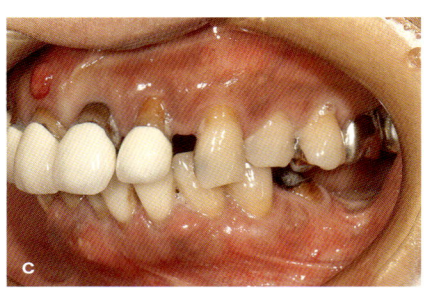
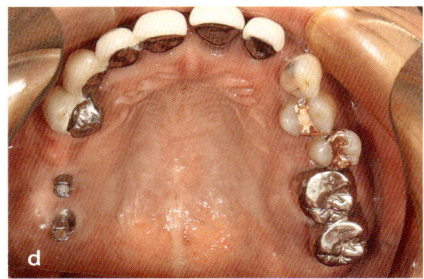
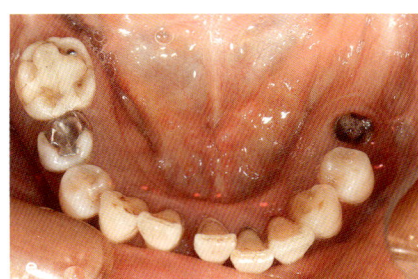
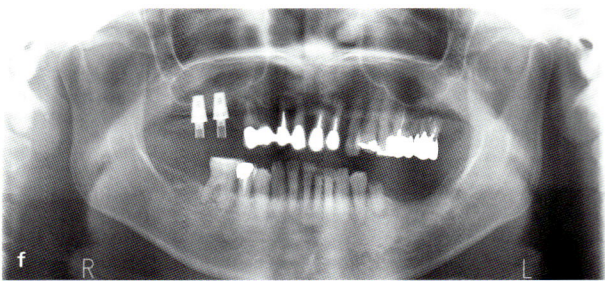

図 9 a〜f　上顎に対してインプラントを固定源とした矯正．歯周補綴と比較した結果，上顎は全顎のインプラント治療が選択された．

Chapter 8 4-D Conceptによる無歯顎に対するインプラント治療

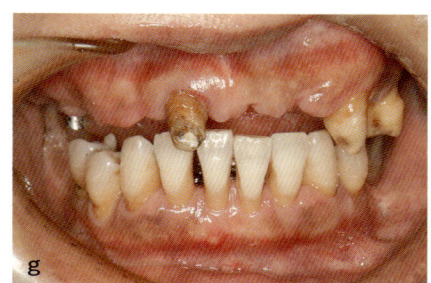
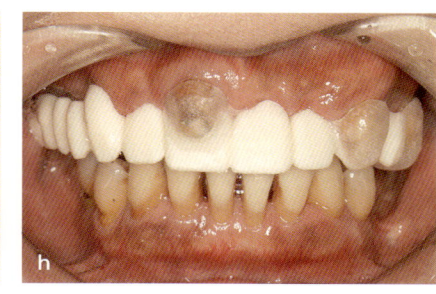

図9g, h 残存歯と既存インプラントを利用してトランジショナルブリッジにより機能を維持しつつ診断を進めた．

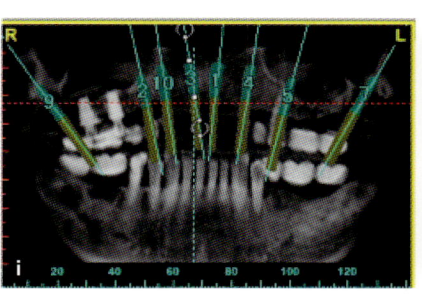
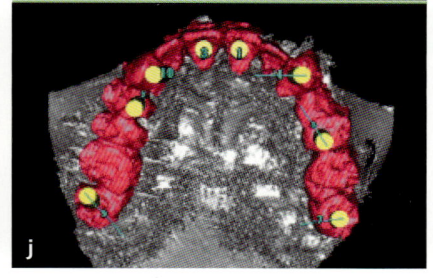
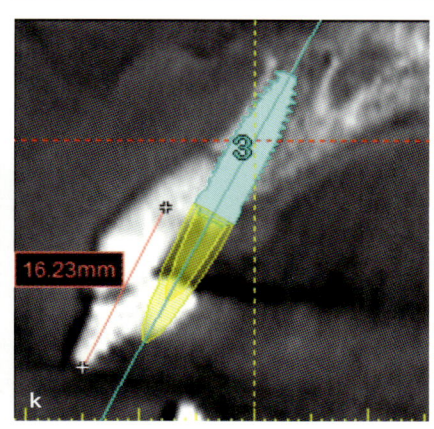

図9i, j 既存のインプラントの信頼性が低いため，上顎結節にもインプラントを埋入する計画を立てた．

図9k 切端からプラットフォームまでの距離が15mmであり，歯冠長は長めになるが，クラウン形態の補綴装置を計画した．

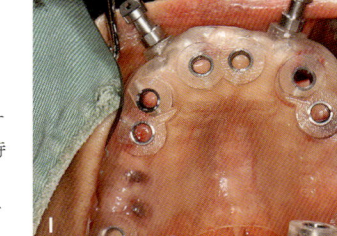
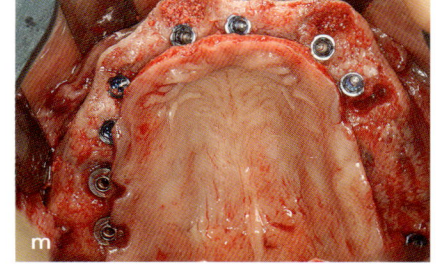

図9l 最小限の麻酔後，トランジショナルブリッジの支台歯を抜歯後に粘膜支持のガイドの位置を確定．
図9m フラップを形成しインプラント埋入と必要な増大処置を行った．

　症例によっては即時荷重を行うことによって，早期に機能を回復ができる点にある．これは高齢者・有病者にとって大きなメリットとなる（**症例1，9**）．
　Computer Guided Surgeryには，モーションキャプチャーを応用したナビゲーションシステムと，現在広く普及しているテンプレートを使用するものがある．さらに後者は，テンプレートを応用しドリリングまでを行う「部分ガイド」のシステムと，テンプレートを介してインプラント埋入まで行う「完全ガイド」のものに分かれる．インプラントまで埋入するシステムは，埋入時にインプラントと骨の関係を視認することが不可能で，深度，ヘックスなどの回転位置まで精密に計画できる．その反面，もし誤差が生じている場合にそれがわかりにくく，またインプラントを入れ替える必要が生じるため，ドリリングステップの途中で軌道修正する場合と比べ，リカバリーがより困難となることを認識すべきである．
　注意点としては，前述のとおりサージカルテンプレートには粘膜支持ガイド・歯牙支持ガイド・骨支持ガイドの3種類があるが，歯牙支持ガイドと比較して，そのほか2つのガイドは，術前に計画された埋入位置と実際に埋入された位置とのズレがあることも否めないことである[10]．これは，たとえば粘膜支持ガイドであれば，軟組織にサージカルテンプレートを装着するときの操作上のズレ，開口量の問題によるサージカルテンプレートの装着の困難さな

283

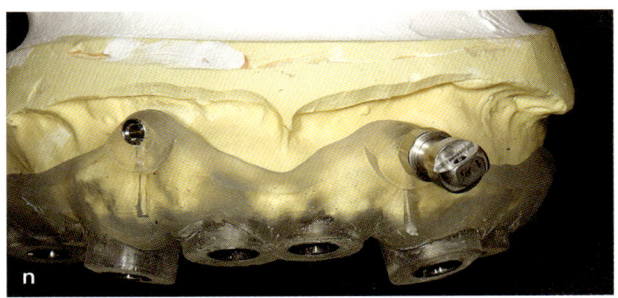
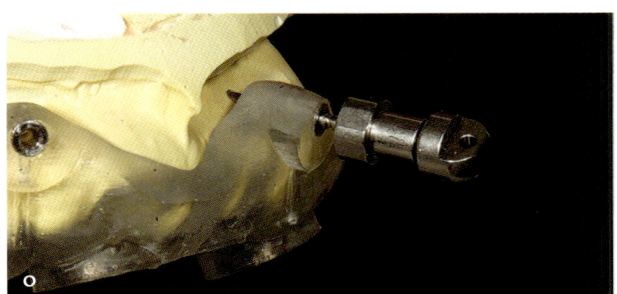
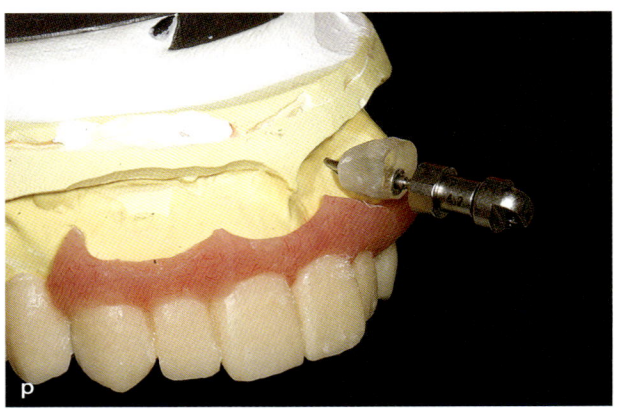
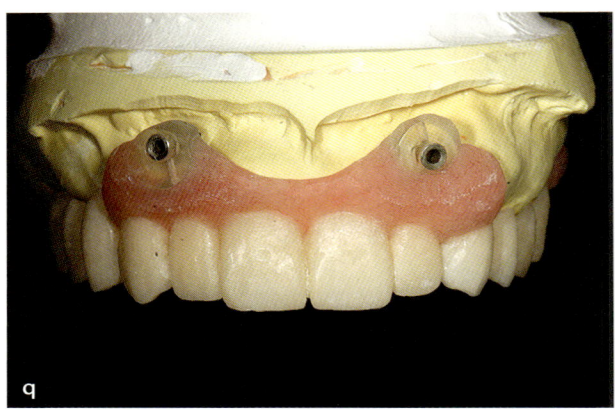

図9 n〜q　ガイドの固定ピンが模型上でテンポラリーブリッジのシェルにトランスファーされた．

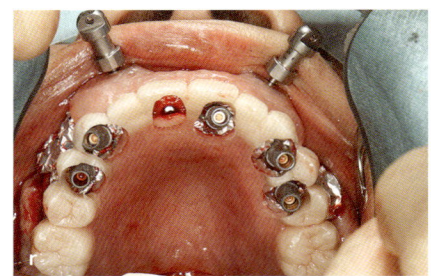
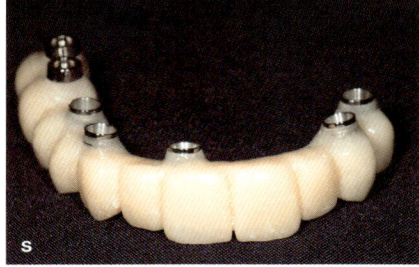
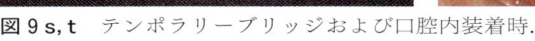

図9 r　ガイドを固定した穴を基準に口腔内にシェルを固定し，インプラント上のテンポラリーシリンダーに固定．

図9 s, t　テンポラリーブリッジおよび口腔内装着時．

ども挙げられる．また，Computer Guided Surgery全般にいえることであるが，各種ガイドシステムのスリーブとバーのギャップ，骨質の硬さの程度によるズレが生じることも予想される．そのため，フラップレス埋入による偶発的な主要血管，神経，上顎洞，隣在歯など重要部位の損傷が危惧される[11, 12]．そしてComputer Guided Surgeryはスリーブの長いテンプレートを一般的に使用するため，メーカー推奨回転数で形成する場合，火傷防止のため十分な注水とポンピング下で行うか[13]，切削効率の良いバーシステムであれば，注水なしの50回転で埋入を行うことである．また，サージカルテンプレートを使用しインプラント埋入まで行った場合，スリーブとインプラントとの摩擦によって，見かけ上のトルクが発生し，良好な初期固定が得られているような錯覚を起こしてしまうことがある．しかし実際は初期固定が不十分で，ISQ値が初期固定を与えるほどの値が獲得できない場合があり，即時荷重を計画している場合はとくに注意を要する．そのため，場合によっては臨機応変に途中までガイドを使用し，インプラントホール形成後はガイドを使用せず，直視直達で手指の感覚を優先し，インプラント埋入を行う場合も少なくない．

Chapter 8　4-D Concept による無歯顎に対するインプラント治療

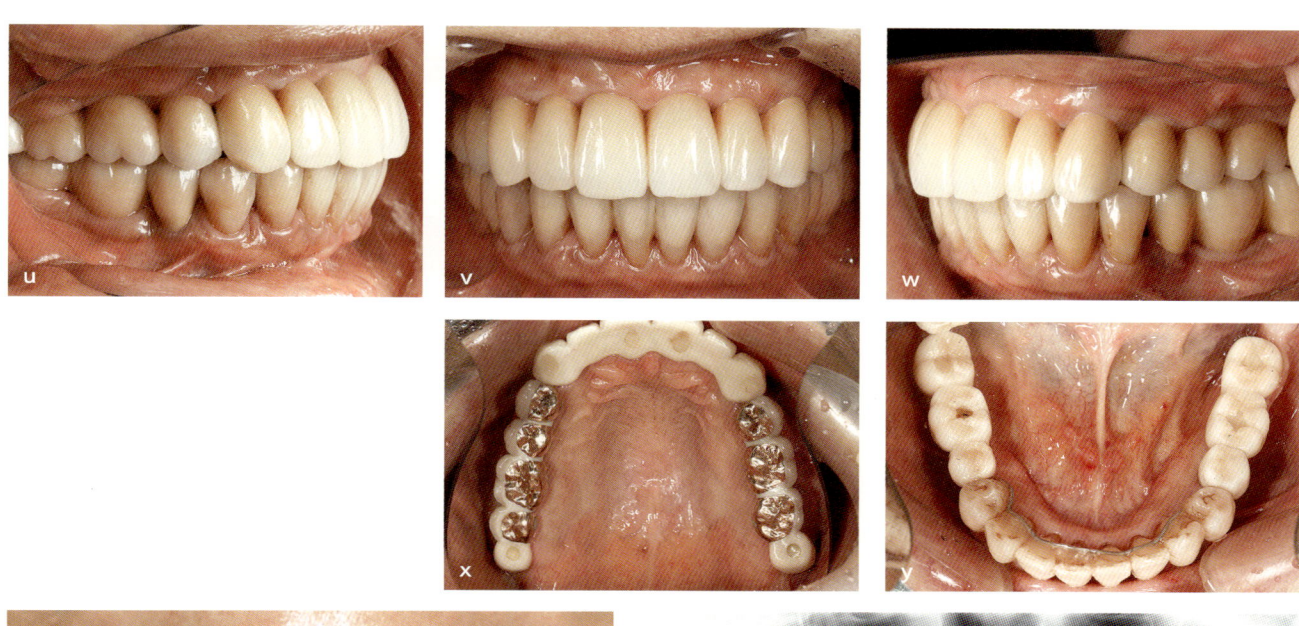

図9 u〜aa　治療終了後．予定どおり少し長めの歯冠長となっているが，患者は審美性，機能に大変満足している．下顎前歯はインプラント固定源として矯正治療が行われた．

5. Computer Guided Surgery を応用した臨床例

1　粘膜支持ガイドを応用したフラップレス埋入

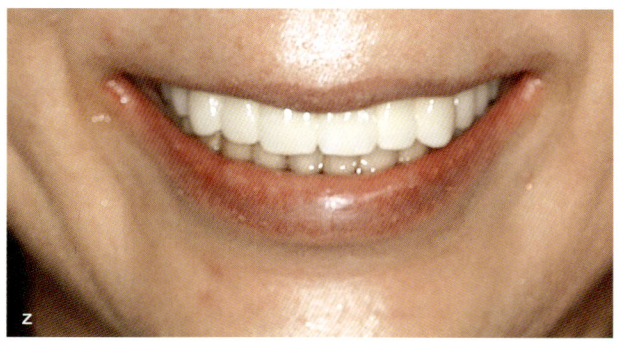

　フラップレス埋入を行うときは，粘膜支持モデルを使用する．最大の利点は低侵襲のインプラント埋入が可能となることである[14,15]．一方で，骨造成・軟組織の移植は併用しづらい．では，どのような症例に対して使用するかであるが，筆者らは主に上顎無歯顎症例に対してIODを使用している．理由として，インプラント埋入後，トリートメントデンチャーを再装着する必要があり，インプラント埋入部位はリリーフするものの，その範囲を最小限にして手術後も使用してもらいたいからである．またIODでは，義歯の脱着方向と同調したインプラント埋入長軸方向が望ましい．そのような症例では，

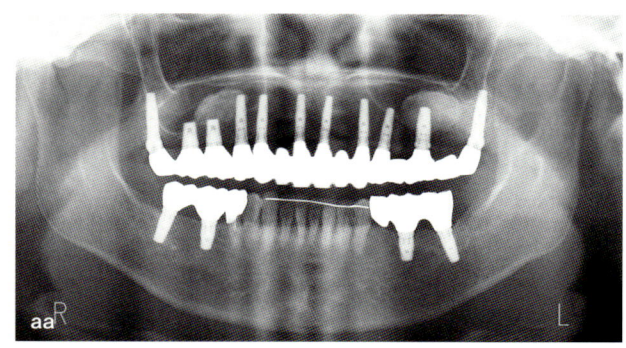

Computer Guided Surgery の利点が最大限に引き出される（**症例1**）．

　ただし前述したが，つねにサージカルテンプレートの装着のズレ，およびインプラント埋入のズレがあるリスクを念頭において外科手術に臨む必要がある．実際の臨床では，まず装着後にCTを再度撮影し，スリーブ方向に埋入予測したときに安全に埋入できるか否かを確認することと，ステップごとに裂開，穿孔がないかなど，慎重にインプラント埋入を進めていくことである．

2　粘膜支持ガイドを応用したフラップ形成をともなう埋入

　フラップレス埋入の条件として，インプラント埋入位置周囲に角化組織が存在していることが挙げら

285

症例10　骨量の不足に対し上顎洞前壁，上顎結節への傾斜埋入で対応した症例

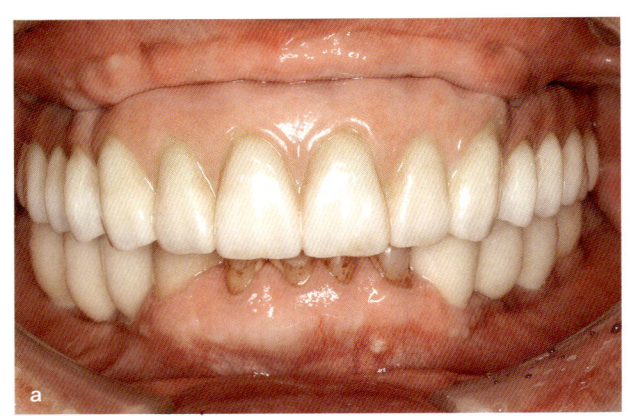
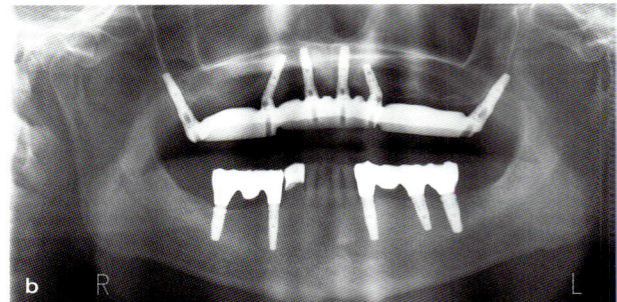

図10a, b　患者は65歳，男性．ガイドサージェリーによる傾斜埋入によってサイナスフロアエレベーションが回避され，早期に機能回復された．

れる．もし角化組織が不足するようであれば，パンチアウトによって埋入窩を形成するのではなく，たとえ粘膜支持ガイドであっても，ガイド固定ピン用の孔を形成後，いったんガイドを外し，小さなフラップを形成し角化組織をインプラントの頬側へ移動させることが推奨される．

また，骨移植，即時荷重を行う場合，フラップを形成しなければならないが，骨支持のガイドを使用した場合，あらかじめ製作されたプロビジョナルレストレーションのシェルを，埋入されたインプラントに固定されたテンポラリーのパーツに正確に固定することが容易ではない．粘膜支持ガイドを使用した場合，ガイドを固定するためのピンホールが，模型上で製作されたプロビジョナルレストレーションのシェルを同一の部位に固定するために利用できるため，非常に正確に模型上で設定された位置に固定できる．これは処置の時間短縮に大きなメリットとなる．いずれの場合も粘膜支持ガイドを使用する場合，粘膜の被圧変位の影響を最小に抑えるため，固定ピンの設置に細心の注意が必要となる（**症例9**）．

3　骨支持ガイドを応用した待時埋入

前述したように将来抜歯される歯が存在したとしても，一時的に暫間補綴装置が装着できる場合は，インプラント埋入後，硬軟組織の造成後に補綴装置へと置換していけば時間はかかるが，機能的・審美的に良好な補綴装置を治療期間中に機能を維持しつつ装着できる．この術式は，われわれが以前に報告した補綴主導型インプラント治療に立脚した4-Dコンセプトインプラントセラピーを用いた全顎症例の応用であり，残存歯がインプラント埋入のガイドとなり，また外科用テンプレートの固定源となるのでガイドサージェリーの必要性は低い．

では，どのようにComputer Guided Surgeryを応用しているかというと，すでに無歯顎症例，あるいは残存歯は存在するものの最終的には無歯顎となる症例に使用している．インプラント埋入を計画する条件としては，上顎では，上顎結節に意図的埋入するときや（**症例10**），上顎洞を回避し，傾斜埋入を行うときクラウンブリッジタイプの補綴装置でより前歯部により精密に多数歯において埋入するときに使用する．

4　骨支持ガイドを応用した即時負荷

下顎では臼歯部に重度の顎堤吸収を認め，固定式補綴装置を装着するために，オトガイ前方部に2本の通常埋入とオトガイ神経を回避した2本の傾斜埋入を行う，いわゆるAll-on-4タイプの術式を採用するときである．そしてこの術式を採用する場合は，即時負荷を行う[16〜18]．

骨支持ガイドを用い傾斜埋入を行うのは，術前にシミュレーションソフトを用い，傾斜埋入角度を15°〜35°の範囲内でオトガイ孔や上顎洞を回避するようなインプラント埋入ポジションを設定してサー

Chapter 8 4-D Conceptによる無歯顎に対するインプラント治療

> **症例11** 骨支持ガイドを使用しクラウンブリッジタイプの補綴を行った症例

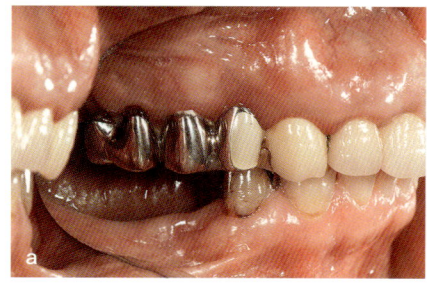
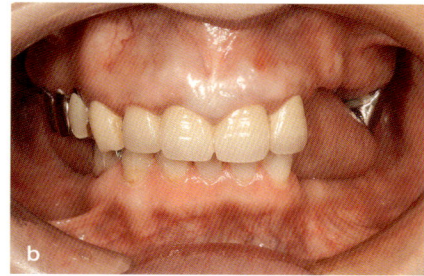
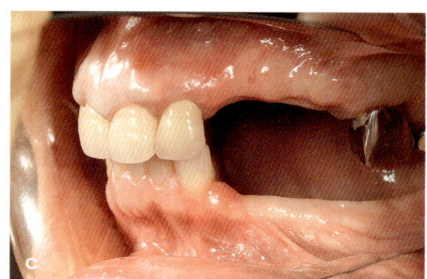
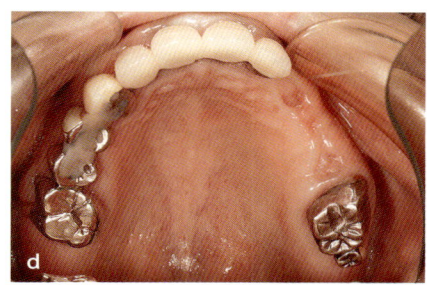
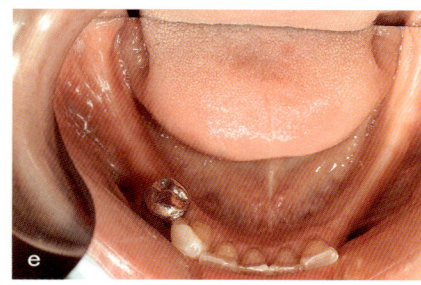
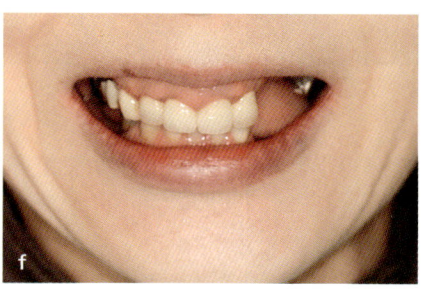
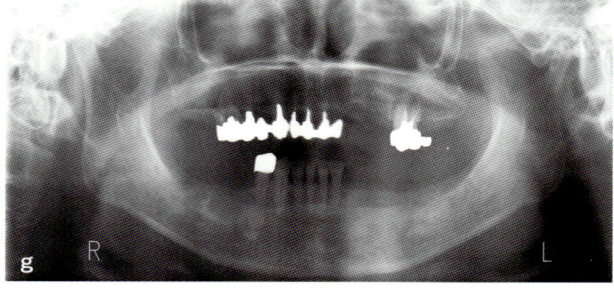

図11a～g 患者は54歳，女性．義歯不調による咀嚼障害を主訴に来院．上顎前歯部は歯質が少なく，矯正，歯周外科の処置を行い保存するには予後が見込めないと判断し，患者と協議のうえ抜歯と診断．暫間義歯の装着期間の短縮を希望．

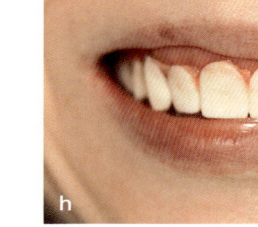
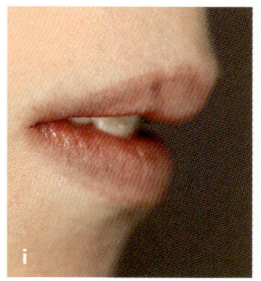

図11h, i 残存歯の位置にとらわれず，総義歯治療の手法により上顎歯列弓を設計した．

ジカルテンプレートを製作し，実際の外科時には直視直達を原則としながらも，ガイドを用いスムーズにインプラントの埋入を行いたいからである．また診断用テンプレートから評価して埋入ポジションがズレていると判断した場合，また，実際の骨の状態から埋入位置を微調整したとき，適宜通常のインプラント埋入への変更もたやすいと考えているからである．また傾斜埋入されたインプラントでは，通常角度を変更したアバットメントを装着し，スク

リューリテイン様式の補綴装置を装着する必要があるため，ネジの挿入方向も補綴装置から操作上も審美的にも適切な位置に設定されねばならない．またクラウンブリッジタイプの場合，インプラントのポジショニングはより厳密なものとなる．その観点からも，シミュレーションソフトでの立案およびComputer Guided Surgeryの応用は有用である[19]（**症例11, 12**）．

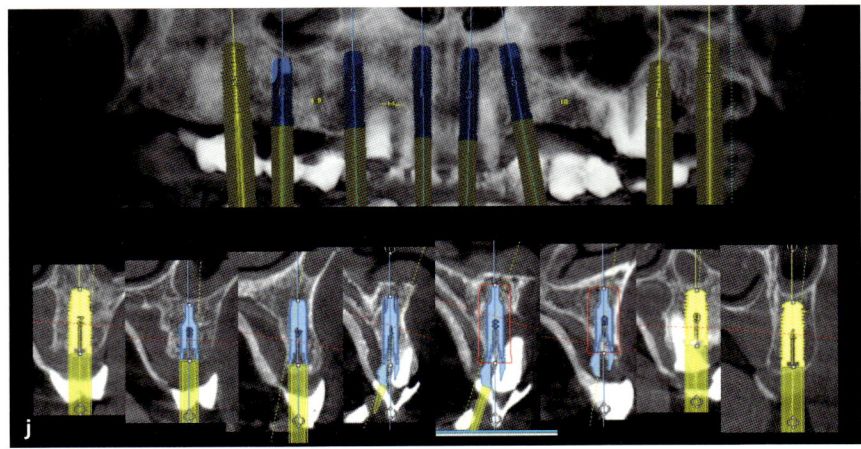
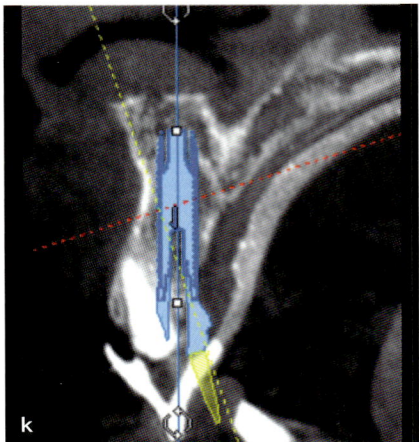

図11j, k　抜歯後の吸収を期待することによって良好なクラウン形態が得られることがわかる．

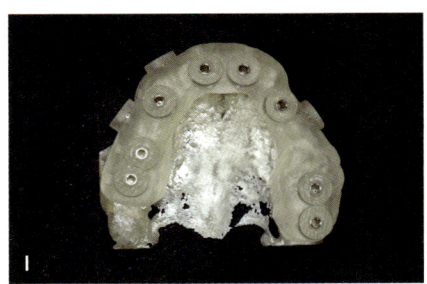
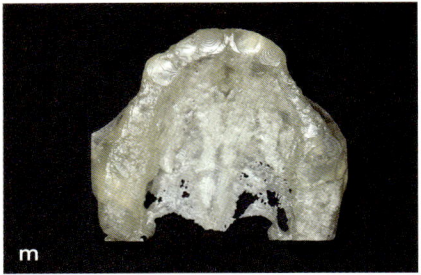

図11l, m　イニシャルドリルのみをガイドするパイロットガイド（SIMPLANT）．

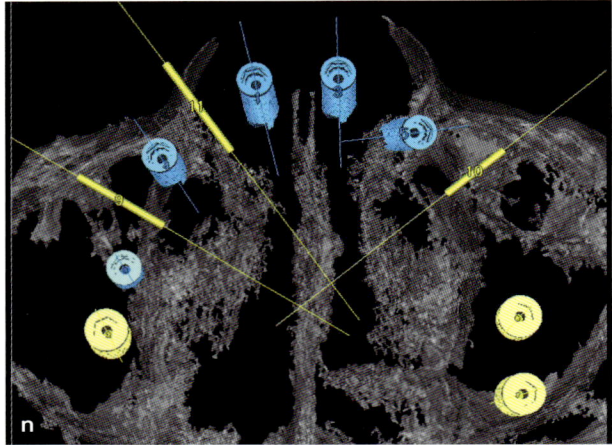
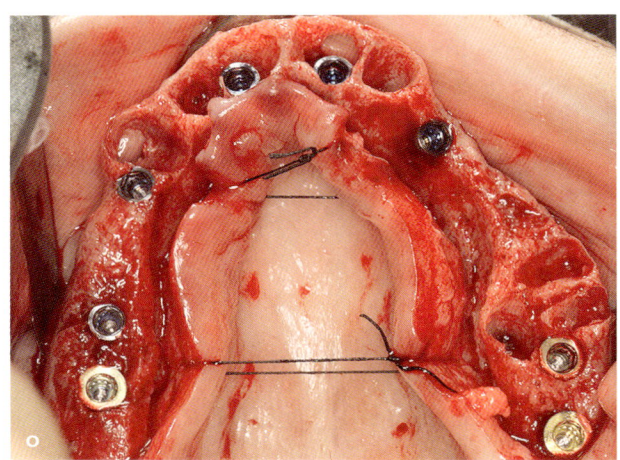

図11n, o　計画どおりに埋入された状態．

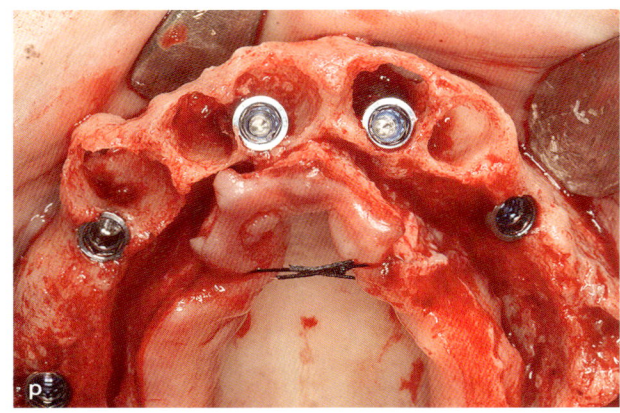
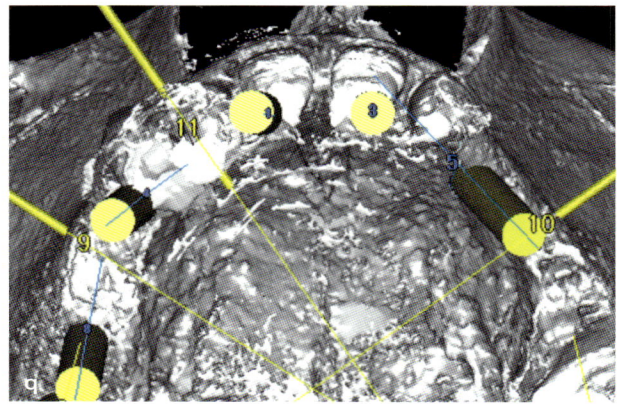

図11p, q　抜歯窩とは無関係な位置に埋入されていることに注目．

Chapter 8　4-D Concept による無歯顎に対するインプラント治療

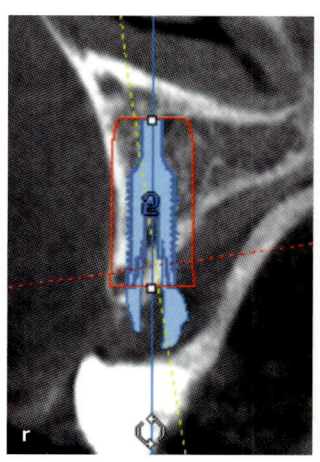 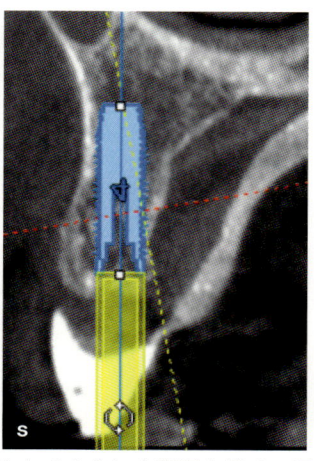 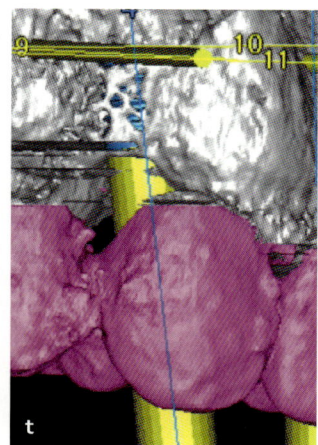 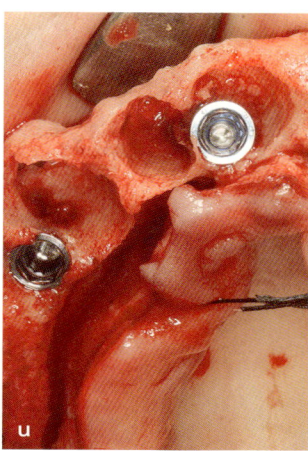

図11r　|3 は即時荷重に参加させられるように上顎洞を避け，長いインプラントを埋入するためにやや近心に傾斜させた．
図11s〜u　3| は即時荷重できる初期固定を獲得するために，歯槽頂の皮質骨をとらえるべく歯冠の近遠心幅径の範囲内で可能な限り遠心よりに抜歯窩を避けて埋入した．

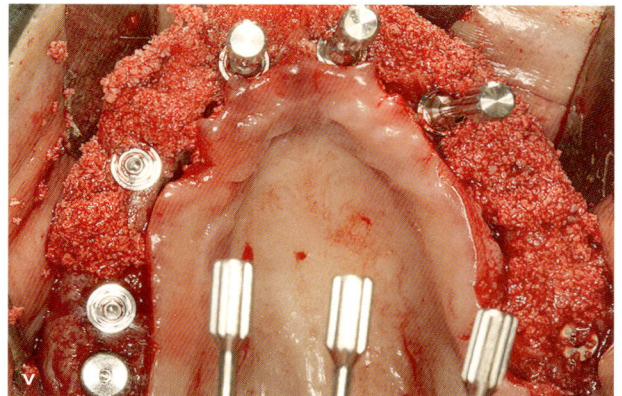 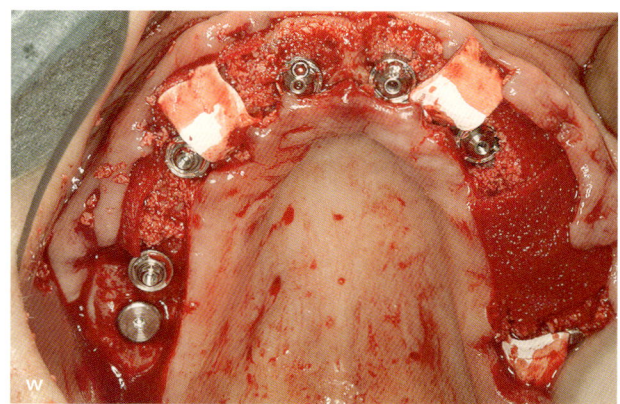

図11v, w　必要な部位に GBR を行った．

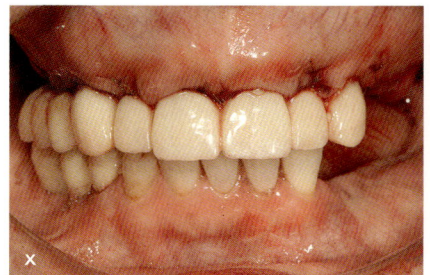 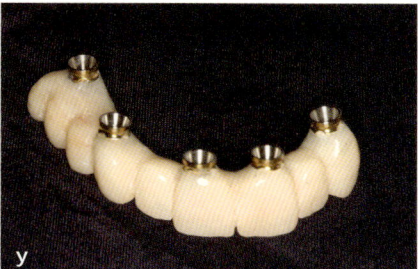 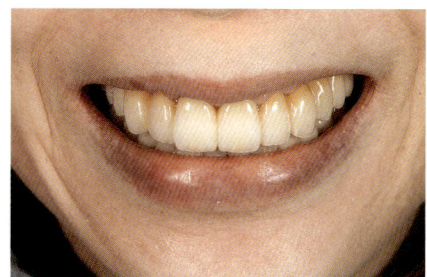

図11x, y　最低限の審美性，機能を果たすテンポラリーブリッジ．|4 5 部での暫間インプラントの使用も有効であったと思われる．
図11z　術後のスマイル．計画どおりの外観が得られ，患者は大変満足している．

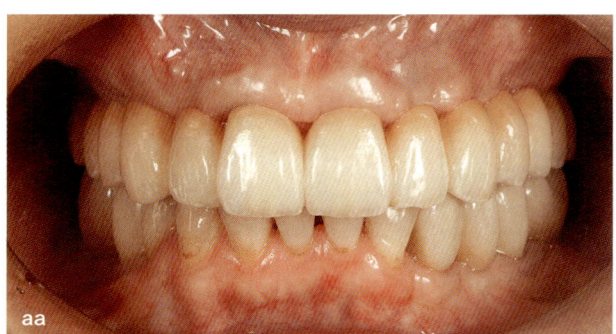 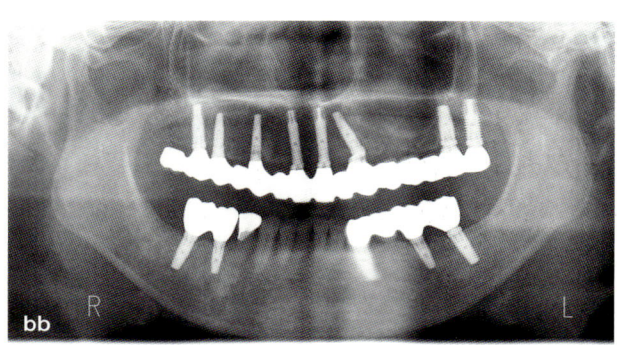

図11aa, bb　治療後3年の状態．

289

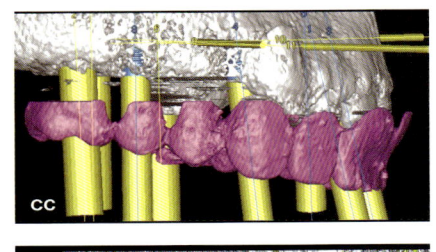
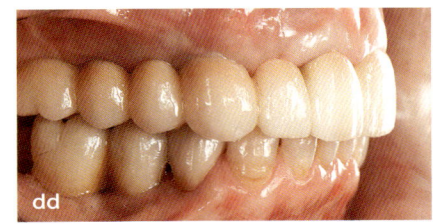
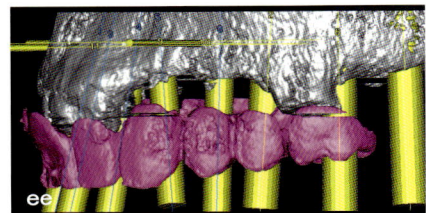
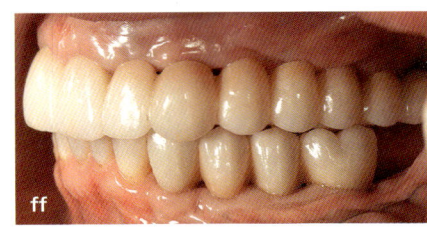

図11cc～ff インプラント計画どおり埋入され，予定どおりに組織がマネージしたことを示す側方面観.

> **症例12** 粘膜支持モデルを応用し，上顎にフラップレス埋入した症例

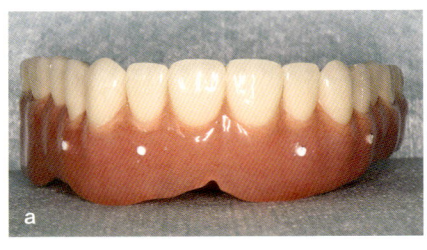
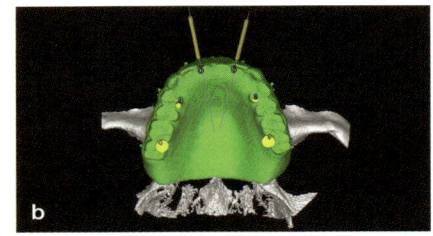
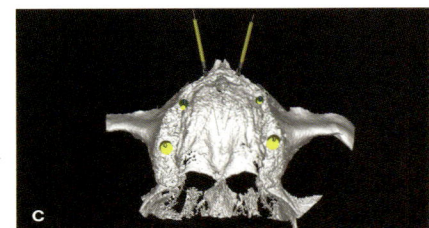
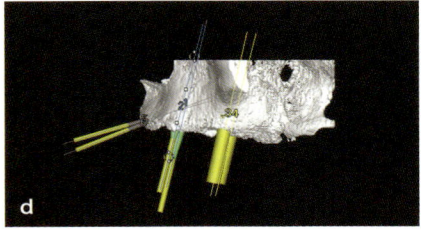

図12a～d トリートメントデンチャーにランドマークを入れマッチングを行い，シミュレーションソフト Simplant でのインプラント埋入立案を行う．義歯の着脱方向に合わせ，またそれぞれのインプラント埋入方向の平行性を整える．またトリートメントデンチャーの外形を崩さず，かつ適切な咬合負担域の場所に立案する．

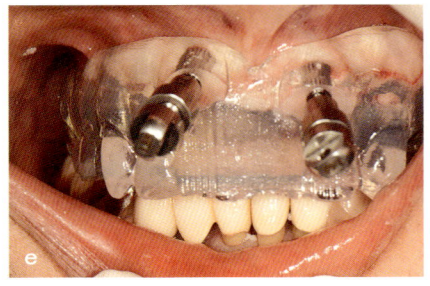
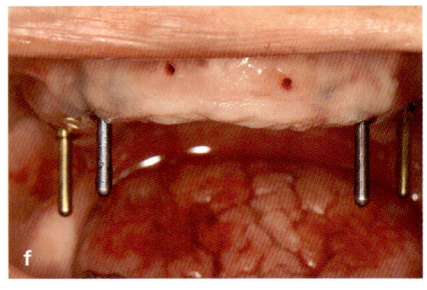

図12e, f 粘膜支持型サージカルテンプレートを2本のスクリューで固定し，フラップレス埋入を行った．ほぼ術前の計画どおりに埋入できていることがわかる．

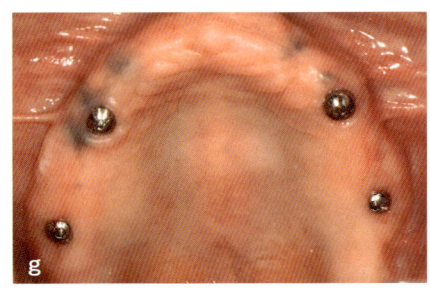
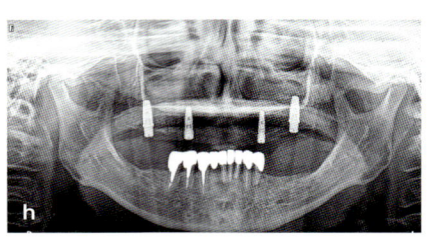

図12g, h 埋入終了時の咬合面観(g)とパノラマエックス線写真(h)．その後テンポラリーヒーリングアバットメントを装着し，トリートメントデンチャーを装着した．この手法は，低侵襲で埋入できることが最大の強みである．

290

Chapter 8　4-D Concept による無歯顎に対するインプラント治療

> **症例13**　骨支持モデルを応用し，上顎では待時埋入，下顎では即時負荷を行った症例

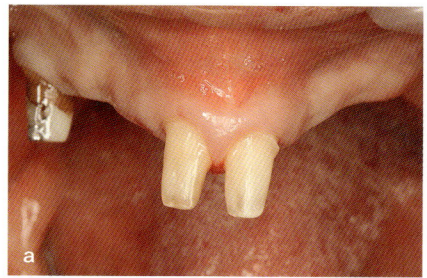
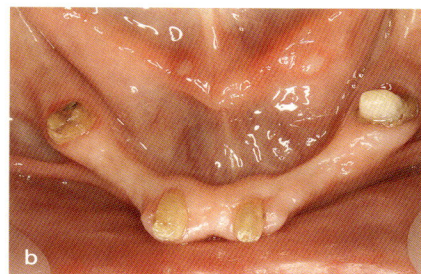

図13a, b　初診より，保存不可能な歯を抜歯した状態．

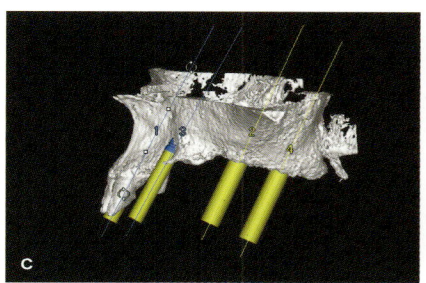
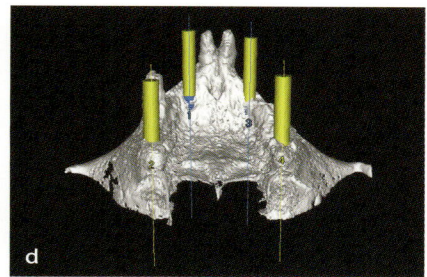
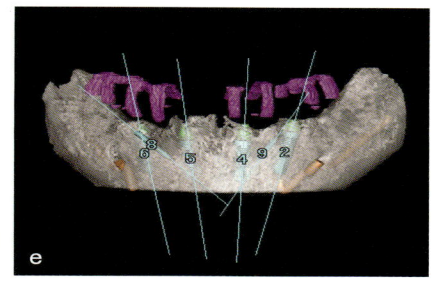

図13c〜e　上下顎の3本の歯を一時的に残し，シミュレーションソフトでインプラント埋入を立案する．上顎ではIODを予定するため，前述の症例と同じように，義歯の着脱方向に併せ，平行性がとれるように4本のインプラント埋入を立案する．下顎では，抜歯と同時に，後方の2本はオトガイを避けた傾斜埋入と，前方2本は通常埋入とし，即時負荷を予定する．

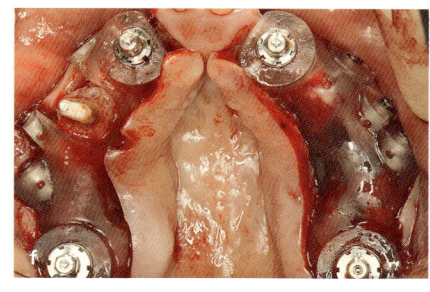
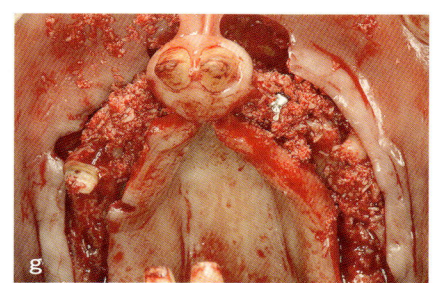

図13f, g　Computer Guided Surgery にて上顎にインプラント埋入を行った．その後，側方骨造成を行った．

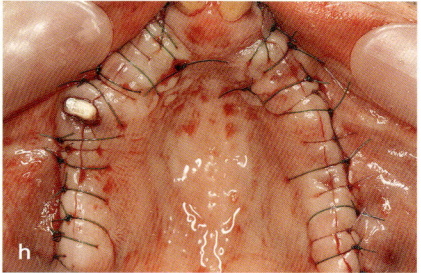
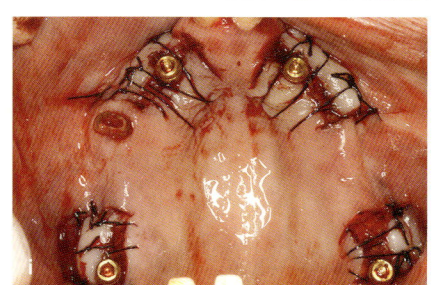

図13h, i　インプラント埋入縫合時(h)と8か月後の二次オペ時(i)．

6．上顎無歯顎症例への補綴主導型インプラント治療のための治療計画立案と外科手技の一法

　上記の理由により，筆者らは上顎無歯顎症例に対してシミュレーションソフトを用い，可能であれば将来の補綴装置と軟組織との移行が可及的にスムーズになるように，かつインプラント埋入位置が初期固定を得られるように頬側の位置に設定し，水平的骨造成を計画する[20]．加えて，一時的に固定式暫間補綴装置を装着するために，暫間インプラントを完全に上顎骨内に設定し，最終的に使用するインプラントと暫間インプラントを，骨支持モデルを用いてインプラント埋入を行う．そしておよそ2か月後

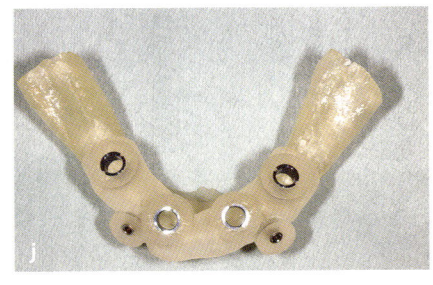 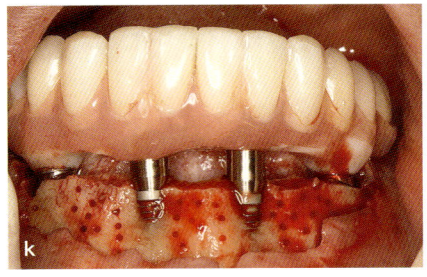

図13j, k　骨モデルを使用したComputer Guided Surgeryにて下顎にいわゆるAll-on-4様式の4本のインプラント埋入を行い，GBRを併用し，その後即時負荷を行う．

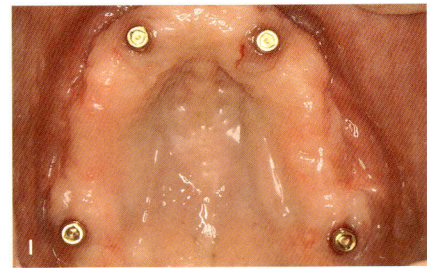 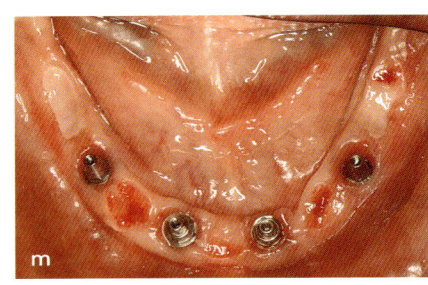

図13l, m　上顎はロケーターアバットメントによるIOD，下顎はボーンアンカードブリッジを装着する直前の咬合面．

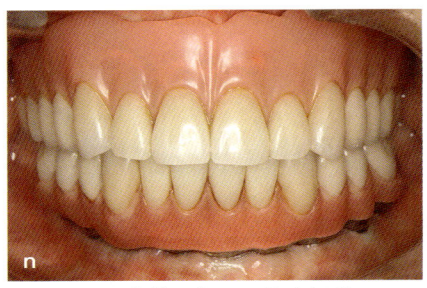 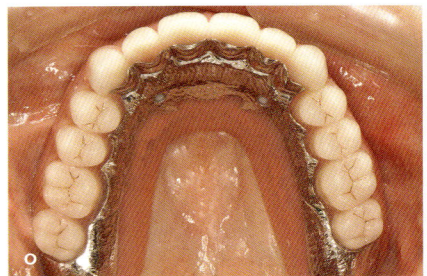

図13n〜p　術後3年の口腔内写真．

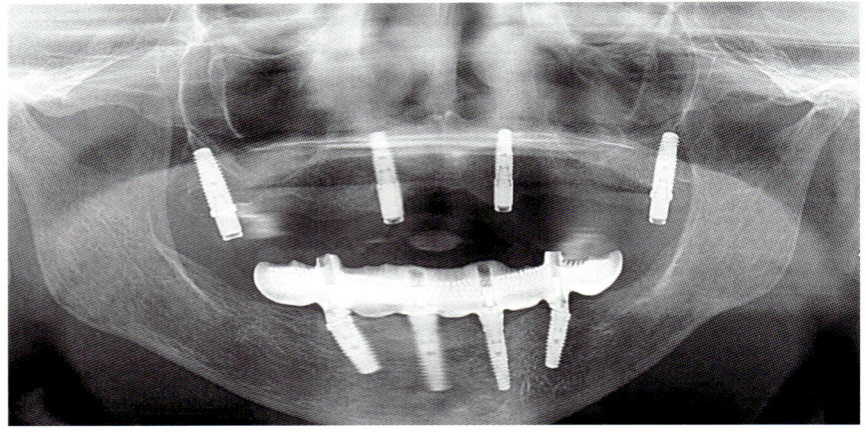

図13q　術後3年のパノラマエックス線写真．

に軟組織造成を行い，同時に早期負荷をかけるか[21]，もしくは後に固定式暫間補綴装置を暫間インプラントから最終的に使用するインプラントへと置換していく．その際に骨結合が得られていない暫間インプラントは除去し，骨結合が得られているインプラントは，その部位に応じ最終インプラントとして使用するか，もしくはカバースクリューに戻し軟組織の閉鎖を図る．この手法は，**症例12**，**症例13**のように一時的に暫間補綴装置を支える残存歯がある症例と同じ考え方であり，それを暫間インプラントで具現化したものである．その実際を，**症例14**，**15**を通して概要を説明する．

Chapter 8　4-D Concept による無歯顎に対するインプラント治療

> **症例14** 骨支持モデルを応用し，上顎臼歯部に傾斜埋入，前歯部には GBR を行い，ボーンアンカードブリッジを装着した症例

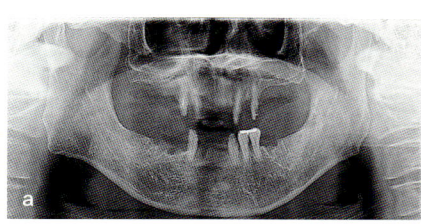
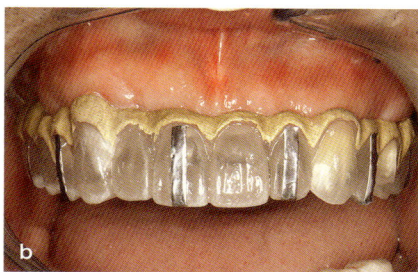
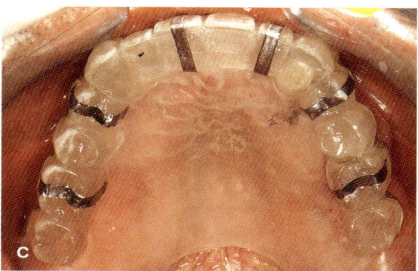

図14a〜c　初診の状態から保存不可能な歯を抜歯した状態でのパノラマエックス線写真(a)および診断用ワックスアップから製作した CT 撮影用のテンプレート(b，c)．

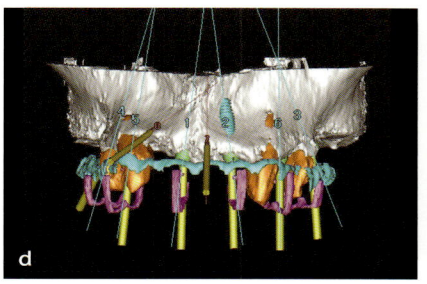
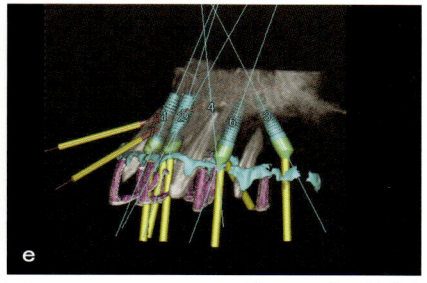
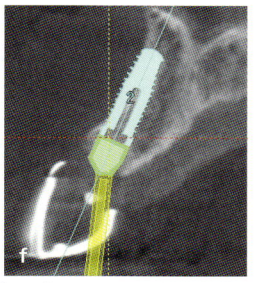

図14d〜f　診断用テンプレートが組み込まれた Simplant での 3D 画像．まずは前歯部では，画像で印記された歯頸線からスムーズな立ち上がりになるように埋入ポジションを 3〜4 mm 内側に配置し，かつ角度変更用アバットメント（高さ 3 mm）が歯肉内に位置するように歯頸線から 4〜6 mm 下方に設定を行う．臼歯部では上顎洞を避けた傾斜埋入として，アクセスホールが角度変更した結果，前歯部は舌面に臼歯部は咬合面に位置するように，すべてのインプラントを，アバットメントを設定した段階で補綴装置が装着できるように立案する．

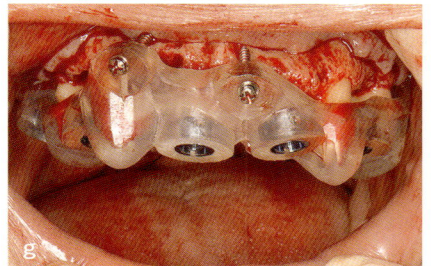
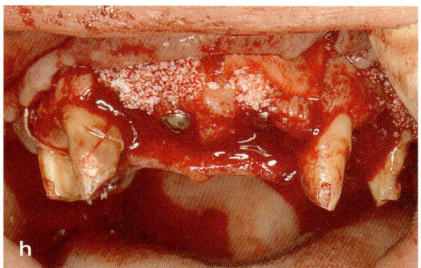
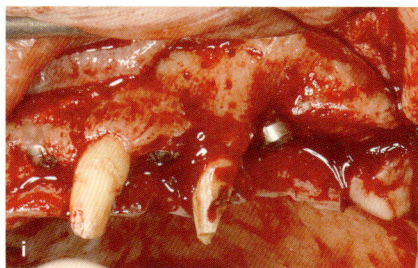

図14g〜i　本症例では，診断用テンプレートから約 6 mm 下方にインプラントポジションを設定し，骨縁下 2 mm に埋入したため，暫間アバットメントを装着し，この後，骨造成を行った．

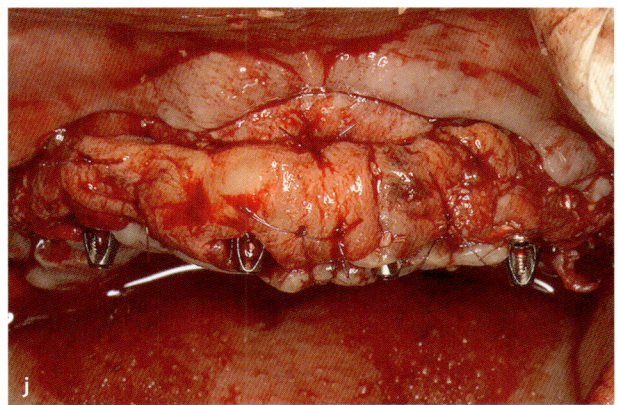
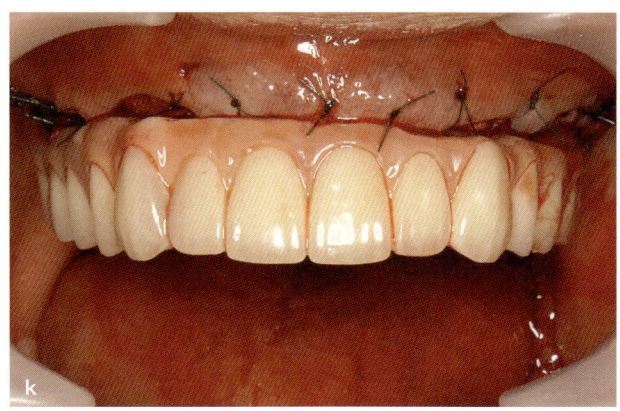

図14j，k　インプラント埋入から 3 か月後，アバットメントを装着し，結合組織移植を行い，あらかじめ製作しておいたトリートメントデンチャーを，スクリューリテイニングにて装着する．

293

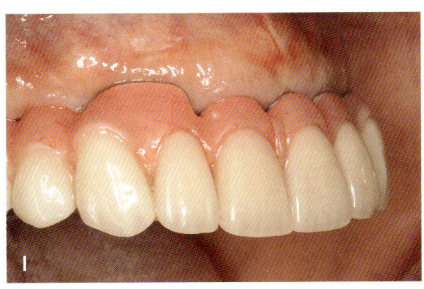
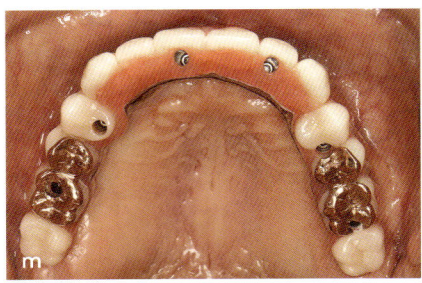
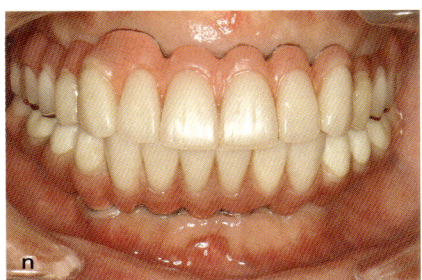

図14l〜n　最終補綴装置装着時の側方面観と咬合面観および正面観．前歯部ではスムーズな立ち上がりであることがわかる．また咬合面観からは，およそ予定したようにアクセスホールが位置していることがわかる．

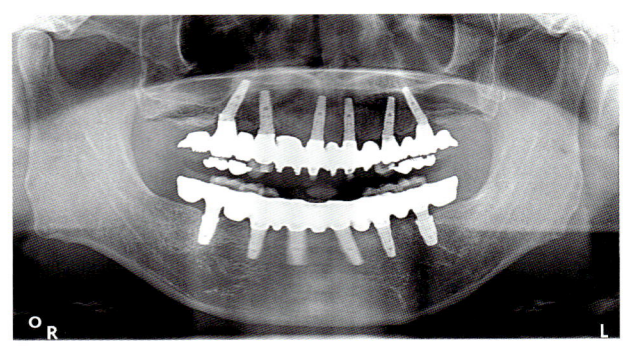

図14o　最終補綴装置装着時のパノラマエックス線写真．

症例15　上顎無歯顎に暫間インプラントを用い即時負荷を行い，GBR を併用した症例

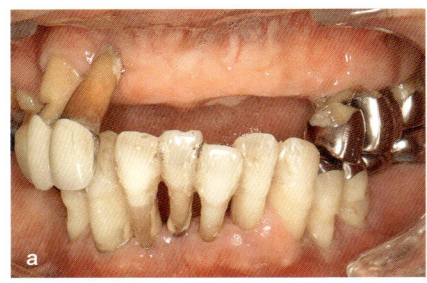
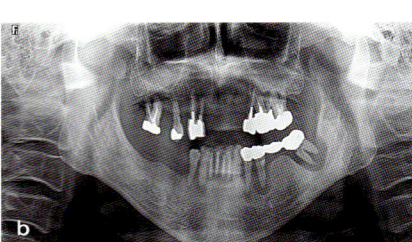

図15a, b　重度歯周病により，残存歯はすべて抜歯と診断．患者は，インプラントによる上下固定式補綴装置を希望した．

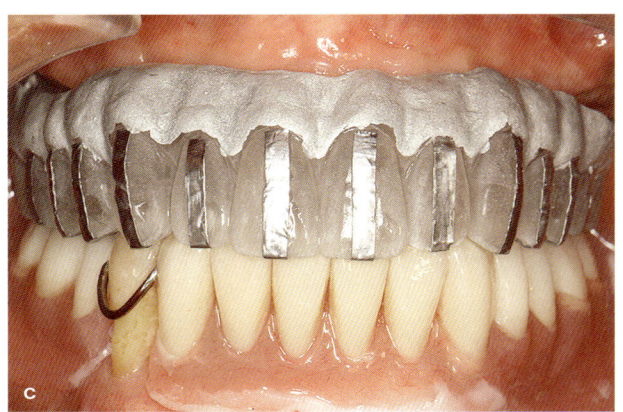
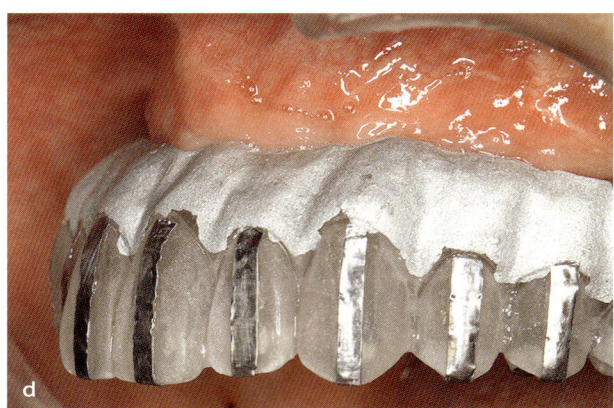

図15c, d　上顎は総義歯の治療用義歯を装着し，それを基に診断用テンプレートを製作し CT 撮影を行う．

Chapter 8 4-D Conceptによる無歯顎に対するインプラント治療

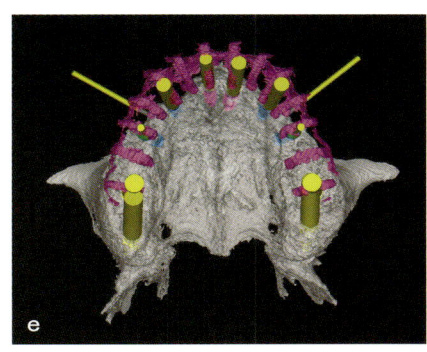
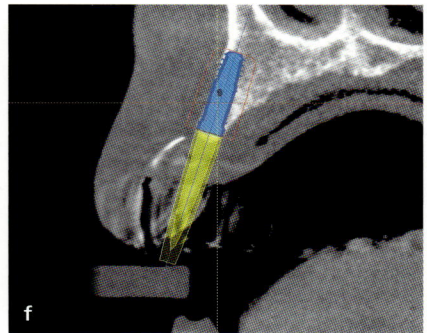
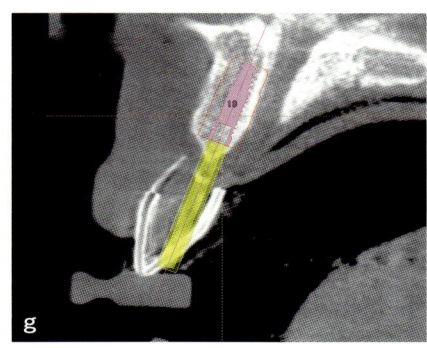
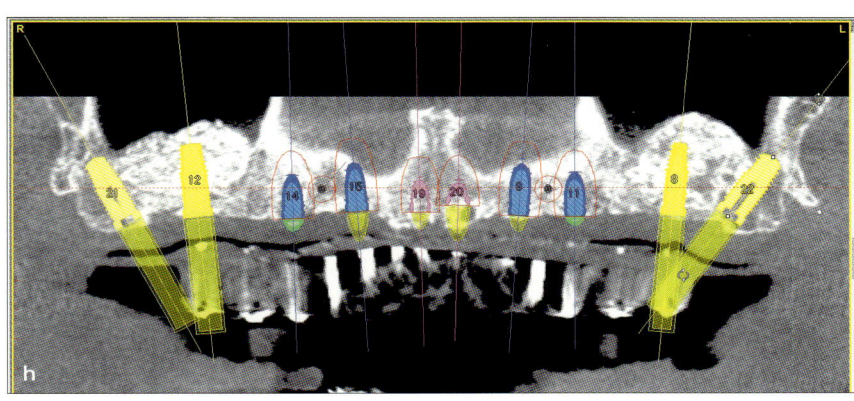

図15e〜h　コンピュータシミュレーションソフト上で，最終的に使用するインプラントは**症例9**のように補綴主導型インプラント治療の原則に則り，かつ可及的に自家骨に埋入されるように埋入位置を立案する．両側犬歯部は顎堤の幅は非常に薄い．また即時負荷で使用するインプラントは切歯孔付近にある硬い皮質骨に既存骨内に計画する．そして後方のインプラントは上顎結節部位に計画した．

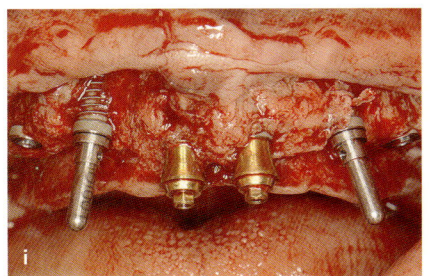
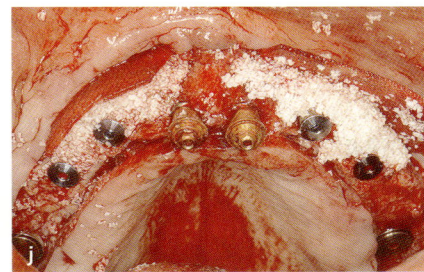
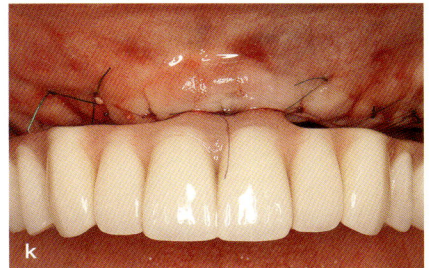

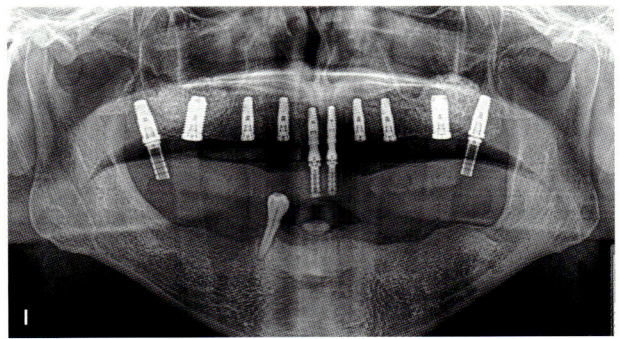

図15i〜l　Computer Guided Surgeryを応用し，上顎に最終インプラントとして6本，暫間即時負荷用インプラントとして4本のインプラントを埋入した．骨質が薄いため，その後GBRを行い，即時負荷を行った．

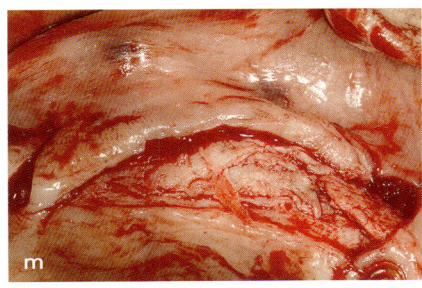
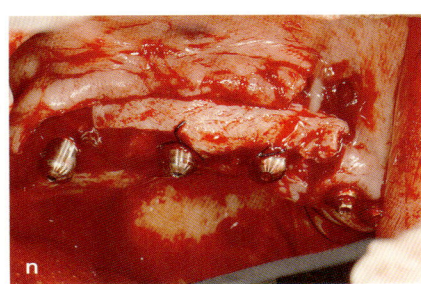
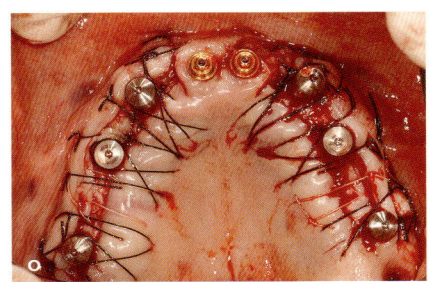

図15m〜o　インプラント埋入6か月後．二次オペ時では，側方に露出していたインプラントは骨様組織で被覆されていた．この時点で暫間インプラントの前方1本は動揺していたが，その他のインプラントはすべて骨結合を獲得していた．その後，最終的に使用するインプラントの前方4本部位に結合組織移植を行った．

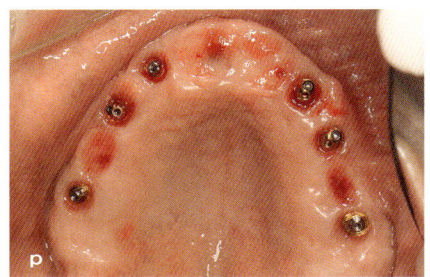
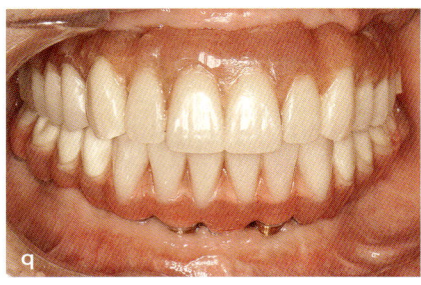
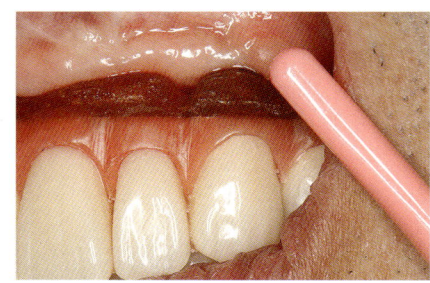

図15p, q スクリューリテイン様式のプロビジョナルレストレーションで粘膜面を調整していく．ポンティック部分はインプラント間が短い場合はオベイド形式に，インプラント間距離が長い場合は可及的にフラットな形態になるように調整していく．

図15r 最終補綴装置レジンフレームと試適時．粘膜の適合とインプラント部位が同じ歯間ブラシで清掃できるか確認する．

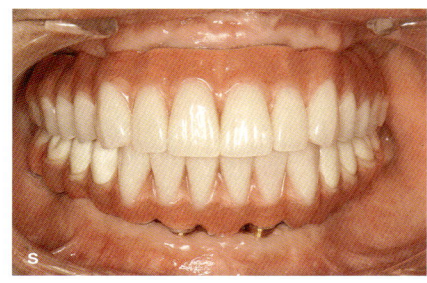
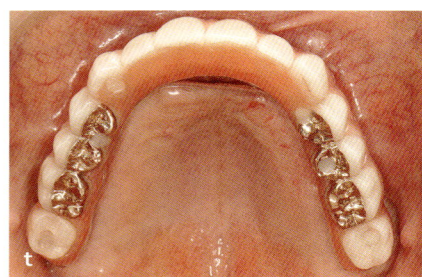
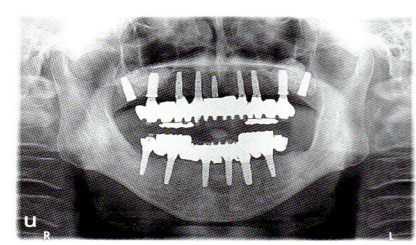
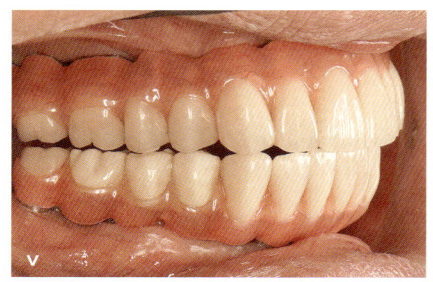
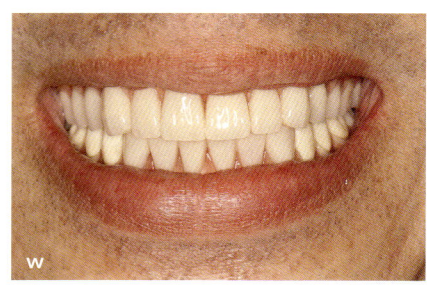

図15s〜w 最終補綴装置装着直後の正面観および咬合面観，側方面観，パノラマエックス線写真．口唇との調和から，審美的要件を十分達成していると思われる．

7．暫間補綴装置を用いた軟組織の調整と最終補綴装置装着

　軟組織の治癒後，暫間補綴装置を用い軟組織の調整を行う．ここでの軟組織の調整とは，まずインプラント周囲が十分に清掃可能か否かの調整を行うことと，ポンティック部分はインプラント間が短い場合はオベイド形式に，インプラント間距離が長い場合は可及的にフラットな形態になるように調整を行うことである[22]．このようなことは，硬軟組織造成を行っているからこその調整であろう．

　その後の最終補綴装置の製作方法は「QDT 別冊 Digital Dentistry YEAR BOOK 2014」で「無歯顎患者におけるデジタルデンティストリーの応用とその選択基準」として報告しているので参照していただきたい[23]．

8. まとめ

　無歯顎インプラント治療のわれわれの臨床例を，ボーンアンカードブリッジを中心に供覧した．上顎無歯顎症例ではとくに顎堤の条件，下顎との対向関係などの診断が非常に重要である．それに加えて，総義歯治療学を基礎とした補綴装置の診断をもとに，その治療が現実的なものかを判断し，IODか固定式かを立案する必要があると考えている．

　Computer Guided Surgery は適切に応用した場合にのみ，その効力を発揮する．安全域をもった適切な計画に基づいたガイドを口腔内にいかに正確に設置するかが鍵となる．また斜面へのドリリングなど，エラーが生じやすい部位への対応など，経験も必要となる．Computer Guided Surgery の過大な信用は禁物で，傾斜埋入による骨造成の回避や，フラップレス埋入は骨造成の技術やフラップマネジメントの技術をもたない術者のための手技ではない．Computer Guided Surgery であっても不慮の事態に対応できる外科手技は不可欠である．そのために広く研鑽を積む必要があるということである．

参考文献

1. Williams MY, Mealey BL, Hallmon WW. The role of computerized tomography in dental implantology. Int J Oral Maxillofac Implants 1992；7（3）：373-380.
2. Tyndall DA, Brooks SL. Selection criteria for dental implant site imaging：a position paper of the American Academy of Oral and Maxillofacial radiology. Oral Surg Oral Med Oral Pathol Oral Radiol Endod 2000；89（5）：630-637.
3. Harris D, Buser D, Dula K, Grondahl K, Haris D, Jacobs R, Lekholm U, Nakielny R, van Steenberghe D, van der Stelt P; European Association for Osseointegration. E.A.O. guidelines fo the use of diagnostic imaging in implant dentistry. A consensus workshop organized by the European Association for Osseointegration in Trinity College Dublin. Clin Oral Implants Res 2002；13（5）：566-570.
4. BouSerhal C, Jacobs R, Quirynen M, van Steenberghe D. Imaging technique selection for the preoperative planning of oral implants：a review of the literature. Clin Implant Dent Relat Res 2002；4（3）：156-172.
5. Galluci GO, Morton D, Weber HP, Wismeijer D. Volume 4 Loading Protocols in Implant Dentistry Edentulous Patients. Int J Oral Maxillofac Implants 2008；23：343-352.
6. Hochman MN, Chu SJ, Tarnow DP. Maxillary anterior papilla display during smiling：a clinical study of the interdental smile line. Int J Periodontics Restorative Dent 2012；32（4）：375-383.
7. Ji TJ, Kan JY, Rungcharassaeng K, Roe P, Lozada JL. Immediate loading of maxillary and mandibular implant-supported fixed complete dentures：a 1- to 10-year retrospective study. J Oral Implantol 2012；38 Spec No：469-476.
8. Cavallaro JS Jr, Tarnow DP. Unsplinted implants retaining maxillary overdentures with partial palatal coverage：report of 5 consecutive cases. Int J Oral Maxillofac Implants 2007；22（5）：808-814.
9. Elsyad MA. Patient satisfaction and prosthetic aspects with mini-implants retained mandibular overdentures. A 5-year prospective study. Clin Oral Implants Res 2016；27（7）：926-933.
10. Ozan O, Turkyilmaz I, Ersoy AE, McGlumphy EA, Rosenstiel SF. Clinical accuracy of 3 different types of computed tomography-derived stereolithographic surgical guides in implant placement. J Oral Maxillofac Surg 2009；67（2）：394-401.
11. Komiyama A, Klinge B, Hultin M. Treatment outcome of immediately loaded implants installed in edentulous jaws following computer-assisted virtual treatment planning and flapless surgery. Clin Oral Implants Res 2008；19（7）：677-685.
12. D'haese J, Van De Velde T, Komiyama A, Hultin M, De Bruyn H. Accuracy and complications using computer-designed stereolithographic surgical guides for oral rehabilitation by means of detal implants：a review of the literature. Clin Implant Dent Relat Res 2012；14（3）：321-335.
13. Yamaba T, Suganami T, Ikebe K, Sogo M, Maeda Y, Wada M. The Evaluation of the Heat Generated by the Implant Osteotomy Preparation Using a Modified Method of the Measuring Temperature. Int J Oral Maxillofac Implants 2015；30（4）：820-826.
14. Valente F, Schiroli G, Sbrenna A. Accuracy of computer-aided oral implant surgery：a clinical and radiographic study. Int J Oral Maxillofac Implants 2009；24（2）：234-242.
15. Van Assche N, van Steenberghe D, Quirynen M, Jacobs R. Accuracy assessment of computer-assisted flapless implant placement in partial edentulism. J Clin Periodontol 2010；37（4）：398-403.
16. Wolfinger GJ, Balshi TJ, Rangert B. Immediate functional loading of Brånemark system implants in edentulous mandibles: clinical report of the results of developmental and simplified protocols. Int J Oral Maxillofac Implants 2003；18（2）：250-257.
17. Maló P, Rangert B, Nobre M. "All-on-Four" immediate-function concept with Brånemark System implants for completely edentulous mandibles：a retrospective clinical study. Clin Implant Dent Relat Res 2003；5 Suppl 1：2-9.
18. Testori T, Del Fabbro M, Szmukler-Moncler S, Francetti L, Weinstein RL. Immediate occlusal loading of Osseotite implants in the completely edentulous mandible. Int J Oral Maxillofac Implants 2003；18（4）：544-551.
19. Capelli M, Zuffetti F, Del Fabbro M, Testori T. Immediate rehabilitation of the completely edentulous jaw with fixed prostheses supported by either upright or tilted implants：a multicenter clinical study. Int J Oral Maxillofac Implants 2007；22（4）：639-644.
20. Salama M, Coachman C, Garber D, Calamita M, Salama H, Cabral G. Prosthetic gingival reconstruction in the fixed partial restoration. Part 2：diagnosis and treatment planning. Int J Periodontics Restorative Dent 2009；29（6）：573-581.
21. Funato A, Yamada M, Ogawa T. Success rate, healing time, and implant stability of photofunctionalized dental implants. Int J Oral Maxillofac Implants 2013；28（5）：1261-1271.
22. Coachman C, Salama M, Garber D, Calamita M, Salama H, Cabral G. Prosthetic gingival reconstruction in fixed partial restorations. Part 3：laboratory procedures and maintenance. Int J Periodontics Restorative Dent 2010；30（1）：19-29.
23. 船登彰芳，小田垣亨，新屋茂樹．無歯顎患者におけるデジタルデンティストリーの応用とその選択基準〜下顎無歯顎症例に cara I-Bridge システムを応用したボーンアンカードブリッジ〜．In：日本デジタル歯科学会（監修）．QDT別冊 Digital Dentistry YEAR BOOK 2014．東京：クインテッセンス出版，2014；195-202.

索引

イ

意図的再植	124, 127
インターデンタルスマイルライン	173, 275
インフラオクルージョン	188, 223, 250
インプラント埋入状態の分類	51, 70

ウ

ウルトラフレックスメッシュ	166

エ

エマージェンスプロファイル	158, 194, 195

カ

ガイドサージェリー	272
外側性GBR	151, 158, 167
開放創	233
カスタムインプレッションコーピング	85
角化歯肉	211
角化組織	229, 235
カバースクリュー	226
患者可撤式	273

キ

矯正的挺出	48, 70
矯正的挺出のメリット	71
矯正とインプラント治療のタイミング	254
矯正によるインプラントサイトディベロップメント	265
矯正用セットアップ	257

近遠心的スペースマネジメント	38
近遠心的埋入位置	38
近接	111, 115
近接限界	41, 44

ク

クロスリンクコラーゲン膜	170, 182

ケ

外科用テンプレート	155
結合組織移植	99, 103, 114, 115, 126, 152, 214, 238

コ

骨支持ガイド	281, 286
骨造成	179, 180
コニカルシールジョイント	46, 49, 50
コラーゲン膜	165, 168, 169
コンタクトポイント	46

サ

サージカルテンプレート	281, 282
残存組織高径	275
残存組織高径による補綴デザインの選択	274

シ

自家骨ブロック	138, 183
歯牙支持ガイド	281

歯槽堤増大	138, 140
歯槽堤増大のタイミング	140
歯槽堤保存	64, 66
歯肉貫通部	86, 89, 131
歯肉弁頬側移動	231
歯肉弁側方移動術	99
術者可撤式	273
唇舌的埋入位置	43
診断用テンプレート	261, 293, 294
審美的インプラント治療の「失敗の可能性」	20

──────── ス ────────

垂直的増大の基準	179
水平的増大の基準	175, 179
スカルプティング	217
スクレイパー	182
スペースメイキング	158, 159
スマイルライン	173

──────── セ ────────

切開（ディープニング）	144
切開（ライニング）	144
セットアップモデル	257, 260
前庭拡張術	230

──────── ソ ────────

即時荷重	280
即時プロビジョナルレストレーション	73, 86
束状骨	61
ソケットシール	62, 67
ソケットシールドテクニック	102, 116
ソケットシールドテクニック（SST）の適応症	108
ソケットシールドテクニック（SST）の術式	108
ソケットプリザベーション	151

──────── タ ────────

多数歯欠損	189, 196

──────── チ ────────

チタン強化型非吸収性膜	159, 160, 162
チタンメッシュ	159, 162, 165, 168, 169, 182, 187
チタンメッシュの三次元的調整	166, 167

──────── テ ────────

ティッシュスカルプティング	81, 84, 148, 176, 225
テンプレート	179, 181
テンポラリーブリッジ	279, 284

──────── ト ────────

トリミング	242
トンネリングテクニック	205

──────── ナ ────────

内側性GBR	142, 143
軟組織マネジメント	194, 196, 199, 229, 231, 234

──────── ネ ────────

粘膜支持ガイド	281, 285

──────── ノ ────────

ノンクロスリンクコラーゲン膜	139

索引

ハ

バッカルルートトルク	72
抜歯窩保存	61, 82, 83
抜歯即時埋入	58, 61, 62, 63, 78, 86
抜歯即時埋入の術式	70
抜歯即時埋入の分類	73
抜歯即時埋入のメリット・デメリット	69
抜歯即時埋入ポジション	69
パラタルスライディングフラップ	231
パンチアウト	114, 222

ヒ

ヒーリングアバットメント	203, 235
ピンクポーセレン	120
ピンクマテリアル	173

フ

4-Dコンセプトで考慮すべき時間軸（時期・時間）	20
4-Dコンセプトに基づいたインプラント治療における戦略・原則	22
2710バー	175
フラップマネジメント	158
フラップレス埋入	285
プライマリーフラップ	238, 239
プラットフォームスイッチング	50, 177
プロビジョナルレストレーション	223, 228

ホ

補綴主導型インプラント治療	16
ポンティックサイト	213, 266
ボーンアンカードブリッジ	273, 278
ボーンタック	160

マ

埋入深度	46

ム

無歯顎における補綴デザインの分類	273

ユ

有茎弁	224
遊離歯肉移植	211

リ

リップサポート	274, 275, 276, 277
リップライン	179

ワ

ワックスアップ	261

A

apically positioned flap	213

B

Benicらの骨欠損の分類	139
Bone housing	73, 143
buccally (apically) positioned flap	207, 210, 218, 219, 233, 235

INDEX

C

Computer Guided Surgery	272, 281, 285
Computer Guided Surgery の利点と注意点	282
Conical seal joint	47

D

DBBM	165, 170, 182, 187
De-epithelialized CTG	202, 203, 239, 240
Delayed implant placement	58
d-PTFE	159, 160, 161, 162

E

Early implant placement	58
envelop technique	213, 214

F

FGM(free gingival margin)	43
flap technique	234, 235
flap technique without vertical incision(envelop, pouch) or with vertical incision	210, 213
free gingival graft	210, 211
FT abutment	175
FT wing	175, 224

G

GBR	58, 82, 138, 159, 165

H

HIT(Hybrid Implant and Tooth) placement	128, 132, 133
horizontal standard	175, 179

I

IHB(interproximal height of bone)	46, 179
Immediate implant placement	58
Internal Exposure	111, 115
interpositional graft	116, 196, 203, 205, 207, 210, 213, 219, 220, 235, 236
IOD	280

L

limited punch out	84, 210, 226, 235

M

MGJ	213, 220, 221, 234
MGJ ライン	235
migration	111, 115
Minimal invasive Resorbable membrane Pouch Technique	143

N

native collagen membrane	139, 152, 158, 159, 165

O

One time One abutment concept	47
Orthodontic Implant Site Development(OISD)	71, 72

P

pedicle connective tissue graft	210, 224, 236
PET(Partial Extraction Therapy)	96, 119
Pontic Shield Technique	96, 101
Prosthetic socket sealing	86, 87, 89, 103

索引

R

Resorbable membrane Pouch Technique　　143, 148, 149
Ridge preservation　　66
roll technique　　210, 212, 213, 235
RST(root submergence technique)
　　96, 97, 120, 121, 124, 219

S

Sausage technique　　158, 159
simultaneous approach　　142
Socket-shield　　96, 109, 114, 130, 132
soft tissue remodeling technique　　227
SST(socket shield technique)　　96, 102, 110, 114, 115
SST(socket shield technique)のComplication　　109
staged approach　　142
Supracrestal tissue attachment　　43, 46, 70, 89

T

TAP technique　　89, 90
TET(Total Extraction Therapy)　　57
tunneling technique(with vestibular incision)　　215

V

Vertical height standard　　179, 180
Vestibular incision subperiosteal tunnel access(VISTA)
　　215
VISTAテクニック　　133, 215

おわりに

　思い起こせば，2008年10月10日に初版の『4-D コンセプトインプラントセラピー』を発刊したその翌月に，5-D Japan を南昌宏，福西一浩，北島一，石川知弘と設立し，現在に至っている．以来，南からは咬合の奥深さを，福西からは移植のすばらしさを，北島からは歯周組織再生療法の醍醐味を教授してもらってきた．日本歯科界に，彼らと一緒に貢献できることは，私の歯科人生のなかでももっとも貴重でかつ有意義な時間であり，彼らのことを誇りにも思う．その活動の一環として，改訂版発刊にあたり，これまで行ってきた症例の過去の検証，それ以降の海外の情報と新たな術式を開示できたことは，われわれにとって名誉の誉であり，審美インプラント治療を見直すいい機会でもあった．私がいつも肝に銘じているのは，インプラント治療は欠損治療の1つのオプションであり，それすらもさまざまなオプション・コンセプトが存在するということである．私が，今までも，そしてこれからも心に念じている想いを紹介したい．

　さまざまな治療方針・コンセプトが医療には存在する．
　どれがよくて，どれが悪いとはいえない．多くの時間をかけ，施術を行う者（医師）の研鑽とそれ受諾し受け入れる者（患者）の犠牲と協力のもとに，手にしたものであるからだ．医療は，明日という未来に向かって進む．矛盾があっても改善しながら前に進む．
　その逆で，過去に戻れという考えもある．過去の治療方針・コンセプトがすばらしいと．もちろん，否定するものではないが，過去に戻ろうとする思想は，「今」を破壊しないと昔に戻れない．医療が積み重ねてきた技術・知識を踏みにじる可能性が，そこには存在する．
　時計の針を逆に回すことはできず，過去に戻って理想にたどり着いた例はない．

　　　矛盾があっても，よりよい明日があると信じて前に進む．

　最後に，およそ10年行動を共にしてきた5-D Japan のすべてのインストラクター・サポーターの先生方，また日頃の臨床を支えていただいている，なぎさ歯科クリニック・石川歯科のスタッフの皆さまと，そしてわれわれの活動をいつも温かく見守ってくれた各々の家族に心から感謝の意を表します．また，補綴装置を製作していただいたKNデンタルラボラトリーの中島清史氏，ナチュラルセラミックラボラトリーの上林健氏，なぎさ歯科クリニックの新屋茂樹氏，石川歯科の故・髙林寿美江氏，デンタルアルファのスタッフの方々に謝意を表します．ならびに本書の発刊にあたり，このような機会を与えていただいたクインテッセンス出版株式会社の北峯康充氏，多田裕樹氏にお礼申し上げます．

2018年9月　船登彰芳

著者紹介

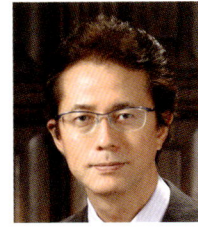

石川 知弘（いしかわ・ともひろ）

1988年	広島大学歯学部卒業 広島大学歯学部口腔外科第一講座
1990年	静岡県浜松市内勤務
1996年	静岡県浜松市にて石川歯科開業
2008年	船登彰芳, 北島一, 福西一浩, 南昌宏とともに5-D Japan 設立

現在, 5-D Japan ファウンダー, 日本臨床歯周病学会指導医
　日本歯周病学会会員, 日本口腔インプラント学会会員
　日本補綴歯科学会会員, 米国歯周病学会(AAP)会員
　米国インプラント学会(AO)会員
　ヨーロッパ審美学会 Affiliate member(EAED)
　OJ(Osseointegration Study Club of Japan)副会長
　静岡県口腔インプラント研究会会長

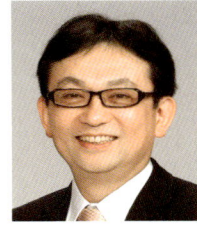

船登 彰芳（ふなと・あきよし）

1987年	広島大学歯学部卒業
1991年	石川県羽咋市にてなぎさデンタルクリニック開設
1998年	石川県金沢市にてなぎさ歯科クリニック移転開院
2008年	石川知弘, 北島一, 福西一浩, 南昌宏とともに5-D Japan 設立

現在, 5-D Japan ファウンダー
　米国歯周病学会(AAP)会員, 米国インプラント学会(AO)会員
　ヨーロッパインプラント学会(EAO)会員
　ヨーロッパ審美学会 Affiliate member(EAED)

QUINTESSENCE PUBLISHING
日本

新版 4-D コンセプトインプラントセラピー
審美性と機能性獲得に必要な組織保存と再建のテクニックと
そのタイミング

2008年10月10日　第1版第1刷発行
2018年11月10日　第2版第1刷発行

著　　者　　石川知弘／船登彰芳

発 行 人　　北峯康充

発 行 所　　クインテッセンス出版株式会社
　　　　　　東京都文京区本郷3丁目2番6号　〒113-0033
　　　　　　クイントハウスビル　電話(03)5842-2270(代表)
　　　　　　　　　　　　　　　　(03)5842-2272(営業部)
　　　　　　　　　　　　　　　　(03)5842-2275(編集部)
　　　　　　web page address　http://www.quint-j.co.jp/

印刷・製本　　サン美術印刷株式会社

©2018　クインテッセンス出版株式会社　　　禁無断転載・複写
Printed in Japan　　　　　　　　　　　　落丁本・乱丁本はお取り替えします
ISBN978-4-7812-0656-1　C3047　　　　　　定価はカバーに表示してあります